中国科学院教材建设专家委员会规划教材
全国高等医药院校规划教材

案例版™

供预防医学类、卫生管理类、临床医学类、护理、基础、口腔等专业用

社 会 医 学

第2版

主　编　邹宇华　王柳行
副主编　张爱莲　白　丽　初　炜　刘铮然
编　委　（以姓氏笔画为序）
王方刃（福建医科大学）　王柳行（吉林医药学院）
白　丽（齐齐哈尔医学院）　刘铮然（包头医学院）
关素珍（新疆医科大学）　许　红（重庆医科大学）
李星明（首都医科大学）　邹宇华（广东药科大学）
邹宗峰（广东药科大学）　汪　胜（杭州师范大学）
汪俊华（贵州医科大学）　初　炜（大连医科大学）
张爱莲（山西医科大学）　金　喆（沈阳医学院）
周　令（大连医科大学）　高修银（徐州医科大学）
德小明（宁夏医科大学）
秘　书　邹宗峰（广东药科大学）

科学出版社
北　京

郑重声明

图书在版编目（CIP）数据

社会医学 / 邹宇华，王柳行主编，—2 版，—北京：科学出版社，2016.6
中国科学院教材建设专家委员会规划教材 · 全国高等医药院校规划教材
ISBN 978-7-03-048492-5

Ⅰ. ①社…　Ⅱ. ①邹…　②王…　Ⅲ. ①社会医学–医学院校–教材
Ⅳ. ①R1

中国版本图书馆 CIP 数据核字(2016)第 121613 号

责任编辑：胡治国　周　园 / 责任校对：李　影
责任印制：吴兆东 / 封面设计：陈　敬

科学出版社 出版
北京东黄城根北街 16 号
邮政编码：100717
http://www.sciencep.com
涿州市般润文化传播有限公司印刷
科学出版社发行　各地新华书店经销
*
2008 年 6 月第　一　版　　开本：787×1092　1/16
2016 年 6 月第　二　版　　印张：22
2025年1月第十二次印刷　　字数：522 000

定价：55.00 元

（如有印装质量问题，我社负责调换）

第 2 版前言

社会医学是医学现代化的一个标志。很荣幸，能再次担此重任，与各位编委一同构思、编写面向预防医学专业、同时兼顾其他专业学生学习的案例版《社会医学》教材。本教材是根据教育部倡导的教育教学改革精神，推进创新教育，改革现行教学内容和教学模式，通过引入案例教学模式来提高学生综合素质和能力的全新教材。本教材在上一版的基础上，紧密结合医学和社会发展需要，吸收了社会医学学科发展的新成就，增加了慢性病管理、自我保健、家庭保健等内容，有利于培养学生应用所学理论和方法服务社会的能力。

培养人才的教学活动方式主要有三大类。第一类是传统的训导式系统讲授，它的作用是向学生提供某一领域的背景材料及该领域中所涉及的基本原理和方法。第二类是现场实地学习，如见习、实习等，其目的是以经验来补充课堂学习之不足。第三类就是案例教学法，案例教学法起源于美国哈佛大学，在欧美等国家已很普及，它综合了训导式和以实地学习为基础的教学方法，是吸取了两者的优点而创造出的一种新的教学活动方式。

案例一般是对过去情景的描述，是在对某个领域或部门中已发生的事情做了调研后，据实编写的。然而，这些情景和其中包含的问题，也是我们现在面对或将要面对的。所以，案例能够传递过去的经验、教训和见识，学生通过案例分析获得的技巧可以在今后的工作中借鉴、应用和发挥。

案例作为一种情景的描述，其主要特点有：①拟真性。案例是对真实或接近实际的情景的客观描述。教育的终极目的是培养合格的人才，这些“产品”将来都要面对和接受实际工作的各种挑战。若要使学生成为不是纸上谈兵的“将军”，就应尽力促使他们了解、认识复杂的现实，培养他们既具有面对实际挑战的勇气，又具有解决挑战问题的能力和手段。高度拟真的案例正好为此提供了基本素材。②目的性。即培养学生独立分析和解决实际问题的能力。③启发性。案例大都是采用一种有取舍的写实的手法编写出来的，而取舍的依据之一就是要有启发性。案例中一般既有隐藏在字面背后的东西，又有可见的能提示学生发掘问题的某种线索。这就可能激发学生去探讨、去分析、去推理、去讨论。总之，案例所描述的情景，是以一种引而不发的构思呈现于学生面前，具有鲜明的启发性特征。④结果的非唯一性。学生们在对同一个案例做分析时，一定会根据自己对理论的理解、情景的判断、自身的价值观、已有的经验等去形成自己的结论。“英雄所见略同”的情形虽然较为普遍，但一般也会有差异性的方案被提出，这些方案也会各具特色、值得借鉴。社会卫生策略和措施的制定既要兼顾共性，也要考虑个性。

该教材的出版一定会扩大学生的眼界，为学生理论联系实际架起桥梁，更好地发展其分析、思考和判断的能力，促进学生综合能力的发展和提高。

为方便学习，我们将“案例分析参考答案要点”附在该教材的后面便于师生参考。切记，这不是最佳、最全的答案，可以见仁见智。

限于笔者水平有限，疏漏、不足之处难免，恳请大家提出宝贵意见，以便再版时加以改进和提高。

邹宇华

2016年5月

第 1 版前言

1978 年，当我步入大学校门学习医学知识时，一位老师在讲课中穿插案例的方式引起了我极大的兴趣，现在回想起来都难以忘却。

毕业从教后，通过不断从事教学、做科研、到现场调研、收集案例等活动，获取了丰富的资料，极大地推动了自身教学艺术的提升和教学水平的提高。多年来，我一直关注着案例版教材。很荣幸，此次能担此重任，与各位编委一同构思、编写面向预防医学专业、同时兼顾其他专业学生学习的案例版《社会医学》教材。本教材是根据教育部倡导的教育教学改革精神，推进创新教育，改革现行教学内容和教学模式，通过引入案例教学模式来提高学生综合素质和能力的全新教材。

培养人才的教学活动方式主要有三大类。一类是传统的训导式系统讲授，它的作用是向学生提供某一领域的背景材料及该领域中所涉及的基本原理和方法。第二类是现场实地学习，诸如见习、实习等，其目的是以经验来补充课堂学习之不足。第三类就是案例教学法。案例教学法起源于美国哈佛大学，在欧美等国家已逐渐普及，它综合了训导式和以实地学习为基础的教学方法，是吸取了两者的优点而创造出的一种新的教学活动方式。

案例一般是对过去情景的描述，是在对某个领域或部门中已发生的事情作了调研后，据实编写的。然而，这些情景和其中包含的问题，也是我们现在面对或将要面对的。所以，案例能够传递过去的经验、教训和见识，学生通过案例分析获得的技巧可以在今后的工作中借鉴、应用和发挥。

案例作为一种情景的描述，其主要特点有：①拟真性。案例是对真实或接近实际的情景的客观描述。教育的终极目标是培养合格的人才，这些“产品”将来都会要面对和接受实际工作的各种挑战。若要使学生成为不是纸上谈兵的“将军”，就应尽力促使他们了解、认识复杂的现实，培养他们既具有面对现实挑战的勇气，又具有在挑战中解决问题的能力和手段。高度拟真的案例正好为此提供了基本素材。②目的性。即培养学生独立分析和解决实际问题的能力。③启发性。案例大都是采用一种有取舍的写实的手法编写出来的，而取舍的依据之一就是要有启发性。案例中一般既有隐藏在字面背后的东西，又有可见的能提示学生发掘问题的某种线索。这就可能激发学生去探讨，去分析，去推理，去讨论。总之，案例所描述的情景，是以一种引而不发的构思呈现于学生面前，具有鲜明的启发性特征。④结果的非唯一性。学生们在对同一个案例作分析时，一定会根据自己对理论的理解、情景的判断、自身的价值观、已有的经验等去形成自己的结论。“英雄所见略同”的情形虽然较为普遍，但一般也会有差异性的方案被提出，这些方案也会各具特色，值得借鉴。社会卫生政策和措施的制定既要兼顾共性，也要考虑个性。

本教材的出版一定会扩大学生的眼界，为学生理论联系实际架起桥梁，更好地发展其分析、思考和判断的能力，促进学生综合能力的发展和提高。

为方便学习，我们将“案例分析参考答案要点”附在该教材的后面便于师生参考。切记，这不是最佳、最全的答案，可以见仁见智。

限于作者水平，疏漏、错误及缺陷难免，恳请大家提出宝贵意见，以便再版时加以改进和提高。最后，对积极参与本书编写的各位编委中肯的建议、努力的工作表示由衷的感谢！

邹宇华

2008年5月

目　录

第一章 绪 论

学习目标

掌握：社会医学的概念、研究对象和研究内容，三次卫生革命防治对象及策略。

熟悉：社会医学的基本任务、与相关学科的关系。

了解：社会医学的发展历史。

案例 1-1

风雪千里送心脏

5 岁的波吉是华茨夫妇最小的女儿，3 岁那年，一次高烧“烧”坏了她的心脏，她患上了心脏静脉粥样梗阻。唯一的治疗方法是做心脏移植，但是 2 年过去了，一直没有出现合适的心脏。

2003 年年底，西雅图的冬季来得特别早，天气格外寒冷。11 月底，西雅图的城市建筑和街道上已经披上了一层薄薄的雪衣。波吉的病情极度恶化，西雅图伊威诺顿中心医院的帕翠克医生告诉华茨夫妇：“波吉心脏病变非常快，超出了我们的预计。她最多只能活几天了……”

寻找一颗拯救波吉性命的心脏迫在眉睫！为了找到这颗心脏，帕翠克医生时刻关注着美国医疗网上心脏捐献者的名单，她祈祷在波吉生命的最后关头，出现一颗可以给她移植的心脏。

又是 7 天过去了，那颗心脏仍未出现。波吉的心脏跳动得越来越微弱。尽管如此，医生们并没有放弃最后的希望。他们依然时刻守候在电脑旁边，关注名单的变化。12 月 5 日深夜，西雅图伊威诺顿中心医院一片寂静。帕翠克医生还在目不转睛地盯着电脑，她不敢错过任何新的捐献者的出现。为了提神，她给自己泡了杯咖啡。就在这时电脑上的心脏捐献名单突然闪了一下，一个新的名字出现了：杰克，男，9 岁，A 型血……帕翠克医生惊叫道：“这颗心脏很适合波吉！”医生们的眼睛同时亮了。是的，这颗心脏正是波吉等待了 4 年的救命之心！

这颗心脏的主人是个名叫杰克的 9 岁男孩，他住在距离西雅图 2000 英里（1 英里=1609.33 米）的米乌克依市。12 月 5 日夜里，2 年前不幸患上罕见肺病的杰克，只剩下几个小时的生命了。医生问杰克的父母是否愿意将儿子的心脏捐献给别人，他们同意了。

露琪医生那天值班，她 32 岁，是一个非常有责任心的女医生。当天深夜，她就及时上网把杰克的名字贴在心脏捐献者名单上。

帕翠克医生立即与露琪取得联系，希望他们能在杰克死后把他的心脏捐献给波吉。露琪同意了，“请放心，我一定亲自坐飞机把心脏送到西雅图。”

一颗心脏离开身体后 24 小时，就很难移植成功了。从米乌克依市到西雅图乘飞机只要两小时，按说时间非常充裕，但谁也没有想到，12 月 5 日深夜，一场猝不及防的暴风雪袭击了米乌克依市。这天是本市 30 年来天气最恶劣的一天，风速达到每小时 60 英里。暴风雪所到之处，公路被淹没，电线被压断……

12 月 6 日 8 点 10 分，杰克被宣布脑死亡，医生从他还温热的身体里取出一颗拳头大小的健康心脏，装进一个特制的不锈钢冷冻器内，交给露琪医生。露琪给米乌克依市的机场打电话，机场值班人员告诉她由于雪太大，机场关闭，所有的班机都停飞了。不过对方说明尼苏达州的明尼阿波利斯市机场是前往西雅图的中转机场，也是距离本市最近的中转机场。据悉，那里的暴风雪已经停止了，机场已经开放。明尼阿波利斯市距离本市400多英里，她可以先想办法到那里，然后搭乘飞机直接抵达西雅图。露琪医生问："你们有飞机可以带我到那里吗？"对方为难地说："这样的天气驾驶飞机，无疑是送死，没有人愿意飞行。"

与此同时，在西雅图医院，波吉的心脏跳动越来越吃力了。主治医生帕翠克焦急地打电话给露琪："波吉的时间不多了，请速送杰克的心脏！""可机场全都停飞了。"露琪急得手心直冒汗。"请你一定要想办法运来啊！"帕翠克医生催促道。露琪医生用力点点头，说："我会尽力。"

"到哪里找飞机？"露琪医生想到本市的血液急救中心有一架直升机。抱着最后一线希望，她给急救中心打去了电话。对方得知情况后，疑惑地反问露琪："即使飞行员愿意飞行，你敢在这样的天气上飞机吗？"露琪说："我敢！"对方震惊了，说道："好，我们立即和飞行员联系！"

迪克是急救中心唯一的飞行员，25岁的他有着9年的飞行经验。迪克身材高大，技术高超，且胆大心细。今天下大雪急救中心放假，此时他正在温暖的家中休息，接到电话后，他毫不犹豫地说："我马上赶来！"半小时后，迪克以最快的速度赶到机场，露琪医生抱着那个装着心脏的不锈钢瓶早已等候在那里了。迪克有些不相信地问露琪医生："你就是那个要和我一起上天的女医生？"露琪点点头。迪克满怀敬意地打量着她，他没有想到那位坚持要在这样的暴风雪中，坐着他的直升机亲自运送一颗心脏的医生是这样一个娇小的女人。他提醒她："今天可有机毁人亡的危险啊。"露琪医生迎着他的目光，坚定地说："我是医生，我必须和心脏在一起。你都不怕，我怕什么？"

10点30分，露琪医生乘坐迪克的直升机出发了。这一天，这架飞机是米乌克依市里唯一起飞的飞机。飞机从起飞的那一刻起，就像大海上的一叶小舟，随着气流剧烈地上下起伏颠簸。露琪的胃翻江倒海般难受，开始大口呕吐。迪克勇敢地驾驶着飞机一次次穿过了云层。然而由于气温过低，飞机发动机的工作效率下降，就在距离明尼阿波利斯市60多英里的时候突然出了故障。下午1点20分，直升机迫降在一个叫洛克特的小镇上，该镇距离明尼阿波利斯市还有50多英里。

就在飞机降落之时，米乌克依市医院已经与这个镇取得了联系，希望他们能立即派一辆车护送露琪医生到明尼阿波利斯市机场。可是镇长告诉他们，由于昨晚大雪，从小镇到市里的公路有30英里被雪封住。此时公路尚在清理中，无法通车。尚在昏眩中的露琪跌跌撞撞地走下直升机，走到前来接机的镇长面前，声音颤抖着说："请您一定帮帮我们，一个小女孩正等着这颗心脏呢！早一分钟，就多一线生的希望啊！"看着这个还站不稳当的女医生，镇长的眼眶湿润了。可是镇上仅有的两台铲雪机正在铲雪，由于铲雪机的功率都很小，进度非常慢，根本无法在天黑前把30英里的道路清扫干净。不过镇长还是很有办法，他决定联合邻近两个镇一起铲雪。30英里的公路途经3个小镇，镇长和另外两个小镇取得联系，大家立即同意各镇负责10英里的铲雪任务。同时镇长派人给小镇的家家户户打电话，号召大家都来参加铲雪。人们都得知了这颗心脏的传奇故事，顷刻间，3个被雪覆盖着的小镇一下子沸腾起来了。已经两天足不出户的人们穿上厚厚的羽绒服，拿着各种各样的扫雪设备来到公路上，他们有的用铲子，有的用铲雪机，一起铲起雪来。男女老少全都来了，一条长长的人龙依次排开。有的负责铲雪，有的负责运雪，井然有序。尽管大家都全副武装，但是耳朵、脖子、脸颊还是被风吹得刀割般的痛，然而此时人们全不理会这些。人群中还有不少孩子欢快地跑来跑去帮着大人铲雪、运雪，还大声地唱着歌。厚厚的积雪仿佛也被人们浓浓的热情和诚挚所消融，路面很快就露了出来，10 米……100 米……1000 米，一条生命之路在人们脚下延伸开来……

下午 4 点左右，3 个镇的道路终于衔接在一起，变得畅通无阻。下午 4 点 30 分，露琪医生在一名当地司机的陪同下又起程了，飞速向明尼阿波利斯市驶去。晚上 7 点 10 分，护送心脏的车终于驶入明尼阿波利斯市机场，等候在那里的帕翠克医生从露琪手中接过心脏。此时精疲力竭的露琪医生再也支撑不住了，"咚"的一下晕倒在地上，立即被送入医院急救。

幸运的是，帕翠克医生刚好赶上开往西雅图的波音 747 飞机。晚上 9 点 30 分，帕翠克抵达西雅图，乘上该医院的急救车飞速赶到医院手术大楼。

12 月 7 日凌晨 2 点 45 分，那颗心脏在离开杰克身体 18 小时后，飞越了 2000 英里的暴风雪，终于被移植进波吉的胸腔内并有力地跳动起来，波吉从死神的手里逃脱了。

露琪医生的身体很快康复了。华茨夫妇为了表示感谢，买了两条珍珠项链，一条送给露琪医生，另一条托她转交给杰克的父母，表示对他们的感谢。两个鸡心坠上都清晰地刻着 "爱 2003 年 12 月 6 日"。

资料来源：《世界报》2004 年 4 月 14 日

讨论：

（1）什么是健康？

（2）影响健康的因素有哪些？

（3）该心脏移植成功的社会因素有哪些？

人不仅具有生物属性，更具有社会属性。人的社会属性是人的生物属性向高级阶段发展的必然结果，脱离社会的人是无法生存的。在医学中，绝大多数学科是以研究与人类健康和疾病密切相关的生物学现象为主的。而社会医学主要是从社会学的角度，应用社会科学的理论和方法研究医学问题的一门学科。

第一节 社会医学概念、研究内容及卫生策略

一、概 念

随着社会生产实践和科学技术的不断进步，现代社会其学科的发展具有两个显著的特点：高度分化与高度综合。学科的分化是适应科学研究的需要，是从微观进行科学探索、发现和创新的必然。此外，为了解决社会生产实践和医学研究中的实际问题，需要多学科的理论、方法、知识和技术的交叉、融合，这就为交叉学科的产生奠定了基础。

社会医学（social medicine）是研究社会因素（social factor）与个体及群体健康和疾病之间相互作用及其规律，探讨从社会卫生策略和措施上保护和增进个体及人群的身心健康和社会活动能力，提高生命质量，提升健康水平的一门学科。社会医学是在医学与社会科学之间相互渗透的基础上发展起来的，它综合了生物医学与社会科学的研究方法及成就，具有交叉学科的性质。

社会医学的知识基础主要来自两个方面：①医学科学，包括基础医学、临床医学、公共卫生与预防医学等；②社会科学，包括社会学、心理学、经济学、人类学、伦理学、政治科学、管理科学等。从医学思维和观念的角度看，社会医学具有方法学科的特点。

人不能脱离社会而生存，随着社会的发展，人的社会属性越来越突出，任何与疾病和健康有关的研究和服务都不能忽略人的社会属性；任何一种疾病在人群中的发生、发展及控制都离不开社会因素的重要影响。对于生物学特性很强的传染病的控制也是如此，在传染病的控制与管理方面，社会因素的作用主要表现如下。①影响传染源：如认真执行《传染病防治法》，加强对传染病的监督管理，可及时发现和隔离传染源；加强献血源的管理和血液检测，可控制艾滋病、乙型病毒性肝炎等经血液传播。②对传播途径作用明显：如饮水质量可影响霍乱、伤寒、痢疾等肠道传染病的传播；改善社区居住环境，铲除苍蝇、蚊子的滋生地可减少肠道传染病、虫媒传染病的传播；公共场所人口密度的高低可影响呼吸道传染病的传播等。③对人群易感性的影响：预防接种最显著。琴纳发明种牛痘预防天花，在预防医学史上是一个伟大的创举，用人工免疫结合社会卫生策略的改进，特别是加强疫情监测，使人类最终消灭了天花，谱写了预防医学史的光辉篇章。

二、研究内容

社会医学的研究对象，主要是从社会学角度研究与人群的生、老、病、死有关的社会医学问题，研究社会卫生状况及其变动规律，研究改善社会卫生状况、提高人群健康水平的社会卫生对策与措施，关注在人生命的准备、生命的保护和提高生命质量三个不同阶段中社会因素发挥怎样的作用。

越来越多的医学科学技术成就阐明了社会因素对疾病与健康发挥着不可忽视的作用。因此，社会医学的兴起，是医学现代化进程的一个标志，是科学技术进步的必然结果。社会医学的研究内容主要包括以下三个方面。

1. 社会卫生状况 主要是人群健康状况。社会医学以群体为研究对象，应用社会调查的方法，研究社会卫生状况，包括人群的健康状况、社会经济、居民生活条件、卫生行为、卫生服务等，寻找主要的社会卫生问题，发现重点保护的人群及重点防治的对象，找出危害人群健康状况的主要危险因素及应该采取的重点策略，对社会卫生问题做出社会医学“诊断”。

案例 1-2

母亲墙，永远别绝望

法国东部的一个小镇，时间是盛夏的一个下午。一户住在离高速铁路不远处废弃的车厢里的人家，因为长期拖欠水费，自来水公司便派人停了这户人家的水。独自在家的女人，守着两个分别是四岁和一岁半的孩子。整个下午，她无法给孩子洗澡，也没有水给孩子喝，直到太阳落山，做临时工的丈夫归来。不知道他们是怎样商量的，全家人离开居住的车厢，走向不远处的铁轨。然后，卧在铁轨上，最后一起被轧死。

讨论：

（1）车厢里人家的社会卫生状况如何？

（2）该惨剧是否可以避免？

2. 影响人群健康的主要社会因素 社会医学主要运用描述、比较、回顾性和前瞻性分析方法，以及社会科学的理论和技术，研究社会制度、社会文化、经济状况、人口发展、生活和劳动条件、行为生活方式及卫生服务等众多因素对人群健康的影响，对现有的社会卫生问题进行社会病因学分析，为制订社会卫生策略提供科学依据。

3. 社会卫生策略与措施 社会医学不仅要通过社会卫生状况研究找出当前存在的主要社会卫生问题及严重程度，弄清影响人群健康的主要社会因素，更重要的是针对存在的卫生问题及其产生问题的原因和影响因素提出改善社会卫生状况、提高人群健康水平的综合、可行的社会卫生策略与措施，即开出社会医学“处方”。社会卫生策略与措施不是单纯的医疗卫生技术措施，而是指卫生发展的战略与策略、方针与政策、目标与指标、对策与措施等，包括合理配置卫生资源、科学组织卫生服务、大力发展社区卫生服务及保护人群健康的经济、法律、教育及组织措施等。

三、三次卫生革命及卫生策略

社会医学在医学学科体系和疾病防治领域中具有不可替代的地位和作用。对于新发现或已经存在的疾病，我们要站在宏观的角度提出防控对策和措施，用于指导全局工作。历史上医疗卫生事业发展经历了三次不同目标和任务演变的卫生革命，不同国家、不同时期面临的任务、重点和目标有所不同。

第一次卫生革命以传染病、寄生虫病和地方病为主要防治对象，于19世纪后半叶从欧洲开始。其社会卫生策略主要是通过制定国家卫生法规，采取环境卫生工程措施，提供有效疫苗和生物制品，推广免疫接种，开展消毒、杀虫、灭鼠计划，加强检疫监测，垃圾粪便无害处理，食物和饮用水安全保障等，从而使得人群急、慢性传染病的发病率和病死率大幅度下降，寄生虫病和地方病感染人数不断减少，平均期望寿命显著延长。我国第一次卫生革命在新中国成立后取得了巨大的成绩。但必须看到，目前我国第一次卫生革命的任务还十分艰巨，很多传染病并未有效得到控制，而新的传染性疾病不断出现。1975 年来，全球新发现了近 30 种传染性疾病，如军团病、丁型肝炎、莱姆病、艾滋病、O_{139}霍乱、SARS、人感染高致病性禽流感等，给人类的健康带来了新的威胁，给疾病的控制增加了更多的难度。

第二次卫生革命以慢性非传染性疾病为主攻目标，主要是针对心脑血管系统疾病、恶性肿瘤、糖尿病、精神系统疾病和意外伤害等。通过提倡三级预防，发展早期诊断技术，提高治疗效果，加强疾病监测，控制与疾病发生发展密切相关的危险因素，改善生态、生产和生活环境，倡导健康的行为和生活方式，控制吸烟、吸毒、酗酒，提倡合理膳食和体育锻炼，大力推进各种健康教育和健康促进计划等综合卫生措施，促使慢性非传染性疾病的发病率和死亡率的降低。

第三次卫生革命以提高生命质量，延长健康期望寿命，促进全人类健康长寿和实现人人享有卫生保健为目标。其社会卫生策略主要是通过进一步树立健康新观念和大卫生观念，加强健康促进和健康教育，坚持可持续发展策略，保护环境，发展自我保健、家庭保健及社区保健等综合卫生措施，将会在社会、经济发展的基础上，把生命质量与健康水平提高到一个新阶段。

我国目前仍处在卫生革命的交叉阶段，即第一次卫生革命的任务尚未完成，第二次卫生革命的任务已经到来，同时要关注和推进第三次卫生革命。

第二节　社会医学的基本任务和教学目的

社会医学重视某些人群，如老人、妇女、儿童、残疾人及接触职业有害因素的企事业职工等“弱势人群”的社会健康问题；重视社会因素对人群健康及疾病的影响，特别是那些主要由社会因素引起的疾病，如意外伤害、精神病、性病及艾滋病的发生、发展及流行规律；重视社会相关疾病的病因研究及制订社会防治策略。其教学目的是围绕着基本任务而进行的。

一、社会医学的基本任务

1. 倡导积极的健康观 世界卫生组织（World Health Organization，WHO）在 1948 年提出的健康概念是：健康不仅仅是没有疾病，而是躯体上、精神上和社会适应方面的完好状态，并在全世界进行广泛的倡导。但是，半个多世纪过去了，正确的健康观对人类的影响程度及其效果并不令人满意。不良的生活行为方式在人群中还广泛存在，危害健康的社会因素也广泛存在，由此造成了人群 60%以上的疾病和健康损害事件。因此，在疾病防治和医学教育计划和实践中，必须宣传和倡导正确的健康观，使医务工作者和广大人民群众认识到影响健康既有生物因素，也有社会心理因素。对某些疾病，社会因素、心理因素往往比生物因素更为重要，只有采取综合性的卫生保健措施，才能有效地防治疾病和促进健康。

从社会学角度看，积极的健康观体现在：

（1）健康是“石”：生命的基石靠健康，以此完成进食、代谢、排泄、呼吸、运动、生长、生殖和反应性等功能。

（2）健康是“金”：健康是最大的财富，健康的身体抵得上万贯家产。再富，富不过健康；再穷，穷不过疾病。

（3）健康是“权”：健康是最基本的人权，不允许侵犯。

（4）健康是“力”：健康对家庭而言，是做事的气力；对工业、农业、商业而言，是生产力；对军队而言，是战斗力。

（5）健康是“爱”：尊老爱幼、爱家庭、爱集体、爱社会、爱国家，是心理健康的体现。

（6）健康是“福”：一个人无灾无病就是福。父母健康是儿女的福分，儿女健康是父母的福气。

（7）健康是“寿”：高官、高薪、高兴，不如高寿。健康的最高境界是长命百岁，无疾而终。

（8）健康是“乐”：快乐是健康的核心，体现在乐天知命、乐善好施、乐在其中、乐道安贫。

（9）健康是“德”：健康之人具有社会公德、职业道德、家庭美德，不做失德、缺德、丧德的事。

（10）健康是“簧”：身体犹如弹簧，偶尔、短时、有限的摆动无碍大局，如某夜因加班只睡眠 5 小时，不必计较。但不可过度，否则弹簧会折断。

2. 改善社会卫生状况，提高人群健康水平和生命质量 社会卫生状况是由人群健康状况和影响人群健康状况的因素两大部分组成，它包括卫生政策、社会经济、卫生资源、卫生保健服务、卫生行为等一系列指标。系统分析社会卫生状况的现状、特征、变化及发展趋势，分析影响人群健康的各种因素，有助于看清已经取得的成绩和找出存在的社会卫生问题，从而提出改善社会卫生状况和提高生命质量的策略与措施，最终达到提高人群健康水平、延长健康期望寿命的目标。

3. 制定社会卫生策略和措施 社会医学在一定区域内通过调查研究来了解人群的健康状况和需求，研究人群卫生服务利用的公平程度，探讨卫生资源配置及提高资源效率的途径，提出满足人群健康需求的对策与措施，从而为提高卫生事业的经济效益和社会效益提供科学依据。制定卫生策略和措施的基本程序是首先要明确疾病和健康损害事件的分布不是随机的，需要通过调查研究发现人群中存在的卫生问题；其次是分析问题产生的原因；最后提出解决问题的办法。卫生策略和措施产生的影响是相当广泛和久远的。

视窗 1-1

碘盐的由来和作用

我国是世界上碘缺乏病流行最严重的国家之一，1993 年约有 7 亿多人生活在缺碘病区。正是由于碘缺乏病分布广泛，受害人群众多，严重地危害了人口素质和社会经济发展，因此，碘缺乏病从一个单一的疾病上升为严重的公共卫生问题。食盐加碘是控制和消除碘缺乏病最有效的措施。联合国儿童基金会 2008 年统计数据分析结果显示，全世界 120 多个国家实施了全部食盐加碘项目，其中 34 个国家已经实现了全面碘盐强化，另外 28 个国家正在向这一目标靠拢。从 1995 年开始，我国强制给食用的氯化钠食盐中加入少量的碘。随着以食盐加碘为主的综合防治措施的全面实施，居民碘盐食用率持续提高，碘营养水平明显改善。2000 年 10 月，卫生部宣布中国达到了消除碘缺乏病阶段的目标。2002 年全国碘缺乏病监测结果显示，中国基本实现消除碘缺乏病阶段目标的成果进一步得到巩固，我国人群碘营养水平也处于基本适宜的状态，而且更趋合理。

4. 开展健康弱势人群保健及社会病控制　健康弱势群体是指那些因主、客观原因导致政治势力小、经济条件差、社会地位低、在社会竞争中处于不利地位的人群，如老年人、未成年人、妇女、残疾人、最低保障对象、下岗失业人员等。社会病是指社会因素起着决定作用，并与现代生活方式与行为密切相关的疾病或社会病理现象，如性病、艾滋病、自杀、吸毒、酗酒、少女妊娠、离婚、车祸、精神障碍、遵医行为不良等。做好健康弱势人群的医疗保健工作及防治社会病，必须走领导重视、部门配合、群众参与之路，才能产生显著的效果。

二、社会医学的教学目的

传统的医学教育局限于生物医学教育模式，侧重于从生物医学的角度研究疾病发生的原因、机制、诊断、治疗及康复技术等。近几十年来，社会经济和科学技术已经发生了巨大变化，大量研究表明，影响人群健康的因素不完全是生物学因素，更主要的是社会因素。因此，要有效防治严重危害健康的疾病，保护人群健康，单纯采用生物医学技术的作用是有限的。只有充分重视社会因素的作用，发挥社会功能并采取综合性社会卫生策略和措施，才能促进生物医学技术发挥最佳的社会功能。

1988 年世界医学教育联盟（WFME）在《爱丁堡宣言》中要求："医学教育的目的是培养促进全体人民健康的医生"，即要求医学生必须获得不仅对个体，而且对人群的健康促进有帮助及处理疾病的能力。因此，医学生还须具备健康教育、社会医学、预防医学及卫生管理学的知识，了解生活方式和习惯对健康的影响及健康与经济的相互关系。社会医学的教学目的主要如下。

1. 建立起整体医学观念和大卫生观念　21 世纪社会的发展以人为本，人的发展要以健康为本。人是一个不可侵害的有机整体，人所需要的卫生服务是一种整体性的服务，要提高这种服务必须树立整体医学观。整体医学观就是用整体观认识医学的各个要素。世界上的任何事物都可以被看成是一个有一定内部结构的系统整体，生命系统是按照从低级到高级的严格系统程序组成，也是从简单的原子开始，从分子、细胞、组织、器官、系统、躯体、个人、家庭、社会、生态系统，逐渐从低级到高级发展起来的。部分与整体之间存在着对立统一的辩证关系。整体总是由相互联系、相互制约的各个部分构成，没有部分的整体和脱离整体的部分都是毫无意义的。医学的整体观要求把医学看成一个有机整体，从整体上来认识医学的性质、对象和目的。整体医学广义上是指从总体上研究医学的结构及其与各分体的关系，探讨各个学科的发生、发展和演变规律的科学。

传统的卫生观念往往把卫生工作看作孤立、单纯的技术性工作，只涉及卫生部门。疾病防治工作的实践证明，医疗卫生机构和医务人员的骨干和核心作用固然重要，但忽视社会各级组织、部门及居民的作用，卫生工作将难以达到目标或难以获得理想效果。可以说每一个部门的工作都和人群的健康有着联系。"大卫生观"就是把疾病防治工作看做是全社会每个人、每个部门的职责，看做是人类生存和发展的基本要素，卫生部门必须与其他部门协作，动员全社会参与人人健康的活动。卫生服务要从"封闭式"变为"开放式"，从微观拓展至宏观，从个体服务发展到群体服务，建设一个由自我保健、家庭保健、社会保健、国家保健和国际保健组成的从个人到全球的保健体系。

视窗 1-2

反思克拉玛依无情大火

1994 年 12 月 8 日，新疆克拉玛依市教育局为欢迎上级派来的“义务教育与扫盲评估验收团”的官员，组织全市能歌善舞的中小学生 796 人在友谊馆剧场举办“专场文艺演出”。

18 时 20 分，因舞台纱幕距光柱灯太近，不符合安全标准，纱幕被千度高温烤燃，酿成大火。但面积巨大的“友谊馆”，竟然只有一个出口，其余通道全被防盗栅栏和卷闸门封死。突发的大火，烧死 325 人，烧伤 132 人。

死难者多数为在校孩童，达 288 人。经医生鉴定，近百名孩子是被人踩死或挤死的。在孩子们弱小的尸体上，有成年男人的大皮鞋印，也有成年女人细若尖刃的鞋跟踩下的血洞。一名被踩破肚皮的小男孩，被运往殡仪馆时，肠子还拖在地上。一名生还的五年级男生回忆：当我上完洗手间，剧场已经是另一番情景，无数火花从舞台上往下掉，一位领导模样的大人，手持话筒高喊：“不要乱，不要动，让爷爷叔叔们先走！”一位舞蹈教师证实：市教委的一位领导，举着话筒高喊：“孩子们，都别动，让领导先走！”

在场新疆石油管理局副局长方某，硬是从塞满孩子的唯一出口挤出去后，一头扎进轿车，途经消防队也未下车报案，他直奔医院，仅仅因为烧焦了几缕白发。

市教委副书记况某，凭借对环境的熟悉，一头钻进了厕所，又凭借一个成年男人的力气，将原本可以躲避三十多人的厕所反锁并死死顶上，任凭孩子们怎样嘶声哭喊，也绝不开门。事后，况某还骄傲地向记者炫耀自己“丰富的逃生知识”。

2. 以现代医学模式指导医疗卫生实践 传统的医学教育思想注重培养“技术型医生”，而不太注重培养“人文型医生”。提倡“现代医学模式”，就是将医学由传统的生理解剖、生理病理等诊治技术为主，拓展为对于患者“生物-心理-社会”等方面的全面关注。例如，当得知某人已发生了性病或艾滋病感染后，不仅要告诉其本人要及时去检测、治疗，同时也要让其说服、动员性伴去检测、治疗，要一边配合医生的治疗，一边自觉地不把疾病传染给他人。显然，这些问题的解决是控制疾病传播的有效措施之一。这就需要我们的医疗卫生工作者不是就病治病，而应该在现代医学模式指导下给予患者以细致到位的心理支持和疏导，减少疾病对社会的影响。

3. 理解社会因素对人群健康的重要作用 社会因素涵盖的范围相当广泛，包含社会制度、法规、经济、文化、科学、教育、人口、交通、家庭、卫生服务、风俗习惯、宗教等，都对人类健康产生着影响。例如，社会经济的发展与公共卫生事业具有双向作用，并相互促进，世界银行专家测算，过去 40 年中，世界经济的增长 8%～10%归因于人群健康状况的改善。但也应该看到社会因素对健康带来的负面影响：由于工业化、城市化进程加快所带来的空气、水源、土壤、噪声污染等，导致健康损害事件不断出现；城市人口激增、人口密度过高、生活空间变小、工作竞争压力加剧、不合理的饮食结构、不良生活方式和行为增加等，引发了一系列新的健康问题；绿色食品和转基因食品的卫生学安全与标准问题、基因技术应用问题、环境保护与可持续发展问题等，也给公共卫生事业提出了新的课题。这些都需要社会医学进行研究，需要从社会学角度采取防范对策。

4. 掌握社会医学的基本研究方法 每一门学科都有特定的研究对象和研究方法，社会医学是从多维的角度研究社会因素对人群健康和疾病的影响及规律，其方法主要有以下几类。

（1）观察法：依据研究情境的不同分为自然观察法和控制观察法，前者是指在自然情景中对研究对象的行为进行直接观察、记录，再通过分析、解释来了解行为变化的现象、特点及规律；后者则是在研究者预先设置的特定情境中对研究对象进行观察的研究。

（2）实验法：社会医学多采用现场实验研究，在现场或自然的情况下，控制某一社会因素进行研究。现场实验研究虽不及实验室实验那么便利，但它具有更接近真实生活、研究范围更加广泛、实验结果易于推广等优点，因此它是社会医学研究的常用方法之一。

（3）调查研究法：是指研究者根据所需研究问题的范围，预先拟出一些问题，让被试者根据自身的意愿选择作答，再对其调查结果进行统计分析的一种方法。这种研究方法简便、易行，所得结果对了解知识、态度、环境、行为等与疾病的关系有一定参考价值。

（4）测量法：即借助仪器、量表等工具来进行定量研究，揭示研究对象的健康状况与社会因素是否存在相关及规律。对于群体调查，一般先确定一组有某种共同特性的事物或人群作为研究对象，根据需要也可同时设立对照，然后具体用访问调查、问卷调查、量表测量等方法进行研究。

（5）文献法：通过查阅历史资料来研究、分析、综合或比较不同地域或种族之间、不同的历史时期或不同的文化背景下人群健康状况的差异。文献法可为进一步研究提供理论依据和行动方向。

第三节 社会医学与相关学科的关系

社会医学作为一门新兴的交叉学科，在医学课程体系中占据着重要地位，与不少学科相互联系，相互渗透。

一、预 防 医 学

预防医学（preventive medicine）是以人群为主要研究对象，按照预防为主的卫生工作方针，从群体的角度探索与人类疾病和健康相关的问题（如社会、心理、环境等因素与疾病和健康的关系），预防疾病的发生，控制疾病的发展及促进健康的一门科学。

社会医学可以说是从预防医学中分化、发展起来的。广义的预防医学既要研究影响疾病及健康的各种因素，保护和增进人群健康，提高生活质量，延长寿命，又要研究控制和消灭疾病的策略，其研究目的与内容与社会医学具有相同之处。但社会医学侧重于疾病的社会防治和干预，重点研究社会环境、卫生服务、行为生活方式等因素与疾病和健康的关系，制定综合的社会预防策略和措施。

二、卫生事业管理学

我国在 20 世纪 80 年代初进行医学学科分类时，提出了“社会医学与卫生事业管理学”学科的概念。经过 30 多年的努力，社会医学、卫生事业管理学（health care management）这两门密切联系的学科已分别发展成为两门独立学科，在中华预防医学会中设有社会医学及卫生事业管理两个分会。两门学科的基本任务是一致的，即根据人群的健康需求，合理配置和利用卫生资源，组织卫生服务，提高卫生事业的科学管理水平及卫生事业的社会效益和经济效益。但社会医学侧重于客观地分析社会卫生状况，科学地组织卫生服务，制定社会卫生策略与措施，为卫生事业科学地计划、组织和决策提供依据。卫生事业管理学是研究卫生事业发展规律的学科，它是现代管理科学在卫生事业管理中的应用，着重研究宏观卫生管理问题，其任务是研究卫生事业管理的理论和方法，研究与中国国情相适应的卫生政策，研究与正确的政策相适应的组织管理和工作方法，研究中外卫生事业管理的经验和教训等。通过卫生事业管理学教学，使学生掌握卫生事业管理体系的一般规律及基本理念、基本方法和基本技能，特别是借助于计划、组织、人员配备、领导、控制五大职能，增进卫生事业管理的科学性、预见性，减少工作中的盲目性。

三、社区医学

社区是若干社会群体（家庭、氏族）或社会组织（机关、团体）聚集在某一地域里所形成的一个生活上相互关联的大集体。社区是社会的基层组织，也是开展卫生服务的基本单位。社区医学（community medicine）重点研究社区内卫生组织管理及卫生服务的提供。“社区医学”一词最早起源于英国，英国的卫生保健制度强调以社区为基础，组织提供连续性、综合性的集医疗、预防、保健、康复、健康教育于一体的服务。为了培养医学生具有开展社区卫生服务的能力，英国及一些英联邦国家在医学院开设社区医学课程，主要内容有医学人口学、居民健康状况、社区疾病防治、妇幼保健、老年保健、健康教育、精神卫生及卫生管理等。社会医学与社区医学都以群体为对象，以保障人群健康为目的。社会医学研究的范围更加宏观和广泛，侧重于医学战略性、理论性及方向性的问题；而社区医学比较具体，它把整体医学观用于卫生实践，更具有实践性和可操作性。社会医学是医学现代化的一个标志，可为社区医学提供理论上的指导；而社区医学是实践社会医学从单纯治疗服务扩大到预防保健服务、从生理服务扩大到心理服务、从医院服务扩大到家庭和社区服务、从单纯的医疗技术扩大到综合的社会服务思想的重要途径。

四、医学社会学

社会医学与医学社会学（medical sociology）都以群体为研究对象，都要应用社会学研究方法，组织社会调查和统计分析等，是两门既有联系又有区别的相关学科，其主要区别如下。①学科性质不同：社会医学是医学的一个分支，属医学范畴。医学社会学是社会学的一个分支，属社会科学范畴。②起源的时代背景不同：欧洲国家比较关注社会因素对健康的影响，社会医学是法国医生盖林（Guerin）1848 年首先提出来的，比医学社会学早约半个世纪。医学社会学是在社会学基础上发展起来的。③研究对象不同：社会医学主要研究社会卫生状况及其变动规律、社会因素与人群健康的相互影响。医学社会学重点从社会学角度研究医疗卫生活动中的社会环境、社会结构、社会状况、医患关系等。④学科队伍构成不同：从事社会医学研究的主要是以医学背景为主的专业人员。从事医学社会学研究的主要是以社会科学背景为主的专业人员。

五、临床医学

疾病既是一种生物现象，更是一种社会现象，其发生、发展、治疗、康复等都与社会因素紧密相连，都包含着社会医学问题。临床医学（clinical medicine）的各个学科和专业中均有丰富的社会医学内涵，临床医学生学习社会医学的意义主要在于：①理解人的社会属性，有利于改变“见病不见人”的传统习惯。在诊治疾病时，充分考虑患者的家庭、生活和职业背景，树立以人的健康为中心的观念，尊重患者的人格，全心全意为患者服务。②认识致病因素的复杂性，树立多因多果的观点，培养宏观、全面、科学的医学思维方式。③重视社会因素和心理因素在疾病发生、发展及转归过程中的重要作用，注重综合性防控措施的应用，提高防治措施的有效性。

社会医学也需要借助于临床医学的理论和方法来认识疾病现象的发生、发展及采取社会卫生措施的效果。此外，社会问卷调查中对于疾病的分类和鉴别也需要临床医学知识。由于恶性肿瘤、心脑血管疾病、艾滋病等危害健康的主要疾病在生物医学领域的防治未获得根本性的突破，故社会医学强调社会因素在疾病防治中的重要性、社会医学的基本观点及采取社会卫生措施降低发病概率的手段，才能广泛地被社会所认同、接受。

第四节 社会医学的发展历史

社会医学是一门社会性、综合性很强的学科，是人类文明的重要组成部分，其产生和发展受着社会、政治、经济、教育、法律、道德、自然科学和社会科学发展等多种因素的影响。不少忧国忧民、具有敏锐眼光的社会改革家和医学家为社会医学的创立和发展做出了杰出的贡献。

一、社会医学萌芽时期

社会医学作为一门学科，是在19世纪随着生产力的发展和科学技术的进步，逐步形成和发展起来的。但社会因素对人类疾病发生和发展的作用早在经验医学时期就受到医学家的关注。古希腊医学家希波克拉底（Hippocrates，公元前450～公元前377年）就提出了环境及生活习惯对疾病的作用。他在《空气、水、地域》一书中指出：医生要掌握城市的风向、阳光、水质和植物的生长状况，注意居民的生活方式。他认为“知道什么样的人患病比知道这个人患的是什么病更重要”“医生医治的不仅仅是疾病，更重要的是患者”。古罗马医生盖伦（Galen，129～199年）重视社会心理因素的致病作用，强调人体健康与社会心理因素之间的关系。阿拉伯医学家阿维森纳（Avicenna，980～1037年）认为土壤和水可以传播疾病，同时重视精神感情活动对机体健康的影响。意大利医生拉马兹尼（Ramazzini，1669～1714年）经常深入到手工业工人的生产场所检查治病，在其著作《论手工业者的疾病》中描述了52种职业工人的健康状况，探讨了职业因素对工人健康的影响，被后人称为“劳动医学之父”。

工业革命发源于英格兰中部地区。18世纪中叶，英国人瓦特改良蒸汽机之后，由一系列技术革命引起了从手工劳动向动力机器生产转变的重大飞跃。手工业生产方式逐步被大工业生产所代替，但工业资本主义发展随之而来的是社会卫生状况的恶化，相继出现了如城市人口集中、居住拥挤、职业损害、传染病流行、工伤没有保障、女工和童工健康受损等一系列问题。这促使人们进一步认识到人类健康及疾病流行与社会条件密切相关。一些进步的医学家和社会学家提出了国家和社会应对人民健康负责的看法。德国卫生学家彼得·弗兰克（Peter Frank，1745～1821年）于1790年在意大利讲学时，提出了“居民的悲惨生活是疾病的温床”的观点。他在《全国医学监督体制》一书中提出了用医学监督计划使政府采取措施来保护公众健康的主张，首次采用了疾病控制的社会卫生措施，对公共卫生和社会医学的发展贡献很大，被公认为公共卫生和社会医学杰出的先驱。

二、社会医学创立与发展时期

恩格斯在《英国工人阶级状况》（1845年）一书中揭露了资本主义上升时期造成工人贫困和卫生状况恶劣的社会根源，明确指出“英国的工业发展是建立在野蛮地对待工人，破坏工人健康的基础上，建立在一代人的社会、身体和精神退化的基础上”。为了反抗资本家的残酷剥削，工人阶级不断开展各种斗争，工人运动既改善了工人阶级的政治和经济待遇，同时也促进了社会卫生组织的建立和社会卫生措施的逐步完善。例如，1841年法国制定了童工法，1848年英国通过了社会保健法。

1848年法国医师盖林（Guerin，1801～1886年）第一次提出“社会医学”这一名词。他提倡医学界要把分散和不协调的医学监督、公共卫生、法医学等构成一个整体的学科，统称为“社会医学”。盖林把社会医学分为4个部分，即社会生理学，研究人群的身体和精神状态及其与社会制度、法律及风俗习惯间的关系；社会病理学，研究疾病发生、发展与社会问题的联系；社会卫生学，研究各种增进健康、预防疾病的措施；社会治疗学，研究对付社会发生异常情况时的治疗措施及手段。

英国伦敦首任医官西蒙（Simon，1816～1904 年）专门研究了伦敦的食品、住宅和工厂等卫生状况，认为这些因素与英国工人健康密切相关。

19 世纪 60 年代，欧洲一些国家中占重要经济地位的酿酒工业和蚕丝业发生酒味变酸和蚕病危害等，这些现象促进了人们对微生物的研究。法国科学家巴斯德（Louis Pasteur，1822～1895 年）首先用实验证明有机物质的发酵与腐败是由微生物引起的，传染病的流行亦是由病原微生物传播所致。微生物学的另一个奠基人是德国学者郭霍（Robert Koch，1843～1910 年），他创用固体培养基、染色和实验动物感染的方法，为发现一系列传染病的病原体提供了有利的条件。由于微生物学的发展，有些医学家仅重视生物病原体的致病作用而忽视了社会因素对疾病和健康的重要作用。但此时也有不少医学家不同意夸大单纯生物病原体的致病作用。德国医学家诺尔曼（Neumann，1813～1908 年）及病理学家魏尔啸（Virchow，1821～1902 年）都强调社会经济因素对健康和疾病的重要作用，提出“医学科学的核心是社会科学”“医学是一门社会科学，任何社会都应对居民健康负责”等观点。魏尔啸参加了斑疹伤寒流行病学调查，指出流行病的社会属性，提出“单纯治疗不搞社会预防是不能控制斑疹伤寒流行”的观点。

德国是社会医学的发源地，格罗蒂扬（Grotjahn，1869～1931 年）于 1904 年向德国公共卫生协会递交了关于社会卫生学的性质和目的的报告，指出当时的卫生工作重点仅仅关心人类疾病的生物学属性而忽视了社会属性，建议发展社会卫生学以弥补其不足。1912 年他的《社会病理学》一书问世，他提出用社会观点研究人类疾病的原则，提出疾病的社会意义取决于疾病发生的频率；社会状况恶化有助于直接引起疾病，影响病情的发展；疾病对社会发展产生反作用；医疗能否成功取决于社会因素；要采用社会措施来治疗和预防疾病，注意患者的社会经济环境等。他还强调社会卫生调查中要应用统计学、人口学、经济学和社会学方法，主张将社会医学列入医学课程。1920 年他首次在柏林大学开设社会卫生学课程，当时在欧洲把社会医学和社会卫生学这两种名称交替使用。

英国于 19 世纪末就开设了公共卫生学课程，到 20 世纪 40 年代，改称为社会医学。1943 年，牛津大学成立了“社会医学研究院”。在英国，社会医学是指有关人群的医学，泛指疾病的控制及有关增进或影响人群健康的科学。牛津大学社会医学教授赖尔（Ryle）认为公共卫生、工业卫生、社会卫生服务及公共医疗卫生事业都属于社会医学范畴。

美国的经济制度和文化传统决定了它并不开设综合性的社会医学课程，而是重视社会学、经济学及管理学的发展。美国的社会学非常发达，医学是社会学研究的一个重要分支，美国的医学社会学运用社会学的理论、方法、观点来研究人类健康与疾病有关的现象。美国的医学社会学研究的主要内容有：社会政策与卫生保健制度、医院的社会问题、保健行业社会学、医学教育社会学、卫生服务利用、美国社会的医学化、社会心理学与精神卫生、医患关系、特定人群的疾病与死亡的特征及其发展过程、健康与疾病的文化特征及反映等。有关社会医学的内容主要在卫生管理学与卫生政策课程中讲授。近年来，针对医学越来越专门化、居民医疗保健需求得不到满足的状况，家庭医学（family medicine）得到了迅猛发展。

日本的社会医学与基础医学、临床医学并列，包括公共卫生、卫生统计、法医学、环境医学及卫生管理学等，课程内涵与我国的预防医学相似。

苏联于 1922 年在莫斯科大学医学院成立了社会卫生学教研室，由当时的保健部长谢马什河和索洛维约夫执教。1923 年成立了国立社会卫生学研究所。社会卫生学的基本任务是研究社会与环境因素对人群健康的影响，以及消除这些有害因素采取的综合性卫生措施。1941 年，社会卫生学改称为保健组织学，以保健史、保健理论、卫生统计与保健组织为主要内容。20 世纪 60 年代中期，又改称为社会卫生与保健组织学，使社会医学问题的研究得以加强。

三、社会医学在我国的发展

我国古代医学家就已经注意到环境及精神因素对健康的影响。现存最早的医书《内经》中就有气候改变、饮食起居及精神因素等与疾病有关的论述。西周初期建立了社会医事组织，以医师为“众医之长，掌医之政令”，并制定了医师考核制度，根据医术高低定级俸给，要求医师治病有记录，患者死亡要报告。南宋元嘉 20 年（公元 443 年）设“医学”，置太医博士及助教，为我国最早设置的医学学校。明代著名针灸医家杨继洲（1522～1619 年）在所编《针灸大成》中对“劳心者”和“劳力者”针灸的深度、手法都有不同的要求。清代医学家吴尚说过：“七情之病，看花解闷，听曲消愁，有胜于服药者也。”

近代中国，从鸦片战争到新中国成立期间，由于战乱及当时的政府无心、无力改良社会卫生现状，致使医疗机构欠缺，人群健康状况不佳，烈、急性传染病广泛流行，肺结核、性病蔓延，期望寿命很低。

1949 年中华人民共和国成立后，我国建立了从中央到地方的全国性卫生行政组织和卫生服务机构，大力发展社会卫生事业，通过建立三级卫生服务网，推行农村合作医疗制度，开展群众卫生运动，广泛进行疫苗接种，使社会卫生状况发生了巨大变化，人群健康水平显著提高。

中国医科大学于 1949 年建立了公共卫生学院，设立卫生行政学科，开设了卫生行政学。1952 年引进前苏联的《保健组织学》，作为医学生的一门必修课。1956 年卫生部成立中央卫生干部进修学院，负责培训省市卫生管理干部，并于 1957 年举办了第一届保健组织学师资讲习班，交流保健组织学的教学研究工作经验，编写了《保健组织学》教材。1964 年在上海举行了全国保健组织学教学研究交流会，交流各地教学研究的经验，提出了加强学科建设的建议。“文化大革命”开始后，一度顺利发展的保健组织教学研究工作被迫停顿。

1978 年十一届三中全会以后，随着我国社会进步、经济发展进入一个新的时期，社会医学也迎来了一个蓬勃发展的时期。1978 年由钱信忠主编的《中国医学百科全书》中列有《社会医学与卫生事业管理》分卷。1980 年卫生部发出了《关于加强社会医学与卫生管理学教学研究工作的意见》，要求有条件的医学院校成立社会医学与卫生管理学教研室，开展教学研究工作，培训各级卫生管理干部。20 世纪 80 年代初期，卫生部在上海第一医学院、北京医学院、武汉医学院、哈尔滨医科大学、四川医学院及中山医学院六所医学院校成立了卫生管理干部培训中心，有力地推动了社会医学学科建设和卫生管理干部培训工作。在《医学与哲学》杂志上开设了“医学、健康与社会”“医学模式转变”及“卫生发展战略”等专栏，探讨医学与社会发展的双向关系，对促进医学现代化与社会化具有重要作用。1983 年武汉医学院举办了第一届社会医学与卫生管理学高级师资讲习班。1984 年在成都召开了首届全国社会医学与卫生管理学术研讨会。《国外医学·社会医学分册》（1984 年）、《中国社会医学》（1985 年）及《医学与社会》（1988 年）杂志先后创刊。1985 年开始招收社会医学硕士研究生。1994 年第一个社会医学博士研究生学科点设立在上海医科大学。1988 年 9 月在西安召开了全国社会医学学术会议，成立了中华预防医学会社会医学分会，顾杏元教授任第一、二届主任委员，龚幼龙教授任第三、四届主任委员，李鲁教授任第五届主任委员。至 2015 年已经召开了 13 次全国性社会医学学术会议，对推动社会医学学科建设及促进学术交流发挥了重要的作用。

在学术研究领域，我国社会医学工作者与卫生行政部门及其他相关部门密切合作，应用社会医学的基本理论与方法，以解决实际问题，为行政决策提供依据为己任，有力地促进了社会医学的发展。社会医学分会成立 20 多年来，广大社会医学工作者积极参与城乡卫生服务调查，参与慢性非传染性疾病、传染病及伤害等防控研究，参与区域卫生规划及预防保健目标的制定，参与社区卫生服务及初级卫生保健的实施和评估，参与医改方案及医保体系的完善等，做出了应有的贡献。此外，社会医学理论体系的完善，各种健康和生命质量评价量表的开发，与其他学科的融合等，都将使社会医学应用越来越广，作用越来越大，前途充满光明。

思考题

一、简答题

（1）社会医学主要的研究内容是什么？

（2）三次卫生革命主要防治对象及卫生策略是什么？

（3）社会医学的基本任务是什么？

二、案例分析题

1996年春天的苏格兰，一个民风纯朴的偏远小镇发生了一起震惊全英国的事情。山区小学一位有着二十余年看护孩子经历的校工，因为生活中的挫折感，冲进教室开枪狂射，打死了九个孩子和一位教师。英国人在一瞬间几乎目瞪口呆，紧接着朝野上下一片愤怒、悲痛、绝望和谴责之声。英国议会一遍遍检讨《儿童保护法》《枪支管理法》，当时的首相梅杰、女王本人、工党领袖布莱尔都亲赴这个山区小镇慰问死难者亲属。事件发生后的第一个周日上午10点，全英国为这几个普通的孩子和他们的老师默哀1分钟并下半旗志哀。英国是一个基督教国家，电视台每周日都要转播一场礼拜仪式，那一天转播的就是这个乡村小镇的礼拜。在举国上下一致沉浸在悲愤、绝望之时，一个年轻的乡村牧师这样开始的布道令人击节、难忘："请把你的手交给你的邻座，再请你的邻座把手交给他的邻座，让我们把手紧紧握住，然后，让我们一起来微笑！如果我们还能抓住邻座的手，说明这个世界上我们不是孤独的，我们彼此支撑；如果我们还能微笑，说明我们人类还有希望。"

问题：

（1）试分析发生这次惨案的原因。

（2）牧师布道的作用是什么？

（邹宇华）

第二章 医学模式

学习目标 》》

掌握：医学模式的概念及现代医学模式的内容。

熟悉：医学模式的演变；现代医学模式对医学和社会的影响。

了解：生物医学模式的缺陷及现代医学模式产生的背景。

案例 2-1

男子患肺癌，谁之祸?

瑞典临床心理学家勒维（Levi）曾针对疾病的发生举例如下：有一个男性患者死于肺癌，医生认为其病因是吸烟过多，但其根本病因不在于吸烟，因为患者吸烟是由神经质引起，神经质则由家庭冲突夫妻不和引起，夫妻常因对老人、孩子的态度不同而引起争吵，借烟消愁；而导致家庭冲突、夫妻不和的根本原因是三代五口同住一室，住房太窄才引起家庭经常发生冲突。其生物学诊断是“肺癌”，心理学诊断是“神经质”，社会学诊断是“住房拥挤”。

讨论:

从影响该患者健康的因素入手，分析传统生物医学病因观的局限性。现代医学如何构建慢性非传染性疾病防制体系?

第一节 医学模式的概念及特点

模式（model）是指在某一领域中科学地指导人们获取知识和解决问题的概念、假设和法则，可以是数字、公式、定义，也可以是抽象的关系、思维的方式等。其实质是前人积累的经验的抽象和升华。简单地说，模式就是从不断重复出现的事件中发现和抽象出规律，它是解决问题的经验的总结。各个学科和行业均有自己的模式，但任何模式都是在不断发展和创新的。

一、概 念

医学模式（medical model）是在医学实践的基础上产生的，是人类在与疾病抗争和认识自身生命过程的无数实践中得出的对健康观和疾病观等重要医学观念的本质概括。这种高度概括、抽象的思想观念和思维方法既表现了医学的总体结构特征，又是指导医学实践的基本观点。医学模式属于自然辩证法领域，是以医学为对象的自然观和方法论，即人们按照唯物论和辩证法的观点和方法去观察、分析和处理有关人类健康、疾病和死亡的问题，是对健康和疾病现象的科学观。

医学模式并不是一成不变的僵死的教条，而是随着医学科学的发展与人类健康需求的不断变化而演变的。一种医学模式能在相当长的时间内成为医学家们的共同信念，成为他们为实践这些信念共同遵循的科学研究纲领，这既不是主观臆造的，也不是随意选择的，而是受制于当时历史条件下生产力发展的水平、生产关系的性质、社会政治环境、文化习俗和哲学思想等。

二、特　　点

医学模式具有以下特点。

（1）医学模式是人类在保护健康和与疾病做斗争的实践过程中得出的经验总结。

（2）医学模式随医学的发展与人类健康需求的变化而变化，是动态的。

（3）医学模式的发展过程经历了曲折与反复，但呈现出不断进步的螺旋式上升的变化。

历史上的医学模式，都是基于社会需要和医学总体状况实践和自觉反思的结果，其确立和变化不仅与医学科学的历史息息相关，而且与社会、经济、文化教育、科学技术、宗教、道德等诸多因素密切联系，在很大程度上反映着时代的特色。一定阶段的医学模式必然受到当时历史条件下生产力发展水平、生产关系性质、科学技术发展程度及哲学思想等的影响。

总括而言，每当社会发展到一个新阶段，医学模式也必然随之发生相应的转变，在迂回曲折中朝着科学、理性和综合的方向发展。但是医学模式的更替，只是占主导地位的医学模式的转变，原有的一些医学模式仍然存在，如神灵主义的医学模式在现代社会的某些人群、地域仍有其一定的影响。从生物医学模式的全面发展到现代医学模式的诞生与发展，医学模式的演变历程既充满智慧，也有自相矛盾，甚至停滞倒退；既有大胆革新，又有抱残守缺；既曾经受过神学唯心主义的奴役和统治，也曾受过机械唯物论、形而上学的影响和制约。

第二节　医学模式的演变

医学模式的历史演变大致经历了经验医学时代、实验医学时代和目前的现代医学（整体医学）时代等不同阶段（图 2-1），包括神灵主义医学模式、自然哲学医学模式、机械论医学模式、生物医学模式、生物-心理-社会医学模式（也称现代医学模式）。

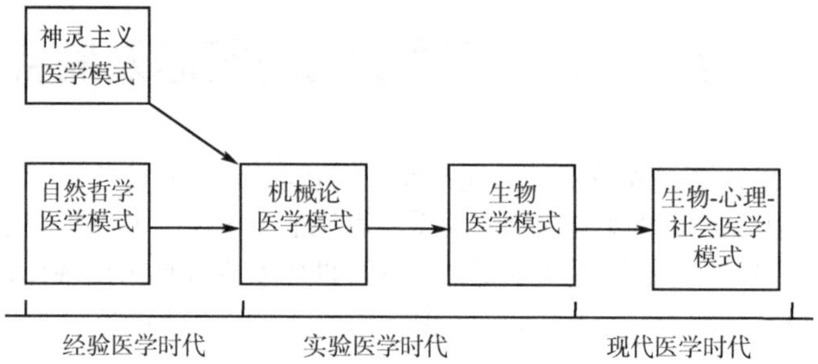

图 2-1　医学模式的演变

一、经验医学时代

（一）神灵主义医学模式

大约在公元前 1000 年前，原始社会、奴隶社会前期，限于当时的生产力水平，人们虽已开始观察生命现象，思考健康和疾病的本质，但对客观世界的认识能力局限于直觉观察，对健康、疾病的认识只能是超自然的，认为人的生命与健康是上帝神灵所赐，疾病和灾祸是天谴神罚，对疾病的防治主要依赖求神问卜。对健康和疾病的产生和转化认为是自然或神鬼意志的观点，构成了神灵主义医学模式（spiritualism medical model）的核心。例如，考古工作者在南美洲和中国青海柳湾 1054 号墓都发现了钻孔的颅骨。钻颅术是一种最古老的外科手术，原始人相信魔鬼致病的观点，为驱除魔鬼而穿颅，是许多原始部落都运用的一种方法。

在神灵主义医学模式后期，随着工具的发明和改进，在与疾病不断斗争中，人们逐步了解了某些植物的毒性、止痛等功能，懂得一些药物学方面的知识，也采用一些自然界中的植物和矿物作为药物使用，但对医学理性化的认识还十分有限，观念和思想仍秉承神灵的旨意，人们普遍存在对病魔的恐惧，因而图腾崇拜、巫术和医术总是交织在一起，各种治疗活动浸透着魔法和宗教礼仪。

神灵主义医学模式是一种原始的医学模式，但在当今的某些地区或某些人群中仍有不可忽视的影响力，如我国有些偏远落后的村寨还依然存在用“跳大神”给人治病的愚昧方式。

（二）自然哲学医学模式

大约在公元前 1000 年到公元 1300 年，随着社会生产力的发展和科学技术水平的提高，人类开始对宏观世界和宇宙万物产生了粗浅的理论概括，朴素唯物论和自然辩证法认识论方面的进步与实践活动推动了古代医学的建立与发展，深刻地影响着当时人们对健康和疾病的认识，使之逐步建立了朴素的辨证的整体医学观念。

亚里士多德时期，朴素唯物主义者认为“得自观察的经验才是全部知识的基础”“在无生命的自然‘物质’高于‘形式’；在有机界‘形式’支配着‘物质’”。

古希腊人毕达哥拉斯（Pythagoras，公元前 540～480 年）及其学派提出四元素学说，他们认为生命由土、气、火、水四种元素组成。希波克拉底及其学派主张四体液学说，在其《人与自然》一书中认为自然界中万物之源的水、火、土、气的元素和人体的黏液、血液、黄疸汁、黑疸汁相应，人的健康、疾病和性格是由四种体液数量、比例的变化所决定的，并认为引起体液失衡的原因主要有先天、环境及营养失调等。他在《关于人的本性》中详尽叙述了“体液病理学”理论，并在《空气、水、地域》中探讨了环境、天气、水、风向等与健康的关系。第一次将对疾病的观察与自然哲学结合起来，认为疾病的发病机制不再是神秘的、无法解释的超自然力量，认为饮食和环境因素是影响健康的内在机制，医生的职责是恢复健康平衡。

古埃及人认为人体是由固体成分土和液体成分水组成，血管像沟渠，体温是火，呼吸是气，血液是生命的源泉，来自空气中的灵气给人活力。灵气与血液保持平衡，人体就健康；失衡就产生疾病。

古印度人认为人体和世界一样，由地、火、水、风组成，在《阿输吠陀》中又提出了气、胆、痰三原说，认为三元素平衡就健康，其一太过或不足就产生疾病。

古巴比伦人认为人体是一个小宇宙，与大宇宙息息相关，人体的构造与天体运行相符，人体的健康与疾病也与天体的运行相关，肝为生命之本。

古代中国人笃信阴、阳、风、雨、雷、电的六气致病说，后来概括为风、寒、暑、湿、燥、火来解释疾病的原因，形成了中医的阴阳五行病理学说和外因“六淫”、内因“七情”等病因学说。

视窗 2-1

人体的阴阳平衡

什么是阴阳平衡呢？我们可以看一下《易经》的太极图。太极图就是阴阳平衡的缩影，它由阴鱼和阳鱼组成，表示阴阳双方是在不停地消长转化。这种消长转化，表现为阳长阴消，阴长阳消，阳极则阴，阴极则阳。太极图为什么不用一条直线一分两半，而用 S 线呢？这个 S 线就表明我们阴阳的平衡是一种动态的平衡，是一种处在阴阳消长转化当中的平衡。这种平衡，表现在大自然就是阴阳气化的平衡，表现在人体，就是阳气和阴精的平衡。如果阴阳能够平衡，那么这个人一定是气血充足，精力充沛，五脏安康。

人体的阴阳如果是平衡的，他的生命活力旺盛，生理功能好，心理承受力强，机体能吃能睡，气色好，心情愉快，对不良的情况适应能力也好。并且，耐疲劳强，抵抗一般疾病的能力也强。所以，阴阳平衡非常重要。

二、实验医学时代

（一）机械论医学模式

14～16世纪的文艺复兴运动倡导用实验、归纳和数学方法对自然进行研究，科学技术的进步促进了近代实验医学的兴起。哥白尼提出日心说，哈维建立血液循环"心-心"说，开普勒发现三大行星运动定律等，一系列自然科学取得的成就使人们的思维空间突破了宗教的禁锢。

法国学者笛卡儿（Descartes，1596～1650）认为宇宙中共有两个不同的实体：物质实体和精神实体。进而提出心物二元理论，认为人是两种实体的合成，即作为物质实体的肉体和作为精神实体的心灵。在笛卡儿看来，物质实体与思维实体的对立是极端的，在肉体的领域有机械的必然性支配，而在心灵的领域存在自由和目的性。物质实体的存在与灵魂实体的存在绝对无关，它的存在只遵循机械运动的规律。笛卡儿的机械运动理论使得人类有可能排除一切关于自身的梦幻、疑惑、神秘、迷茫等的影响，从而使人类认识的起点牢牢地扎根于物质的机械运动的基础之上。笛卡儿的《动物是机器》，就是把动物和人体看做是具备各种生理功能的自动机器，而所有的生理功能都可以解释为物质微粒的运动和由心脏产生的热运动。他认为心脏是一部制热机，肺脏是冷却器，他甚至用引擎与发条比喻神经、肌肉和肌腱的运动，用机械原理解释脑的功能。

受机械唯物主义思想的影响，法国医生拉美特利（La Mettrie，1709～1751年）也发表了他的名著《人是机器》，认为人是爬行的机器，是一架自己会发动自己的机器；体温推动它，食物支持它，没有食物便渐渐地瘫痪下去。他还认为，心脏活动是水泵，肌肉运动是杠杆，消化过程如锅炉燃烧，大脑如操纵盘。

被马克思称为"英国唯物主义和整个现代实验科学的真正始祖"的培根（Bacon，1561～1626年）在《学术的进展》《新工具论》中提出"卫生保健、治疗疾病和延年益寿是医学的主要任务"，他提倡研究解剖学和病理解剖学，"用实验方法研究自然"。

米开朗基罗（Michelangelo 1475～1564年），拉斐尔（Rophael 1483～1521年），图勒（DurerA.1471～1528年），达·芬奇（Da Vinci 1452～1519年）等艺术家们认为"只有对人体标本进行解剖研究，才能认识到人体的美，只有直接研究人体，才能成为真正的艺术家"。

实验医学阶段的发展，直接溯源于实验科学的影响。

解剖学鼻祖维萨留斯（Vesalius，1514～1564年）挖掘墓地所埋的尸体，进行秘密解剖，于1543年出版了世界上第一部解剖学著作《人体结构》，描述了静脉和人类心脏的解剖。瑞士医学家帕拉塞尔萨斯（Paracelsus，1493～1541年）认为"没有科学和经验，谁也不能做医生""我的著作不像别的医生那样，抄袭希波克拉底和盖伦，我是以经验为基础，用劳动写成的"。他对癫痫病做了重要的观察，认为麻痹和语言障碍与头部的伤害有关。他提倡用化学品如铅、汞（治梅毒）做药物，主张简化处方。他还首先提出人体本质上是一个化学系统的学说，并推断化学在医学中的重大作用。

英国著名医生哈维（Harvey，1578～1657年）细心地计算了心脏的容量、心脏流出的血量和回心血量、血液流动时间，证明心脏是血液循环的原动力，并于1628年发表《论心脏和血液运动》，证明了循环系统的存在，1651年又发表了《论动物的世代》，提出人体胚胎学。

机械论医学模式（mechanistic medical model）以机械唯物主义的观点，批驳了唯心主义的生命观和医学观，并把医学带入实验医学时代，对医学的发展发挥过重要的作用。但是，机械论医学模式的局限性也是明显的，它把一切自然现象和复杂的生命活动，解释为机械运动，认为疾病是机器某部位的故障、失灵，治疗疾病就等于机械维修，而忽视了人体的社会属性、生物性、心理变化的复杂性，这必然产生对人体生命活动的观察和疾病病因分析时的片面性、局限性和机械性。

（二）生物医学模式

18 世纪下半叶到 19 世纪初，资产阶级工业革命推动了生物科学的进步，尤其是细胞学说、生物进化论、能量守恒与转化定律等一系列重大发现，形成了新的科学革命，从根本上改变了人们的思维方式，为辩证唯物主义哲学观的形成奠定了基础。自然科学的迅速发展和哲学观的转变，为医学提供了科学的思维方法，使医学取得了前所未有的进步。德国病理学家魏尔啸（Virchow，1821～1902 年）创立的细胞病理学说，使人们对疾病本质的认识深入到细胞水平；法国著名科学家巴斯德（Pasteur，1822～1895 年）等在细菌学方面的一系列成果，证明了细菌是导致疾病的原因而不是结果；德国微生物学家科赫（Koch，1843～1910 年）提出特异致病因子的病因理论，认为每一个疾病总是由特异的病原微生物所引起的。

19 世纪 90 年代，科学家已发现了大多数传染病病原体，这对医学的发展，尤其是传染病的诊治起到了巨大的推动作用，同时也推动了外科灭菌法和无菌技术的应用。19 世纪中叶麻醉法和消毒法的发明及 20 世纪输血法的应用，外科手术的三大难关疼痛、感染、失血被相继突破。无菌手术的开展，使外科开创了前所未有的新纪元。

这一切发明及发现使人们开始观察生命的微观世界。

20 世纪上半叶，治疗学取得了划时代的进步，出现了化学疗法并发明了抗生素。1928 年，英国细菌学家弗莱明发现青霉素（penicillin），1935 年英国病理学家弗洛里和德国生物化学家钱恩合作解决了青霉素浓缩问题，1943 年青霉素第一次成功地用于治疗患者。

20 世纪 20～30 年代，已有人开始从事分子生物学研究。微威尔（Weaver W.）和阿斯伯利（Astbuly WT.）分别于 1938 年和 1947 年提出“分子生物学”（molecular biology）这个概念，美国学者沃森（Watson JD.）和克里克（Crick FHC.）在解释英国物理学家威尔金斯（Wilkins MHF.）X 射线衍射结果时，发现了 DNA 分子双股螺旋结构的三维模型，并于 1953 年 4 月发表了题为“核酸的分子结构——脱氧核糖核酸的一个模型”的报告。20 世纪 80 年代基因工程开始用于治疗疾病。

1913 年法国的卡列尔医师就曾提出把器官取下培养移植的观点，此后，异体角膜移植（1933）、肾移植（1954）、肝移植（1963）、肺移植（1963）、胰腺移植（1966）、心脏移植（1967）、骨髓移植（1980）等变成现实。近半个世纪以来，现代科学技术直接进入医学领域，因而使人造器官成为可能，人工肾（1945）、人造瓣膜（1962）、体外循环（1950）、人工心脏（1982）随之应用。

生物医学模式（biomedical model）是 1910 年福勒斯纳（Flexner）提出的，他认为：每一种疾病都可以找出特定的生理或病理变化，医生根据患者的症状，经过实验室检查，对疾病做出诊断，再根据疾病的病理、生理转机，给予适当的治疗。

生物医学模式建立在生物科学基础上，是反映病因、宿主与自然环境之间的变化规律的医学观和方法论。它注重实验和技术，对保障人类健康和推动医学科学现代化都起到了重要作用，尤其是使急、慢性传染病和寄生虫病的发病率和病死率显著下降，平均期望寿命显著延长，这是人类第一次卫生革命取得的伟大胜利。

生物医学模式有两个主要的观点。

（1）二元论：躯体和精神存在着精密的分工，疾病具有微观生物学基础；医学应研究如何通过精密的技术测量细胞生物化学的变化，来解释患者的症状与体征，干预这些变化来恢复健康。

（2）还原论：疾病具有微观的物理和化学基础，将人体分解为系统、器官、细胞、分子，疾病的治疗最终都归结于采用物理的或化学的方法。

生物医学模式的成就主要体现在：丰富了医学研究的内容并形成了比较完整的医学体系，如解剖学、生理学、病理学、微生物学、化学治疗学、诊断技术、外科技术等；促进了旨在防病治病的卫生事业的发展，特别是以实验为基础的科学研究方法极大地促进了基础医学的发展，特异性诊断技术的推行明显地提高了疾病的诊断与治疗水平，抗生素的应用显著降低了急、慢性传染病的病死率，延长了人类期望寿命；促进了医学道德的转变，逐渐形成了以人道主义为核心的医学伦理道德观念。

生物医学模式虽然强调生命活动在结构、功能和信息交换方面是一个统一的整体，但却忽视了人是生物性与社会性的统一体；忽视了人的社会性和复杂的心理活动及主体意识，使它无法圆满解释和有效解决当今人类健康所面临的所有问题。这一缺点限制了医学家对健康和疾病的全面认识。

随着社会的发展和医学科学技术的进步，传染病、寄生虫病、营养不良等已经不再是威胁人类的主要疾病，而心理、社会因素起很大作用的心脑血管疾病、恶性肿瘤、事故和自杀、心因性疾病已经成为对人类健康造成威胁的疾病，面对这些疾病，仅靠生物医学模式诊断、治疗及预防，显然是不能解决问题的，这体现出了生物医学模式的缺陷。

传统的生物医学模式往往对疾病的生物学方面穷追不舍，限制了临床医生的思维，看到的是“病”，而不是“人”，这种把“病”和“人”相分离的结果，必然导致医患关系的疏远，还会导致误诊、误治。

生物医学模式的缺陷正如美国精神和内科教授恩格尔（George L. Engel）指出的：生物医学模式“没有给病患的社会、心理和行为方面留下余地”。他认为，医生的任务是把患者作为一个人、作为人类的一员来看待，医生应当了解患者的经历和他们生活的环境；而作为患者，他往往会问：“医生知道我是谁吗？医生知道我做什么，以后还做同样的事吗？他们是否知道我的经历、病痛、苦恼？是否知道我的需求与期盼、恐惧与羞愧、脆弱与刚强、责任与价值观？他们在不在乎这些？”面对卫生服务中的这些问题，生物医学模式难以涵盖。

（三）生物-心理-社会医学模式

由于生物医学模式主要是对病而不对人，从而忽略了人的生活环境、思想、心理和社会等与健康密切相关的因素，因此它是不全面的。医学的进一步发展，期待着更完善的医学模式的形成。医学模式需要向以多元化的生物、心理和社会学角度综合性地观察和处理医学问题的现代医学模式演变，生物-心理-社会医学模式随之诞生。

生物-心理-社会医学模式从系统论出发，在这个系统框架中，可以把健康或疾病理解为从原子、分子、细胞、组织、组织系统到人，以及由人、家庭、社区、人类构成概念化相联系的自然系统。它们互为因果、协同制约，健康反映为系统内、系统间高水平的协调。

第三节　生物-心理-社会医学模式产生的背景及内容

一、产 生 背 景

（一）疾病谱和死因谱发生变化

20 世纪 70 年代以来，随着社会化、城市化和工业化的发展，环境问题日益严重，生活节奏和行为生活方式发生明显改变，引起人类疾病谱的明显变化，原来占主要死因的传染病和寄生虫病发病率逐年下降，心脑血管疾病、恶性肿瘤、糖尿病等慢性非传染性疾病的发病率、病死率逐年上升。当然，生物因素的作用不容忽视。但对于疾病防治，在关注技术突破的同时要充分重视社会突破的作用。

世界卫生组织（WHO）和国际儿童基金会等国际组织曾多次强调把生物-心理-社会医学模式作为国际卫生保健组织活动的指导方向，强调实行“技术突破”的同时要重视“社会突破”，而且“社会突破”具有决定性意义，强调政府在公共卫生中的责任和作用更为重要和迫切。因此，全社会参与和政府干预是提高民众健康的主要途径。

（二）人类健康需求普遍提高

民众对卫生保健需求的变化是与社会经济、文化教育呈正相关关系的。今天，随着生产力的发展和生活水平的提高，大众对卫生保健需求变得日益多样化。已不再仅仅满足于疾病的防治，而是积极地要求增进健康、延年益寿、提高生命质量、活得更加幸福和有价值，要求能有和谐的人际关系和社会心理氛围，这些变化标志着人们的卫生需求已经脱离了为维持生命的基本卫生服务，上升到满足心理和社会的更高卫生需求。这就要求必须进一步扩大卫生服务范围，从治疗服务扩大到预防服务，从生理服务扩大到心理服务，从院内服务扩大到院外服务，从技术服务扩大到社会服务，全面满足人们生理、心理和社会的健康需求。这种需求还会随着社会发展而进一步扩展，成为促使医学模式转变的推动力量。因此，只有生物-心理-社会医学模式才能适应和满足这种人民大众需求的变化。

（三）医学学科的内部融合与外部交叉发展

引起医学模式变化的直接因素是医学的发展和随之产生的医学观念的变化。从大的方面讲，影响医学模式变化的因素是多方面的，除医学发展本身的因素外，社会和科学技术发展程度、宗教、文化等因素对医学模式也有影响，其中哲学和科学技术的影响最显著。自然科学与社会科学的相互作用、相互结合，是不同学科相互交叉的基本形式，也是当代科学发展的显著特征之一。社会学对人的属性的认识由生物自然人上升到社会经济人。

现代医学发展的特点如下。

第一，微观深入与宏观扩展并进，形成了一大批以分子生物学为带头学科的分子医学学科群，基因诊断、基因治疗、基因工程成为研究热点。

第二，对群体、环境、社会与人的健康和疾病的关系进行全面的研究，环境医学、社会医学、职业医学、地理医学、宇宙医学、临床流行病学等日益受到关注。

第三，各学科的相互渗透与综合明显，围生医学、卫生统计学、临床药理学、介入诊治学、仿生学运用广泛，特别是人文社会科学与医学的交叉和渗透，催生与发展了心理学、行为学、医学伦理学、卫生经济学等新型学科。综合化是现代医学科学发展的一大趋势，包括医学各个学科间的互相渗透与扩展，医学同基础科学和技术科学之间的互相渗透与扩展，医学同社会科学之间的互相渗透与扩展等。这就使研究内容在综合动态研究中达到微观与宏观的统一，局部与整体的统一，外因与内因的统一，人体与环境的统一，促进了对人体生命本质和疾病机制的研究不断向宏观层次扩展，使方法论能愈益重视人体整体的、人体与环境间的综合探讨。

（四）医学发展的社会化趋势

21 世纪全球可持续发展的重要内容就是“社会发展以满足人的基本需要为本，人类发展以提高健康素质为本”。人类保护健康和防治疾病，已经不单是个人的活动，而已成为整个社会性活动。只有动员全社会力量，保持健康、防治疾病才能有效。因此，医学社会化是社会发展的必然趋势，医学模式的转变促使了医学社会化。世界健康目标要求医学社会化。

慢性非传染性疾病的致病因素已不是单纯的生物病因，还有社会环境、个人行为、生活方式等因素的参与。据 WHO 研究的结果，慢性非传染性疾病是全世界致死和致残的首位原因，2001 年就导致了 45.9%的全球疾病负担。研究还发现，全球 40%的死亡和 1/3 的健康寿命损失年是由这些因素引起的，WHO 确定的 10 种全健康危险因素是低体重儿童、不安全性行为、高血压、吸烟、酗酒、饮水不卫生、室内污染、肥胖、高胆固醇、铁缺乏。而消除这些危险因素，就必须使医学社会化。

世界各国健康目标已从单一的单纯降低发病和患病情况转变为延长健康人年和提高公民的生活质量，在国家、民族、性别、职业、教育、城乡等方面高度重视减少公民健康差异问题，将预防服务，尤其是临床预防服务列入卫生和健康发展的目标，强调要通过预防服务的过程达到改善健康的结果。这就清楚地表明，要实现这些健康目标，医学社会化势在必行。

无数事实已经证明，医学已经社会化。在 2003 年防治“SARS”的战斗中，首先是政府迅速审议和通过了《突发公共卫生事件应急条例（草案）》，建立了信息畅通、反应快捷、指挥有力、责任明确的行政应急法律制度；其次是建立了自上而下的防范网络，尤其是社区防范网络构建了无缝隙的社会化管理；再次是政府加大了卫生经费的投入。所有这些社会化功能，使防范“SARS”的战斗获得了决定性的胜利。

二、主要内容

现代医学模式强调整体的医学观，注重身体和精神的整合，积极探究多因多果的病因链，从预防医学到健康维护均重视个人与社会的联系；强调生物学、个人、家庭、社区和社会系统多层次关系对疾病的影响；认为医学不仅应关注疾病的本身，还应该关注疾病对人心理和情感的影响，了解患者家庭的关系状况。

（一）现代医学模式的形式

1. 环境健康医学模式 1974 年，布鲁姆（Blum）提出环境健康医学模式，认为环境因素，特别是社会环境，对人们的健康、精神和体质发育有着重要作用。认为环境、遗传、行为与生活方式及医疗卫生服务，是影响健康的四大因素。环境因素包括社会和自然环境因素，是影响健康的最重要的因素。

2. 综合健康医学模式 拉隆达（Lalonde）和德威尔（Dever）对环境健康医学模式进行进一步的修正和补充后，提出了卫生服务和政策分析相结合的综合健康医学模式，系统地论述了疾病流行病学与社会因素的相关性（图 2-2）。

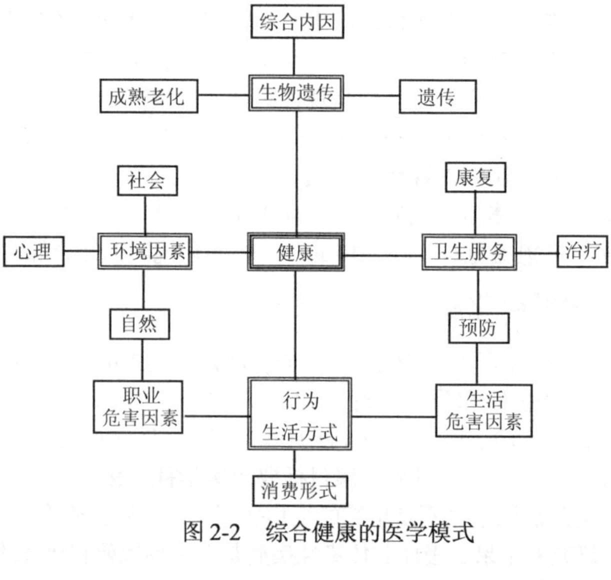

图 2-2　综合健康的医学模式

3. 生物-心理-社会医学模式 美国罗切斯特大学恩格尔（Engel）教授于 1977 年在《科学》杂志上发表论文《需要新的医学模式：对生物医学的挑战》，提出了新医学模式概念。生物-心理-社会医学模式是对生物医学模式的更正与补充，它不仅重视生物个体本身，更重视影响个体和群体健康的社会、心理和精神状态。因此，这里的“社会”是指人与环境的关系、是指社会因素对人疾病健康的影响、是指人的社会适应能力，充分认识到环境因素、社会因素、心理因素对健康的综合作用。

（二）生物-心理-社会医学模式的含义

医学模式不是一成不变的、僵死的教条，而是随着医学科学的发展与人类健康需求的不断变化而演变的。人类对医学模式的认识是无止境的，任何静止的观点都是错误的。

1. 揭示了医学观的动态性 生物-心理-社会医学模式是目前比较符合唯物辩证法的医学模式，但绝不是说它已尽善尽美，它仍然存在着明显的局限。例如，该模式不能指导人们认识现代科学实践中所揭示的自然环境及各种自然因素，如地理、宇宙等因素都可影响人体的健康；无法解决医学技术迅猛发展所带来的各种社会问题，如安乐死问题、医学技术滥用问题、克隆人问题、人类精子库管理问题、器官移植经济问题等。因此，这就需要医务工作者在医疗实践中不断探索，进一步完善现代医学模式，使其在更大的范围、更高的程度上推动人类医学事业发展。

2. 充分肯定了生物医学的价值 生物-心理-社会医学模式是在生物医学模式的基础上进一步扩大、完善而产生的。它并不否定生理、生化等指标在诊断、治疗疾病中的意义，而是在更高的水平上，强调了它们的作用和意义。如果说医学模式的更替是一种否定，那么这种否定无疑是辩证的否定，是含肯定于其中的否定。

现代医学模式在强调心理、社会因素的时候，是以肯定生物因素为前提的，但不把生物因素放在唯一的地位。心理活动的生理基础是大脑，躯体活动与心理活动相伴行，彼此相互作用。疾病既损伤生理过程，也造成不良情绪；不良情绪也会引起躯体的负性反应，乃至导致疾病。而社会因素，不仅指社会环境，还包括个体在社会化过程中内化为个体本质的东西及个体的社会实践、生活行为、社会角色、文化素养、社会职业和个体间独特的关系。从而综合地体现出人是社会关系的总和。而社会因素对健康的影响，最终是通过个体生理及心理变化发挥作用的。

3. 确立了社会、心理因素的重要地位 在健康和疾病过程中，既要看到生理活动和生理因素的作用，又必须重视心理活动和心理与社会因素的影响，把人的自然属性和社会属性结合起来进行考察，这就势必形成“人-自然-社会系统”的系统观念。现代医学模式不是以心理和社会因素取代生物因素，也不否定生物因素的重要作用，只是对单纯研究生物因素这一不合理框架进行修正，恢复了心理、社会因素在医学研究对象中应有的地位。因此，现代医学模式是对生物医学模式的补充与发展。

4. 立体地探索了健康概念

（1）整体健康观：WHO 于 1948 年提出了健康观念：“健康不仅仅是没有疾病或不虚弱，而且是躯体上、精神上和社会适应方面的完好状态”（Health is a state of complete physical，mental and social wellbeing，and not merely the absence of disease or infirmity）。这一整体健康观突破了生物模式的局限，强调了社会、精神因素对健康的重要意义，对全面理解健康的含义，并指导人类为实现自身全面的健康具有积极意义。

（2）亚健康状态：亦称“第三状态”，是指人的机体虽然无明显的疾病，但呈现出活力降低，适应能力呈不同程度减退的一种生理状态。这是介于健康和疾病之间的一种生理功能降低的状态。亚健康状态的意义在于认识疾病是一个过程，健康与疾病无截然分界，是一个由量变到质变的过程。

5. 系统阐述了影响人类健康的主要因素 1974 年，加拿大卫生与福利部长 Lalonde 的《加拿大人民健康的新前景》指出将所有死亡和疾病的原因归于四个要素：生物遗传因素、环境因素（自然环境、社会环境和心理环境）、不健康的生活方式和行为因素、医疗卫生服务因素（包括整个社会的医疗卫生的设施、制度及其应用）。这四类因素有相对独立性，但不是截然分开的，有时会相互影响。

（1）生物遗传因素。生物遗传因素是理解生命活动和疾病的基础。心理活动通过生理机制起作用，而政治、经济、文化、行为方式等社会因素则是通过对个体生理和心理变化的影响而发挥作用的。生物遗传因素包括生物、遗传、生理、免疫等。

（2）环境因素。环境因素包括自然环境、社会环境和心理环境，即除了生物学因素外，同时有物理、化学、社会、经济、文化等因素作用于人体。噪声、有害气体等均属于自然环境，是人们改造自然环境所带来的负面产物，对健康有着重要影响。在社会环境中影响健康的因素包括社会经济、社会制度和政策、人口数量与结构、社会发展可能造成的负面影响、社会文化等。心理环境包括性格、情绪、生活紧张因素等。

（3）生活方式和行为因素。生活方式是人们在社会化过程中，在人们的相互影响下逐渐形成的，包括嗜好（吸烟、饮酒等）、性行为、营养、风俗习惯、体育锻炼、生活节奏及心理压力等。良好的生活方式对健康起促进作用，而不良的生活方式则对健康造成危害。20 世纪 80 年代初期所做的调查表明，许多疾病的发生与个人生活方式有关，行为和生活方式所引起死亡的危险，已经超过了生物因素。

美国疾病预防与控制中心开发了针对青年人危险行为的监测系统（youth risk behavior surveillance system，YRBSS），其监测范围包括传染性疾病和非传染性疾病。传染病监测的指标主要是可能导致传播途径实现的各种行为，如共用注射器、性乱等可能使艾滋病传播的行为。慢性非传染病监测主要是一些不良的生活习惯等行为，如吸烟、饮酒、营养缺乏或过剩、缺乏体力活动等。

（4）医疗卫生服务因素。医疗卫生服务因素包括整个社会的医疗卫生的设施、制度及其应用。医疗卫生服务是控制疾病的社会措施，其布局、资源分配、卫生工作方针、技术水平和服务质量都对人们的健康有着直接的影响。其中卫生服务的可及性、价格、质量以及公平性是其能否最大限度地发挥保护健康的功能的关键要素。

世界卫生组织研究发现：影响个人健康和寿命的四大因素中，生物遗传因素占 15%，环境因素占 17%，医疗卫生服务因素占 8%，生活方式和行为因素占 60%。

第四节 生物-心理-社会医学模式对医学和社会的影响

案例 2-2

现代医学模式对医患纠纷防范与解决的启示

对 2005 年湖北省某市 112 例医疗纠纷事件进行调查，结果显示，112 例纠纷中鉴定为医疗事故的占 36.6%，发生于节假日和夜班的占 41.5%。纠纷涉及医疗机构数为 56 家，科室数为 18 个，事故频发科室前三位分别为骨科、普外科、产科。

调查认为医疗纠纷的发生往往不是由一个原因所导致，而是众多因素混杂在一起。既有医源性因素，也有非医源性因素。医源性因素包括技术因素、态度因素、收费因素和医院管理等因素，非医源性纠纷主要由患方缺乏医学知识或对医疗制度不理解、病员或家属的不良动机、工伤交通伤害责任的转移、社会变革时期人们对某些制度的不适应及经济价值观念的转变等引起。

调查认为构建和谐医患关系，减少医疗纠纷，政府、医方、患方、社会各方应共同努力。医务人员要从传统的医学模式中解脱出来，重视医学模式的转变，重视心理的、社会的因素，尽可能地与患者及家属沟通，使患者感到亲切、温暖，这不仅有利于患者疾病的恢复，也有利于防范医疗纠纷。

资料来源：徐青，刘滨等.2007.112 例经医疗事故鉴定的医疗纠纷分析.中国卫生法制，15（6）：35-46

讨论：

生物-心理-社会医学模式对医学和卫生事业的影响主要体现在哪些方面？

一、对传统医学的影响

总体而言，在 400 年左右的时间内，近现代医学取得了巨大的成果：广泛采取分析解剖的方法认识医学研究对象，应用物理学、化学、生物学的研究成果，深入研究人体的生理病理现象，创立出生物医学体系，并取得了巨大的进步。人类对自身的认识从整体深入到系统、器官、组织、细胞、亚细胞和分子水平。对病原的认识深入到细菌、病毒。发现和制造出许多有效的疾病治疗和预防方法，使人类在与疾病、尤其是与传染性疾病做斗争的态势中第一次取得明显的优势。

但是以"治愈疾病、防止死亡"为方向及目的传统医学内涵制约了人们对生命的系统认识。例如，单一病因观念难以解释以下现象：不同的人在面对同样的致病因素时，发病与不发病、病情轻与病情重存在显著差异。心与身的复杂关系在生物医学模式中缺少应有的位置。传统医学在对疾病发生机制的认识上注重与追求因果关系的特异性，在治疗和预防疾病的方法上过多追求单一的生物性，对通过调整机体的整体功能战胜疾病和预防疾病的认识不足。

例如，一位 80 多岁癌症晚期患者所患疾病已经不能被治愈，死亡已经迫近，如果将"预防""治疗"和"康复"作为临终关怀的基本导向，势必会偏离晚期患者的真正需求，不仅不能解除晚期患者的疾苦，往往会增加其痛苦。与临终关怀相适应的模式应该是以"关怀""照顾""提高生命质量"为基本导向。

由此出发，现代医学模式引发了人们对医学目的的重新审视，提出了四个新的医学目的，亦称为医学发展的优先战略：①预防疾病和损伤，促进和维持健康；②解除由疾病引起的疼痛和痛苦；③对疾病的治疗，对不治之症的照料；④避免早死，追求安详死亡。

二、对卫生服务的影响

生物-心理-社会医学模式对卫生服务的影响主要表现为"四个扩大"。

1. 从治疗服务扩大到预防服务　将医疗服务工作纳入到预防的轨道，使卫生工作由医疗型向预防保健型过渡。将预防保健的思想贯穿到生命和疾病的全过程当中，重视三级预防。一级预防，在疾病未发生时采取有效的措施避免疾病的发生；二级预防，在疾病发生初期，做到早发现、早诊断、早治疗；三级预防，在患病后做好疾病的治疗和康复工作，防止残疾。

2. 从技术服务扩大到社会服务　医师除诊治疾病外，还应该通过社会医学诊断，发现居民的健康问题，找出危害居民健康的危险因素，进行健康指导和健康促进。

3. 从院内服务扩大到院外服务　根据居民不断增长的卫生服务需要，适应疾病谱的转变，培训社区卫生服务人员，深入社区开展以预防、医疗、保健、康复、健康教育、计划生育技术指导"六位一体"的社区卫生服务，向居民提供适宜、方便、快捷、综合、连续的医疗保健服务。

4. 从生理服务扩大到心理服务　传统的生物医学模式只注意人们的生理和病理变化，很少注意人们的心理和社会因素对健康的影响。现代医学模式要求卫生服务的整体性，所以在进行躯体照顾的同时，也要对普通人群和患者进行心理服务。

三、对医学教育的影响

现代医学教育培养的专业人才，要在态度、知识、能力三个方面适应医学模式的转变。

新的医学模式对医学生提出了严格的要求，要遵守高尚的医德，弘扬医学人道主义精神，尊重患者的生命价值和尊严，调动其积极性来主动参与医疗活动；在医学实践和情感上要体现对患者整体人的充分理解，不因拥有医学知识而凌驾于患者之上，也不应因患者的不科学要求得到满足而推卸作为医生对患者负责的职责；疾病的防控要注重社会因素的作用，注重从社会卫生策略和措施上下工夫；要让医学生接触人群，认识社会，学会社会诊断和提出社会处方，成为“五星级医生”，即医疗服务的提供者、诊疗方案的决策者、健康教育的指导者、社区健康的倡导者、卫生事务的协调者。只有建立一种开放型的医学管理模式和树立新型的医患关系，才是可持续发展之路。

四、对预防医学的影响

既往的社会卫生措施，主要依赖群体预防，如通过疫苗接种增强个体免疫力，通过市政工程改善城市供排水和垃圾处理系统以改善环境卫生条件，从而改善社会卫生状况，使得传染病、寄生虫病和地方病得到了控制。但是其后出现了两个趋势。一个趋势是难以彻底治愈的慢性非传染性疾病成了医院的主要对象，另一个是传染性疾病的新发和复燃。这些健康问题与行为密切相关，而行为的干预和改变一方面要依靠社会卫生措施，如群体的健康教育；但另一方面还要有针对性地进行个体预防，如通过社会支持使高危人群不仅在知识和态度方面有所改变，更重要的是通过健康促进使其行为有所改变。传统的预防医学手段仍然有效，但其内涵应当有相当大的变化。

现代医学模式推动了预防医学理论的研究，新的健康观促进了预防医学向更高层次发展，建立“高危”的概念，即高危环境、高危因素、高危人群的三级预防策略。

案例 2-3

远离“过劳死”

“过劳死”（karoshi）原来是日本常见的一种现代特殊病，是因为患者工作时间过长、劳动强度加重、心理压力过大、长期处于精疲力竭的亚健康状态，导致积重难返突然引发身体潜藏的疾病急速恶化，救治不及，继而丧命。有人将其定义为由于长期慢性疲劳而诱发的猝死，即“在非生理的劳动过程中，正常工作规律和生活规律遭到破坏，体内疲劳淤积病向过劳状态转移，使血压升高、动脉硬化加剧，进而出现致命的状态”。

据调查，我国知识分子的平均寿命只有53岁，比全国平均寿命低17岁，中年知识分子死亡率是一般同龄人的2倍多，死亡年龄段多为45～55岁。最近，一项在上海、无锡、深圳等地对1197位中年人健康状况的调查结果显示：66%的人有多梦、失眠、不易入睡等现象；经常腰酸背痛者为62%；记忆力明显衰退的占57%；脾气暴躁、焦虑者占48%。这类人的生活常态是超时工作、睡眠不足、压力巨大、没有休闲的亚健康状态。

猝死的直接死因，前5位是冠状动脉疾病、主动脉瘤、心瓣膜病、心肌病和脑出血，这些病的隐蔽性蒙蔽了过劳者，以致酿成恶果，过度劳累其实是一个重要的诱因。

猝死的四大“隐形”杀手如下。

1. 无症状冠心病，特别是无症状心肌梗死是首要的危险因素，一般的体检和心电图不易发现隐形冠心病，有些患者静息心电图检查结果可能正常，只有在做特殊检查时才能发现有心肌缺血。一旦发作，措手不及，暴卒者多。

2. 高血压也是一个潜在的危险因素。这种不被人注意的高血压，危害性更大，它隐蔽地损害人体重要脏器，在遇到某些诱因时，便会引发高血压脑病、脑卒中等突发事件致死。

3. 慢性疲劳、积劳成疾也是不可小觑的因素。长期超负荷工作，致使许多人因劳累而疾病缠身。有调查结果表明，慢性疲劳综合征在城市新兴行业人群中的患病率为10%～20%，在某些行业中更高达50%。

4. 过重的生理压力、工作压力也是猝死的凶手之一。处于长期精神压力下，患各种疾病的概率会增加 3～5 倍。而免疫力低下，也就是身体内部的防卫军力量不足，小至感冒，大至癌症，都有可能发生。

讨论：

（1）分析过劳死产生的原因。

（2）从预防保健的角度，如何对过劳死进行预防？

五、对临床医学的影响

疾病既是一种生物现象，更是一种社会现象。长期以来，受生物医学模式的影响，临床医学对病因的分析，重视生物病因，往往忽视疾病发生的社会、心理因素。应当用现代医学模式指导临床思维和医疗卫生实践，促进医学现代化和临床医学摆脱困境向更高层次发展。

医学服务形式从医疗型向医疗、预防、保健型转变；从以疾病为中心向以人的全面健康为中心转变；从针对个体向针对个体、家庭与社区转变；从以医疗为导向向以预防为导向转变；开展患者教育、早期诊断、健康危险因素评价、人群健康筛查与群防群治。

六、对社会经济发展的影响

医学与社会经济发展的双向性，决定了它作为社会可持续发展的组成部分，显现出作用的两重性。而医学所有的社会功能，又反过来表达了诸多医学的目的。

随着科学技术的进步和经济的发展，包括医药科学技术和医疗卫生服务在内，人们注意到人类在创造巨大财富和舒适生活的同时，越来越担心资源与环境的因素是否会限制人类的继续发展。社会可持续发展最终会改善人类的生存环境和生活质量，同时社会可持续发展的水平与速度也制约着医学的发展，医学发展的经济需求不应超出社会经济发展的水平，应该考虑社会和个人的承受能力。

根据公正和公平的原则，人不分种族、性别、等级、贫富，都有获得医疗的权利。当世界上还有许多人无法享受医疗资源时，医学必须满足全体人民的基本需要。医学除了研究人类疾病的发生、发展及其防治规律，更需要以生物-心理-社会医学模式来研究人类生命活动和外界环境的相互关系。医学发展应成为社会可持续发展的重要和积极组成部分。我们要深刻理解下列几个观点。

（1）昨天和今天的发展不应降低后代人的生存质量。

（2）社会可持续发展使医学科学技术有持续发展的经济基础。

（3）社会可持续发展能改善人类生存的环境和条件，有利于疾病谱的改变。

（4）医学为可持续发展提供健康高素质的生产力要素——劳动者。

（5）个体保持健康，是自身、家庭和社会可持续发展的动力。

七、对健康观的影响

近半个多世纪以来，人们对健康的认识有了很大的飞跃，其过程如下。

（一）健康即无病

“没有病”就是健康被称为消极的健康观，即生物医学模式的健康观。

20 世纪 30 年代，人们普遍认为“健康即无病”。这种认识反映了健康与疾病是相互排斥的观点，即健康的人不会有病，有了病就是不健康。用这种观点确定某一人群的健康状况，只要识别出其中的“患者”，余下的便都是“健康人”了。这是一种剩余模式的思维方法，这种思维模式明显存在许多不足，表现如下。

1. 不完整性 个人不可能感知到所有的疾病，医生诊断疾病也受其医疗经验、技术水平及诊治条件等限制，因而没有“发现”疾病的人即认为是健康显然不妥。

2. 易“扩大”健康 由于许多疾病并不能及早表现出症状，故未能被早期发现，以至于就会满足于“扩大化”了的健康，因而削弱了人们主动促进健康的积极性。

3. 过分简单化 疾病与健康是人类客体的两个方面，这两种因素实际上是同时存在的，以有无疾病来定义健康显得过分简单化。

（二）健康与疾病共存

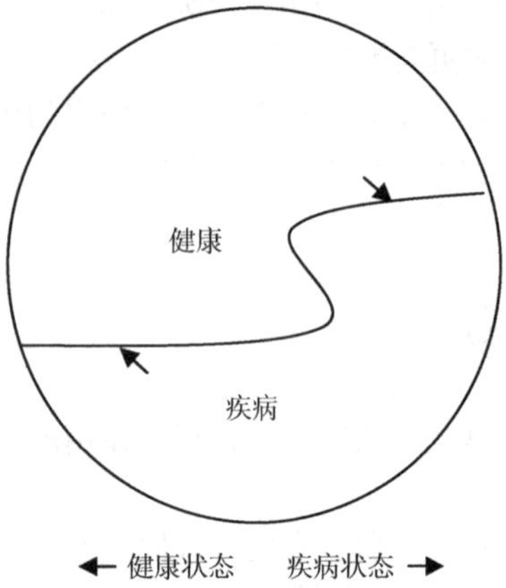

图 2-3 健康与疾病的共存模式图

随着疾病谱和死因谱的改变，医学科学技术的发展，人们对健康的认识逐步深化，产生了健康与疾病是共存的思维模式，这种思维模式认为：

1. 疾病与健康是共存的 患者本身也包含有健康成分，而健康人也同时含有疾病的因素，因而绝对的健康是不存在的，而绝对的疾病就意味着死亡，当人一旦死去就失去了疾病与健康赖以存在的客体，疾病和健康都将不复存在。

2. 疾病与健康是在同一个体中的动态过程 事实上，人的健康状态大多波动于健康与疾病状态之间的一个动态消长过程中（图 2-3）。

3. 揭示了人体健康状态的相对性及健康与疾病的辩证关系 它不但对人体健康状态的两种极端情况做了科学的解释，也为健康的测量提供了理论基础。

（三）健康是躯体上、精神上和社会适应方面的完好状态

“健康不仅仅是没有疾病或不虚弱，而且是躯体上、精神上和社会适应方面的完好状态”，这是 WHO 给健康下的定义，是一种全新的健康观，是生物-心理-社会医学模式应具备的健康观，值得深入思考。

1. 躯体健康 指躯体的结构完好和功能正常。躯体健康具有相对性，人体通常不断地通过各种机制调节各种器官和组织的功能，以适应并保持与环境中不利因素之间的平衡。由于环境不断变化，因而躯体与环境之间的平衡是相对的。人类社会在发展，科学在进步，人们对疾病的认识不断深化，所以不可能对躯体健康制定一个永恒的标准。目前人们认为的躯体健康只是限于当代科技手段对人体进行的观察和测量，如果未发现异常即认为是躯体健康。

2. 精神健康 包括心理健康、情绪健康和道德健康。

（1）心理健康：具体表现在 3 个方面。①正确认识自我：过高估计自我、过分夸耀自己、过度自信、工作没有弹性、办事不留后路，一旦受挫，易引起心理障碍；反之，过低估计自己，缺乏自尊心、自信心，胆小怕事，缺乏事业的成就感，缺乏责任感也是心理不健康的表现。②正确认识环境：指个体要对过去的、现在的及将要发生的一切事件和事物有客观的、一分为二的认识，如参加高考。③及时适应环境：指使自己的心理与环境相协调与平衡的过程。要求人们主动的控制自我、适应环境和改造环境，如朱德元帅通过适应社会、适应环境和改造环境走向成功。

（2）情绪健康：情绪可以影响健康，有的人可以死于极度紧张或恐惧，有的人可因心宽、自信心的增强而康复。情绪不健康的人中溃疡病、偏头痛、气喘病的发病率较高。情绪健康包括：①能够愉快地从事工作、学习或其他个人活动；有“既然帷幕已经拉开，就愉快地演出”的气概。

②了解自己的情绪，善于处理每天遇到的各种问题。③能够应付紧张形势，不至于用化学物品（酒或药物）解脱自己。

（3）道德健康：不做失德、缺德、丧德之事。

视窗 2-2

健康处方带你走出“第三状态”

激烈的竞争，需要我们全力以赴面对各种各样的挑战。但长时间精力充沛地工作和生活并非易事。相反，许多人都有过情绪低落、容易疲劳、不愿意运动、失眠、头痛、注意力不集中的经历，有人甚至长期或经常出现这种情况，可到医院检查没事，出了医院依旧难受。医学上将这种现代人的“通病”进行了大量研究，并开出了一系列简便可行的健康处方。

1. 均衡营养合理膳食。理想的食谱首先要保证营养均衡，像糖、蛋白质、脂类、矿物质、维生素等必需的营养物质在每天的膳食中一样也不能少。都市中有两种不良营养倾向，一是营养和热量过剩，另一种是为了节食导致某些营养素和热量的不足。这两种倾向都会引起“灰色状态”。每一个健康的成年人每天需要1500卡路里的热量，不断补充营养是保持精力充沛的前提。此外还应注意：脂肪类食物不可多食亦不可不食，因为某些脂类是大脑运转所必需的。缺乏脂类将影响思维；但是若食用过多，短期内会产生昏昏欲睡的感觉，长期则在体内堆积，形成脂肪。

2. 维生素作用大。从事文字工作或经常操作电脑者容易眼肌疲劳、视力下降，维生素A对于预防视力减弱有一定效果，所以要多吃鱼肉、猪肝、韭菜、鳗鱼等富含维生素A的食物。经常待在办公室里的人日晒机会少，容易缺乏维生素D，需多吃海鱼、鸡肝等富含维生素D的食物。当人承受巨大的心理压力时，所消耗的维生素C将显著增加，而维生素C是人体不可或缺的营养物质，应尽可能多吃新鲜蔬菜、水果等富含维生素C的食物。

3. 让“心”放松。每个人的心理状态和精力充沛程度在一天中不断变化，有高峰也有低谷。大多数人在午后达到精力的高峰，但也不乏个体差异。你不妨连续记录自己一天的心理状态、觉醒程度、反应速度和进行的活动，找出自己的精力变化曲线，然后合理安排每日的活动。心理健康是所有精力充沛、事业有成者的标志。人生活在社会上难免有这样那样的痛苦和烦恼，要想应付各种挑战，重要的是通过心理调节维持心理平衡。日光照射可以改变大脑中某些信号物质的含量，使人情绪高涨，愿意从事富有挑战性的活动。持续、高强度、快节奏的生活难免令人难以承受，疲劳、头痛、失眠等不适接踵而至。这些信号提醒你机体已经超负荷运转，该进行调整与休息了。每天抽出一段时间静坐，完全放松全身的肌肉，去掉脑中的一切杂念，将意念集中于丹田，可以调整全身的脏器活动。

4. 让大自然帮助你。远离喧嚣的都市，到森林里，空气中负离子浓度较高，不仅能调节神经系统，而且可以促进胃肠消化、加深肺部的呼吸，在体力、脑力、心理等各方面起到良好的调节作用。

5. 办公室内勤动。长时间坐位工作的人应该每隔1小时活动一下。可以做简单的保健操，也可以随便活动活动筋骨。虽然用时不多，却可有效防止由“静坐”生活方式导致的慢性疾病。

6. 午后打盹事半功倍。午睡时间宜在半小时左右，关键是质量。睡时最好能平躺在沙发上或床上，将身体伸展开来。不要趴在桌子上睡，这种体位容易使空气受限，颈项和腰部的肌肉紧张，醒后很不舒服，易发生慢性颈肩病。

3. 社会适应方面的完好状态 指人们进行社会参与时的完好状态，即每个人的能力应在社会系统内得到充分发挥；人的行为与有关的社会、道德规范相一致；能有效地扮演与其身份相适应的角色，并执行相关任务，发挥有效功能。

可见，要想真正达到健康，一个字——难！但是健康新观念给我们指明了方向和目标，只要我们有意识、用知识去努力，就一定会比现在、比预期的更好，这一观念一定要坚定不移地树立起来。我们还应该体会到健康是一个动态的过程，如果注意养成良好的行为和生活方式并持之以恒，就靠近健康，否则就靠近疾病。

思考题

一、简答题

（1）医学模式的概念是什么?

（2）医学模式演变的主要形式有哪些?

（3）生物-心理-社会医学模式产生的主要背景是什么?

（4）生物-心理-社会医学模式对医学和社会有哪些影响?

二、案例分析题

抑郁症在西方被称为“蓝色隐忧”。抑郁症在我国的情况不容乐观，据新的疾病分类法和诊断系统所进行的部分地区流行病学调查资料表明，我国抑郁症患病率为10‰～15‰，已与发达国家统计结果相近。神经精神疾病在我国疾病总负担中排名为首位，约占疾病总负担的70%。随着社会的发展，生活在北京、上海及广州等大城市的白领们在高压力、高竞争环境下迅速成为此病的高发人群。

2015年10月10日是世界精神卫生日，今年主题是“心理健康，社会和谐”。10月9日上午，国家卫生和计划生育委员会、中央社会治安综合治理委员会办公室、公安部、民政部、中国残疾人联合会在北京联合举办“用爱心温暖 让心灵起航”主题宣传活动，旨在号召全社会支持精神卫生事业，关心、关爱精神障碍患者。抑郁症是神经症的一种，抑郁症患者人数逐年增加。令人遗憾的是，与高发病率形成鲜明反差，目前全国地市级以上医院对抑郁症的识别率不到20%。在现有的抑郁症患者中，只有不到3%的人接受了相关的药物治疗。

问题：

（1）运用生物-心理-社会医学模式分析引起抑郁症的原因。

（2）如何克服抑郁症，谈谈你的看法。

（王柳行　邹宇华）

第三章　社会医学基本理论

☞ **学习目标** 》》

掌握：健康的社会性，卫生服务的公平性，卫生事业的生产性、公益性及社会功能。

熟悉：健康、卫生事业与社会发展的相互关系、政府对人群健康负责的体现内容。

了解：社会资本的卫生保健功能。

案例 3-1

公共卫生资源如何合理应用？

有一位大学教授身患尿毒症，每次做完透析之后，还要拖着虚弱的身体坐着轮椅去给学生上课。按照规定，如果他不继续工作，就只能领很低的基本工资，而远高于基本工资几倍的工效津贴、补助等他就拿不到。这就意味着，他不仅难以继续生活下去，还会影响到透析治疗。

而哈尔滨 550 万天价医药费事件，却透出另一个信息：高收入阶层，希望通过花更多的钱治好病。可结果是既花了钱，人却没能救活，从而导致矛盾激化。虽然两个例子中的患者都在利用公共卫生资源，但是二者的境况却迥然不同。

讨论：

如何用社会医学基本理论解释这种现象？

社会医学的理论是社会医学赖以生存的依据，它明确了社会医学的研究方向和任务，因此，社会医学的理论和观点必将推动社会医学的发展。社会医学基本理论和观点已广泛渗透到疾病及公共卫生事业各个领域，其主要特点是：①创新性，社会医学的基本理论和观点源于医学思维与实践的创新，具有创新性和革命性；②预见性，社会医学的基本理论是对医学本质的看法，对卫生事业的发展有一定的预见性；③实践性，社会医学理论和观点源于医疗卫生实践，指导卫生实践，并在实践中不断丰富发展；④政策性，卫生政策是为实现卫生战略目标所制订的行动纲领，因此，社会医学基本理论的内涵与卫生政策有着密切的联系。

第一节　健康与疾病的社会性

一、健康与疾病的概念

健康是一个发展着的概念。传统医学和世俗观念一般把健康理解为“无病、无残、无伤”；反之，“有病、有残、有伤”可能就不健康。这实际上是比较“唯物”的看法。进入 20 世纪中期以后，健康的内涵不断发展。世界卫生组织的健康观在肯定人的自然属性的同时，强调了人的社会属性，被认为是积极的健康观。

对于疾病，目前没有一个公认的完整的定义。古代中医医籍《黄帝内经》中认为，疾病的本质在于人体的阴阳失调。在近代，意大利学者莫干尼提出，疾病就是器官形态学的改变；德国的魏尔啸宣称“疾病的本质在于特定细胞的损伤”。随着现代分子生物学的发展，有学者提出疾病是机体在一定病因的损害性作用下，因自稳调节紊乱而发生的异常生命活动过程；也有学者提出所谓疾病就是基因的病变。上述定义的共同之处是以细胞病理和基因病理为基础而提出的。而从社会学角度讲，疾病包括精神与生理两个方面，病因包括生物和社会因素两部分。不少疾病从生理意义上来看，是由于致病菌、病毒引起的，但从社会因素上来看，贫困、营养不良、不良卫生习惯、不健康生活方式、过度劳累、心理不平衡等是主要因素。

"健康"是一个动态的概念。"健康"与"疾病"处于同一轴线的两个不同的端点。在特定的条件下，健康与疾病共存。健康也有一般意义上的和最高意义上的区别。一个人在其一生中健康状态也是处于变化过程中，只有努力地追求，才能保持一种健康的状态；在一旦患了疾病以后，又能尽快地控制，并向健康的一端发展。医学模式已由原来的单纯"生物医学模式"演变成为"生物-心理-社会医学模式"。这是一种崭新的观念，它拓宽了治疗与预防的领域，无论在内涵上，还是所涉及的策略上都发生了深刻的变化。

视窗 3-1

健康三要素

这是世界卫生组织（WHO）与中国政府部门于2008年3月10日启动的一项迎接2008年北京奥运会，有关食品安全、健康饮食和适当身体活动对健康益处的新的健康促进活动。它包括食品安全五大要点、健康饮食五大要点、适当身体活动五大要点，主要针对如何饮食才能保持健康、如何安全制备食品及如何坚持锻炼保持健康，提供了简单易懂的信息。食品安全五大要点：①食品加工者在处理食品时应保持手、物品表面和设备器具清洁；②生熟食品分开，尤其是肉、禽和海鲜类食品；③食品要彻底做熟以杀死细菌；④保持食物的安全温度，避免细菌繁殖；⑤使用安全的水和原材料，避免细菌和有毒化学品。健康饮食五大要点：①6个月以内婴儿完全母乳喂养；②食物应多样化，以确保充分而平衡的饮食；③丰富的水果和蔬菜；④脂肪和油的摄入适量；⑤减少盐和糖的摄入。适当身体活动五大要点：①鼓励每个人增加身体活动的水平，减少久坐不动；②每天尽可能以各种方式进行身体活动；③每周至少5天，每天至少进行30分钟中等强度的身体活动；④如果可能，有规律地做一些高强度的身体活动，会对健康和强身更有益处；⑤学龄儿童尤其应每天进行至少60分钟的中度至大强度的身体活动。

二、健康的社会性

人是构成社会的基本要素，人的本质是一切社会关系的总和。人的社会属性包括人类共生中的相互依存性、人际关系中的社会交往性、人在伦理关系中表现出来的道德性及生产关系中的劳动和合作性等基本内涵。人的社会属性决定着健康的社会性。人与人、人与社会、人与环境的和谐统一是保证人群健康的基本条件，破坏这种协调关系就会影响人类的健康。

（一）健康是社会发展的资源

从古至今，任何时代和民族无不把健康视为人生第一需要。古希腊有位哲学家曾说："如无健康，知识无法利用，文化无从施展，智慧不能表现，力量不能战斗，财富变成废物。"可见健康是一切价值的源泉，实现"人人享有卫生保健"是全人类共同追求的理想。同时，健康不仅是个人资源，更是社会最重要的资源，是经济发展、社会进步、民族兴旺的保证。达到尽可能高的健康水平，是全世界范围内的一项重要的社会性目标。健康、高素质的劳动力人口是生产力的重要组成部分，是社会经济建设与发展的重要保证；各种疾病、伤残不仅造成人民大众的疾苦，同时也会造成高额的经济负担，有些疾病还会影响社会的稳定。因此，健康又是制约社会经济发展的重要因素。追求健康是每一个居民的权利；促进和保护健康是社会的责任和义务。健康是社会与经济发展、物质与精神文明丰富的重要体现。

（二）健康是社会发展的体现

社会可持续发展的核心是人的全面发展，健康作为人的全面发展的基础，既是经济发展和社会进步的根本目标，也是实现经济社会发展的基本条件。国民健康水平是一个国家经济社会发展水平的综合反映，已经成为国际社会的共识。20 世纪 90 年代，联合国开发计划署提出了以健康为首要内容的“人类发展指数”，并发表了第一份《人类发展报告》。2000 年 9 月，联合国召开千年峰会，189 个国家联合签署了《联合国千年宣言》，提出了八项千年发展目标。其中，有三项是卫生指标（即降低儿童死亡率、改善妇幼卫生状况和抗击艾滋病、疟疾及其他疾病），此外，还有三项与卫生有着密切联系。这表明，卫生发展已经处于人类发展的突出位置。

（三）健康是社会经济发展的目标

人类健康是社会发展的动力，也是社会发展的重要目标，没有健康，我们将无所作为。提高人民健康水平，不仅是社会民众的迫切愿望，也是经济社会协调发展的基本条件。通过实施初级卫生保健，有效保障国民健康，维持和促进人的创造力和生产力，推动经济社会可持续发展，越来越成为国际社会的广泛共识和明智选择。中国是一个有着 13 亿人口的发展中国家，农村人口超过 60%。中国政府坚持以人为本、全面协调可持续的科学发展，把人民健康作为社会和经济发展的重要战略投资，提出了医疗卫生事业与经济社会协调发展的目标。

三、疾病的社会性

2013 年，国家卫生和计划生育委员会第五次国家卫生服务调查显示，慢性非传染性疾病已经成为我国城乡居民的主导疾病，高血压、糖尿病和脑血管病已经成为城市居民的常见病和多发病。随着我国工业化、城镇化和人口老年化进程加快，我国居民医疗卫生服务需要量明显增加，尤其是慢性疾病持续上升，疾病负担日益加重。这是一个极为重要的反映公共健康的信号。2002 年世界卫生报告《降低危险因素，促进健康生活》指出，全球 40%的疾病负担是由 10 种危险因素所导致，其中绝大多数与社会因素有关。如果能够战胜这些威胁，人们可以健康地多生活 5～10 年。这十大主要危险因素是：体重不足；不安全性行为；高血压；吸烟；酗酒；不洁的饮水、不安全的卫生设施和卫生习惯；缺铁；固体燃料释放的室内烟雾；高胆固醇及肥胖。可见，每个个体的健康是社会健康发展的基础，而社会的健康发展则是个体健康的前提与保障。为了提高公众的健康意识，WHO 和我国卫生部门每年都确定了许多公众健康日，以各种不同的主题唤起公众对各种健康问题的关注。

从爱眼日、爱牙日、爱耳日、心脏日到无烟日、哮喘日、老年性痴呆日、关节炎日，从世界精神卫生日、糖尿病日到男性健康日、国际家庭日，几乎每个月都有与健康有关的节日，这充分体现了健康与公众的密切关系。每一个健康节日都是健康科普的大好时机，每一个节日都有一批医务人员或走上街头或在自己的医院开展健康咨询，向大众传授健康知识。可以说，这些节日在提高公众健康水平中发挥了重要的桥梁和纽带作用。

第二节　健康是人类的基本权利

健康的基本概念强调健康是人的基本权利，其实质就是对健康公平的追求。健康公平是指每个人都应有公正的机会发挥其全部的健康潜能，如果可以避免，任何人都不能被剥夺该权利。健康公平强调公正与合理，不单指每个人都有同等机会享受卫生服务、发挥健康潜能，同时注重到每个人之间或群体之间需要的不同。为了实现 21 世纪“人人享有卫生保健”，需要尽可能减少在个体与不同群体间存在的不公正的健康状况，促使全体居民有同等的机会享受可达到的最高水准的健康。健康公平是社会公平的一个重要方面，主要体现为健康状况的公平和卫生服务的公平。公平性程度是社会文明程度的重要指标之一。社会公平原则要求社会成员的权利和义务、作用和地位、贡献与报酬之间恰当、平衡，以达到社会的稳定和有序。保证社会全体成员得到公平有效的卫生服务是政府在卫生领域的重要目标之一。“21 世纪人人享有初级卫生保健”的策略方针是“2000 年人人享有卫生保健目标的继续和发展”。

一、健康状况的公平性

健康状况的公平性是指在生物学范围内，每个人都有同等的机会达到他们尽可能的身体、精神和社会生活的完好状态。因此，反映人群健康状况的指标也由早期的平均期望寿命、婴儿死亡率、5 岁以下儿童死亡率、孕产妇死亡率和人群患病率等指标向近年来的伤残调整生命年（DALY）、质量调整生命年（QALY）、伤残调整期望寿命（DALE）等指标发展。对这些指标的分析显示，世界各国经济水平的差异及国家卫生保健制度、卫生政策的不同，健康状况呈现明显的差异，而且有随着贫富差距的扩大而进一步增加的趋势。贫困人口的健康问题，已成为社会经济发展的严重障碍，并对社会的安定构成严重威胁。事实证明，在许多国家，贫穷是造成健康不公平的最深层次原因。众所周知，就像大多数转型期的国家一样，改革使得我国的社会、经济、卫生事业等有了巨大的发展，但也使不同人群之间的收入差距加大了。不仅城乡之间的收入差距进一步扩大，城镇和农村内部的收入差距也在不断扩大，人们已经能强烈地感受到严峻的健康不平等及可能由此导致的恶性循环。

经济和社会发展是国民健康的重要影响因素，更是实现人人享有卫生保健的基础。为此，联合国“千年发展目标”不仅关注健康指标的改善，同时包含了消除贫困、改善公平等与健康相关的社会发展指标。中国政府正致力于建立一个能使人人享有的、体现社会公平的、政府和个人能够负担的、与社会经济发展水平相适应的初级卫生保健体系，使全体人民享有可及、适宜和可持续的卫生保健。

二、卫生服务的公平性

卫生服务的公平性是指在不同个体或群体之间进行公平的资源分配或对待，合理的卫生服务应具有广泛的、同等的可及性，并且在不同收入阶层之间对卫生筹资的负担进行公平分配。卫生服务的公平性包括卫生服务的需要公平、卫生服务的筹资公平、卫生服务提供的公平和卫生服务利用的公平。

（一）卫生服务需要的公平性

卫生服务的提供应从满足人们的需要出发，这是提供卫生服务的根本出发点和基础之一。卫生服务需要公平的涵义是指有同等卫生服务需要的社会成员，能获得同样的卫生服务，而有更多卫生保健服务需要的社会成员，应能获得更多的服务提供。它包含了两方面的涵义：①垂直公平，又称纵向公平，即按社会成员的需要配置卫生资源或提供卫生服务，需要大的多配置卫生资源或多提供卫生服务；②水平公平，又称横向公平，即同样需要的社会成员配置的卫生资源或提供的卫生服务是一样的。人们对卫生服务的需要是多层次的、多方位的，然而卫生服务资源是极其有限的，特别是在贫困地区，现有的卫生资源与人们的需要之间存在着巨大的差异，有限的卫生资源不可能同时满足人们的所有需要，只能是最大程度的满足那些最基本、最重要的需要。对于不同的国家或一个国家的不同历史发展阶段，需要公平可具有不同的内涵。我国尚处于社会主义初级阶段，由于国家卫生资源有限，所提供的卫生保健服务只能尽量满足社会成员最基本的卫生保健服务的需要，尤其是贫困人群最基本的卫生保健服务的需要。

（二）卫生服务筹资的公平性

所谓筹资就是指为购买某一产品或服务而筹集资金，而卫生服务筹资的公平性是卫生服务公平性的一个重要方面。卫生服务筹资应按人们的需要水平进行，它涉及一个重要的筹资原则——支付能力，也就是根据每个社会公民的支付能力筹集卫生保健经费的原则。它包括了两方面的涵义：①垂直公平，又称纵向公平，是指要求不同支付能力的个人或家庭，为卫生服务支付不同数额的费用。具体地讲，支付能力强的个人或家庭多支付，而支付能力弱的则少支付。这里的卫生服务指的是基本卫生服务，基本卫生服务对每一个人或家庭，不论其贫富如何，均应加以保障。如果“一视同仁”，要求穷人、富人对基本卫生服务的支付完全相同，势必会导致许多贫困的个人或家庭由于支付不起，而不能获得基本卫生保健服务；相反，富裕的个人或家庭则由于支付能力过强，也会造成对一些卫生服务的浪费。②水平公平，又称横向公平，即有相同支付能力的个人或家庭，对卫生保健服务支付相同的数额。卫生筹资包括卫生资源的来源、渠道和用途三个环节，每个环节的不同均会影响到筹资的公平性。

（三）卫生服务提供的公平性

卫生服务提供的公平性是卫生服务公平性中又一个重要的方面。卫生服务的提供应按资金的许可程度进行操作。其包括了以下几个方面的内容。

1. 卫生资源配置的公平　卫生资源是开展卫生服务的物质基础。包括卫生人力、卫生财力和卫生服务设备等。卫生资源的公平性并不是指各地区、区域、项目或机构间在卫生资源配置上的绝对平均化，而是卫生资源配置的结果应能根据人群的健康需要，公平地为人群提供其所应得到的卫生服务，满足其需要量。一个国家卫生资源的配置是否合理，一个重要的检验标准就是看它的结果是否满足了群众的需求。资源配置只有在整体上达到了相对的公平合理，才能满足社会成员的基本医疗需求，实现人人享有健康的目标。

2. 可及性公平　WHO 前总干事中岛宏博士曾强调对健康的可及性是每个人的权利。所谓可及性是指服务对象寻求且获得服务的难易程度，即指考虑服务对象是否确实能方便、及时和实际地获得负担得起的、可接受的服务。影响可及性的因素很多，如地理、距离、服务费用、服务提供者的态度、服务对象的年龄、服务对象的婚姻状况、服务对象的性别等。可及性公平是指任何家庭或个人，无论其经济地位的高低，也无论其经济收入如何，在财富、种族、性别、所处环境（包括地理及人文环境）等方面有何差异，其接受基本卫生服务的机会和条件是均等的。

3. 可接受性公平　指无论服务对象社会经济地位的高低，也无论其经济收入如何，其财富、种族、性别、所处的环境（包括地理及人文环境）等方面有何差异，所提供基本卫生服务的种类、数量、形式、质量等均是服务对象可以接受的，且都是乐意接受的。

4. 可负担性公平　指所提供的基本卫生服务，应是服务对象能够支付的、可负担得起的，且支付能力强的社会成员多支付，支付能力弱的社会成员少支付。总之，所提供的服务应是人能够在自己的经济能力范围内承受得起的。如果人们承受不起卫生服务费用，对卫生服务的利用将会大大减少，这种效用尤其对贫困人群的影响较大。

5. 合理性公平　指所提供的服务应是符合人们基本需要的，是合理的。就我国而言，我国尚处于社会主义初级阶段，卫生资源有限，所提供的服务应是满足全体社会成员最基本需要的卫生保健服务，否则对于国家而言，对于全体社会成员而言，就不是合理的。

6. 质量的公平性 指任何个人或家庭，无论其社会经济地位的高低等方面有何差异，所提供给其的服务方式、服务数量、服务提供者的态度、服务提供者所提供的服务技术、服务提供者向服务对象提供的信息等应是完全一致的。

以上几个方面的公平性构成了卫生服务提供的公平性，而卫生服务提供的公平性将直接影响到卫生服务利用的公平性。

（四）卫生服务利用的公平性

卫生服务利用的公平性是指具有相同卫生服务需求的人可以得到并同样地利用基本医疗卫生服务，而不论其性别、财富、种族、地理等方面的差异。卫生服务利用的公平性也包含着以下两方面的公平：①垂直公平，指具有不同需要者享受的服务不同，即对卫生服务需要大的个人或家庭应得到较多的服务；②水平公平，指具有同等服务需要的人应享受到同样的服务。然而在现实生活中，通常卫生服务利用最少的人群恰恰是健康需要最大的人群。服务利用低下受许多因素的影响，其中最主要的两个因素就是支付能力与性别。贫困人群由于支付能力弱，对卫生服务的利用往往低于非贫困人群。而妇女由于地位相对较低下，其卫生服务利用往往也低于男子。服务利用公平性的提高除了应特别关注和切实改善贫困人群、妇女等脆弱人群对卫生服务的利用以外，还可以通过提高卫生服务筹资的公平性及卫生服务提供的公平性进行改善。

在卫生领域，医疗卫生服务的宗旨就是让每一位社会成员都享有健康，而健康是人们生存和发展最基本的条件。卫生服务中各个环节体现的公平性，归根结底都是以健康状况的改善来衡量的。WHO 提出的“2000 年人人享有卫生保健”，其实质可理解为对健康公平的追求。WHO 早在 1984 年制定健康指标时，其 38 个具体指标中第一个便是健康公平。因此，保障不同人群最基本的健康是实现社会公平的必要条件。同一个国家内，不同种族和不同民族之间，整体健康水平有很大的差别。健康公平的目标不是消灭所有的健康差别，而是减少和消灭可避免引起不公平健康差别的因素，尽量使每一个人都拥有同等的、公平的健康水平和生活质量，以达到每一个社会成员、家庭及人群应有的健康水平。

视窗 3-2

日益发展的中国卫生事业

“十二五”（2011～2015 年）期间，中国经济年均增长近 8%，不仅高于同期全球 2.5%左右的年均增速，在世界主要经济体中亦居前列。数据显示，2011～2014 年，中国国内生产总值（GDP）年均增长 8.0%，由高速增长转为中高速增长。分年度看，2011 年比上年增长 9.5%，2012 年、2013 年均增长 7.7%，2014 年增长 7.3%，2015 年增长 6.9%。我国经济总量稳居世界第二位，13 亿多人口的人均国内生产总值增至 7800 美元左右。

“十二五”期间，我国深化医药卫生体制改革加快实施，医疗卫生事业获得长足发展，人民群众健康水平显著提高。国家卫生和计划生育委员会主任李斌在 2015 年相关报告中指出，我国人均预期寿命到 2015 年预计将比 2010 年提高 1 岁；婴儿死亡率由 2010 年的 13.1‰下降到 2014 年的 8.9‰，孕产妇死亡率由 2010 年的 30/10 万下降到 2014 年的 21.7/10 万，均提前实现了“十二五”规划目标，我国居民健康水平总体上处于中高收入国家水平。城乡居民健康差异进一步缩小，医疗卫生服务可及性、服务质量、服务效率和群众满意度显著提高，为全面建成小康社会，实现“人人享有基本医疗卫生服务”目标打下了坚实的基础。

第三节　卫生事业的生产性、公益性与社会功能

我国卫生事业是政府实行一定福利政策的社会公益事业，其公益性是卫生事业社会属性的体现，卫生事业公益性要求卫生事业的改革和发展始终坚持以社会效益为最高原则；同时卫生事业还具有生产性，它是卫生事业自然属性的体现，忽略了这个特性就会遏制卫生事业的活力。正确理解和处理公益性和生产性的关系，是卫生事业改革和发展的关键。

一、卫生事业的生产性

卫生事业的生产性包括物质资料的生产和人类自身的生产。其作用一方面通过保护、增强劳动力以促进物质资料的生产，另一方面通过控制人口数量、提高人口素质以促进劳动力自身的生产。卫生服务是由具有一定卫生知识、技能和经验的卫生服务劳动者，以保护健康的人群和有待于修复劳动能力的患者为特殊劳动对象，通过卫生器材和药物等劳动资料进行的以提高人民的健康水平为目的的活动。

卫生服务劳动是社会总劳动的一部分，是一种商品，具有价值和使用价值。在商品生产、分配、交换、消费过程中要充分体现等价交换的原则。卫生服务消耗了卫生劳动者的一般劳动，即体力和脑力的消耗，这种无差别的人类一般劳动凝结为卫生服务的价值；卫生部门的劳动者通过卫生服务这种具体形式的劳动，创造了防病治病、保障人民健康的使用价值。因此，卫生服务机构生产的“卫生服务”商品，必须遵守价值规律，忽视卫生事业的生产性必然阻碍卫生事业的发展。

二、卫生事业的公益性

卫生事业的社会属性是“公益事业”，所谓公益，即指公众的、公共的利益。从社会主义卫生事业举办的目的、宗旨看，它是满足人民群众日益增长的防病治病、保障健康的共同需要；从卫生事业所属机构的各项设施与各类卫生服务的提供看，它是满足社会及人民群众的共同消费。这些都体现了社会主义卫生事业的公益性，从这个意义上讲卫生事业是一项造福于社会及人民的公益事业。卫生事业公益性的基本特征包括举办卫生事业不收取投资回报；卫生事业享有政府给予的某些特权；卫生事业机构应承担公共义务；政府对卫生工作实行政策干预和法规管理；卫生事业整体“公益性”与局部福利性的兼容等。

卫生事业实行“一定的福利政策”，“福利”是政府或社会团体通过再分配形式给劳动者或社会成员的一种物质帮助或照顾，是用国家财政去扶持，实行一定的免费或少量收费的政策。“一定”就意味着有限度，是由目前我国经济发展水平所决定的。卫生事业的公益性与福利性是互相联系、密不可分的，两者并不矛盾和对立。公益、公益性与福利、福利性相比，不是严格的经济学范畴，不是直接从分配与再分配的角度从社会消费基金的分配和使用上去认识卫生事业的社会属性，而是应从立体、全方位、多角度、不同的层次上去透视、剖析它的社会属性。不能单从某一方面、一种属性去确认它的全部社会属性，如从卫生服务劳动的特点与卫生事业单位的社会职能来看，它具有生产性；从卫生事业单位本身具有的相对独立的经济利益及它与国民经济其他部门相交换的关系上看，它具有商品性，这些都有助于我们从总体上认识其性质。卫生事业应是多种属性的综合体，这些属性相互影响、相互制约，预防保健事业反映的福利性程度高，范围大；医疗事业则明显反映了其商品性；药品制剂的生产、医疗器械的研制与生产突出了其生产性、商

品性与经营性；医学教育与科研等兼有多重属性。

卫生事业是造福于社会和人民的一项公益事业，是以社会成员的共同利益为出发点，满足防病治病、保障健康的共同需要的事业。在卫生投资、经费的筹集、卫生设施的增添上应以国家为主，充分体现其普遍、共同、公共性；同时应坚持社会各界投资，多方面筹集资金，多种形式兴办，广泛为社会服务的原则；在卫生福利的分配、享用上，受经济发展水平和财力所限，不可能进行高水平的福利，应从照顾大多数人利益出发，建立适宜的福利制度和规定；在卫生服务的消费上，应首先遏制住目前大中型城市“超前消费”“资源浪费”的现象，按公益性要求改革现行的公费医疗、劳保医疗制度，建立起多样化、多层次、多形式的国家、单位、个人合理负担医疗卫生服务费用的医疗保障制度。当前特别应注重建立适宜于 80%以上的广大农民的消费水平的医疗保健制度，并在政策上给贫困阶层以特殊照顾，保证其基本、起码的卫生服务需求，以真正体现卫生事业造福于人民的公益性要求。因此，我国现阶段的卫生所有制结构必须以公有制医疗机构为主体。

三、卫生事业的社会功能

卫生事业是社会的重要组成部分，社会卫生状况的改善与卫生事业水平的提高离不开社会的支持，社会的进步与发展同样也离不开卫生事业的支持。卫生事业的社会功能主要体现在以下几个方面。

1. 发展社会经济 卫生事业是保持和增强劳动者的劳动能力、维护和提高社会主义社会的劳动生产力的重要手段，是保证国民经济顺利进行的必要条件。一个国家的发展和进步是以人为本的劳动生产力完成的。世界银行专家测算，在过去 40 年的世界经济增长中，8%～10%归因于健康人群。以通过对疾病、伤害和残疾的控制与预防，创造维护健康的环境，促进人群健康，提高健康生活质量为使命的公共卫生工作越来越受到政府、社会和公众的重视。卫生事业的发展促进了社会经济的发展。

2. 建设精神文明 卫生事业是实现社会主义生产目的、保障公民全面发展的重要部门，在建设社会主义物质文明和精神文明方面发挥着重要作用。社会主义生产的目的是不断满足人民日益增长的物质、文化生活需要。满足人民卫生保健需要，提高人民健康水平，是人民幸福生活的重要保障。卫生事业的发展规模和水平，也是衡量一个国家精神文明发展程度的标志之一。

3. 保障基本人权 卫生事业是控制人口数量、提高人口质量水平的技术保证，是人类自身生产（劳动力的再生产）和物质资料生产相互联系、相互适应的一个重要渠道和中间环节，对人口生产的调节与劳动力的再生产有着积极的影响。卫生服务通过保护劳动力和促进健康恢复的生产性活动，在提高人口的素质和促进经济社会的发展中发挥着重要作用。

4. 维护社会安定 发展卫生事业是构建社会主义和谐社会的重要内容。中央提出了构建社会主义和谐社会的总体目标，卫生事业发展面临着空前良好的机遇。只有抓住机遇，加快发展，建立健全突发公共卫生事件应急处置机制，有效应对重大突发传染病疫情、重大食物中毒事件及严重自然灾害、安全事故等引发的公共卫生事件；加强艾滋病、结核病、血吸虫病、肝炎等严重威胁群众健康的重大传染病的防治力度；加强对恶性肿瘤、高血压、心脑血管病、糖尿病等严重威胁人民生命的重大疾病的预防控制；采取积极有效的措施，解决群众“看病难，看病贵”的问题，缓解城乡之间、地区之间、不同收入人群之间的医疗卫生服务差距，为构建社会主义和谐社会创造良好的社会环境。如果这些问题长期得不到解决，群众有病无处医、没钱治，损害健康，危及生命，就必然影响社会的公平、和谐、安定、有序。

第四节 健康、卫生事业与社会发展的相互关系

一、健康、卫生事业与社会可持续发展的相互促进作用

人才资源是国家第一资源，良好的国民健康素质是国民经济和社会发展的基本条件之一。国民健康素质从微观上讲是个人体力、智力和心理的社会适应能力；从宏观上讲是一个国家或地区综合实力的反映。一方面，发展卫生事业，不断提高全民族健康素质，不仅关系人民群众的健康，也是保护和发展生产力、推动经济和社会发展的重要基础；另一方面，提高居民健康素质也是国民经济和社会发展的重要目的之一。健康是群众的基本权益，是保持正常生活和工作的前提，维护人民健康是政府的一项重要职责。随着社会经济的发展，人们对健康的需求不断提高，居民健康已成为经济社会发展的重要目标，国民健康素质已成为物质文明建设和精神文明建设的体现，具体表现在以下几个方面。①提高人口素质：20 世纪 90 年代根据社会经济发展的需要明确规定了今后一个时期我国的卫生工作方针，即“以农村为重点，预防为主，中西并重，依靠科技与教育，动员全社会参与，为人民健康服务，为社会主义现代化建设服务”。通过开展大规模的以除四害、讲卫生、预防疾病为中心的群众性爱国卫生运动，发展以医学科技、医学教育及贯彻预防为主的方针，我国的人口素质有了明显的提高与改善，一些威胁我国居民健康的传染病、地方病得到了有效的控制。②维护社会稳定：公共卫生工作的使命就是通过疾病、伤害和残疾等公共卫生问题的预防控制，确保经济发展、社会进步及国家安全。1991 年我国南方长江流域大洪水及 1998 年南方的长江流域与嫩江、松花江流域的特大洪水灾害，由于采取了积极有效的疾病预防控制和公共卫生措施，没有出现历史上常见的大灾之后的疫病流行，保护了人民的健康，稳定的了社会秩序，促进了经济发展。③促进社会经济效益：第二次世界大战后，西方国家在卫生事业上的投入逐年增加，但是，公平和效率并未随投入的增加而呈现递增式提高。除国际经济不景气等客观原因外，与卫生保健制度本身有关，医院、医生过度的医疗供给，刺激了医疗费用上涨。因此，各国政府重新审视其卫生政策，通过卫生事业的改革，取得了明显的经济效益。如通过疾病的三级预防，预防传染病暴发流行的投入-产出效益比可大于 1∶100，甚至 1∶1000，同时防止了暴发流行造成的社会不安定现象的发生；通过慢性非传染性疾病的预防，其投入-产出效益比可以大于 1∶10，甚至 1∶50，这是降低医疗费用飞涨，形成良性循环的最佳途径。

健康投资能减少疾病、减少残疾、提高生命质量，有效延长劳动力的工作时间，为社会创造更多的财富。良好的健康是对整个社会扶贫、经济增长和长远经济发展的关键投入。经济史上的一些巨大腾飞都是以公共卫生、疾病控制和改善营养摄入等方面的重大突破为后盾。经济、教育和卫生是整个社会发展的三个制约因素。三者的同步发展是社会稳定发展的重要保证。而卫生工作的核心就是要保障人民大众的健康，健康既是社会发展的资源、又是社会发展的目的之一。社会的进步是发展生产力的竞争，发展生产力的竞争实质是科技的竞争，科技竞争的背后是教育的竞争，而教育竞争的实质又是受教育者体力和智力的竞争。归根结底，决定竞争力优劣的关键是人口素质的高低。健康是人口素质的重要组成部分与基础，因此，健康也就成为公共卫生工作的根本目的。公共卫生是社会经济可持续发展的重要保证，同时，社会经济发展又能有力地促进公共卫生事业的发展。

健康、高素质的劳动人口是社会生产力的重要组成部分。良好的健康状况是促进发展的中心环节，是摆脱贫穷的关键环节，是全球安全的重要保障。

二、健康、卫生事业与社会可持续发展的相互制约作用

卫生事业发展受到阻碍，必然会影响整个社会的发展；卫生事业离开了国民经济大环境也难以发展。改革开放以来，中国的经济快速发展，取得了举世瞩目的成就。联合国开发计划署 2002 年《中国人类发展报告》首次引入健康风险指数（health risk index，HRI）指标来衡量经济、社会、环境、医疗保障因素等对人类健康的危险程度。健康风险指数由室内及户外空气污染、水污染、营养状况及卫生保健服务可及性四个指标组成，取值 0～1，越接近于 0 越好。通过对健康风险指数的分析，研究人员发现，对健康风险指数影响最大的是水污染和营养状况，其次是卫生服务可及性，最后是空气污染。

联合国开发计划署（UNDP）在日本东京发布“2014 年度人类发展指数”（human developing index，HDI）报告。报告显示，挪威排名第一，美国排名第五。在亚洲国家或地区中，新加坡排名最高，为第九名。中国香港特区排名第十五位，中国大陆排名第九十一。HDI 是衡量一个国家经济社会发展水平的指标，以“收入水平、教育水平、平均寿命、婴儿死亡率”等变量按照一定的方法计算而成。HDI 取值 0～1，越接近 1，说明该国家的经济社会发展水平越高。中国经济增长奇迹中的受益者与落后者之间的鸿沟正逐渐拉大，这种不公平尤其在地区之间、城乡之间、性别之间及不同人群之间表现得极为突出。报告还指出，中国的弱势人群，尤其是无地农民、民工、下岗职工和农村人群，处于极端贫困的生活环境中，他们正是这种正在不断增加的不公平的受害者。

健康与人类可持续发展的双向性提示一定要把卫生发展纳入社会发展目标计划中。制定卫生政策要以促进人类健康为最高目标。当前公共卫生事业面临着严峻的挑战，如疾病谱改变、生态环境恶化、伤害增加、人口老龄化等公共卫生问题带来人口的健康威胁。政府只有加大对卫生事业投入并合理地配置资源，才能改变我国公共卫生目前的困境。

第五节　健康社会资本理论

20 世纪 90 年代以来，社会资本理论已成为社会学、经济学、政治学和医学等诸多学科观察和分析问题的一个重要视角。社会资本对经济增长和社会发展起到了重要的推动作用并提供了科学的理论解释范式。探讨社会资本理论及其对人群健康及卫生保健服务影响，对促进卫生事业发展，改善人类健康水平具有重要的现实指导意义。

一、社会资本的概念

“社会资本”的概念最初由经济学的“资本”概念演变而来。马克思在《资本论》中提到社会资本是与“个人资本”相对的无数个别资本的总和，是“社会总资本”。随着研究的深入，它的研究领域逐渐扩大，政治学、社会学等不同领域的学者都从不同角度研究社会资本问题。1980 年，法国社会学家皮埃尔·布迪厄（Pierre Bourdieu）在《社会科学研究》杂志上发表了题为“社会资本随笔”的短文，正式提出了“社会资本”这一概念。自从“社会资本”概念被引入学术研究以来，它表现出的强大解释力已经得到了越来越多研究者的青睐。随着社会资本理论的不断发展，它已被广泛地用来解释许多社会现象和经济现象。越来越多的专家和学者已经深刻地认识到，社会资本不仅会影响人力资本和智力资本的发展，更会影响到企业和区域的知识创造、技术创新和经营绩效，甚至影响到一个国家或地区经济的繁荣、社会的稳定和发展。

社会资本（social capital）是相对于物质资本和人力资本而言的，是指社会结构的某些特征，主要包括社会信任、社会规范和社会组织网络三个基本方面。它们能够通过协调和行动来提高社会效率，具有生产性、不完全替代性和公共品的特性。其含义包括三个层次：第一层次是所谓的"传统"的社会资本定义，即认为社会资本是在某一社会网络中固有的、基于互惠的共有的信念、共享的信息及相互的信任；第二层次具有较广的含义，认为社会资本包括在社区居民中的横向和纵向的组织机构及机构之间的关系，其中横向关系更能反映出社区的可识别性；第三层次具有最广泛的含义，它将社会资本放入一个社会的政治制度中考察，使社会资本与集体行动和公共政策联系起来，反映的是政府、企业界及民间社会三方合作的程度。

二、社会资本对健康的影响

（一）社会资本的构成要素

社会资本在公共卫生领域得到了广泛的应用。尽管社会资本是一个多维的概念，其测量方法也各不相同，但用于卫生领域的社会资本主要集中在信任和结构两个维度。常用于测量影响健康的社会资本的指标如下。

1. 信任（trust）　对他人（包括家庭成员、邻里、朋友和社区中的其他人）和制度（包括政府、警察、政治家和记者等）的信任。

2. 社会参与（social participation）　包括社会活动参与和政治生活的参与。前者如邻里间的互动、参与志愿组织、民主组织等活动；后者如参与选举或签名请愿等。

3. 社会网络（social network）　包括直接网络和附加网络。前者是指围绕个人而形成的网络，这种社会支持与健康直接相关；后者是指通过个人所建立的各种联系而形成的网络，它反映了人们所拥有的关系的频率和质量。

4. 社会整合（social integration）　是指社会不同的因素、部分整合为一个统一的、协调整体的过程和结果，即社会化。

5. 社会凝聚力（social cohesion）　是指能使人们在信赖和信任的基础上，建立起共同的价值观、共同面临挑战和共享平等机会，因而达到邻居间相互信任、关系融洽与和谐的力量。

（二）社会资本对健康的作用

1. 不同类型的社会资本对健康影响的途径不同　人们根据社会资本各个部分所起的作用，可以将其划分为纽带型和桥梁型两种类型。纽带型社会资本反映一个社区内成员间的纽带型关系，通过这种关系可以将共同的行为准则传递给家庭成员或朋友，对建立共同的健康准则，控制反常社会行为等具有重要作用。桥梁型社会资本是通过不同社区、不同族群等的联系而建立起来的，通过这种关系为社会成员提供了参与由不同阶层的人所组成的各种不同组织的机会。理论上，这两种资本都应与更好的健康状况相关，但有研究发现，纽带型社会资本与较差的精神健康相关联，而桥梁型社会资本与较高的精神健康相关联。

2. 社会资本的卫生保健功能　社会资本对健康影响的相关研究表明，高社会资本和社会凝聚力能够改善健康状况。社会资本的卫生保健功能主要体现如下。

（1）提高健康教育的效果：社会组织网络能够提高健康教育的效果。居民与各种正式或非正式组织之间通过建立的信任关系，能够促进居民接触并获取健康教育的知识和信息。在良好的社会网络中，居民相互间信任程度高，医务工作者开展健康教育工作，容易得到居民的理解、信任和支持。同时，群体之间的相互影响也将产生巨大的正效应，从而提高健康教育的效果。

（2）促进卫生服务的提供：社会资本能够促进卫生服务的提供。这是因为卫生服务的提供者与其所服务的社区居民之间的社会资本，决定了卫生服务提供者的工作责任感。例如，在一个偏僻的农村地区，政府的代理机构在监督和管理卫生服务的提供者是否坚守岗位、是否尽职尽责、能否保障医疗质量等方面是十分困难的。事实上，监管人员也不可能做到时时、处处、事事都监管着这些卫生服务的提供者。这时家庭医生、社区护士与社区居民之间建立的信任关系，有可能成为家庭医生和社区护士工作的基本动力，而这种力量的作用是卫生监督和卫生行政管理所不能达到的。

（3）提高卫生保健的公平性和可及性：在社会资本存量较低的社会，由于经济分配的不平等、人们健康观念的落后等，相当大比例的人群对卫生保健可望而不可即。相反，社会资本存量较高的社会，对全人群的关注程度相对平衡，国家和社会群体会采取有效措施提高卫生保健的公平性和可及性。例如，很多国家大力开展社区卫生服务，就是利用社会资本相对集中的社区开展卫生保健工作，充分利用社区的地理优势、人际关系，将全面的卫生保健服务落实到家庭和个人，使广大群众享有高效、经济、便捷、充满人性化的卫生保健服务。

（4）提高疾病预防的效果：疾病预防对于提高国家和社区的健康水平十分重要，但也只有得到正式组织和非正式组织的支持，预防措施才会卓有成效。因为通过这些社会组织和社会网络，人们能够获得更多的信息和技术支持，如预防接种、行为干预等。此外，还能通过改变社会卫生规范来提高人们的健康水平，如吸烟、环境卫生、性行为等与社会规范密切相关。社会规范和社会网络有助于促进人们自觉地采取健康的行为和生活方式。

三、利用健康相关社会资本的途径和方法

与健康相关的社会资本的三个基本要素都包含丰富的内容，如社会规范包括社会制度、法律、道德、信仰与风俗等；社会组织网络则包括卫生行政部门、医院、卫生防疫机构、医药卫生企业与家庭等；而社会规范又是社会凝聚力的主要影响因素。因此，社会资本的培育和利用需要多部门的共同参与。

1. 重视政府的作用 与健康相关的社会资本，不仅直接地促进了卫生事业的发展，而且也维护着社会的稳定。因此，政府一方面要致力于采取专门的措施来推动社会资本的建立，另一方面也要在其他的政策范畴内做出配合，以促进和协助社会资本的发展。

2. 发挥非政府和非营利组织与机构的作用 非政府和非营利组织与机构主要包括志愿者组织、慈善机构、群众自治组织及非正式组织等，有学者将其统称为“第三部门”。政府与第三部门之间的关系无疑是一个国家或地区公共管理模式的一个重要层面。在中国香港，第三部门在整个公共服务体系中占有不可替代的地位，特区政府一向与非政府机构有着紧密的联系，并通过与第三部门的合作，有力地推动着当地社会资本的发展，如在福利界，目前约有九成政府支持的社会福利服务是由非政府福利机构提供的。

3. 开展义务服务工作 积极推动社区居民参与义务工作，贡献自己的力量，也是发展社会资本的一项重要途径。例如，中国香港政府于 1999 年成立了义工运动督导委员会，有效地推动了义务工作服务，并使之成为了社区居民生活的重要组成部分。目前已有登记义工服务机构约 2000 家，义工人数有 90 多万人。

4. 动员人人参与 正如世界银行提出的，社会资本不仅是各社会组织机构的总和，而且是把各社会组织机构凝结在一起的“胶水”，因此社区人群的积极参与，对公共卫生的关注及由此而建立起的合作信任关系，才是建立社会资本的关键。尽管社会资本是一个抽象的概念，但其所代表的行动，如信任、沟通、互助、关怀及参与等却都是非常实在的，每个人都有能力去付诸实施。

融洽的社会关系、良好的社会秩序和社会规范是卫生部门可以利用的社会资本，提高社会资本的利用率，是开创卫生工作新局面、促进卫生事业可持续性发展的重要方面。

第六节　国家对人群健康负责

在我国，人民是国家的主人，卫生事业在为人民健康服务，为社会主义现代化建设服务中发挥着巨大的作用。在卫生事业发展中，不仅要从卫生组织、卫生人力培养和分配、卫生资源的布局和利用等方面考虑到全体人民的利益，还要站在更高的角度，深刻认识到国家对人群健康负责的形式和内涵。

国家对人群健康负责体现在以下诸多方面。

1. 各级领导高度重视卫生工作　早在 1933 年，毛泽东同志在《长冈乡的调查》中就提出："发动广大群众的卫生运动，减少疾病以致消灭疾病，是每个乡苏维埃的责任。"

1996 年 12 月，中共中央、国务院在北京召开了全国卫生工作会议，时任中共中央总书记、国家主席的江泽民和国务院总理李鹏都亲临大会并发表了重要讲话。随后发布的《中共中央、国务院关于卫生改革与发展的决定》，明确提出了新时期的卫生工作的方针。

2003 年年初，全国出现了传染性非典型肺炎的暴发和流行。时任总书记胡锦涛、总理温家宝等中央领导同志多次深入防治救治最前线，深入到广大医务工作者和医学科研工作者之中，了解情况，指导工作，稳定人心，鼓舞士气，充分体现了中央领导集体把人民的利益放在第一位，脚踏实地地为民新风。

2014 年 12 月，习近平总书记来到镇江市丹徒区世业镇卫生院，了解农村医疗卫生事业发展和村民看病就医情况。他走进诊疗科室，察看医疗设施，向医务人员了解检查、治疗、药价情况和村民患病情况。习近平指出，没有全民健康，就没有全面小康。要推动医疗卫生工作重心下移、医疗卫生资源下沉，推动城乡基本公共服务均等化，为群众提供安全、有效、方便、价廉的公共卫生和基本医疗服务，真正解决好基层群众看病就医存在的问题。

案例 3-2

步入深水区的中国医改

党中央、国务院 2009 年启动新一轮深化医药卫生体制改革，"十二五"期间，继续坚持把基本医疗卫生制度作为公共产品向全民提供的基本理念，坚持"保基本、强基层、建机制"的基本原则，加强顶层设计，强化问题导向，不断把改革推向纵深，在关键领域和重点环节取得突破性进展。居民个人卫生支出占卫生总费用的比重由 2010 年的 35.29%下降到 2014 年的 31.99%，为近 20 年来的最低水平，我国卫生事业改革发展取得了令人瞩目的成效：一是全民医保体系基本建立。我国已经织起了世界上最大的基本医疗保障网，2015 年基本医疗保险参保人数超过 13 亿，参保率保持在 95%以上，较 2010 年提高了 3 个百分点。2015 年新型农村合作医疗、城镇居民基本医疗保险人均筹资增加到 500 元左右，其中政府补助标准提高到 380 元。2014 年 3 项基本医疗保险住院费用政策范围内报销比例均达到 70%以上。实施城乡居民大病保险，全面建立疾病应急救助制度。二是公立医院改革步伐明显加快，实现县级公立医院综合改革全覆盖，市级公立医院综合改革试点不断增加，省级公立医院综合改革试点积极推进。三是基本药物制度和基层运行新机制得到进一步的巩固完善。基本药物价格比改革前平均下降 30%左右，建立短缺药品供应保障机制。目前，所有政府办乡镇卫生院和 86%的村卫生室全部配备基本药物并实行零差率销售。基层医疗卫生机构的硬件建设、软件建设、服务能力都有了明显改善，乡村医生待遇持续提高。四是大力推进社会办医和健康服务业。在医疗卫生服务体系规划中为社会办医预留了空间，着力消除阻碍社会办医发展的政策障碍。截至 2014 年年底，民营医院达到 1.25 万个，比2010年增加了5478家，占医院总数的48.5%；非公立医疗机构的诊疗人次数达到16.8亿，占全国总诊疗人次数的22%，提前实现20%的规划目标。“十二五”时期医疗卫生事业的发展取得重大成就的基本经验是：一是始终坚持党的领导和政府主导，二是始终坚持维护好、发展好人民群众健康利益，三是始终坚持立足基本国情，四是始终坚持提升医疗卫生治理能力，五是始终坚持调动全社会力量参与。

讨论：

（1）我国政府为什么坚持不懈地进行医药卫生体制改革？

（2）医药卫生体制改革的最终目的是什么？

2. 制定有关政策、法规、标准和规划 到目前为止，我国也已颁布了一系列关于卫生的法规、指标和标准，用以调整卫生社会关系。主要的卫生法律有《食品卫生法》《药品管理法》《传染病防治法》《母婴保健法》《国境卫生检疫法》《职业病防治法》《红十字会法》《献血法》《执业医师法》等。主要的卫生法规有《公共场所卫生管理条例》《化妆品卫生监督条例》《学校卫生工作条例》《食盐加碘消除碘缺乏危害管理条例》《医疗事故处理条例》《医疗机构管理条例》等。此外，卫生、计划生育、药品监督、国境检疫、中医药等国家行政机关也制定、发布了大量规章。

上述卫生法规及各项正确的方针、政策和规划，使卫生工作有法可依，对于保护人群健康意义重大。

3. 建立卫生组织和机构，大力开展防病治病工作 卫生组织是贯彻实施国家卫生工作方针，开展卫生工作，实现卫生工作发展目标的组织保证。我国已成立了国家卫生和计划生育委员会、国家食品药品监督管理总局、国家出入境检验检疫局、国家中医药管理局等行政机构，负责领导和管理全国医药、卫生方面的组织、活动和市场。

国家在县级及以上行政区域都建立了各级卫生行政和事业组织机构。各级医院、妇幼保健机构、疾病预防控制中心、卫生监督机构在救死扶伤、防病治病过程中做了大量工作，发挥着重要作用，取得了显著成绩。

4. 健康与经济发展互相促进 WHO曾在1984年指出：过去10年中被认识到的一个基本真理是：正如发展本身推动着卫生工作一样，卫生也同样推动着社会经济的发展，两者齐头并进。新中国成立以来，党和政府重视生产的发展，国民经济和社会进步取得了巨大成就，综合国力明显增强，社会商品极大丰富，基础设施明显改善，人民生活水平显著提高。健康是劳动能力的基础，是学习能力的基础，也是智力、体力和情感发展的基础。健康可以为个人未来的发展提供保障。健康投资能减少疾病和残疾，提高生命质量，有效延长劳动力的工作时间，为社会创造更多的财富。良好的健康是社会经济增长和经济发展的关键。政府日益认识到健康、卫生事业与社会可持续发展的相互制约作用，因而以人的健康和经济建设为中心将是我国政府坚定不移的工作重心。

5. 加强对产品质量和医药卫生服务的监督与管理 全国各地卫生、药监、质检、工商、公安、消费者协会等部门在对产品质量和医药卫生服务的监督与管理方面做了大量工作。对产品质量和医药卫生服务的有效监督与管理，是保证人群健康的重要手段。

6. 不断增加卫生事业经费的投入 卫生事业的投入是影响卫生事业发展的重要因素。2013年中国卫生总费用为31 668.95亿元，占GDP比重为5.57%。其中，政府卫生支出比重上升到30.14%，个人卫生支出比重下降到33.88%。2009～2013年，卫生总费用增速明显快于国民经济增长，个人卫生支出比重下降速度趋缓，地方政府卫生支出增速自2012年后明显下降。

此外，面对国内外新形势、新问题，国家也采取了相应的对策，增加必要的投入，加强公共卫生体系和疾病控制体系的建设，高质、高效地应对突发公共卫生事件，以确保社会的安定及经济持续、稳定地发展。例如，在传染性非典型肺炎流行期间，中央财政设立了20亿元传染性非典型肺炎防治基金。

7. 保护生态稳定，避免环境污染　我国政府已深刻地认识到环境与人类健康的关系，并为此进行了不懈的努力，制定了《环境保护法》等一系列法规，并采取了一些卓有成效的措施。

自1956年建立第一批自然保护区以来，截至2014年年底，我国共建立各类自然保护区2729个，其中森林生态系统类型自然保护区数量最多，达1410个；85%以上的国家重点保护野生动植物在自然保护区内得到了保护。同时，对重要生态功能区、陆地和海洋生态环境敏感区、脆弱区等区域，明确要求划定生态红线，禁止与保护无关的开发建设活动。

我国已建立的各类自然保护区总面积147万平方公里，约占陆地国土面积的14.84%，高于世界12.7%的平均水平。科学开展迁地保护，建立各类植物园230多个，收集保存植物物种2万多个。在生物多样性保护国际交流方面，我国有32处自然保护区加入联合国教科文组织“人与生物圈”保护区网络，44处列入国际重要湿地名录，32处成为世界自然遗产地，30处加入世界地质公园网络。

8. 强化社会保障体系，改革医疗保险制度　社会保障制度是使人们获得健康这一人类基本权利的有效方式。从生产力构成角度来看，身心健康的劳动者是发展生产力的基本要素，从这个意义上来说，保障健康就是保护生产力，发展生产力又必须以保护生产力中最活跃的因素劳动者的健康素质为前提。因此，建立和完善适合我国国情的社会保障制度是从根本上使全体人民获得基本的卫生保健服务，减少和控制疾病，增进健康的重要途径。

目前，我国已建立了社会基本养老保险、失业保险、工伤保险、城镇职工基本医疗保险等社会保障体系，且覆盖面不断扩大，在保障人群健康方面发挥着重要作用。

9. 严厉打击危害人民健康的违法、违规行为　国家可以通过法律、行政、经济等手段来打击危害人群健康的违法、违规行为。例如，对污染严重而又不整改的企业实行关闭；对生产假冒伪劣产品，造成人体健康损害的事件追究法律责任；对销售过期、有害食品的经营者，给予经济处罚等。

2008年，三鹿集团由于生产含有三聚氰胺、导致婴儿肾结石的毒奶粉，引发的“奶粉事件”震动全国。2009年1月22日，河北省石家庄市中级人民法院一审宣判，三鹿前董事长田文华被判处无期徒刑，三鹿集团高层管理人员王玉良、杭志奇、吴聚生则分别被判有期徒刑15年、8年及5年。三鹿集团作为单位被告，犯了生产、销售伪劣产品罪，被判处罚款人民币4937余万元。涉嫌制造和销售含三聚氰胺的奶农张玉军、高俊杰及耿金平三人被判处死刑，薛建忠无期徒刑，张彦军有期徒刑15年，耿金珠有期徒刑8年，萧玉有期徒刑5年。

10. 广泛开展全民健康教育与健康促进活动　伴随“大卫生”观念出现的“健康教育”，是改变人们不卫生习惯，增强体质，促进健康的重要手段。如今，“病从口入”已不仅指肠道传染病，还泛指与不良生活方式密切相关的糖尿病等多种慢性病。健康教育也不仅仅是让人们知晓卫生知识，更重要的是对不良的生活习惯进行干预，帮助人们建立科学文明的生活方式。健康促进是更广泛、更强有力地促进人们改变不利于健康行为的策略。健康促进不仅包括了健康教育行为干预的内容，更侧重于一切能促使行为改变和保持的组织、政策、经济等环境的支持和相关政策的制定，而后者正是政府大有可为的领域。例如，戒除吸烟嗜好，仅靠宣传是不够的，还须帮助吸烟者树立戒烟决心，掌握有效的戒烟方法，强化舆论和环境监督。近年来，各地陆续建立起无烟车厢、无烟室等，就是健康促进策略中创造支持性环境的重要内容。

11. 重视医药教育和科研事业，努力培养高素质医药人才　截至2014年年底，我国医疗卫生机构超过98万个，医疗卫生人员总量超过1000万，覆盖城乡的基层医疗卫生服务体系基本建成。医疗卫生服务设施条件明显改善，服务可及性进一步增强。2014年，全国医疗卫生机构总诊疗人次达到76亿，入院人数达到2亿，居民医疗卫生服务需求满足程度提高，服务利用增加，公平性增强。全国已有14个省份、107个地市建立了省级、地市级卫生信息平台，29个省份开展了居民健康卡试点工作，不同程度地实现了区域内医疗卫生系统互联互通；2000多家医疗机构开展了远程医疗。

“十二五”期间，我国深化临床医学人才培养改革，实现了住院医师规范化培训和临床医学大学、研究生教育的紧密衔接，基本形成“5+3+X”的人才培养新模式（5 年临床医学本科教育+3 年住院医师规范化培训或 3 年临床医学硕士专业学位研究生教育+X 年专科医师培训）。通过“农村订单定向医学生免费培养项目”，累计定向招收了 2.7 万名免费医学生；在四川等 4 省启动全科医生特岗计划试点工作。每万人全科医师数由 2012 年的 0.81 提高到 1.26。

12. 加大舆论监督 通过媒体、舆论的作用，来关注和了解基层和人民群众关心的健康热点和难点问题，是政府对人民健康负责的又一方面。

新闻舆论监督是公众了解、参与和监督社会卫生事业管理活动的重要媒介，是发现、举报和纠正危害人群健康事件，推进公正执法，自觉守法，实现健康保障的一支重要力量。

目前，各地都在进一步研究探索法律监督和新闻舆论监督相结合的新途径，发挥法律监督和舆论监督的整体合力，共同维护国家法治的尊严，弘扬社会的公平和正义，为人群健康的维护和改善营造良好的法治环境和舆论环境。

新中国成立 60 多年来，我国政府大力发展经济，兴办卫生事业，改善人群生活、生产条件及生态环境，使人群的健康水平和生活水平不断提高，现人均期望寿命超过 75 岁，婴儿及孕产妇死亡率大幅下降，生活质量不断提高。这一切，正是国家对人民健康负责的具体体现。

思 考 题

一、简答题

（1）如何理解健康与疾病的社会性？

（2）如何看待健康、卫生事业与社会发展的关系？

（3）如何理解社会资本的卫生保健功能？

二、案例分析题

20 世纪上半叶，一些大城市屡遭洪水袭击，损失相当严重。1931 年，长江流域遭受罕见的特大洪水，殃及鄂、湘、豫、赣、皖、苏、浙 7 省。洪水后饥荒、瘟疫相继而来，尸横遍野，满目疮痍，悲惨至极。1991 年，江淮大地受洪水袭击，1998 年夏季，长江、嫩江、松花江流域相继发生特大洪灾，纵观 1991、1998 年两次洪水灾害，并没有出现历史上常见的大灾之后的疫病流行。

问题：

请从社会医学基本理论角度解释“大灾之后并无大疫”的现象。

（刘铮然 初 炜）

第四章 社会医学研究方法

学习目标

掌握：社会医学研究的一般程序；常用的定性研究与定量研究方法；问卷的一般结构和类型。

熟悉：社会医学的相关研究方法；问卷中问题的设计及答案的设计。

了解：问卷的信度和效度。

案例 4-1

广东“短命村”元凶调查

斜塘村位于广东省清远市，这个表面上平静而美丽的村庄已经被死亡的阴影紧紧笼罩了几十年。因为疾病，全村的人口越来越少，而且大多数人死亡时还不到 40 岁。现在，全村只剩下 7 户人家、38 口人，有 4 户人家甚至已经断子绝孙。因此，邻村的人把这里改称为“短命村”。

奇怪的是，距斜塘村不到 1 公里的另外两个村子，却没有村民早亡的“怪事”发生。因此，村里的女孩一到成年就急着往外嫁，且她们婚后所生子女都很健康。难道是这里的风水不好？村民们请来了风水先生，并依照风水先生的意思，集体搬迁到附近的一个地方，但搬迁不久又有 3 个村民死亡，于是他们又集体搬了回去。这时村民对这种早亡现象又有了新的认识，认为村民早亡主要原因是祖上积德不够。因此，家里谁得了病，治不好，死了，他们也就认了。

讨论：

（1）你认为导致村民早亡的可能原因有哪些？

（2）应当从哪些方面展开调查，以查找病因，实施干预？

（3）如果按调查时间划分，该调查属于什么类型的调查？

第一节 概　　述

由于社会医学研究内容涉及社会卫生状况、人群健康状况、社会因素对人群健康的影响和社会卫生策略与卫生措施等方面问题，这就决定了社会医学研究不仅与医学相关，也与社会经济、政治、文化发展密切相关，为此，需要借鉴和采用相关学科的多种研究方法对社会因素与健康关系进行观察、量度和探究。

一、社会医学的研究特点

1. 研究内容的广泛性 社会医学研究与人的健康相关的社会心理因素，从宏观角度来看，其研究内容包括社会制度、社会经济状况、卫生立法、社会人口数量与结构、家庭结构、社会文化、食物供给、生态环境、卫生政策与策略等对社会人群健康的影响。从微观角度来看，其研究的内容包括生活方式与行为、心理健康状况、自我保健意识、社会网络支持与健康关系等。研究内容涵盖人的生理、心理和社会三个方面。

2. 研究因素的复杂性 社会因素对健康的影响不是一维的单一作用，而常常是多维的交互作用。对这些错综复杂且与健康相关的社会因素研究，就需要从不同社会因素组合、不同角度和不同层次来研究，找出影响健康的主要社会因素及其作用机制。

3. 研究手段的综合性 在社会医学研究中，使用单一研究手段来探究复杂多样的影响因素，难以取得较为满意的效果。因而定性与定量、理论与实验、文献与调查等研究方法常常被综合地应用于社会医学的研究中。

4. 研究结果的时效性 社会人群主要健康问题与社会发展状况和卫生政策效用关系十分密切，这必然使社会医学研究有较强的实践性和时效性。通过对人群健康状况的评价，了解主要存在问题和可能潜在的主要威胁，分析改善健康和危害健康的原因，及时制定与社会发展相适应卫生策略，采取符合客观实际的强有力的卫生措施来提升卫生服务素质，提高人群健康水平。

二、社会医学的研究类型

社会医学研究主要有以下几类。

（一）调查研究

调查研究（survey study）是社会医学最主要的研究方法，是指在某一特定的人群中，采用一定的工具和手段收集研究所需资料的过程。其主要特点是研究或分析因素是客观存在的。调查研究的种类很多，如果按调查范围划分，可分为全面调查和非全面调查；按资料的收集方法划分，可分为观察法、访谈法、信访法等；按调查的深入程度、调查资料的结果分析划分，又可分为定性调查和定量调查；如果按调查时间划分，一般分为 3 类。

1. 现况调查研究 指在特定的时点或时期内，对某一人群的健康状况、卫生服务状况、健康危险因素等进行调查研究。

2. 回顾调查研究 是调查过去一定时期内人群的健康状况、健康危险因素、生活事件等。是一种回顾性的，由果推因的研究方法。

3. 前瞻调查研究 是由因到果的调查研究方法，是将某一可疑致病因素是否与某病的发生有联系所进行的追踪调查。

（二）实验研究

实验研究（experimental study）是研究者根据研究目的，对研究对象人为给予干预措施的研究。社会医学所做的实验研究主要是现场实验研究，又称社区干预试验（community intervention trial）。它是在某社区人群中，试行某种卫生措施，并与对照组人群进行比较，观察该措施对人们的行为和健康状况所带来的影响。社区干预试验通常在某社区的所有人群中进行，持续时间一般较长，目的是通过干预某些危险因素或施加某些保护性措施，然后了解它们在人群中产生的干预效果，以确定某项社会卫生措施的有效性。其特点是研究者能人为地设置处理因素，受试对象接受何种处理因素或水平是由随机分配而定的。

（三）评价研究

为了综合评价人群健康状况，以及健康相关危险因素、卫生服务因素，社会医学研究领域中也常常采用一些评价研究方法，对人群中存在的健康问题及其因素的影响程度进行综合评价。常用的评价研究（evaluation study）方法有 3 种。

1. 健康危险因素评价 是一种定量评价危险因素对健康影响程度的方法。它通过研究危险因素与慢性病发病及死亡之间数量依存关系及其规律性，评估人们生活在有危险因素的环境中发生死亡的概率，以及当改变不良行为，消除或降低危险因素时，健康可能改善的程度。

2. 生命质量评价　整体医学观认为，健康是一个多维的复杂现象。一个人是否健康除了可用客观的健康评价指标来衡量外，还应该考虑个体的主观感受。生命质量评价恰好是一种采用主观指标对自己的健康状态进行自我评价的方法，其评价内容包括生理功能、心理功能、社会功能状态、主观判断与满意度等方面。

3. 卫生服务评价　卫生服务是人群健康的重要影响因素之一，其对健康的影响有其独特之处。卫生服务评价主要从卫生服务需要、卫生服务利用、卫生服务资源三方面进行，通过比较三者之间的关系和平衡状况进行综合评价。

（四）文献研究

文献研究（literature research）是利用已有的文献资料，通过整理、综合、分析等手段，最终达到研究目的的一种研究方法。文献研究获取资料的途径主要有：国内外官方的人口普查、生命统计、疾病统计、国民经济统计等资料；有关团体、组织、研究机构的各种统计年报、调查报告、案卷等资料；及有关期刊、杂志、报纸、专著等资料。文献研究作为一种独立性的研究方法，普遍用于研究者在选定课题及设计研究方案时，了解某一研究领域的历史及现状。因此，从广义上讲，任何科学研究都离不开文献研究，只是使用文献的程度和范围不尽相同而已。由于文献的编写往往会受到编撰目的的影响，有些文献可能有偏误，甚至是错误。因此，研究者在使用时，一定要注意文献的质量。

三、社会医学研究的一般程序

社会医学研究的整个过程可分为 5 个阶段：选题阶段、准备阶段、实施阶段、分析阶段和总结阶段（图 4-1）。

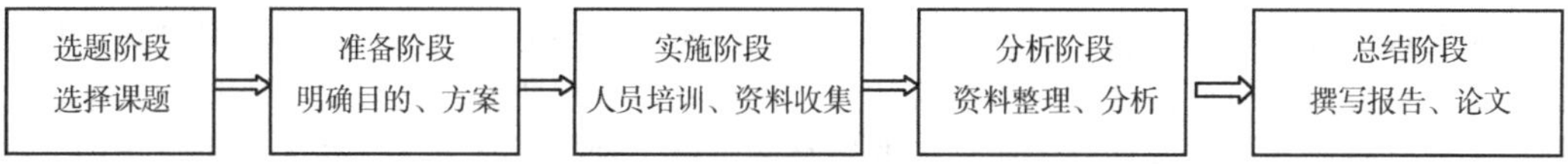

图 4-1　社会医学研究的一般程序

（一）选题阶段

选题是社会医学研究的第一步。课题选择的好坏，决定了社会医学研究的成败。通常可以通过大量查阅文献、学术交流、实地考查和研究者本人的日常观察去捕获实际工作和生活中发现的问题，提出研究课题。但并不是所有发现的问题都有研究价值，因此，选题应遵循以下原则。

1. 需要性原则　体现了科学研究的目的性，即选题必须有实际意义。应选择那些能促进人群健康水平提高、解决医疗卫生工作中遇到的难题、为有关部门制定政策提供理论依据的问题进行研究。此外，研究者也可以选择一些在实践中遇到的与现有理论之间出现矛盾的问题进行研究。

2. 创新性原则　体现了科学研究的价值，即选题必须新颖，国内外尚无人研究。要使课题具有创新性应注意两点：一是要广泛、深入地查阅文献，收集信息，充分了解前人所做的相关研究现状，从中寻找空白点及薄弱点，发现新的问题；二是要有科学思维，敢于冲破现有理论和传统观念的束缚。

3. 科学性原则　体现了科学研究的严谨性，即选题必须以客观事实和理论为依据，实事求是。科学性原则是保证科学研究准确无误的前提。

4. 可行性原则　通过可行性论证，主要考察是否具备完成该课题所需要的主客观条件。客观条件是指科学发展程度、各方面资料的积累和研究方法的成熟程度等。主观条件是指研究人员自身条件，如研究人员的数量、合理的知识结构、技能及人力、物力、配备等。

（二）准备阶段

1. 明确研究目的 首先应根据研究工作的需要明确研究目的，即研究者为什么要开展此项研究？预期要解决什么问题？解决这些问题的价值所在？通过明确研究目的，可以使研究者在开展下一步研究工作之前理清思路，明确方向，为研究工作的顺利进行打下基础。

2. 确定研究对象和范围 根据研究目的确定研究对象和范围，包括此次研究区域范围的确定和研究对象社会人口学特征（如性别、年龄、职业、婚姻状况、文化程度等）的确定。研究区域范围的确定，有助于明确研究结果所推断的总体；研究对象社会人口学特征的确定，有助于研究者根据不同对象的实际情况选择适当的研究方法和手段。

3. 确定抽样方法 抽样方法可分为概率抽样和非概率抽样两类。所谓概率抽样，是指研究总体中每一个个体被抽中的概率是已知的；而非概率抽样中每一个个体被抽中的概率是未知的。常用的概率抽样方法有单纯随机抽样、系统抽样、分层抽样、整群抽样等。常用的非概率抽样方法有偶遇抽样、立意抽样、雪球抽样、定额抽样等。需要注意的是，由于概率抽样遵循随机化原则，因此，其所得结果可以推论总体；而非概率抽样是不遵循随机化原则的，故其研究结果不能推断总体。

4. 确定研究内容和项目 研究内容和项目是对研究目的的具体分解和细化。在研究设计中，应详细说明研究的内容，以保证研究目标的具体落实。在社会医学调查中，调查内容通常在问卷中得以体现。

5. 确定资料的收集、整理分析计划 社会医学定性研究收集资料的主要方法有观察法、深入访谈法、专题小组讨论法和选题小组讨论法；定量研究收集资料的方法主要有访谈法和自填法。资料的整理分析计划包括设计分组、设计整理表、归组方法，以及资料的统计分析方法等。

（三）实施阶段

实验阶段即收集资料阶段。资料收集是社会医学研究中最复杂、最艰苦，同时也是最富挑战性的工作。研究者在研究设计阶段所制订的方案将在具体资料收集过程中得到验证和实施。这一阶段的主要任务是按照研究计划中所确定的思路和策略，利用各种方法，对人员进行培训，收集或积累相关资料。

（四）分析阶段

分析阶段的主要任务是应用卫生统计学的方法和手段对收集到的原始资料进行系统地审核、整理、统计、分析，包括对原始资料的清理、转换和录入计算机、建立数据库，应用各种数据分析软件进行统计分析，从而揭示出研究资料所蕴含的众多信息。

（五）总结阶段

总结阶段的主要任务是撰写论文或研究报告，评估研究质量，应用研究成果等。研究报告应从研究的目的、方法、资料的收集整理、统计分析到研究得出结论等几个方面进行深入阐述和论析，同时还应该将研究成果以不同形式应用到社会实践中去。

视窗 4-1

2013 年中国居民健康素养监测项目工作方案（节选）

1. 背景　健康素养是指个人获取和理解基本健康信息和服务，并运用这些信息和服务做出正确决策，以维护和促进自身健康的能力。加强健康教育，提升健康素养，是提高我国居民健康素质和健康水平的重要途径，是落实科学发展观，全面建设小康社会和构建社会主义和谐社会的重要任务。

2008 年，原卫生部组织了首次中国居民健康素养调查，结果显示，我国城乡居民健康素养水平为 6.48%，即 100 个人中不到 7 个人具备基本健康素养，处于较低水平。此后，在全国启动实施了中国公民健康素养促进行动，广泛开展大众传播与人际传播相结合的健康教育活动，努力提高城乡居民健康素养水平。2012 年在财政部的支持下，原卫生部妇社司在全国范围内组织实施了中央补助地方健康素养促进行动项目，宣传普及健康素养基本知识与技能，促进城乡居民形成健康理念，提高健康知识，建立健康行为生活方式。

为客观评价居民健康素养水平，进一步评价项目执行效果，稳步提高健康教育专业机构能力，2013 年继续开展中国居民健康素养监测工作。

2. 目标

（1）了解全国和各省居民健康素养水平和变化趋势。

（2）分析我国居民健康素养的影响因素，制定有针对性的干预策略。

（3）评价卫生计生政策及健康教育项目实施效果。

（4）提升健康教育专业人员能力和水平。

（5）为各级政府和卫生行政部门制订健康促进政策、策略和措施提供科学依据。

3. 监测方法

（1）监测对象：15～69 岁城乡常住人口。

（2）监测范围：全国 31 个省（自治区、直辖市）336 个区（县），不包括港、澳、台地区。

（3）抽样方法：采用分层（以城乡进行分层）多阶段随机抽样方法，每个监测区（县）抽取 3 个街道（乡镇），每个街道（乡镇）抽取两个居委会（村），每个居委会（村）抽取 60 个家庭，每户抽取 1 名 15～69 岁常住人口作为调查对象。

（4）监测内容：采用问卷调查的方式了解监测对象的健康素养水平，主要内容包括基本健康知识和理念、健康生活方式与行为、基本技能三个方面。

（5）现场调查：用入户调查的方式，问卷由调查对象自填完成，如调查对象不能独立完成填写，则采用面对面询问的方式调查。

资料来源：国家卫生计生委宣传司《2013 年中央补助地方健康素养促进行动项目方案》2013 年 9 月.

第二节　定 性 研 究

定性研究（qualitative research）是社会科学领域常用的研究方法。它是一种以人群为研究对象，阐述事物的特点及其发生和发展规律，与定量研究相结合，揭示事物内在本质的研究方法。通过定性研究可获得定量研究无法得到的信息，如被调查者的想法、动机、感受等深层次内容。

一、定性研究的特点

1. 定性研究注重事物的过程，而不是事物的结果　在定量研究中，研究者往往按事先设计好的调查问卷去收集资料，然后通过统计分析，计算有关指标，来反映数据的综合特征，阐明事物之间的内在联系和规律，其重点是了解事物的结果。而定性研究注重的是由原因导致结果的中间过程，要了解的是事物发生过程中的许多细节。因此，定量研究与定性研究的主要区别在于两者研究的广度与深度不同。

2. 定性研究是对少数特殊人群的研究，其结果不能外推 定量研究通常采用概率抽样的方法选择研究对象，其所得结果可以推论总体。定性研究通常在少数人群中进行，由于样本量很小，研究对象的选取一般采用非概率抽样方法，故研究结果只适用于研究人群，不能外推。

3. 定性研究需要与研究对象保持较长时间的密切接触 定量研究往往按照固定的模式，在短时间内就能收集到研究所需资料，故研究者与研究对象接触的时间比较短暂。而定性研究要求研究者与研究对象有深入的接触，建立起彼此信任的关系，强调在一种轻松自然的环境中收集资料，故所需时间较长。除此之外，定性研究收集资料的方法比较灵活多样，没有固定的模式，因而对调查员的要求较高。

4. 定性研究的结果很少用概率统计方法 定性研究通常是对某一事件进行具体的描述，或用分类的方法对收集到的资料进行总结，因而研究的结果很少应用概率统计方法。

二、定性研究方法

定性研究方法主要有观察法、深入访谈法、专题小组讨论法、选题小组讨论法等。

（一）观察法

观察法（observation）是通过直接观察研究对象的行为及行为痕迹进行资料收集、结果分析的研究方法，是收集非语言行为资料的主要技术途径。观察法可分为参与性观察与非参与性观察两种类型。在参与性观察中，观察者需要深入到观察对象生活的社区并融入其中，观察并记录其行为及变化。非参与性观察是指观察者不参与观察对象的组群活动，只是以一个旁观者的身份去观察并记录观察对象的行为痕迹，如文字、作品、产品、弃物等，然后进行研究分析。由于观察所得结果一般是定性的，故量化分析比较困难。其基本步骤如下。

1. 准备工作 首先根据观察的内容、范围、数量、观察工作的难易程度，估计现场工作量及在现场工作的时间；同时，应对观察社区的基本情况，如地理特点、气候、风俗习惯等有所了解；然后准备足够的研究及生活用品，如录音、录像设备、笔记本电脑等。

2. 进入现场 观察者进入现场时应持有有效的工作证件和身份证明材料，并巧妙、合理地向有关人员进行自我介绍，得到对方的信任和配合，以减少观察过程中观察对象反应性行为改变（即当观察对象获知自己的行为被观察或研究时，其行为动机通常会受到影响，以致发生不符常规及本质的行为改变）。

3. 现场观察 进入现场后，就要对观察对象的行为及行为痕迹进行连续性的追踪观察。如果需要录像、录音时，一般应在隐蔽状态下进行。必要时也可与观察对象进行一些非正式交谈，其内容尽量默记，回到住处再进行回忆整理。

由于现场观察属于探索性研究工作，尽管研究设计时研究者做了种种预估，但现场观察时仍然会遇到一些意想不到的变化和困难，对此应进行相应调整。

4. 离开现场 观察结束离开现场时，应对有关人员表示感谢，并建立起相互信任和良好的合作关系，以便于今后进一步开展研究工作。

5. 资料分析 可在现场进行，也可以离开现场后完成。如果在现场进行资料分析的话，有利于及时补充观察过程中遗漏的信息；如果设计周密，资料收集过程中认真、细致、完备，也可以离开现场后再进行结果分析。

（二）深入访谈法

深入访谈法（in-depth interview）是研究者根据访谈提纲，通过与研究对象的深入交流，了解其对某些问题的认知、态度与行为。深入访谈是一种非结构式访谈方法，在访谈过程中，调查者不需要按照调查提纲所罗列的问题顺序依次询问对方，而是根据对方回答的情况，随时提出新的问题，逐渐深入主题。深入访谈具有较大的灵活性与开放性。如果访谈员掌握了一定的访谈技巧，就可以收集到较为真实和深入的资料，但所得资料难以应用统计方法进行处理和分析。深入访谈的步骤如下。

1. 准备工作　包括研究设计、确定访谈对象、准备现场等。

2. 访谈对象的选择　由于深入访谈的对象是知情人，故访谈对象的选择多采用非概率抽样方法，一般在少数人群中进行。

3. 设计访谈提纲　访谈提纲包括一系列访谈时所涉及的问题，问题应是开放式的，语言上要求使用一般性或非直接性的词语来代替直接性问题。提出的问题应简单明了，易于理解，不超出研究范围。

4. 访谈员的选择与培训　深入访谈的效果在很大程度上，取决于访谈员个人的素质。因此，选择合适的访谈员并进行必要的集中培训就显得非常重要，培训时间一般为 2～ 3 天。培训内容包括：研究目的、深入访谈的技巧、记录方法、访谈过程中可能遇到的问题等。

5. 现场访谈　首先进行自我介绍，营造轻松的交谈气氛，强调本次访谈的目的，以及被访者意见的重要性和保密性。然后进入实质性访谈，即在访谈提纲的指导下，进行正式交谈。一般从被访者容易回答的问题开始，然后再切入到深层次问题或敏感问题，同时要注意非语言信息的收集，注意时间的掌握。最后检查记录，纠正错误，补充完善，对被访者表示感谢。

6. 结果分析及撰写访谈报告　对深入访谈收集的资料，可按访谈提纲进行归类整理，用手工分析，并据此写出访谈报告。

（三）专题小组讨论法

专题小组讨论（focus group discussion）是通过召集一小组同类人员，对某一研究议题进行讨论，得出深入结论的定性研究方法。其基本形式是，把讨论参加者分成若干个小组，每组由 8～10 人组成，在讨论主持人的引导下，就研究或调查的问题展开广泛、深入地讨论，彼此交换意见和观点，最后由研究者进行归纳、分析和总结。专题小组讨论在深入了解调查对象的想法、意识、信仰、行为和态度等方面能获得较为满意的效果。其步骤如下。

1. 制订计划　制订专题小组讨论计划。

2. 确定小组数量与类型　根据研究目的确定专题小组数量，一般需要 2～3 组。每组的参与者应有共同兴趣或特征，如年龄、性别、资历等应该相似，以便于每个参与者都能自由、开放地参与讨论。

3. 制订调查提纲　专题小组讨论的议题不宜太多，提纲依研究目的和访谈组的类型而定，通常包括三类问题。

（1）普通问题：是指用于了解参与者基本情况或表达一般观点和态度的问题。

（2）特殊问题：是指发现关键信息和表达参与者情感和态度的问题。

（3）深度问题：是指揭示较深层信息的问题。

4. 培训调查人员，进行预试验　在正式讨论前需要对协调员和记录员进行培训，说明专题小组的作用，如何组织协调各专题小组，并通过角色扮演进行预试验。

5. 专题小组讨论准备工作　包括人员准备和场地准备。

6. 讨论　进行专题小组讨论。

7. 分析　对讨论结果进行分析和解释。

（四）选题小组讨论法

选题小组讨论法（nominal group discussion）是一种程序化的小组讨论，其目的是把发现的问题按其重要程度排出顺序来。选题小组一般由 6～10 人组成，在主持人列出讨论问题的清单后，每位讨论者根据自己的观点按优先顺序对问题进行排序。具体步骤如下。

1. 独立思考并回答问题 主持人提出问题后，要求每位参与者对提出的问题独立思考，并以简洁的文字分条列出自己对该问题的所有观点。

2. 问题汇总与讨论 在黑板或大白纸上列出所有参与者的观点（重复的合并），并逐条编号；然后开始讨论，每个参与者就列出的问题进行提问、解释、剔除等。

3. 重要程度排序 让参与者从列出的所有问题中选出 10 项，并按重要程度排序，从 10 至 1 降序赋值；汇总计算每一个问题的得分，分值最高的前 10 项就是最重要的 10 项。

选题小组讨论通常用于确定问题的重要程度及工作的先后顺序等，这种方法的优点是每位参与者都有独立思考和表达自己意见的机会，受他人影响较小，但要求参与者具备一定的文化素养。

视窗 4-2

基层干部对新型农村合作医疗认知比较研究（节选）

基层干部是新型农村合作医疗（新农合）制度的实施者，了解他们对新农合的确切认识在研究新农合的持续发展方面意义重大。为此，我们以山西省榆社县和高平市的新农合开展基本状况为背景，以两地基层干部（县、乡、村干部）为对象进行了调查研究。

1. 调研对象 山西省榆社县和高平市主要从事新农合管理的县、乡、村干部，包括卫生技术人员。

2. 调查方法 本次调查选用选题小组讨论法。讨论方式是：第一步向每个人发一张白纸，要求独立写出对讨论专题的认识，以简洁的文字列出，有多少就列出多少；第二步，参加人员全部写完后由工作人员收起，在大白纸上列出所有提到的题目（重复的剔除）并逐条编号；第三步，将写好的大白纸悬挂起来，让讨论者从中选出 10 项，并分别按重要程度从 10 至 1 降序赋值；第四步，工作人员将结果收起做简单统计，分值最高的前 10 项就是最重要的 10 项。

3. 调研内容 此次研究的问题主要有三项：一是目前推行新农合存在的问题有哪些；二是农民对新农合有哪些顾虑；三是您对新农合的发展有什么期望和建议。

4. 选题讨论结果与分析 问题之一：目前推行新农合存在的问题有哪些？

榆社县的选题小组讨论结果如下：

（1）新农合管理工作限于手工操作，落后、成本高（56 分，管理）。

（2）新农合制度缺乏法律保障（47 分，制度）。

（3）新农合管理经费缺乏（44 分，制度）。

（4）家庭账户管理难度大，成本高（39 分，管理）。

（5）各级财政补助资金不能及时到位（39 分，管理）。

（6）乡镇卫生院人员工资不能保障（32 分，制度）。

（7）乡、村新农合管理机构没有经费（27 分，制度）。

（8）乡、村级医疗机构医疗水平普遍低下，人才缺乏（23 分，制度）。

（9）报销药品范围较窄（23 分，政策）。

（10）乡镇一级新农合管理机构人员缺乏（22 分，制度）。

高平市选题小组讨论结果如下：

（1）准报药品比例小（54 分，政策）。

（2）报销手续复杂（51分，管理）。
（3）对乡镇卫生院规定的报销比例偏低（41分，政策）。
（4）不应设起付线（37分，政策）。
（5）起付线过高（36分，政策）。
（6）对医疗机构收费虚高、难以监管（35分，管理）。
（7）村级卫生所药价不透明（34分，管理）。
（8）新农合不应每人收10元，而应直接收2元（34分，政策）。
（9）补偿手续繁杂，加大了医疗机构的工作量（33分，管理）。
（10）转院手续复杂（28分，管理）。

为研究需要，我们将上述问题进行如下分类和界定：政策层面问题、管理层面问题、制度层面问题。按照这种分类对上述讨论结果进行聚类分析发现，榆社县和高平市两地新农合存在的问题有着明显的差异，榆社县的问题特征表现为以制度和管理层面为主的较深层次问题，高平市的问题则表现为以政策和管理层面为主的新农合发展初期常见的问题。

资料来源：《中国农村卫生事业管理》2007年第27卷第3期，171-172页.

三、定性研究方法的应用

（一）辅助问卷设计，估计问卷调查的非抽样误差

在问卷设计中，有些调查内容可能不适合研究对象，有些问题回答者可能不感兴趣，甚至反感，通过定性研究可以及时发现这些问题，进行相应的修改，完善问卷内容。此外，由于问卷调查收集的多是“言语”资料，故问题回答的真实性、准确性往往受到诸多因素的影响，定性研究方法可以估计出这些调查的非抽样误差。

（二）验证因果关系，探讨发生机制

定量研究确定的因果关系，有时是虚假关系，定性研究可以发现这种关系；定性研究还可以用来探讨因果关系发生的机制。

（三）分析定量研究出现矛盾结果的原因

定量研究有时会发现人的知识和态度与其行为脱节，导致这种现象的原因究竟是报告行为与实际行为不一致，还是人们未能按照所具备的知识和态度去支配自己的行为？研究者可以通过定性研究加以识别。

（四）了解危险因素的变化情况

有些危险因素会随着时间发生改变，这对于一些非纵向追踪性的定量研究有较大影响。例如，病例对照研究中，如果发现病例组与对照组间某行为有差别时，要判断这种行为是否是疾病的危险因素，关联强度有多大，就必须对发病前后一段时间的行为进行动态观察。因为很多人在发病前后的行为往往会发生一定的变化，这种变化可能会夸大，也可能会掩盖可疑危险因素的作用。所以，通过定性研究，能够了解危险因素的动态变化情况，这对正确理解和解释定量研究结果是非常有益的。

（五）为其他研究提供信息

当时间和财力不足时，小范围内的定性研究可以在短时间内为进一步的研究提供大量深入的信息。此时，可采用多种定性研究手段收集资料。

第三节 定量研究

定量研究（quantitative research）是通过调查收集人群中发生某种事件的数量指标，或者探讨某些因素与健康和疾病之间数量依存关系的研究方法。定量研究收集资料的过程称为定量调查，收集资料的主要工具是问卷，因此，也被称为问卷调查。在问卷调查中，资料的收集方法主要有两种基本类型：访谈法和自填法。

一、访谈法

访谈法是由调查员依据事先设计好的问卷，对被调查者逐一询问收集资料的过程，又称为问卷访谈或结构式访谈（structured interview）。

（一）面对面访谈

面对面访谈是指调查员找到被调查者后，按照问卷所列问题逐一提问，并把对方回答结果记录在问卷上，完成资料收集的方法。

1. 优点

（1）可控制答题过程：这是面对面访谈最大的优点。由于调查员是当面提出问题，当面听取被调查者回答，因此，可以减少被调查者由于对问题不理解或误解导致的误答；同时，调查员还可以通过控制答题环境，避免他人代填或几人一起商量填写问卷的现象发生，从而提高调查结果的真实性。

（2）问卷回答率较高：只要调查员找到被调查者，一般都能完成问卷的填答并当场收回，对于不合作者也可以给予耐心地说服。

（3）适用对象较广：文化程度不高、文盲或不愿意用文字表达自己观点的被调查者，都可以通过面对面访谈的方式收集资料。

（4）对收回问卷的质量可以进行评估：调查员在询问和记录的同时，还可以通过被调查者的表情、语气、反应等非语言信息来判断其回答的真实性。

2. 缺点

（1）需要的经费较多：面对面访谈需要事先培训和聘用调查员，故需要支付调查员的培训费用、劳务费及差旅费等。

（2）调查花费的时间较多：面对面访谈必须逐个找到被调查者对其进行询问，才能收集到所需资料，故需要的时间较多。

（3）容易出现访谈偏误：面对面访谈收集的资料质量如何，在一定程度上取决于调查员的业务素质水平。如果调查员素质不高，在访谈过程中很容易出现偏误。

（4）没有匿名保证：对于某些敏感性问题的调查，当面提问、当面回答，会使被调查者有所顾虑，因而有可能拒绝回答或做不真实回答。

（5）调查规模和范围受限：由于受到人力、物力、时间的影响，采用面对面访谈收集资料时，如果没有足够的经费、人力或者时间，调查范围和规模就不可能很大。

（二）电话访谈

电话访谈是指调查员通过拨打电话的方式对被调查者进行问卷调查。随着电话的普及，这种访谈方式被应用的越来越多。其优点基本与面对面访谈一样，且比面对面访谈节省人力和经费，但电话访谈问卷的回答率较低。如果被调查者对调查内容不感兴趣，就会挂断电话。因此，电话访谈适用于调查目的单一，问题简单，短时间内即可完成的调查。

二、自填法

自填法是指调查员将印制好的问卷以不同的方式交给被调查者，由被调查者自己填答问卷的方法。包括信访法、个别发送法、集中填答法和网络调查法。

（一）信访法

信访法是指调查员把问卷通过邮寄的方式寄给被调查者，被调查者填答后再将问卷寄回的方法。为了提高问卷的回收率，在寄给被调查者问卷时，一般应同时附上已写好回邮地址和收信人且贴足邮资的信封，以方便对方将填好的问卷顺利寄回。

1. 优点

（1）调查范围广：由于邮政通信四通八达，不论被调查者地处何处，都可以通过邮寄的方式把问卷交给对方，因此信访的范围很广，且不受地域的限制。

（2）省时、省力、省钱：由于不需要直接接触被调查者，不涉及交通费用，不需要培训调查员等，因此比较节省人力、物力、时间。

（3）有较高的匿名保证。

2. 缺点

（1）问卷的回收率难以保证：这是信访法的一个致命弱点。在问卷调查过程中，由于受到许多主观和客观因素的影响，会导致被调查者不愿意参加调查，寄出的问卷无法回收。一旦问卷回收率过低，就难以保证样本的代表性。

（2）无法保证问卷填答的质量：由于没有调查员在场，当被调查者填答过程中遇到问题时，无法得到解答；同时收集不到非文字资料，对答案的真实性难以判定；也无法控制答题环境。因此，问卷的质量难以保证。

（二）个别发送法

个别发送法是指调查员将问卷逐个发送到被调查者手中，同时讲明调查目的和要求，并约定收回的时间、地点和方式的资料收集方法。个别发送法既不像信访法那样调查员与被调查者完全不见面，又不像结构式访谈那样，要与每一个被调查者交谈一定时间，而是介于二者之间，较好地处理了调查质量与数量之间的关系。

1. 优点　调查员可以向被调查者进行解释和说明；节省时间、经费和人力；问卷回收率较高；有匿名保证；可以减少调查员所带来的偏倚。

2. 缺点　调查范围受到一定限制；不能完全保证问卷填答的质量。

（三）集中填答法

集中填答法是指将被调查者集中起来，首先由调查员直接把问卷发给被调查者，并统一讲解调查目的、要求及问卷的填答方法等事项，然后由被调查者现场填答问卷并当场统一收回。

1. 优点

（1）节省调查时间、人力和费用：由于被调查者相对集中，可以在短时间内完成大量的调查，因此，集中填答法比个别发送法更加节约时间、人力和费用。

（2）问卷填答质量较好，回收率较高：由于调查员在场，当被调查者遇到问题时，可以当面进行解释和说明，因而减少了被调查者错答和误答的发生率；问卷的回收率也大大高于信访法。

2. 缺点 许多社会调查的调查对象无法集中，就使得这种方法的优点不复存在；当众多的被调查者集中在一起时，相互之间的影响会导致调查结果出现偏倚。

集中填答法适用于调查对象具有一定文化程度且容易集中的情况下使用，如大学生、中学生作为调查对象时。

（四）网络调查法

网络调查法是调查员利用互联网向特定对象发送调查问卷，同时也通过互联网将被调查者填好的问卷收回的调查方法。它是随着计算机和互联网的普及而发展起来的一种新的自填式问卷收集方法。

1. 优点 网络调查的最大优点是方便快捷，节省费用，调查范围较广；由于是在线调查，只要设置合理，还可以及时收回问卷。

2. 缺点 网络调查只能调查那些有上网条件同时也会上网的对象；调查对象的不确定性，使调查者很难估计调查总体；调查对象的隐蔽性，也使调查者无法了解调查对象的特征，不能确定调查结果的真实性。

视窗 4-3

中国未婚青年性观念开放程度的调查（节选）

——根据网络调查数据分析

1. 研究背景 改革开放带来的社会观念急剧变化，也引发了学界对社会，尤其是对青年人性行为和性观念的关注，试婚、婚前同居、一夜情等观念成为国内学术界研究的热点问题。以往关于性观念的调查以问卷调查为主，调查对象大多是学生群体，其原因在于对这一群体进行调查较为方便，成本较低，技术上更为成熟，数据质量更为可靠。但在几年前，校园内学生的性行为仍被视为“洪水猛兽”，大多数学校对学生的性行为依然有比较严格的禁令，因此在学校环境中调查性行为也很难获得真实信息。即便在现实社会中，性观念前卫者也受到大众舆论的谴责，直接的问卷调查也可能会使被试产生掩饰心理。而随着电脑网络的日益普及，网络虚拟生活中匿名性使得脱离真实世界的被调查者能够更真实地回答敏感的问题。因此，在关于个人隐私性问题的研究中，在确保数据质量的情况下，可以适当使用网络调查技术。本次调查探索性地使用了网络调查的方式，获取了关于性观念的数据，分析现代社会中未婚青年性观念开放程度及其影响因素。

2. 数据来源与研究方法 本文所使用的研究数据是与“世纪佳缘”网站合作，通过建立数据收集平台，设定相应的逻辑检验程序以确保调查的数据质量。“世纪佳缘”网站是目前国内最大的交友网站，其会员需要通过上传个人身份证和毕业证来确保实名制。因此，可以认为数据调查质量较高，可以应用于严谨的课题研究。但本次网络调查也存在一定的缺陷：首先，人群的选择性较强，高等学历、未婚人群成为绝大部分被调查的群体；其次，网络调查问卷受到篇幅限制，问题难以详尽，调查数据深入分析的难度较大；最后，由于被调查者的不确定性，网络调查难以实现对被调查者的追踪，获得更详细的资料。

经过数据筛选，本次网络调查共获得 1272 个未婚青年样本，其中男性 538 人，占总体的 42.3%，女性 734 人，占总体的 57.7%。被调查者对不同的问题接受和尝试程度不同，描述性分析表明，被调查者表示对婚前同居可以接受的比例最大，达到了 74.85%；其次是试婚，达到了 67.99%；接受程度最低的是一夜情，比例也达到了 31.82%。说明被调查者对不同的性行为观念之间还存在着一定的差异。

3. 主要分析结果（略）。

4. 讨论 本次调查使用网络调查的方式研究未婚青年的性开放观念，更有利于被调查者真实的回答隐私性问题，有 59.4 %的被调查者承认自己有婚前性行为，这个比例比以往研究的结果要高。当然，也必须承认网络调查具有一定的选择性。

资料来源：《青年研究》2007 年第 11 期 30-35 页.

第四节 问 卷 设 计

问卷（questionnaire）是社会医学定量调查中用于收集资料的一种测量工具，是由一组问题和相应答案所构成的表格，通常也称为调查表。问卷设计的好坏会直接影响收集到的资料的可靠性和有效性，进而影响问卷调查的结果。因此，问卷设计是定量调查的重要环节之一。

一、问卷的主要类型及一般结构

（一）问卷的主要类型

根据问卷填写者的不同，可以把问卷分为两种类型。

1. 自填问卷 是由调查员发给（或邮寄给）被调查者，由被调查者填写的问卷。

2. 访谈问卷 是由调查员按照问卷中所列问题向被调查者提问，并根据对方回答进行填写的问卷。

这两种类型的问卷在设计原则、步骤、结构等方面都是相同或相近的，只是在设计的要求上和使用方法上有一定差别。

（二）问卷的一般结构

问卷通常由四个部分组成：封面信、指导语、问题和答案、编码。

1. 封面信 即一封写给被调查者的短信。其主要作用是向被调查者说明调查的目的、内容、调查单位或调查者的身份、调查对象的选取方法，以及调查结果的保密措施等。封面信的语言要简明、中肯，篇幅易短不易长。封面信是取得被调查者信任和合作的一个重要环节，通常放在问卷的最前面。

视窗 4-4

2009 中国公民健康素养调查问卷的封面信

尊敬的朋友：

您好！为了解我国公民对健康知识、信息、服务的获取能力和对健康生活方式、健康技能的掌握程度，我们高兴地邀请您作为中国公民的代表接受调查，请您提供看法与意见。

本调查不记名，数据由计算机统一处理，因而请您放心如实回答调查员的提问。希望能够得到您的大力支持与合作。

调查结束后我们将送您一份小礼品，谢谢！

中国公民健康素养调查组

2. 指导语 即填写说明，是用来指导被调查者填答问卷的各种解释和说明。指导语的形式依问卷的复杂程度、填答的难易程度及被调查者的文化程度而定。有些问卷的填答方法比较简单，指导语很少，即可在封面信中用一两句话说明；有些问卷中的指导语则集中在封面信之后单独列出，并标有“填写说明”的字样，其作用是对填答问卷的方法、要求及注意事项等做出说明。

视窗 4-5

2013 年中国青少年烟草流行调查问卷的填写说明

（1）不必在问卷上写自己的名字。
（2）答案与成绩无关，同学间不必商量。
（3）回答问题前请认真阅读每个问题。
（4）请根据自己的真实情况回答。
（5）每个问题只能选择一个答案，请将你的答案填写在题号前的括号内。

3. 问题和答案 是问卷的主体，即问卷的主要内容。问卷中的问题可分为特征问题、行为问题和态度问题。特征问题是用来反映被调查者的基本情况所设计的问题，如性别、年龄、文化程度、职业、婚姻状况等；行为问题是为了测量被调查者过去发生的或现在进行的某些行为事件所设置的问题，如“您是否吸烟？”“您是否经常参加体育锻炼？”等；态度问题是用来测量被调查者对某一事物的看法、认识、意愿等主观因素的问题，如“您是否认为健康就是身体强壮，没有身体上的疾病？”“您是否认为身体越胖，身体越好？”等。问卷中问题的形式可以是开放式的，也可以是封闭式。所谓开放式问题是指只提出问题，但不为回答者提供答案，由回答者根据自己的情况自由填答的问题；而封闭式问题是指研究者在提出问题的同时，为回答者提供了答案，要求其根据自己的实际情况进行选择的问题。

4. 编码 就是赋予每一个问题及答案一个数字作为它的代码，即将问卷中的问题及被调查者回答的结果转换成数字，以便于计算机录入和定量分析。编码既可以在问卷设计的同时进行，也可以在问卷调查完成后再进行。前者称为预编码，后者称为后编码。

二、问卷设计的原则及步骤

（一）原则

1. 目的性原则 任何一份问卷的设计，都必须按照研究者提出的目的来完成。研究目的即是问卷的灵魂，它决定着问卷的形式和内容。问卷中每一个问题都应该与研究目的有关，通常与研究目的无关的问题不应列出。在问卷设计的过程中，问题依据研究目标提出，而研究目标就是依据研究目的拟定的一系列指标。

2. 反向性原则 就是由研究预期所得结果反推问卷中的问题。反向性原则能够保证问卷中的每一个问题都不偏离研究目的，而且便于将来资料的统计分析。

3. 实用性原则 在问卷设计过程中，问题的表述语言要尽量简单明了、通俗易懂，不要使用复杂的、抽象的词句及专业术语。

（二）步骤

1. 明确研究目的 问卷设计之前，必须明确研究的目的，并将研究目的用一系列可测量的指标来表示。例如，调查中国公民健康素养，就可以把健康素养分解为基本健康知识和理念、健康生活方式与行为、基本技能等一系列可测量的指标，而每一类指标又可以用相应的问题条目来表达。

2. 建立问题库 问题的来源主要有两种途径。

（1）头脑风暴法：召集与调查有关的各类人员组成研究小组，小组成员围绕研究目的和内容展开自由讨论，各抒己见，提出各种相关的问题，然后由设计者将提出的问题进行归类、合并、删除，挑选与研究主题密切相关的问题构成问卷。

（2）借用其他问卷的题目：从已有的问卷中筛选出适合本次研究目的的条目，经过“消化吸收”，纳入新的问卷，这是常用的问题来源方法。虽然借用的条目一般具有较好的信度和效度，但新设计的问卷仍然需要进行问卷信度和效度的检验。

3. 设计问卷初稿 将零散的问题合理编排组合成结构完整的问卷，问题排列时应考虑问题的顺序、逻辑结构、对回答者的心理影响等因素。

4. 试用和修改 问卷设计好后，不要将其直接用于正式调查，需要进行试用和修改。试用的方法有两种，一是客观检验法，即采用非概率抽样方法选取小部分调查对象，用问卷初稿进行调查，然后检查和分析预调查的结果，从中发现问题并进行修改；二是主观评价法，是将问卷初稿分别送给该研究领域的专家，请他们根据自己的经验和认识对问卷进行评论。有条件时，最好两种方法同时使用。

5. 信度和效度检验 问卷的最终质量需要通过信度和效度检验来评判，信度和效度检验达到要求后，问卷的正式版本才能确定。

三、问题和答案的设计

（一）问题的设计

根据问题设计时是否设置了答案，将问题分为封闭式问题和开放式问题两种形式。

1. 封闭式问题

（1）优点：容易回答，节省时间；拒答率低，问卷的回收率高；资料易于整理分析；适用范围广，即文化程度较低的被调查者也能完成问题的回答。

（2）缺点：调查结果有时不能反映真实情况，因为答案给一些人提供了猜答和随便答的机会；无法获得固定答案之外的信息；填答过程中易出现笔误。

2. 开放式问题

（1）优点：适用于不知道问题的答案有哪些，或答案太多，无法一一列举的情况；回答者能充分发表自己的意见和看法，能收集到生动、甚至意想不到的资料。

（2）缺点：需要花费较多的时间和精力；回答率低；使用范围有限，即开放式问题要求回答者有较高的文化知识水平和语言表达能力；所收集资料不易整理和分析。

3. 半封闭式、半开放式问题 由于封闭式问题和开放式问题在实际应用中都存在着某些缺陷，因此，可以在封闭式问题答案的最后加上一项“其他________”，供被调查者根据自己的实际情况进行选择、填答，以弥补封闭式问题答案不易列全的缺点。

（二）答案的设计

1. 填空式 即在问题后画一横线，让回答者填写，填空式适用于能够定量表述的问题。例如，“您有几个孩子？________个”。

2. 二项选择式 即问题的答案只有是和不是两种，回答者可根据自己的情况选择其一。二项选择式见于一是问题的回答只有两种答案，例如，“您的性别？①男　②女”；二是在询问被调查者的态度时进行了两极区分，例如，“您是否愿意购买艾滋病感染者家生产的商品或副食品？①愿意　②不愿意”。由于这种答案简单明确，因此应用很广。其缺点是只有两种答案可供选择，使得处于中立态度的回答者“被迫”偏向一方，同时也难以测量被调查者在态度上的差异程度。

3. 多项单选式 即给出至少两个以上答案，供回答者根据自己的情况选择其一。该答案形式在问卷调查中应用最广，设计的关键是保证答案的穷尽性和互斥性。例如，“您的文化程度是 ①不识字或识字很少 ②小学 ③初中 ④高中/职高/中专 ⑤大专/本科 ⑥硕士及以上”。

4. 多项任选式 与多项单选式不同的是，回答者可以根据自己的情况从中选择若干个答案。例如，“您认为被动吸烟会引发下列哪些疾病？①肺癌 ②冠心病 ③慢性阻塞性肺病 ④龋齿 ⑤白内障 ⑥影响胎儿发育 ⑦不知道”。

5. 多项排序式 为了了解被调查者对某些事物重要性的看法，答案要列出需要考虑的有关事物，让回答者排序。例如，“您认为下列因素中哪些对健康影响最大？请按对健康影响的重要程度从 1（最重要）排列到 4（最不重要）。___ 环境因素，___ 生活方式及行为因素，___ 生物遗传因素，___ 医疗卫生服务因素”。

6. 表格式 是将同一类型的若干问题集中在一起，构成一个问题的表达方式。例如，“在日常生活中，每个人对‘健康’都有着自己的理解，以下关于健康的说法，您持哪种态度？（请在每一行适当的格中打”√”）”。

问题	赞成	反对	不知道
①健康就是身体强壮，没有身体上的疾病			
②身体很好的人，不需要注意健康问题			
③身体越胖，说明身体越好			

（三）问题的排列

问卷中问题的前后顺序及相互之间的联系，既会影响到被调查者对问题的回答结果，又会影响到调查的顺利进行。在排列问题时，应注意以下几点。

1. 先排列简单易答的问题，后排列复杂难答的问题 如性别、年龄、文化程度等反映被调查者一般情况的问题易放在前面，而敏感性问题应放在问卷的后面，以免引起回答者反感，影响随后问题的回答。

2. 先列封闭式问题，后列开放式问题 由于开放式问题的回答需要被调查者深思熟虑，还要用语言文字表达出来，故费时且不易回答，应排列在问卷的后面。否则，如果将开放式问题放在前面，容易导致拒答，影响问卷的回收率。

3. 问题的排列应有一定的逻辑顺序 可以按事物发生发展的先后顺序排列，也可以把内容相同或相近的问题放在一起排列，或者按人们思考问题的方式进行排列。

4. 检验信度的问题应隔开排列 在问卷设计中，研究者会有意设计一些高度相关或内容相同但表述形式不同的问题供回答者选择，其目的是为了检验问卷的信度。如果将这些问题排列在一起的话，很容易引起回答者的察觉，从而达不到检验的目的。

（四）问卷设计中常见的错误

1. 多重含义 即在一个问题中询问了两个或两个以上的问题，使得回答者难以作答。例如，“您会和乙肝患者或乙肝病毒携带者握手、拥抱、一块吃饭吗？①会 ②不会”。

2. 概念抽象 指问题或答案中使用了一些专业术语，使得被调查者难以准确理解其真正含义，无法做出合适的回答。例如，“您的家庭类型是 ①核心家庭 ②主干家庭 ③单亲家庭 ④联合家庭 ⑤丁克家庭”。

3. 问题含糊 是指问题中使用了有歧义的词语，或者问题本身的含义不清楚，语言表达不恰当，使得问题真正要表达的意思不能被回答者所理解。例如，“过去 30 天里，平均每周您进行多少次室外运动？①>20 次 ②11～20 次 ③5～10 次 ④1～4 次”。

4. 诱导性提问　应按中立的方式提问，即问题不应带有某种倾向性。否则，会人为地增加某些回答的概率，从而产生偏误。例如，“您不吸烟，是吗？”

5. 问题与答案不匹配　在封闭式问题中，问题和答案是一个不可分割的整体，两者之间必须密切配合，相互匹配；否则就是“答非所问”。例如，“您认为您是否有保研的可能？①十分困难 ②比较困难 ③不太困难 ④十分容易”。

案例 4-2

我国青少年烟草流行问卷调查

我国是目前全球最大的烟草生产和消费国，现在吸烟者超过 3 亿，男性吸烟率高达 52.9%，7.4 亿非吸烟者遭受二手烟暴露，导致巨大的疾病负担和经济负担。我国每年因吸烟导致 100 多万人死于吸烟相关疾病，其中超过 10 万人死于二手烟暴露。

2012 年 12 月，工业和信息化部等 8 部门联合发布了《中国烟草控制规划（2012～2015 年）》（以下简称《规划》），《规划》明确提出“力争青少年吸烟率从 2010 年的 11.5% 逐渐下降到 8.5%以下”的工作目标。为了解目前我国青少年吸烟率及烟草流行相关数据；分析青少年烟草流行相关影响因素，提出有针对性的干预策略；为政府制定控烟政策、策略和措施提供科学依据和工作建议，拟在全国 31 个省（区、市）336 个监测县，以初一、初二、初三在校学生为监测对象，开展青少年烟草流行问卷调查，以获取具有全国代表性和省级代表性的数据。

资料来源：国家卫生计生委宣传司《2013 年中央补助地方健康素养促进行动项目方案》2013 年 9 月。

讨论：

（1）如果你是本次调查问卷的设计者，你将如何设计该问卷？

（2）问卷设计过程中应该注意哪些主要问题？

四、问卷的信度和效度

问卷作为定量调查中收集资料的一种测量工具，其测量结果如何？就需要通过信度和效度进行检验。

（一）信度

信度（reliability）即可靠程度或可信度，是指对同一事物进行重复测量时，所得结果的一致性程度，通常用信度系数进行评价。

1. 复测信度（test-retest reliability）　采用同一问卷在不同时间对同一人群进行两次测量，评价两次测量结果的相关性。这是最常用的信度检验方法。其缺点是容易受到时间的影响，即研究对象的特征可能会随着时间的推移发生改变，且重复测量易受前一次测量的影响，不一定能真实反映研究对象的特征。因此，重复测量的间隔时间不宜太长，也不宜太短，以 2～4 周较为合适。一般认为，复测信度能达到 0.70 以上即可，如果大于 0.75 表示复测信度较好，而低于 0.4 表示较差。

2. 复本信度（parallel-forms reliability）　设计两份在测量内容、应答形式及统计方法等方面高度类似的问卷，同时测量同一人群，评价两份问卷测得结果的相关性。复本信度虽然避免了复测信度的缺点，但要设计出两份高度类似的问卷是非常困难的。

3. 折半信度（split-half reliability）　将研究对象在一次测量中所得的结果，按奇数题和偶数题分为两组，计算两组分数之间的相关系数（r），即为折半信度。由于只计算了一半的测量信度，故整个测量的实际信度（R）需要用下列公式换算：

$$R = \frac{2r}{1+r}$$

通常，在采用折半信度验证测量的一致性时，需要在问卷中增加一倍的测量条目，这些条目与另一半条目在内容上应该是一样的，只是表面形式不同而已。否则，就无法用其检验测量的信度了。

（二）效度

效度（validity）即测量工具的有效度或准确度，是指测量结果与试图要达到的目标之间的接近程度。效度可以从以下四个方面进行评价。

1. 表面效度（face validity） 从表面上看，问卷所列条目能否测量研究者想要了解的问题，这是由专家评价的主观指标。

2. 内容效度（content validity） 评价问卷中的内容能在多大程度上涵盖研究目的要求达到的各个方面和领域。和表面效度一样，内容效度也是由专家凭借自己的经验，对问卷内容的完整性进行判断。

3. 结构效度（construct validity） 指问卷所要测量的概念与理论设想的符合程度。它是根据理论推测的“结构”与具体行为和现象间的关系，判断测量该“结构”的问卷能否反映此种联系。评价结构效度常用的统计方法是相关分析和因子分析。

4. 准则效度（criterion validity） 准则效度评价的是问卷测量结果与标准测量间的接近程度。常用统计方法为相关分析，相关系数被称为效度系数。

（三）信度和效度的关系

（1）不可信的测量一定是无效的。即信度不高，效度也不高。

（2）可信的测量可能是有效的，也可能是无效的。即信度高，效度可能高，也可能不高。

（3）无效的测量可能是可信的，也可能是不可信的。即效度不高，信度可能高，也可能不高。

（4）有效的测量一定是可信的测量。即有效必可信；换句话说，效度高，信度也高。

思 考 题

一、简答题

（1）社会医学的相关研究方法主要有哪些？

（2）选题应遵循哪些原则？

（3）定性研究的特点是什么？

（4）问卷通常由几部分组成？

二、案例分析题

下列问题是从学生设计的问卷中挑选出来的，你认为这些问题存在哪些缺陷？请指出并进行修改。

1. 您的年龄是：

A. 15～25 岁　　B. 25～35 岁　　C. 35～45 岁　　D. 45 岁以上

2. 您生活的环境：

A. 城区　　B. 近郊　　C. 远郊

3. 您患的高血压是：

A. 轻度　　B. 中度　　C. 重度

4. 您认为艾滋病与不良道德品质有关吗？

A. 有关　　B. 无关　　C. 不知道

5. 雾霾天气您和您的家人是否减少了户外活动的次数？

A. 是　　B. 否

6. 平常花在借、买学习资料或自身发展的钱多吗？

A. 较多　　B. 一般　　C. 较少　　D. 一点没有

7. 您了解废电池对环境的危害吗？您会尽量减少电池的使用而以充电电池或直流电源代替吗，您会收集身边的废电池并投入废电池回收箱吗？

A. 了解，并注意减少电池的使用　　B. 了解，但并不注意，除非有提醒

C. 不了解，但今后会尽量注意　　D. 不了解，也不关心

（张爱莲）

第五章　社会因素与健康

学习目标

掌握：社会因素的内涵，社会因素影响健康的规律和特点；经济发展水平与健康；家庭与健康；文化的概念、特征，文化对人群健康的作用模式。

熟悉：社会制度与健康，社会阶层与健康，社会人口与健康，社会营养与健康，教育与健康。

了解：社会发展指标，社会因素影响健康的机制，社会关系与健康，退休、失业与健康，宗教、风俗习惯对人群健康的影响，社会心理因素与健康。

案例 5-1

非传染性疾病已经成为最大的致死病因

2014 年 7 月 10 日至 11 日，第 68 届联大在纽约联合国总部举行关于审查及评估预防和控制非传染性疾病的高级别会议。世界卫生组织总干事陈冯富珍在会上说，心脏病、癌症、糖尿病、慢性呼吸道疾病等非传染性疾病已取代传染病，成为全球致病和致死的最大病因。世界卫生组织当天发表的《世界卫生组织 2014 年非传染性疾病国家概况》，提供了 190 多个国家和地区非传染性疾病的最新情况，数据显示，自 2000 年以来，全世界各区域非传染性疾病死亡人数均有所增加。目前，全世界每年有 3800 万人（2800 万人来自发展中国家）死于非传染性疾病，其中近 1600 万人在 70 岁之前过早死亡，85%因非传染性疾病造成的过早死亡发生在发展中国家。

另据相关报道，我国由于非传染性疾病死亡的人数占总死亡人数的 80%，并且糖尿病、高血压、脑出血、心肌梗死、脑梗死及恶性肿瘤等的发病呈年轻化趋势，对广大居民的生命质量和生活质量造成了非常严重的威胁。

讨论：

（1）导致目前慢性非传染性疾病持续上升的原因有哪些？

（2）非传染性疾病仅仅是一个健康问题吗？

第一节　概　　述

随着医学模式由单纯生物医学模式转变为生物-心理-社会医学模式，人们在重视生物学致病因素的同时，也更加重视疾病发生的心理因素和社会因素。分析社会因素对人群健康和疾病的作用及规律，从而认识病因、防治疾病、增进健康，是社会医学最核心的研究内容。

一、社会因素的概念

社会因素（social factor）是指社会环境的各项构成要素，包括一系列与社会生产力和生产关系有密切联系的因素。

以生产力发展水平为基础的因素包括经济状况、人口状况、社会保障、营养、教育、科学技术等；以生产关系为基础因素包括社会制度、法律体系、社会关系（家庭、婚姻）、卫生保健、社会文明等。

社会的各项构成要素，也可以归纳为环境、人口和文明程度（政治、经济、文化）三个类别，涉及人类社会的各个方面，存在于每个人周围，并不断对其产生影响（图 5-1）。

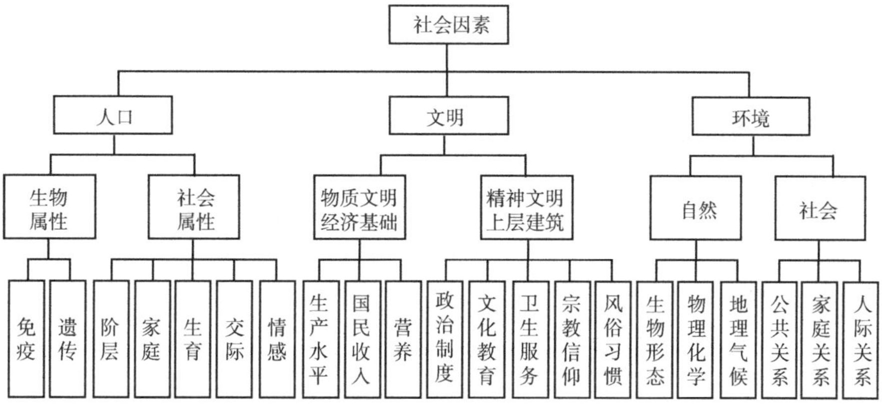

图 5-1　社会因素分类

有学者根据与健康的因果距离，将与健康有关的社会因素分为三个层次：最近因素（proximal factors），指与健康相关的生活方式及行为，如吸烟、饮酒、饮食和运动等；中等距离因素（mid-range factors），指人们的社会和家庭关系及社会支持网络；最远端因素（distal factors），指人们的生活和工作条件，如社会结构与社会分层因素。

二、社会因素影响健康的规律与特点

由于社会因素与健康之间的因果联系不如生物学因素那么直接，因此长期以来人们对社会因素与健康的了解和重视程度远不及生物学因素。随着医学模式的转变和人类疾病谱的变化，社会因素对健康和疾病的影响越来越重要，因此我们必须要认清社会因素作用的规律和特点，以便更好地保护人群健康。

概括起来，社会因素影响健康的规律和特点主要有以下几方面。

（一）泛影响性

泛影响性也可称之为发散性。是指社会因素对人们健康的影响非常广泛，涉及生产生活的方方面面，直接或间接地对健康产生影响。对群体而言，一种社会因素可引起不同的疾病；对个体而言，一种社会因素可导致多个器官和系统发生变化。此外，社会因素之间也相互影响，很少有相互独立的社会因素存在。

（二）恒常性

一般情况，社会因素在一定时期内会保持相对稳定，因此其对健康的影响是无形、缓慢而持久的。

（三）累积性

伴随着个体的发展，各种社会因素会以一定的时间顺序作用于人体，形成应答累加、功能损害累加或健康效应累加作用。

(四)交互作用

社会因素与健康的因果关系相当复杂，两者之间通常呈现出交互作用，这是由于其因果关系的多元性所决定的。一种社会因素可以直接影响人们的健康，也可以作为其他因素的中介、或以其他因素为中介（互为条件）影响健康。社会因素与健康效应之间的关系常表现为多因一果、一因多果或多因多果。

三、社会因素影响健康的机制

社会因素影响人类健康主要是通过心理感受这个中心环节发生作用。心理功能以生理功能为基础，生理变化可导致心理变化，而心理变化也可导致生理变化。人对自然和社会环境的刺激，有复杂的生理和心理反应。社会因素影响健康的主要机制是：社会因素被人的感知系统纳入，经过神经-内分泌-免疫调节网络，产生中介物质（神经递质、激素、抗体等），引起心理应激及行为、社会适应和躯体功能的变化（图 5-2）。

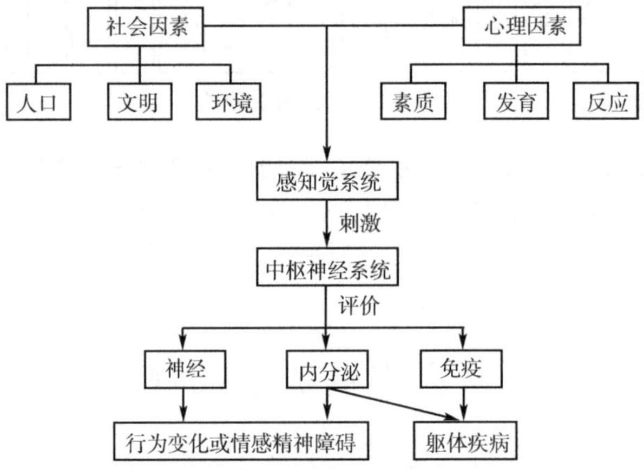

图 5-2 社会-心理因素影响健康的机制示意图

四、健康社会决定因素

2005 年，理查德·威尔金森（Richard Wilkinson）和马蒙特（Marmot）提出 10 个与健康相关的社会决定因素，即社会阶层、压力、儿童早期生活、社会歧视、工作、失业、社会支持、吸毒、食品和交通等。同年，世界卫生组织成立了由学者、前国家元首和前卫生部长等知名人士组成的世界卫生组织健康社会决定因素委员会（Commission on Social Determinants of Health，CSDH），针对“健康问题社会决定因素”进行了长达三年的调研。2008 年委员会完成了题为《用一代人时间弥合差距：针对健康问题社会决定因素采取行动以实现卫生公平》的报告，报告指出，“政策欠佳、经济失灵和政治失误交杂缠绕在一起，在很大程度上造成世界上大多数人享受不到其在生理上本可达到的良好健康”，并认为“社会不公是人类的一大杀手”。

由此，世界卫生组织对“健康社会决定因素”（social determinants of health，SDH）做出如下定义：在那些直接导致疾病的因素之外，由人们的社会地位和所拥有资源所决定的生活和工作环境及其他影响健康的因素。它们是导致疾病的“原因的原因”（cause of cause），包括了人们生活和工作的全部社会条件。

健康决定因素具体表现在职业环境、居住环境、教育水平、社会参与度、获得健康与社会保障服务方面的可及性与途径等，这些因素都与社会地位、性别、种族、价值观和社会歧视程度等相关，也正是这些因素造成了人群在易感性和疾病风险方面的差异，导致了不同区域或人群在期望寿命上的较大差异，出现健康不公平性的状况。例如，澳大利亚的土著居民、托雷斯海峡岛民与普通居民间的期望寿命相差近 20 岁。因此，每个国家都应重视健康的社会决定因素，并通过国际合作、国内多部门的合作来减少健康不公平。

针对社会因素对健康的影响，世界卫生组织从决定健康的“原因的原因”入手，以实现健康公平为基本价值目标。在此理念下，2008 年 CSDH 提出健康社会决定因素行动框架，以期为各国解决健康问题提供理论指导（图 5-3）。

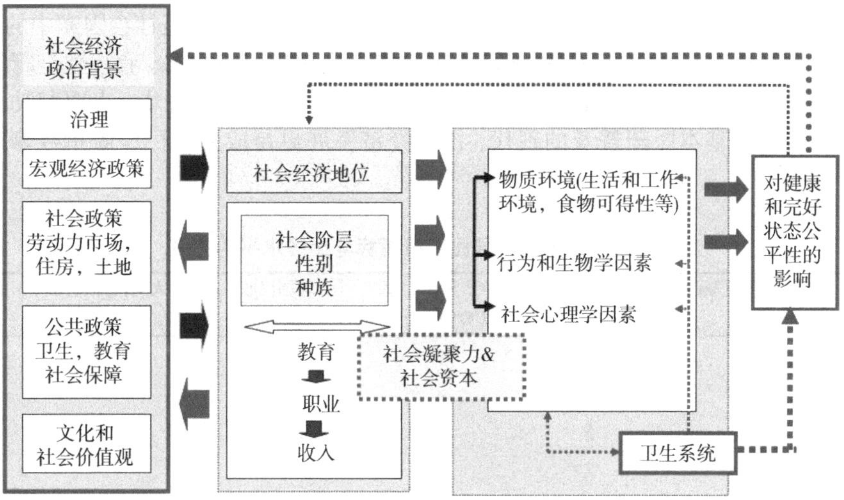

图 5-3　健康社会决定因素概念框架

行动框架将影响健康的社会决定因素分为日常生活环境（物质环境、社会支持网络、社会心理和行为因素）和社会结构性因素（政治制度、社会经济政策、社会分层、社会文化和价值观等）两方面，通过从这两个方面采取行动，改善健康公平、促进健康发展。

CSDH 以多个国家的经验证据为基础，列出一些因素作为目前各国采取政策干预措施的重点因素，包括：儿童早期发展、劳动条件、城市建设、社会歧视、女性和性别平等、全球化、卫生体系、优先发展公共卫生等。

第二节　社会经济因素与健康

案例 5-2

蚊子与巴拿马运河

巴拿马运河是人类的历史壮举，它使太平洋和大西洋之间的航程大大缩短，但它的开凿过程一波三折。1880 年 1 月，巴拿马运河开凿，但热带丛林中蚊子铺天盖地，加之缺乏有效的防疫手段，导致疟疾和黄热病流行。先后有两万多名工人因疟疾和黄热病丧生，工程被迫停工。1904 年运河又一次动工，但疟疾和黄热病问题再次发生，高死亡率让运河工人谈“蚊”色变，项目面临再次下马的风险。在美国罗斯福总统的支持下，卫生人员在运河建设地区掀起了一次广泛的卫生运动。1905 年夏秋两季，4000 多人的“蚊子部队”在运河地区清整环境，在沟渠和污水坑池喷洒杀虫剂，填平死水池塘，为门窗安上纱窗。至

1906 年 11 月 11 日，巴拿马运河出现最后一个黄热病死亡病例，疟疾死亡率也很快降至 1%以下。1914 年 8 月 15 日，一条全长 81.3 公里的船闸式运河正式通航，由此带来了显著的经济效益。

资料来源：《国际先驱导报》2014.8.29

讨论：

（1）健康和经济发展之间存在着什么样的关系？

（2）通过此案例应吸取什么教训？

社会经济因素是指随社会生产力发展而形成的社会经济水平，它是社会因素中的基本因素。社会经济因素既包括一个国家或地区的经济发展水平，也包括人们的衣、食、住、行等方面。

人类历史上每一次健康水平的飞跃，不仅要归功于医学科学的进步，也要归功于社会经济生活水平的提高。在基本医药普及的现代，社会经济发展更是成为国民健康指数攀升的主要动力（表 5-1）。

表 5-1 部分国家居民健康指标与经济水平的关系

国家	平均期望寿命（岁）	婴儿死亡率 ‰	孕产妇死亡率（1/10 万）	人均国民收入（美元）	人均医疗费用（美元）	卫生总费用占 GDP%
日本	83	2	6	33 470	2817	8.3
澳大利亚	82	4	8	38 210	3365	8.5
英国	80	5	12	37 230	3222	8.7
美国	79	7	24	45 640	7164	15.2
中国	74	17	38	6890	265	4.3
俄罗斯	68	11	39	18 350	985	4.8
印度	65	50	230	3250	122	4.2
刚果	49	126	670	3040	23	7.3
古巴	78	5	53	—	495	12

资料来源：World Health Statistics 2011，WHO

一、经济发展与健康

人群健康是经济发展的前提条件，社会经济发展是人群健康的根本保证。大量实证分析证明，经济增长与健康之间存在双向因果关系。一方面，健康是人力资本的一部分，健康水平的提高有利于人力资本的提升从而促进经济增长；另一方面，经济增长也促进了物质生活水平的提高，人们更加关注健康问题，对健康的投入也不断加大，从而又促进了健康水平的提升。

（一）经济发展对健康的促进作用

一般情况下，经济发展可促进人群健康水平提高。但是经济因素不是影响居民健康的唯一因素，尤其是当社会经济发展水平能满足居民的基本要求后，影响健康的社会因素会更加复杂，经济发展有时也会带来健康危机（health crisis）和负效应。

1. 不良生活方式与现代社会病 现代社会病指随着现代科技高速发展，由新的社会生活方式所带来的一系列疾病和社会现象，如肥胖、高血压、冠心病、车祸、性传播疾病、吸毒等。

由于生活更加富裕，人们高蛋白、高脂肪等食物大量摄入，造成营养过剩，加之运动不足，糖尿病、高血压、肥胖症等富贵病发病增加；空调综合征、电脑综合征、网瘾等与现代生活方式有关的“现代社会病”也应运而生；随着人员跨境流动增加，一些人的思想和生活观念受到外来文化的影响，可能选择不良的生活方式，如吸毒、药物滥用、卖淫嫖娼和婚外性行为等。

2. 心理紧张因素增加　经济社会快速发展，生活环境发生改变，家庭和人口结构变化，价值观念的冲击，紧张忙碌的生活工作节奏和激烈竞争，使得人们心理压力变大，应激因素增多，引发一系列心理健康问题。

3. 环境污染加重　以能源消耗为基础的现代工业经济，在创造社会财富的同时，也产生了大量的环境污染物，“工业三废”、核泄露、酸雨、臭氧层破坏、温室效应等环境问题给人类健康带来了新的隐患。环境污染成为造成全球每年 1000 多万儿童死亡的最关键因素之一。

4. 社会人口流动增加　2010 年我国第六次人口普查表明，在我国 13.4 亿人口中，居住地与户口登记地不一致且离开户口登记地半年以上的人口为 2.61 亿人，流动人口占总人口近 20%。社会流动人口大幅增加，尤其是流入城市的农村人口增加，加大了城市生活基础设施、卫生保健的负担，也不利于计划免疫、妇女儿童保健、传染病控制等卫生工作的开展。

5. 社会负性事件增多　中国目前正处于转型期，社会发展不均衡，基础设施不完善，贫富差距扩大及价值观的多元化等，易引发一系列社会问题。有研究显示，一个国家发展到人均 GDP 达 500~3000 美元时，往往也是人口、资源、环境、效率与公平等社会矛盾较为严重的瓶颈时期，易造成社会失序、教育功能失调、心理失衡、人际关系紧张等负性影响，我国也正在遭遇到类似问题，事故灾难、公共卫生和社会安全事件呈增长态势。

（二）健康对社会经济的作用

经典的经济增长理论认为，经济增长的源泉主要来自两个方面：生产率的提高和投入要素的增加。其中投入要素又可分为实物资本投入和劳动力投入两部分。健康水平的提高可以改善劳动力投入的数量和质量。有人对中国健康水平与长期经济增长关系进行分析，结果表明在过去 50 多年里健康水平的改善不仅是经济增长的副产品，更是经济增长的促进因素。

1. 提高劳动生产率　健康对生产效率的影响比较直接：健康工人拥有更好的体魄与精神状态，相同时间内可以完成更多的工作任务；健康工人因病缺勤率低，工作时间延长；健康工人医疗支出减少，国家和企业可以将更多的资金用于生产活动，加快经济发展（图 5-4）。

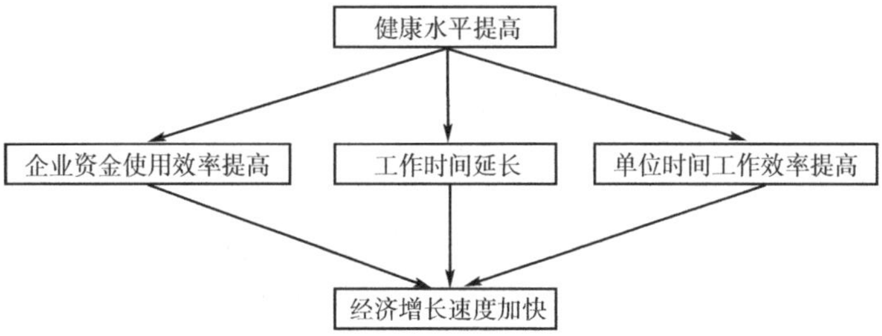

图 5-4　健康与生产率水平之间的关系

2. 增加劳动力供给　健康可以通过增加劳动力投入的渠道来影响经济的增长速度。健康水平提高将延长人们的预期寿命，工作年数也随着提高，人们可能选择较迟的退休时间或在退休后仍然从事生产活动，故可增加加社会劳动力的供给，加快经济增长。

3. 通过影响资本积累途径影响经济增长速度　健康水平的提高使劳动者有更长的生命周期，进而影响劳动者的消费储蓄行为，增加其当前的储蓄和投资，加快经济增长速度。

4. 减少疾病损失　疾病、失能和过早死亡会给家庭和社会带来直接的经济损失，也会消耗大量的卫生资源，延缓经济的增长。反之则可以节约社会资源，促进经济发展。

对我国各省份改革开放以来的数据分析表明，健康因素对经济的增长有显著的促进作用，从改革开放至今，由于健康水平的提高我国各省份经济增长速度提高了约 31.48%。

此外，健康水平还可以通过影响人力资本的其他因素如教育水平、工作经验，影响外商投资、影响资金的使用效率等渠道来最终作用于经济增长。

二、社会营养与健康

视窗 5-1

瑙鲁的教训

瑙鲁是西太平洋上的一个岛国，面积只有 20 平方公里。20 世纪中叶瑙鲁独立，从殖民者手中收回了采矿权。丰富的磷酸盐（来自于鸟粪，生产化肥的主要原料）矿产资源使得瑙鲁从一个贫穷的小岛一跃成为太平洋岛国首富。原本勤劳淳朴的瑙鲁人迅速脱贫，过上了闲适慵懒而富足的生活。饮食方式受欧美影响全面西化，传统食物生鱼、水果、蔬菜等逐渐被油炸食品、罐头、饮料和啤酒取代。数十年以后，据世界卫生组织 2010 年的统计，瑙鲁已成为全球最胖的国家，国内 97%的成年男性和 93%的成年女性处于超重和肥胖状态，近半数瑙鲁人患有糖尿病，平均寿命 55 岁，比邻近的新西兰少 20 多年。

瑙鲁人用自己的身体和健康验证了一个事实：经济发展和富有并不等于健康和幸福。

在社会经济发展过程中，国民的营养状况往往是一个国家或地区工农业生产、资源、环境卫生状况、卫生保健水平和居民收入等社会经济发展状况的综合反映，也是国家经济发展的重要动力。新中国成立近 70 年来，随着科学技术的发展和人民生活水平的不断提高，我国城乡居民营养有了基本保障。2015 年居民恩格尔系数已降到 30.6%，初步进入小康社会。这也是改革开放的直接成果之一。

但是，由于经济发展的不均衡，以及文化水平、饮食习惯、营养指导等因素的影响，我国居民总体营养状况还存在一些问题，影响着国民经济的发展和和谐社会的建设。因此，从社会医学的角度研究食品、营养与健康的关系，具有十分重要的现实意义。

（一）营养与健康

居民营养健康状况是人的素质的重要构成部分。发展经济学认为，物质财富的增长只不过是人类谋求发展的手段而不是发展的目的，发展的最终目的是实现人类的全面发展。营养与健康是人类全面发展的最基本要求。

营养（nutrition）指人体摄取、消化、吸收、利用食物中的营养物质以满足机体自身生理需要的生物学过程。平衡而全面的营养谓之合理营养。合理的营养是人体正常生长发育、维持生理活动、提高机体抵抗力、延年益寿的保证。

1. 衡量社会营养状况的指标 衡量一个国家或地区营养状况的指标体系如图 5-5 所示。

衡量人群营养状况，主要是依据摄入热量和食物的营养结构两方面。摄入热量用来衡量人群摄入的食物是否能维持基本生命功能；食物营养结构则是反映摄入食物中各种营养素比例的合理性。

从生理角度讲，一个中等强度体力劳动成年人，男性每天需要摄入 3000kcal 热量，女性为 2800kcal。从营养结构看，摄入食物中蛋白质、脂肪和糖类的适宜比例应该是 15∶20∶65，蛋白质以动物蛋白和植物蛋白各占 50%为宜，维生素和微量元素也不可缺乏。

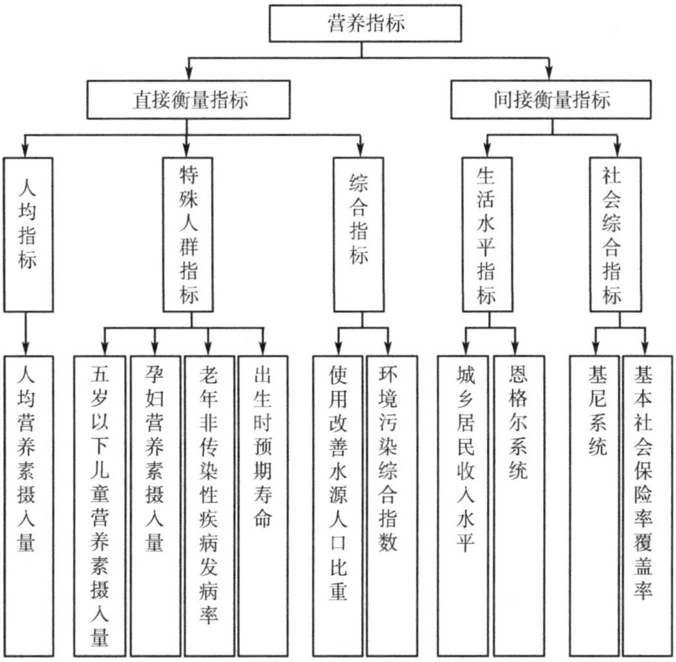

图 5-5 社会营养衡量指标

2. 我国居民营养状况与健康 新中国成立以来，随着社会经济的发展，我国居民的营养状况发生了很大变化，整体营养状况得到了很大改善。

（1）居民营养与健康状况明显改善进入 21 世纪以来，食物短缺的现象只在极少数地区存在，居民能量和蛋白质摄入量保持在良好水平，脂肪摄入量增加较多，维生素 A、维生素 B_2、钙等营养素摄入量仍显偏低和不足，但显著的营养缺乏已经不多见。

根据国家卫生与计划生育委员会《中国居民营养与慢性病状况报告（2015 年）》（以下简称《报告》）数据显示，从 2002～2012 年十年间我国居民膳食营养状况又有明显改善。蛋白质摄入量为 65g，脂肪摄入量为 80g，糖类摄入量为 301g，三大营养素供能充足，能量需要得到满足。

（2）居民身高、体重有所增长：2012 年全国 18 岁及以上成年男性和女性的平均身高分别为 167.1cm 和 155.8cm，平均体重分别为 66.2kg 和 57.3kg。与 2002 年相比，居民身高、体重均有所增长。6～17 岁儿童青少年身高、体重增幅尤为显著，农村增幅高于城市。

（3）居民营养不良状况明显改善：《报告》显示，成人营养不良率为 6.0%，比 2002 年降低 2.5%。儿童青少年生长迟缓率和消瘦率分别为 3.2%和 9.0%，比 2002 年降低 3.1%和 4.4%；6 岁及以上居民贫血率为 9.7%，比 2002 年下降 10.4%，其中 6～11 岁儿童和孕妇贫血率分别为 5.0%和 17.2%，比 2002 年下降了 7.1%和 11.7%。

（4）膳食结构有所变化，超重肥胖问题突显：《报告》显示，城市和农村居民膳食中谷类食物的供给比分别为 47%、58.8%，远低于推荐量的下限；水果、豆类和奶类摄入量依然偏低；膳食脂肪供能比为 32.9%，超过《中国居民膳食指南》推荐量的上限；钙、铁、维生素 A、D 等部分营养素缺乏依然存在；居民每天平均食盐摄入量 10.5g，较 2002 年下降了 1.5g，但仍高于膳食指南推荐的 6g 标准。

2012 年全国 18 岁及以上成人超重率为 30.1%，肥胖率为 11.9%，比 2002 年上升了 7.3%和 4.8%，男性高于女性，城市高于农村。6～17 岁儿童青少年超重率为 9.6%，肥胖率为 6.4%，比 2002 年上升了 5.1%和 4.3%，农村增幅高于城市。

3. 我国营养发展中存在的问题

（1）两类营养不良并存：根据世界卫生组织对营养不良的定义，营养不良不仅指营养缺乏，还包括营养过剩或营养失衡问题。

现阶段我国居民营养问题主要表现为营养缺乏和营养失衡并存。儿童、孕妇营养不良问题在一些边远贫困地区依然存在，微量营养素缺乏也是我国城乡居民普遍存在的问题。与此相对的是，由于营养素摄入失衡导致的超重和肥胖问题也日益突出。

（2）城乡慢性非传染性疾病呈现上升趋势：与营养有关的慢性非传染性疾病已经成为我国城乡居民健康和生命的主要威胁。2012 年数据显示，全国 18 岁及以上成人高血压患病率为 25.2%，糖尿病患病率为 9.7%，与 2002 年相比两者均呈上升趋势。这类疾病与居民的膳食营养结构直接相关，因此如何遏制其大面积快速增长的势头，是非常紧迫的事情。

（3）婴幼儿和学生营养应高度重视：受营养知识、经济条件、饮食、喂养习惯等因素的制约，我国婴幼儿和学生的营养状况仍然不能令人满意，在农村和贫困地区这个问题更加突出。儿童是祖国的未来，他们的素质决定着未来人口的素质，因此应将提高儿童营养水平当做战略问题来抓，继续做好各项营养干预行动。

（4）公众营养知识有待提高：我国饮食文化历史悠久，中华美食享誉世界。但是大部分群众还缺乏营养的科学理念和均衡营养的知识，国家应从政策、法规、标准和普及营养科学知识方面，倡导居民树立正确的营养理念，提高营养知识的知晓率。

视窗 5-2

中国居民平衡膳食宝塔

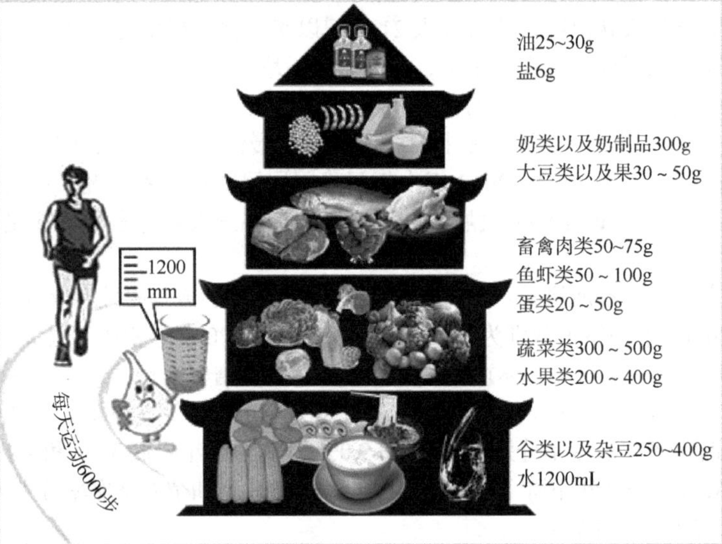

资料来源：中国营养学会

（二）食品安全与健康

近年来，食品安全一直是备受关注的热门话题。食品安全不仅关系到广大群众的身体健康和生命安全，也直接影响社会经济发展和社会的和谐稳定。虽然现代科学技术已经发展到了相当高的水平，但食源性疾病无论是在发达国家还是发展中国家，都没有得到有效的控制，食品安全恶性事件仍时有发生。加之新技术的广泛使用，一些特殊食品如新资源食品、保健食品、转基因食品、辐照食品、专供婴幼儿和其他特定人群的主辅食品等进入市场，新的食品安全问题不断涌现。

1. 食品安全的概念　《中华人民共和国食品安全法》指出，食品安全是指食品无毒、无害，符合应当有的营养要求，对人体健康不造成任何急性、亚急性或者慢性危害。食品安全包括食品（食物）的种植、养殖、加工、包装、贮藏、运输、销售、消费等环节的安全。

2. 食品安全危害对健康的影响　不安全食品对人体危害的主要后果是引起食源性疾病。据世界卫生组织统计，全球每年有约15亿腹泻患者，估计70%是由食用受微生物污染的食品引起；食品中常见的化学性危害如重金属、毒素、农用化学药物、滥用食品添加剂等，可引起急慢性中毒、过敏、影响生殖和发育及三致作用。

自20世纪90年代以来，全球范围内重大食品安全事件不断发生，食品安全已成为一个全球关注的公共卫生问题。1996年5～10月日本发生病原性大肠杆菌O-157食品中毒，1996年英国疯牛病肆虐，1997年中国香港爆发禽流感，1998年猪脑炎席卷东南亚，1999年比利时出现二噁英风波，2001年初法国发生李斯特杆菌污染事件，2003年亚洲国家出口欧盟、美国和加拿大的虾类产品中被检测出带有氯霉素残余，2004年我国安徽阜阳的劣质奶粉事件，2005年世界各地不断报道的人感染高致病性禽流感事件，2008年的三鹿奶粉事件等，无时无刻不在提醒人们关注食品安全的问题。

随着经济全球化的进一步加快，世界食品贸易量也持续增长，食源性疾病也随之出现了流行速度快、影响范围广等新特点。

3. 食品安全危害的控制　是一个系统而又复杂的管理活动，涉及食品生产者、消费者和政府，各国的情况不尽相同。总体而言，在联合国粮农组织（FAO）、世界卫生组织（WHO）及世贸组织（WTO）等国际组织的努力下，全球已经形成食品管理的战略构架。2001年，WHO根据53届世界卫生大会的决议，制订了《全球食品安全战略》计划的草案，WHO全球食品安全战略的目标是减小食源性疾病的健康损害和社会负担，并确定实现这一目标的行动主线。我国卫生部参照WHO全球食品安全战略计划，于2003年制定和颁发了中国《食品安全行动计划》，其总目标为：控制食品污染，减少食源性疾病，保障消费者健康，促进经济发展。具体措施包括推行良好生产规范（good manufacturing practice，GMP）、危害分析和关键控制点（hazard analysis critical control point，HACCP）、食品安全风险监测（surveillance of food safety risks）等。

面对严峻的食品安全形势，国家颁布了一系列法律法规，强化政府的监管力度。2009年6月1日，《中华人民共和国食品安全法》施行，2015年10月1日修订后的《中华人民共和国食品安全法》施行。从整体上看，我国的食品安全状况已有明显改善。

第三节　社会发展因素与健康

一、衡量社会发展的指标

20世纪50年代以来，国内外常以国内生产总值（gross domestic product，GDP）为核心的国民收入核算体系来反映社会经济的发展。但随着社会实践的发展，人们逐渐认识到GDP注重经济产值及其增长速度，无法显示在生产和社会发展过程中付出了哪些沉重代价。GDP只是把发展看做一种经济现象，把现代化过程简单地理解为单维度的物质财富增长过程，忽视了资源、环境成本、社会成本、分配公平与社会公正、社会福利等诸多方面问题。因此偏重于GDP增长速度的发展模式已经显现出一些弊端，如城乡之间、地区之间受益水平不平衡，经济与社会发展不协调、社会保障和公共服务相对滞后、资源和环境压力大等。在此情况下，一些发达国家陆续引入了如人类发展指数、生活质量指数、社会进步指数、美国社会卫生协会指标、国民幸福指数等一系列综合指标，用以检视社会发展的综合情况。

1. 人文发展指数（human development index，HDI） 是由联合国开发计划署（UNDP）在《1990年人文发展报告》中提出的指标，用以衡量各成员国的经济社会发展水平。此后每年联合国开发计划都发布世界各国人文发展指数。

HDI 是由人口预期寿命、教育和收入三个维度构成的综合评价指标，用加权平均法分别计算出这三个方面的指数，然后将这三个方面的指数进行平均，即为 HDI。指数值为 0～1，指数越接近 1，说明这个国家经济和社会发展程度越高。与 GDP 相比，HDI 在考虑了经济增长因素的同时，还考虑了教育、卫生等对社会发展的影响。

改革开放以来，中国经济的快速发展带动了国内 HDI 的大幅提高。1980 年，中国 HDI 为 0.407，位于低人文发展水平国家行列；2012 年中国 HDI 达到 0.699，在世界排名第 101 位，高于东亚和太平洋地区国家平均值及金砖五国平均值，处于中等人文发展水平国家上游位置（表 5-2）。

表 5-2　1980～2012 年中国 HDI 分项指标

指标	年份								
	1980	1985	1990	1995	2000	2005	2010	2011	2012
HDI	0.407	0.452	0.495	0.548	0.590	0.637	0.689	0.695	0.699
预期寿命（岁）	67.0	68.3	69.4	70.4	71.2	72.1	73.2	73.5	73.7
预期受教育年限（年）	8.4	8.0	8.9	9.2	9.5	10.5	11.7	11.7	11.7
平均受教育年限（年）	3.7	4.3	4.9	5.7	6.6	7.1	7.5	7.5	7.5
人均 GNI*（2005 年 PPP**美元）	524	812	1108	1819	2638	4090	6785	7404	7945

*GNI 为国民总收入；**PPP 为人均 GDP

HDI 的优点一是能反映收入分配不公形成的两极分化对发展的负面影响，二是能体现财富带来的负面作用如营养过剩对寿命的影响。

2. 生活质量指数（physical quality of life index，PQLI） 是由美国海外发展委员会提出的用于衡量一个国家或地区人民的营养、卫生保健和国民教育水平的综合指标。由于 PQLI 指数包含了较多人口健康状况内容且计算简便，因而被广泛地应用于人口学和社会医学的研究中。该指标由婴儿死亡率、平均寿命和 15 岁以上人口识字率三项指数构成。

3. 社会进步指数（index of social progress，ISP） 由美国 R.J.Estes 教授于 1984 年提出，涉及教育、健康状况、妇女地位、国防、经济、人口、地理、政治参与、文化、福利成就 10 个社会经济领域的 36 项指标。不仅可以用于不同国家、地区间社会发展状况的比较，也可用于国内不同地区间的横向比较，还可用于一国不同时期发展水平的纵向比较。

4. 美国社会卫生协会（American Social Health Association，ASHA）**指标** 该指标由美国社会卫生协会提出，故名。用以反映一国、尤其是发展中国家的社会经济发展水平及在满足人民基本需要方面的成就。评价因子包括就业率、识字率、平均期望寿命、人均国民总产值增长率、出生率和婴儿死亡率六项。

ASHA 指标既是衡量社会发展的综合指标，也反映人口的社会状态、文化状态、人口变化状态及身体素质等状况。

5. 国民幸福指数（gross national happiness，GNH） 核算的是社会幸福总值。由于幸福是一个抽象概念，很难用量化的指标来衡量，因此就采用一种传递和替代的方法，从社会健康、福利、文明和环境的角度来定义幸福。目前，学术界主要参考蔺丰奇教授的观点，以社会健康指数、社会福利指数、社会文明指数、生态环境指数来计算 GNH。由于幸福需要一定的物质条件，因此幸福总值需要以生产总值为基础。GNH 核算公式如下：

GNH=生产总值指数×a%＋社会健康指数×b%＋社会福利指数×c%＋社会文明指数×d%＋生态环境指数×e%

其中 a、b、c、d、e 分别代表各分指数所占的权重。权重大小取决于各社会所要实现的经济和社会目标。

GNH 作为一种人性化的指标，可以在一定程度上弥补 GDP 指标的不足，用以衡量社会的全面进步与发展。

国内近年来也在进行社会发展综合指标的研究，中国科学院可持续发展战略研究组提出了全面衡量建设小康社会的指标体系框架，国务院发展研究中心提出全面建设小康社会体系的 16 项指标等。

虽然以上社会指标的选择和评价目标并不相同，但都明确表达了社会发展要以人为核心，以健康为目标的观点。

二、社会制度与健康

社会制度是在一定历史条件下形成的社会关系和社会活动的规范体系，是社会经济、政治、法律和文化制度的总和。社会制度实质上是一种社会规范体系，它对人们的行为具有广泛的导向和调适作用，从而对人群健康产生影响。这种影响既可以是正向的，也可能是负面作用。社会制度主要是通过分配制度、影响卫生政策和影响社会行为规范等途径来影响健康。

1. 分配制度对居民健康的影响 分配制度是劳动产品在社会主体间如何分割、配给制度的总称。分配制度可分为按劳分配、按资分配、按需分配及多种分配方式并存的分配制度。

社会制度决定着社会资源的分配。在私有制条件下社会财富掌握在少数人手中，有钱人可以享受更多的卫生资源，如美国黑人平均收入为白人的一半，而黑人发病率和死亡率是白人的 2 倍。大量研究表明，人均国民生产总值最高的国家并不一定是人口期望寿命最高的，那些人均国民生产总值不高但分配制度公平、贫富差距小的国家的平均期望寿命较高。我国尽管经济水平不高，但人群健康水平已经接近发达国家水平。

2. 社会制度对卫生政策的决定作用 卫生政策是国家、政府及相关部门在特定条件下向社会提供卫生服务的行动方案或行动准则。政府通过运用卫生政策，对社会卫生事务中出现的各种利益矛盾进行调节和控制，以减少各个利益集团之间的利益冲突（如卫生资源配置）。

在市场经济条件下，为了弥补市场在资源配置方面的失灵，政府必须介入并采取相应的政策对市场进行干预。社会制度对卫生政策起决定作用，而卫生政策又对社会保障制度产生影响，最终影响着广大民众的健康。在我国，医疗卫生服务应该是面向全体社会大众的，人人享有卫生保健的权利，国家的卫生政策和方针必须坚持这个基本原则。

3. 社会制度对行为规范的影响 社会制度作为一种社会规范体系，是社会价值观的具体体现和延伸。社会制度能协调社会行为，调适人际关系，发挥社会组织的正常功能，清除社会运行的障碍，建立正常的社会秩序。社会制度通过规定行为模式，提倡或禁止某些行为，达到保障健康和促进社会发展的目的，如提倡健康生活方式、合理营养、控烟、禁毒等。

三、社会关系与健康

一般而言，社会关系是社会成员之间由实践需要和生产方式的现实水平决定的各种联系，包括血缘关系、情爱关系、合作关系、经济关系、政治法律关系等。

人在社会实践中结成一定的社会关系，并以法律、制度、文件、契约、风俗、仪式等方式将其固定下来，使之成为文化和环境的一部分；反过来，社会关系又制约、规范着人们的行为，影响着人们的思想，继而对健康产生影响。随着医学科学的发展、特别是医学模式的转变，人们越来越关注各种社会关系对健康的影响。研究证明，良好的社会关系不仅是衡量健康的标准之一，也是影响健康的主要因素。

人类学、经济学、社会学等从多种角度对社会关系的类型进行了划分。如果从连接纽带来看，社会关系可分为血缘关系（父母、子女、兄弟姐妹、亲属等）、地缘关系（邻居、同乡、街坊等）和业缘关系（同事、同行、生意伙伴等）。在社会关系与健康的研究中，近年来研究较多是社会支持、婚姻、家庭、职业等对健康的影响。

（一）社会支持与健康

社会支持（social support）指个体从他人或社会网络获得的支持性资源。社会支持可以视为一种资源，它是支持者与需要者之间的资源交换，是一个互动过程。社会支持是一个宽泛的概念，涵盖内容十分丰富。

1. 社会支持的分类

（1）物质支持：提供服务或物质帮助他人解决实际问题和困难。

（2）情感支持：提供情感支持、鼓励，表达关心与爱意。

（3）尊重支持：相互了解，肯定他人，在态度与价值观上给予支持。

（4）信息支持：给予或提供信息、建议或指导。

（5）同伴支持：与他人接触，满足人际关系的需要，缓解压力，促进积极心态的产生。

2. 社会支持系统的构成要素

（1）人际关系：是指人与人在相互交往过程中所形成的心理关系，包括亲属关系、朋友关系、同学关系、同事关系等。融洽的人际关系不仅可以获得情感上的支持，而且可以获得其他社会支持的基础。

（2）社会网络：是指社会个体成员之间因为互动而形成的相对稳定的关系体系。随着工业化、城市化的进行和新通讯技术的发展，社会呈现愈加网络化的趋势。社会网络是由许多节点构成的一种社会结构，节点通常是指个人或组织，经由社会关系把各种人或组织串联起来。社会网络的建立及其结构的合理性是人们获取社会支持的基本条件。

（3）社会凝聚力：是指社会共同体及其成员在观念、行动方面显示出来的一致性和协同性。凝聚力是维系社会生存的最基本的力量，它把分散的个人力量凝聚为组织力量或社会力量，并产生出远远超出个人和小组织力量总和的巨大力量。它使社会成员团结一致，减少冲突，从而保证社会的稳定。社会凝聚力是人们思想道德观念、社会责任感及对社会信心的综合反映，是决定社会支持发生与否的重要因素。

大量研究表明，社会支持和生理健康、精神健康和社会功能呈正相关。国内外把社会支持对健康影响的作用机制归结为两种。①缓冲效应模型：社会支持作为社会心理刺激的缓冲因素或中介因素，有助于缓冲社会压力，从而间接保护健康。②主效应模型：社会支持具有个体性、独立性，它可以调节个体情绪，从而保持身心健康。

不同种类的社会支持对心理健康和心理功能的影响不同。有研究表明，良好的精神状态与物质、情感和信息支持呈正相关关系；对于慢性病患者，情感支持比其他支持更有帮助。有研究表明，拥有社会支持的女性平均寿命可延长 2.8 年，男性可延长 2.3 年。

（二）社会阶层与健康

社会阶层（social class）是西方社会学的概念，主要指由财富、权力和威望不同造成的社会地位和生活方式等方面不同的基本层次。

从社会学的角度分析，阶层主要由个人受教育程度、职业和收入等因素决定的。收入决定了消费能力、营养、住房和医疗保健状况；职业决定了社会地位、责任感、体力活动和与工作相关的健康风险；教育决定了获取社会、心理和经济资源的能力。它们彼此之间有一定的关联。例如，职业选择与其所受的教育程度有关，职业决定了收入的高低，又与人们所拥有的物质条件直接相关，并对健康产生影响；职业也是构成社会网络的重要资源，可通过社会心理因素影响健康；职业决定了人们所处的工作环境，是否暴露于有害健康的职业环境及工作压力大小等，都将对健康产生影响。

不同的社会阶层，因其所处的环境、劳动分工、经济收入、受教育水平、价值观念、对疾病的态度、生活习惯的不同而在健康状况上呈现出差异。

社会阶层与健康之间的关系比较复杂。根据 1989～2009 年我国成年人健康与收入关系的研究显示，我国成年人健康与收入之间存在倒“U”形关系，即收入存在一个阈值，低于此阈值时，健康与收入成正比，随着收入的增加健康程度增加，高于此阈值后两者关系成反比；而受教育程度高则能促进健康。

总体上讲，社会阶层较低的人群收入低，生活贫困，居住条件、卫生条件和环境安全都较差，他们比高阶层的人群更易受到负性社会因素的影响；在遭受精神刺激时又不能获得足够的社会支持；教育水平普遍低，影响了他们处理应激事件的能力；卫生习惯可能也较差，接受医疗卫生保健的机会少、容易造成疾病病程的迁延。在高阶层人群中，他们承受的来自职业、竞争等方面的压力较大，焦虑、抑郁等情绪障碍性疾病的发生率较高。

（三）家庭与健康

家庭是以夫妻关系为基础，以血缘关系为纽带的一种社会生活组织形式，是社会的基本构成单位。作为个人生活的主要环境之一，家庭除为个人的发展提供物质上的保障，还为其成员提供重要的心理和情感支持，因此与人的身心健康有密切的关系。无论社会保障体系多么完善，都无法替代家庭的作用。世界卫生组织在“阿拉木图宣言”中将家庭列为实施“初级卫生保健”的重要因素之一，并提出“健康自家庭开始”。

社会心理学的研究表明，个人的健康与其家庭类型有密切联系，其中家庭结构、家庭功能、家庭关系等对家庭成员的健康都有影响。

1. 家庭结构与健康　家庭结构是指构成家庭的成员及成员间的相互关系，包括两个基本要素：①家庭人口要素（家庭规模），即家庭人口的多少；②家庭模式要素，即家庭成员之间的相互关系，包括横向关系（同代之间，如夫妻、兄弟姐妹）和纵向联系（代际关系，长辈和晚辈）。这两种要素的不同组合，构成了不同类型的家庭结构。

随着社会的不断发展，家庭结构也在不断发生变化。目前我国家庭结构呈现家庭规模小型化、家庭结构简单化和家庭模式多样化的特点。据 2010 年第六次人口普查数据显示，我国家庭人口规模在迅速缩小，2000 年第五次人口普查家庭规模平均为 3.44 人，第六次人口普查时仅为 3.09 人，已达到微型化程度。以父母和未成年子女所组成的核心家庭成为我国城乡家庭的主要形式，占 85% 以上。此外，由于离婚、丧偶及丧失亲人造成的家庭结构破坏，以及代际分离和家庭观念的变化，出现了如单亲家庭、空巢家庭、重组家庭、丁克家庭、同居家庭、独居家庭等多种非传统的家庭形式。家庭规模的缩小和家庭结构的缺陷，使得家庭为其成员提供物质和精神支持的能力下降，减弱了应对突发事件的能力，会给健康带来不良影响，尤其是儿童和老年。调查表明，单亲家庭和再婚家庭的青少年更容易出现情绪及人格障碍和不健康行为，导致各种身体和心理健康问题；老人因缺乏照顾等可促使其产生孤独感、社会隔离感、恐惧、厌世，并能使多种老年疾病加重。这种对健康的负面作用还会从家庭外溢到社会，成为制约社会发展的严重问题。

2. 家庭功能与健康　家庭功能是指家庭在社会生活中所起的作用。家庭作为个体与社会的结合点，其最基本功能是满足家庭成员在生理、心理及社会方面的需要。一般而言，家庭具有生育、教育、经济、抚养与赡养、情感交流、休息与娱乐等功能。一个功能健全的家庭对其成员的健康有着广泛的益处：实行优生优育，提高人口质量；提供较好的家庭物质条件，满足家庭成员的基本生活和医疗保健需要；顺畅的交流、合理的休闲娱乐，满足家庭成员的精神需要；抚养子女、赡养老人，维护家庭成员的健康。

随着时代的发展和社会的进步，家庭的功能也在发生着变化。情感和陪伴功能逐渐淡化，生育功能逐渐萎缩、家庭规模缩小，女性社会经济地位提高带来家庭工作角色的变化，教育功能逐渐外移，家庭赡养功能明显减少等，都会对家庭和社会产生一定的影响。

3. 家庭关系与健康 家庭关系又称家庭人际关系，是指家庭成员之间的关系，如夫妻关系、亲子关系、兄弟姐妹关系、妯娌关系、婆媳关系、祖孙关系等。家庭关系是一个人最基本的社会关系，其和谐与否，对于每一个家庭成员都有重大影响。

（1）良好的家庭关系可以促进健康。和谐、温馨的家庭关系会使家庭成员感受到爱与尊重，能给人以归属感、安全感和幸福感。已有大量的研究证实，良好的家庭关系对发病率和死亡率有明显的影响。对于夫妻而言配偶是最重要的社会支持，对于老年人，子女则是最重要的社会支持。

（2）家庭关系不和谐是导致心身疾病的主要社会因素之一。近年来，我国心身疾病的发病率呈逐年上升趋势，据临床初步统计，其病因 60%以上与家庭有关。离婚率增加已成为影响我国家庭稳定的主要因素，主要表现为对死亡率、寿命、自杀率的影响。而“重男轻女”和“小皇帝”现象则是父母和子女关系错乱的典型，对子女的身心健康会产生严重影响。

（四）职业与健康

工作或劳动是人类生存的根本，也是一项非常重要的权利。通过职业活动，人们在为社会创造财富的同时，获取合理的报酬以满足自身和家人的需要。

职业对健康的影响，与不同职业接触到的职业危险因素及工作压力有关，不同的职业决定个体面临不同的健康风险。以下主要从社会医学的角度探讨工作压力、失业及退休对健康的影响。

1. 工作压力与健康 所谓压力，是使心理状态超出稳定状态而引起个体出现异常反应的外界因素。当个人的主观愿望与客观环境所提供的“满足”（如工资、待遇、地位）存在差距，或个人的体力、知识、经验或技能与工作需求（如工作负荷、复杂性及个人应负责任等）不相适应而无力自控时，便可产生职业心理压力，或称为工作压力或职业紧张（work stress or occupational stress）。

随着社会竞争的日益激烈，人们承受的心理负荷也日趋增大，由工作压力而带来的损失也越来越大。20 世纪 80 年代，日本企业员工因工作繁重、精神压力过大而发生多起“过劳死”；据美国职业压力协会（American Institute of Stress）估计，在美国因工作压力及其导致的疾病、缺勤、体力衰竭、心理健康等问题每年要花费 3000 多亿美元。在我国由工作压力诱发疾病和自杀的人数也在明显增多。

Michie 等认为，急性紧张可导致情绪（焦虑、抑郁、易怒、疲劳）、行为（孤僻、攻击性、易悲和无激情）、思维（难于集中注意力和解决问题）和机体症状（心悸、恶心、头痛）改变。如果长期紧张，可发生神经内分泌、心血管系统和免疫功能改变，导致精神行为改变（如焦虑、抑郁和心脏病）。

2. 失业与健康 失业是现代社会中一种常见的社会现象。失业不仅意味着人们物质条件的恶化，同时也意味着人们的社会角色和功能的丧失、集体目标的失去，成为一种生活压力事件，对健康产生负面影响。据哈佛大学公共卫生学院城市研究所和皮尤研究中心（Pew Research Center）发布的报告显示，失业对身心健康的危害主要有增加罹患心脏病风险、影响孩子的学业、肥胖、慢病风险增加、早亡、失去朋友、抑郁症等。有人对成都市下岗失业人员与在岗人员的横断面调查发现，下岗失业人群的患病率高于在岗人群，生命质量得分也低于在岗人群。

失业除对精神健康产生影响外，还可能导致失业者行为的改变。国外研究显示，失业与吸烟、饮酒和毒品滥用存在关联，这些不健康的行为会增加患病的风险，从而进一步加重失业者的经济负担和精神压力。

3. 退休与健康 退休是人生的一个重要转折，是老年期开始的一个标志。退休以后，老年人的社会角色发生转变，其生活内容、生活节律、经济状况、社会地位和人际关系等都会发生很大变化，会对健康产生影响。

社会科学界对于退休与健康之间的关系有过长期的关注，但是并没有一致的结论。从理论上说，由于退休能使人们从工作中的重负中解放出来，从而能够享受生活，因此可以改善健康。但是由于退休使人的社会活动范围和生活习惯发生变化，自我价值感降低，因此可能会对心理和身体产生负面影响。

实证研究的结果各不相同。有人认为有正向作用，也有发现负向作用，甚至有人认为两者之间没有联系。雷晓燕等使用 2005 年 1%全国人口抽样调查数据，研究退休对健康状况的影响，发现在正常退休年龄退休对男性健康有显著的负面影响，对女性则没有影响。1984 年美国学者约翰逊（Charles Johnson）提出“退休综合征”的概念，将因退休引起的工作习惯、生活规律、周围环境、人际交往、社会地位、工资待遇、权力范围变化而产生的较为强烈的不适称为退休综合征。意大利社会学者托尼和布鲁莱诺通过对 2008～2013 年日本 830 名女性的追踪调查发现，60%的受访者正受到退休综合征的困扰。

我国已步入老龄化社会，如何促进更多的退休人员适应角色的转变，增进其健康，是一个新的社会医学问题。

四、社会人口与健康

人类生产活动包括物质资料的生产和人类自身的生产两类，在一定的经济和生产力发展水平下，人口发展状况（如人口数量、结构、素质、流动和发展速度）决定着人们的生活和健康水平。

（一）人口数量与健康

人口数量是指一个国家或地区在某一时点或时期人口的总和。一定的人口规模和数量是社会存在和发展的最基本要素。2011 年 10 月 31 日，全球人口数量突破 70 亿，预计 2025 年将达 80 亿。2010 年第 6 次全国人口普查，我国人口数量为 13.7 亿。人口增加过快已成为一个重大的全球性社会问题，尤其以发展中国家最为突出。由于人口增加过快、人口密度大，给环境和资源带来巨大的负担，严重影响社会经济的发展和健康水平的提高。人口数量过多的影响主要体现在以下几个方面。

1. 加重社会负担　据人口经济学家估算，社会人口每增加 10%，就要消耗国民生产总值的 3%～4%。人口增长速度过快，势必会加重社会负担。

2. 影响人群生活质量　人口增长过速导致人均消费水平下降，而人均消费水平与人群健康呈正相关；增加住房、交通等的压力，导致生活质量的下降；人口密度过大也为传染病的流行创造了的条件。

3. 影响人口质量　人口过快增长，使得社会财富主要用于维持民众的温饱需要，减少了对教育和医疗保健的投入，导致人群应享有的教育及医疗保健水平降低，最终影响健康和人口质量。

4. 影响环境质量　人口增长过快，对大自然的索取和破坏会增大，导致环境质量的恶化，不仅影响健康，而且影响可持续发展。

（二）人口结构与健康

人口结构主要指人口的性别、年龄、婚姻、职业、文化等结构。其中与健康关系最为密切的是年龄及性别结构。

1. 年龄结构　是指各年龄组人口在全体人口中的比重，又称年龄构成，通常用百分比表示。人口年龄结构是过去几十年、甚至上百年自然增长和人口迁移变动综合作用的结果，它不仅对未来人口发展趋势有重大影响，而且对社会经济发展也将产生一定的作用。

人口评价的重点是老年人口和儿童少年人口，这两部分人口属于不能进行物质资料生产的非劳动人口。衡量人口年龄结构的指标主要有老年人口系数（或比例）和儿童少年人口（15 岁以下人口）系数（或比例）。

$$老年人口系数=\frac{老年人口数}{总人口数}\times 100\%$$

$$儿童少年人口系数=\frac{儿童少年人口数}{总人口数}\times 100\%$$

联合国规定60岁及以上人口超过全人口的10%或65岁及以上人口超过7%为老年型社会。目前，人口老龄化问题是一个全球性的问题，我国第六次全国人口普查资料显示，全国60岁及以上人口占总人口的比例达13.26%，已完全步入老年型社会。根据联合国预测，21世纪上半叶，中国将一直是世界上老年人口最多的国家，占世界老年人口总量的1/5。

人口老龄化不仅导致劳动适龄人口总量减少，而与人口老龄化相伴随的是人口出生率的下降，降低了新增劳动力的增长速度，对经济发展起阻碍作用。

人口老龄化会使老年人医疗保障问题变得突出，对老年人的生活照料、康复护理、医疗保健、精神文化等需求日益突显，卫生资源的消耗量将进一步增加，对社会医疗保障体系将带来严重的挑战。

2. 性别结构 是指男、女人口在总人口中所占比例。从人类生物学的特点看，如果没有人为因素的影响，人口性别比例能够保持自然平衡。然而由于种种原因，如受传统价值观、战争、社会生产需要及不适当人工生育技术的影响，会出现性别比例失调。第六次人口普查数据显示，我国男性人口占51.27%，女性人口占48.73%，总人口性别比由2000年人口普查的106.74下降为105.20（性别比：男性人口数/女性人口数×100%），在联合国认定的通常值为102～107。性比例平衡是社会安定的基础因素之一，性比例失调会滋生一系列的社会问题，危害家庭和谐，导致社会丑恶现象上升，影响社会稳定。

（三）人口素质与健康

人口素质又称人口质量，是指人认识和改造世界的条件和能力，包含身体素质、文化素质和道德素质等方面。

1. 身体素质是人群健康水平提高的表现 人口的身体素质取决于先天和后天两个方面。先天素质来自遗传，而后天的条件更为重要，包括营养、教育、医疗条件等。身体素质是人口素质的基础，体现人群健康的整体水平。

2. 科学文化素质是提高人群健康水平的基础 科学文化素质是指人们在生活、社会实践过程中形成的文化水平和理性能力，包括劳动技能、受教育程度、发明创造能力及分析解决实际问题的能力等。人口科学文化素质的提高，有利于经济发展、社会进步从而促进健康。

3. 道德素质是提高人群健康水平不可缺少的因素 道德素质是指人们在社会活动中形成的一定世界观、人生观、价值观，包括政治思想、精神信仰、心理态势和行为等。道德素质影响人的社会行为方式，从而对健康产生影响。提高思想道德素质有利于形成良好的互助合作网络，提高社会凝聚力，促进健康教育的全面开展。

（四）人口流动与健康

改革开放以来，中国人口流动日趋频繁。据2010年人口普查统计，目前全国有1/6左右的人处于流动状态。在这些流动人口中，以务工经商为目的的城乡流动者占多数。

大规模持续的人口流动，特别是城乡劳动力转移，为中国社会经济发展做出了巨大贡献。然而，受城乡二元分割和户籍管理制度的限制，现阶段劳动力流动过程缺乏相应配套设施。流动者在流入地的劳动力市场和社会生活中难以获得同等的福利、保障和服务。与当地居民相比，流动者的健康风险突出：多数流动者从事劳动密集型工作，劳动强度高、时间长、工作环境卫生条件差、安全隐患突出；居住条件拥挤、简陋，缺乏必要的卫生设施，易发生传染病的流行；融入性差、缺乏社会支持和归属感，在客观上降低了对风险的抵御能力。此外，流动人口中儿童比例上升也是值得关注的社会问题。

五、社会保障与健康

社会保障（social security）是指国家和社会通过国民收入的分配与再分配，依法对社会成员的基本生活权利予以保障的社会安全制度。社会保障的本质是维护社会公平进而促进社会稳定发展。

社会保障体系是否完善已经成为社会文明进步的重要标志之一。《中华人民共和国宪法》规定：“中华人民共和国公民在年老、疾病、或者丧失劳动能力的情况下，有从国家和社会获得物质帮助的权利。”这为我国建立和完善社会保障制度提供了法律依据。社会保障制度主要包括以下几方面。

1. 社会保险制度 指由国家依法建立的，使劳动者在年老、患病、伤残、生育和失业时，能够从社会获得物质帮助的制度。我国的社会保险项目主要有社会养老保险、社会失业保险、社会医疗保险、工作保险、女工生育保险等。

2. 社会福利制度 指由国家向全体公民提供资金帮助和优化服务的社会制度。

3. 社会救济制度 指国家通过国民收入的再分配对因自然灾害或其他原因无法维持最低生活水平的社会成员给予救助，以保障其最低生活水平的制度。

4. 社会优抚制度 指国家依法定的形式，对有特殊贡献的军人及其眷属实行的具有褒扬和优待赈恤性质的社会保障制度。

5. 社会互助制度 指民间组织对部分劳动者的帮助。

6. 个人储蓄积累保障 是个人或家庭将部分资金存入银行的一种保障形式，是对社会保障的补充。

社会保障制度的主要作用在于弥补市场经济的不足。因为市场经济是按价值规律运行的，会导致收入分配的不公，成为社会不稳定的隐患。社会保障制度通过对国民收入的分配和再分配，保障弱势群体的基本生活需要和卫生保健需要，给全体公民以安全感，维护社会健康，促进经济增长和社会进步。

六、科技进步与健康

科技是人类社会发展的助推器，科技改变着人类的生活，也在影响着人类的健康。科学技术的两面性也决定它对健康影响的两面性。

（一）科技进步对健康的正向作用

（1）促成新医学思想的形成和医疗技术的发展、医学理论体系的发展，来自于历代人民群众同疾病做斗争的实践，来自于当时历史时期的科学技术成就。古代由于科学技术不发达，疾病治疗建立在神灵、巫术和经验的基础上。在近代由于自然科学的发展，为实验医学奠定了理论基础。近几十年里，分子生物学、生殖技术、人类基因组计划的重大突破，使医学从基础理论到疾病的预防、治疗和康复都发生了深刻的变革。现代科学技术与医学结合，极大地提高了医学研究的水平和对疾病的认识能力，揭示了心理社会因素对疾病发生、发展和预后的影响，客观上为新医学模式的形成提供了科学理论和知识前提。人类医学的发展表明，科学技术和医学是共生共荣的。

（2）改善了人们工作和生活环境，从而促进健康水平的提高 科学技术使人们的衣、食、住、行和通讯有了质的飞跃，极大地丰富了人们物质和精神生活水平，提高了生活质量，也使人们从繁重的体力劳动中解放出来，减少职业伤害，保障了劳动者的健康。

（二）科技进步对健康的负向作用

现代科学技术的发展给医学带来了伟大的变革，我们在关注科学技术带给人类福音的同时，也必须正视其对医学和健康的负面影响。

1. 医学新技术的安全性风险 任何一项医学新技术的应用过程都是其不良作用逐渐暴露的过程，如基因治疗技术、新药的不良反应、核医学治疗、器官移植和辅助生殖技术等，都存在潜在的安全性风险。

2. 过度依赖高科技，只见病而忽视人，导致医患关系淡化 许多医生过度依赖高新技术，只重视仪器检查结果，不充分了解患者个人的信息，忽视了心理社会因素对疾病的影响；部分医疗护理活动实现了机械化、遥控化、信息化，使得医患、护患间的接触和情感交流越来越少，医患关系淡化。这与现代医学模式的要求是相悖的。

3. 医疗费用大幅增加，医疗资源分配不公 现代高新医学技术和设备的开发与应用，使得医疗费用大幅增加，造成极大的社会经济负担。在广大农村和边远地区缺医少药尚未完全改善的情况下，把大量的资源用于发展高新技术设备且主要集中于大城市，显然会造成医疗资源分配不公、效率低下。

4. 医学高新技术的应用发展会引发一系列社会伦理问题 基因技术和人工生殖技术的快速发展，对伦理学、法学和社会学提出了一系列的问题。这些技术是否违背自然规律、违背伦理道德，法律对此应如何发挥作用，尚值得深入探讨。

七、城市化与健康

城市化是指人口向城市集聚和城市范围不断扩大的过程。近年来，全球城市化步伐不断加快。2010 年全球城市人口超过总人口的 50%，预计到 2050 年全世界城镇人口将占总人口的 70%。城市化将给人们的生活水平、生活方式、社会行为和健康都带来重大影响。合理的城市化可以改善环境，如通过平整土地、修建水利设施、绿化环境等措施，使得环境向着有利于提高人们生活水平和促进社会发展的方向转变。但在城市化过程中也可能会带来一些对健康不利的影响。城市化过程中产生的健康问题主要有以下几方面。

1. 环境质量下降 随着城市化步伐的加快，工业化和现代化的进程也在不断加快。如果缺乏科学规划和合理利用，将会破坏生态环境，造成环境质量下降。例如，乱砍滥伐造成水土流失、土地荒漠化，工业“三废”对大气、水、土壤的污染等，对居民健康产生直接、间接的影响。

2. 城市交通压力增加 城市人口增加，带来交通压力的增加，交通拥堵、交通事故、汽车尾气污染等问题突出。

3. 城市化与“富裕病”和“现代病” 社会经济的发展及物质文明的进步，不仅改变了人们的生活方式，也在很大程度上改变了人们的膳食结构。高盐、高脂肪、高蛋白、高热量食物摄入增加，体育锻炼减少，导致了如高血压、糖尿病、肥胖症等“富裕病”的增加；生活条件和生活方式的改变，也会产生如空调综合征、手机综合征、不良建筑综合征、网瘾等一系列“现代病”。

4. 精神障碍性疾病增加 社会竞争加剧、人口和家庭结构变化及生活工作环境改变，导致心理健康问题。目前，精神障碍已成为全球性重大的公共卫生问题。

5. 传染病增加 城市扩张意味着已有的传染病有可能传播到新开发的人类活动区，人群拥挤也为传染病提供了更易传播的途径。

第四节 社会文化因素与健康

人的社会属性决定了每个人都生活在一定的文化环境中，其思想和行为必然要受到文学、艺术、教育、道德规范、风俗习惯、宗教信仰等社会文化因素的影响和制约。文化对人思想意识和观念的影响一经产生就不会在短期内消失，其影响可以持续于生命的整个过程甚至数代人。

一、文化的概念与内涵

（一）文化的概念

文化（culture）是人类长期创造并共同享有的物质实体、价值观念、意义体系和行为方式，是人类群体的整个生活状态。文化的定义有广义和狭义之分。

广义的文化，是指人类在社会历史发展过程中所创造的社会物质财富和精神财富的总和。狭义的文化，专指精神文化，即社会意识形态及与之相适应的典章制度、政治和社会组织、风俗习惯、宗教信仰、文学艺术、科学技术等。社会医学主要从狭义文化的角度研究其对健康的影响。

（二）文化的特征

1. 文化的历史性　文化是在人类社会共同生活的过程中逐渐创造出来的。文化是一种社会现象，是人们长期创造形成的产物，同时又是一种历史现象，是社会历史的积淀物，是历代劳动人民智慧的结晶。

2. 文化的现实性　文化的产生和发展离不开社会的经济、政治基础和环境。古代社会由于生产力发展极端落后，思维水平有限，人类对客观世界的认识模糊而肤浅，这个时期的文化呈现出朦胧、直观、猜测、神秘的特点；近代人们对各种认识对象进行深化、细化、具体化的研究，文化的发展呈现出分门别类的特征。这说明文化是社会发展的产物，受社会发展水平的制约。

3. 文化的渗透性　表现为不同的文化之间相互影响及传播。在一个民族或群体的文化演变过程中，不可避免地要学习、融进其他民族或群体的文化内容，甚至使其成为本民族或群体文化的典型特征。

4. 文化的继承性　任何社会的文化都是长期积累而成的，并且还在不断地积累下去。任何一个时期的文化都是从前一时期继承下来并增加了新的内容，因此文化是一个不断继承和更新的过程。继承保持了民族或群体文化的延续，更新给文化注入了新的活力。

5. 文化的社会性　从文化与人类的社会关系来看，文化是一种社会现象，由人所创造、为人所特有。文化作为一种精神力量，对社会发展产生深刻的影响：先进、健康的文化会促进社会的发展，落后、腐朽的文化则会阻碍社会进步。

（三）文化影响健康的模式

狭义的文化大概可分为智能文化、规范文化和思想文化三种类型，不同类型的文化通过不同的途径影响人群健康（图 5-6）。

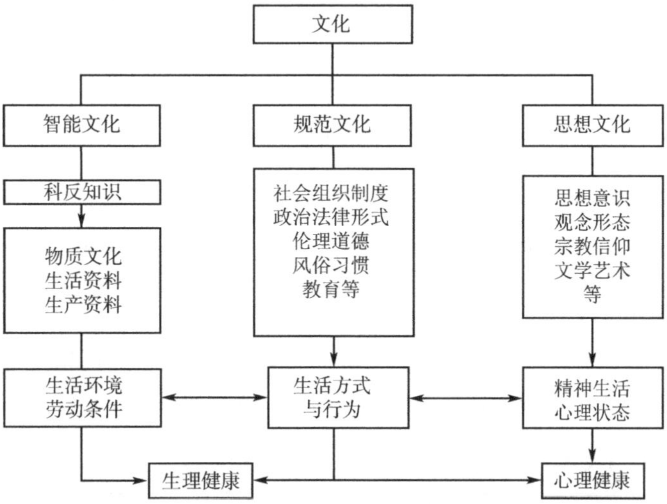

图 5-6　不同文化类型影响健康模式

1. 智能文化　包括科学技术、生产生活知识等，主要通过影响人类生活环境和劳动条件作用于人群健康。

2. 规范文化　包括社会制度、教育、法律、风俗习惯、伦理道德等，主要通过支配人类的行为生活方式来影响人群健康。

3. 思想文化 包括思想意识、宗教信仰、审美、文学、艺术等，主要通过影响心理过程和精神生活作用于人群健康。

（四）文化影响健康的特点

1. 无形性 文化对人的影响一般都不是有形、强制的，而是潜移默化的过程，人们在文化活动中得到思想的启示、精神的享受，这种感受是无法度量的。文化对健康的影响体现在文化可以引导人们养成良好的行为和生活方式，进而促进健康。

2. 本源性 每个民族都有自己民族的文化，有自己民族的文明，这种文化的本源性势必会对健康产生影响。中华传统本源文化的核心是围绕对天、地、人的探索，注重人和自然的和谐统一，因此也形成了相应的健康观念和保健思想，影响着本民族的健康。

3. 软约束性 社会文化对其成员的思想、心理和行为具有约束和规范作用，但这种约束不是制度式的硬约束，而是一种基于社会文化氛围、群体行为准则和道德规范的软性约束。群体意识、社会舆论、共同的习俗和风尚等会形成使个体行为从众化的心理压力和动力，使社会成员产生心理共鸣，继而影响其行为。

4. 稳定性 文化具有稳定性（或者说保守性、内向性、惯性）的特征，一种文化一旦形成，一般来讲是抗拒变化的。这种稳定性表现在时间上就是惯性，也就是说，文化发展变化的速度比较慢，总是落后于时代的发展，具有滞后性；这种稳定性表现在空间上，就是民族文化的独特性，也就是维持着自己民族文化的发展轨迹，避免外来文化的影响，形成了一定的保守性。因此一种文化和其相应的健康观念会代代相传，影响深远。

5. 民族性 任何文化都是由某一具体的民族或族群创造的，因而带有鲜明的民族性或族群性。文化的民族性决定了其文化具有与其他民族文化相区别的特色或个性，并因它的长期存在形成民族传统和民族精神，对该民族产生巨大的影响。不同的民族在健康和疾病观念方面存在着差异，理解并尊重这种差异才能更好地保护全社会的健康。

二、文化诸现象对健康的影响

（一）教育对健康的影响

教育是一种有目的、有组织、有计划、系统传授知识和技术规范的社会活动，是人实现社会化的重要手段。

教育水平是反映一个国家和民族文化水平及素质的重要指标。据世界卫生组织疾病监测中心统计，结核病、流感、肝炎、糖尿病、脑血管疾病、冠心病等常见病和多发病的死亡率与文化素养有着千丝万缕的联系。因此，世界卫生组织在 2002 年《宏观经济与卫生》中指出：“教育是决定健康状况的关键因素”。

国内外大量的实证研究说明，教育程度和健康水平有十分显著的正相关关系。从 1999 年世界银行对 115 个中、低收入国家的统计资料中，可以看出教育程度提高对健康的贡献（表 5-3）。

表 5-3 115 个中、低收入国家健康指标的归因百分比（1960～1990 年）

健康指标	国民收入增加	妇女受教育程度提高	新技术应用
5 岁以下儿童死亡率下降	17	38	45
成年妇女死亡率下降	20	41	39
成年男性死亡率下降	25	27	48
女性期望寿命增加	19	32	49

续表

健康指标	国民收入增加	妇女受教育程度提高	新技术应用
男性期望寿命增加	20	30	50
总和生育率	12	58	30

资料来源：世界银行，1999

教育对健康的影响可能有以下几种方式。

1. 教育影响人们对生活方式的选择　教育是实现一个人从“生物人”向“社会人”转变的重要手段，在这个过程中人们需要学习社会生活所必需的知识、技能、行为模式和思想观念，如健康意识、保健知识、卫生习惯、对疾病的认知等。教育可以帮助人们树立健康意识，自觉选择有益于健康的行为和生活方式，从而降低或消除健康危险因素。

2. 教育影响人们对卫生服务的利用　各国学者普遍认为，医疗保健制度、经济因素、教育水平等是制约卫生服务利用的重要因素。一方面，受过较多教育的人，其预防保健知识较丰富，对健康有更大的偏好（preference），容易将卫生服务需要转化为卫生服务需求，从而增加对卫生服务的利用，促进健康的保持；另一方面，由于重视预防保健，减少了患病的风险，又可减少对卫生服务的需求。

3. 教育影响就业机会及收入　市场经济条件下，教育通过对人力资本积累的影响，进而影响和决定着人们能否在社会中寻找到就业位置和收入的多少。现代社会中教育对就业和收入的影响越来越明显。一般情况下，教育程度越高收入越高，消费者对卫生服务的支付能力越强，健康水平就可能也越高。低文化水平者就业率低、职业及经济状况差，自我保健和社会参与意识弱，健康水平可能也差。

尽管大量实证研究表明教育程度和健康水平呈正相关关系，但这种相关性能否等同于因果关系，仍是学术界争论的一个焦点。教育水平和健康状况作为人力资本中的两个关键因素，两者之间相互影响，还会受其他因素的影响，因此因果关系的判断比较复杂。还有研究表明，教育投入和健康资本存量之间呈倒“U”形关系，这与收入对健康的影响相似，即当个人受教育程度较低时，增加教育投入可使个人的健康状态改善，但当超过某个临界值时，继续增加教育投入反而会对健康产生负面影响。具体机制有待进一步探讨。

（二）风俗习惯对健康的影响

风俗习惯是指个人或集体的传统风尚、礼节、习性、禁忌，是特定文化区域内人们长期共同遵守的行为模式或规范。风俗是长期相沿积久成俗的社会风尚，是人类社会物质生活和精神生活的形式，是一定时代、一定社会群体的心理表现，它贯穿于人们的衣、食、住、行、娱乐、体育、卫生等各个环节，对其社会成员有非常强烈的行为制约作用。

风俗习惯的形成有着具体的历史原因。例如，不同的自然条件，形成不同的居住、饮食、服饰等习俗；不同的经济条件和经济特点，形成不同的饮食习俗；不同的社会发展阶段，形成不同的家庭、婚姻、丧葬习俗；不同的历史遭遇，形成不同的节日、庆典习俗；由于宗教、迷信而形成不同的饮食、服饰和禁忌。

风俗习惯对健康观的影响不是仅限于个人，而是影响整个人群，其影响的广泛程度要大于生物因素和自然因素。

良好的风俗习惯有益于健康，如中国的茶文化与人的身体健康、心理健康和社会健康关系密切，西方的分餐制可减少疾病的传播；不良的风俗习惯如曾经流行于一些少数民族中的姑表婚、童婚等，则会对健康造成损害。

由于风俗习惯的形成往往需要漫长的时间，且具有很大的稳定性，因此必然有一些风俗习惯是落后于时代要求的。对于良好的、有利于健康的风俗习惯我们要保持和发扬，而不良的风俗习惯应加以摒弃。

视窗 5-3

库鲁病与食人族

南太平洋岛国巴布亚新几内亚有一个叫做弗雷（Fore）的土著部落，20 世纪初这个部落流行一种在现代人看来无法接受的风俗：食人。当一个族人死去后，亲友们就会把他的尸体吃掉。然而，伴随着这种奇怪风俗的是一种同样奇怪的疾病。弗雷族人常常会患上一种神经系统疾病——库鲁病（Kuru disease）。最初患者感到头疼、关节疼，数周之后出现共济失调、震颤、不自主运动等。“库鲁”一词在当地的含义就是“害怕地颤抖”。病程晚期出现进行性加重的痴呆，患者多在起病后 3 个月至 2 年内死亡。

20 世纪 50 年代中期，美国科学家加德赛克（Daniel Carleton Gajdusek）来到巴布亚新几内亚对库鲁病进行研究。最初，加德赛克认为库鲁病是一种遗传病，因为某些同样有吃人风俗的部落并没有库鲁病流行的迹象。但是后来，对库鲁病患者脑组织的研究使他相信，库鲁病应该是一种传染病。弗雷族人男人享有特权，吃死者的肌肉，而妇女和儿童只能吃死者脑和内脏器官。妇女、儿童患病较多而成年男性患病较少。因此科学家把患者的脑组织给黑猩猩接种后，黑猩猩也出现了类似于库鲁病的症状。这表明，库鲁病的流行确实应该归结于死者脑组织中的致病因子。加德赛克因为发现库鲁病是一种类似于人类克雅病的传染病而获得 1976 年的诺贝尔生理学或医学奖。后研究证实，库鲁病的病原体是变异朊蛋白（朊毒体）。

（三）宗教对健康的影响

宗教往往是以神的崇拜和神的旨意为核心的信仰，通过教义、教规、仪式等形式对信徒的思想和行为进行约束。宗教信仰对健康有积极和消极两方面的影响，其作用机制尚不清楚，国外主要有行为模式假说、心理因素假说及神秘因素假说等。

1. 宗教推动了医学发展 医学的起源漫长而曲折。古代由于人类认识自然、改造自然的能力较低，原始宗教几乎是人类所有知识的源头，包括了哲学、天文、地理、数学、医学等方面的知识。从这个意义上来看，医学产生于宗教体系内。作为神灵的俗世代言人，各类神职人员经常充当着治病救人的角色。基督教建立的教会医院甚至可以追溯到公元 325 年。

但当科技术发展到一定阶段后，自然科学包括医学从宗教中分离了出来。由于宗教的反科学本质，它已不再可能为医学发展提供动力，甚至成为医学发展的绊脚石。

进入现代，宗教神学为了适应现代社会的需要，开始对科学（包括医学）做出某些“让步”，宗教正越来越多地按照世俗的观念和方式来解释自己的教义，从神学的宗教慢慢向“道德宗教”过渡。它更着重于宣扬伦理道德，提倡孝敬父母、尊敬他人、救助孤贫，提供情感支持和精神诉求，这对信仰者的心理健康是有利的。因此在今后较长的历史时期内宗教还会存在，从另外一个角度对心理健康提供帮助。

2. 宗教的精神力量 也可分为有益和有损健康两方面。有益方面：宗教有心理调节功能，通过特定的宗教信念把人们原来心态的不平衡调节到相对平衡的心理状态，并由此使人们在精神上、行为上和生理上达到有益的适度状态。有害方面：宗教信仰的强大心理驱动作用是非信仰者难以理解的，他们相信神的旨意胜过医嘱。一些非主流教派和邪教组织甚至出现危害生命的行为，如 1977 年邪教组织美国人民圣殿教 914 名教徒在教主带领下集体自杀。

3. 宗教对行为的影响 宗教对人的行为影响具有明显的强制性及高度自觉性，这主要是通过教规、教令及教徒的信仰来实现的。例如，犹太教对男性婴儿都要举行割礼（包皮环切仪式），因此犹太人几乎不患阴茎癌。但有时教徒的盲目信仰也会对健康造成危害，如世界上六次古典霍乱大流行都源于印度恒河，主要原因是由于教徒视恒河为圣河，身前饮其水，死后浴其身，致使河水污染长年不息。

（四）亚文化和反文化对健康的影响

1. 亚文化（subculture）　通常把在一定族群中共同奉行并占主导地位或统治地位的文化称为主文化（dominant culture）。亚文化则是与主文化相对的那些非主流的、局部的文化现象。具体来讲，亚文化是指某一文化群体所属次级群体的成员共有的独特信念、价值观和生活习惯，它是非全社会性的思想文化的泛称。从社会学角度看，亚文化是被主流社会贴上了某种标签的一群人，他们往往处在非主流的、从属的社会地位，有着区别于其他群体（尤其是占主导地位群体）的诸多明显特征（如偏离性、边缘性甚至挑战性）和特殊的生活方式。当代西方亚文化的典型形态主要有以街舞为主要内容的希普霍普（Hip Hop）亚文化、以服饰为主要特征的波希米亚（Bohemia）主义、以音乐为重要内涵的朋克（Punk）亚文化、以绘画艺术作为其主要表现形式的达达主义、包括同性恋和性解放在内的性亚文化，以及将上述内容集中表现、进而涉入政治生活的嬉皮士（Hippie）亚文化。在国内，随着改革开放和全球化进程的加快，也催生了不少亚文化，如社团亚文化、网络亚文化、流行音乐亚文化、服饰亚文化等。

亚文化源于一定社会背景下人的个性化生存方式和多样化文化选择，它可以是积极的，也可能具有消极的影响。积极的亚文化预示社会进步的方向，体现思想解放、追求自由的价值取向，它既是对既定社会意识形态的挑战与超越，又是孕育新文化的土壤和驱动因素，值得高度重视和包容；消极的亚文化则经常导致人的社会角色错位、价值取向紊乱、信仰失落，影响人格完善，不利于身心健康，如青少年的暴力行为、破坏行为、吸毒等都是不良亚文化的极端表现。

2. 反文化（counter culture）　确切地说是反主流文化。社会学界一般认为，如果一种亚文化对占主导地位的文化（主流的价值观、信仰、风俗习惯等）构成了对抗或挑战，这种亚文化便被称为“反文化”。反文化可以看做是一种激烈甚至极端的“亚文化”形式，常常是某些对现实不满的人的心理爆发。

“反文化”一词诞生于对 20 世纪 60 年代，当时是对发生在西方国家社会运动的描述。在过去几十年里，有人把“反文化”当做贬义词，用以指缺乏教养、堕落、异端或离经叛道；而在另一些人眼里，反文化则意味着希望和拯救。实际上，对不同历史条件下的反文化要进行具体的分析，否定有发展前途的优秀文化的反文化当然是有害于社会的；反之，如果反文化所反对的是阻碍社会发展的文化，那么它就是有益于社会的文化，是能够对社会发挥建设性作用的。在社会主义社会，一般来说，反文化是不利于社会的稳定与发展的。社会主义主文化是古今中外优秀文化的凝聚，是适合当代中国国情不断进步的文化，与之相对立的亚文化，只会阻碍社会的发展。

总之，在社会转型时期，由于亚文化的大量涌现，主文化与亚文化之间的冲突、亚文化相互之间的摩擦将是社会发展中不可避免的现象。亚文化仍将会以相对独立的形态，以其独特的价值观和行为方式来调整文化与现实的差距。它可以成为主文化的补充，也可能成为反文化。因此，必须正确地对待并充分地利用亚文化，吸取其积极因素，为发展有中国特色社会主义主文化服务。

第五节　社会心理因素与健康

现代社会的生产、生活节奏越来越快，压力增加，社会心理因素对人类健康和疾病的影响也越来越显著。人是生物、心理和社会的统一体，当心理长期处于应激状态时，正常的生理变化就会演变成病理变化，产生精神和躯体疾病。

一、心理因素概述

从心理学角度看，心理因素包括心理过程与个性两个方面。心理过程是由认识过程、情绪过程和意志过程构成；个性包括兴趣、信念、理想、世界观和人格。

人在复杂的社会环境中生存，所遇到的各种社会事件对人的心理状态都会产生一定的影响。但并不是任何社会生活事件引起的心理紧张都会导致疾病，只有刺激所引起的心理反应累积到一定程度，超出个体的调节能力，才会导致疾病的发生。

心理因素包括的范围很广，本节主要讨论人格、认知和心理压力对健康的影响。

二、人格与健康

人格（personality）一词来源于希腊文 Persona，原意是戏剧中演员所带的特殊的面具，表现剧中人的角色和身份。人格是指一个人与社会环境相互作用表现出的一种独特的行为模式、思维模式和情绪反应特征。人格是一个人区别于他人的标志。在心理学中，还经常运用“个性”一词表达人格的概念。人格包括两部分：性格与气质。

（一）气质与健康

气质（temperament）是表现在心理活动的强度、速度、灵活性和指向性等方面的一种稳定的心理特征，相当于日常生活中所说的脾气、秉性。人的气质差异是先天形成的，受神经系统活动所制约。

公元前 5 世纪，古希腊医生希波克拉底提出了人体内有 4 种体液（血液、黏液、黄胆汁、黑胆汁），每种体液所占比例的不同决定了人的气质差异。后来，古罗马医生盖伦（Galen，129～199 年）在此基础上提出了四种气质类型：胆汁质、多血质、黏液质、抑郁质，如胆汁质气质的人精力旺盛、抑郁质敏感、多血质外向、黏液质沉稳等。实际上，气质并无好坏优劣之分，人们应当分析和认识自己气质特征中的消极方面，发展积极方面，以养成良好的心理素质。

（二）性格与健康

性格（character）是指人类在生活过程中形成的稳定、一贯性的态度和行为方式。性格是遗传与后天环境相互作用的结果。良好的性格是心理健康的重要基石。

20 世纪 50 年代美国心脏病专家弗里德曼（M. Friedman）和罗森曼（R.H. Rosenman）提出了 A、B 型人格（性格）模型。

A 型性格特征：动作和语速快、时间紧迫感强、追求成就、攻击性和竞争性强、易生气、常同时做几件事情。A 型性格人由于长期的紧张积累，易患心血管疾病。据调查，85%的心血管疾病与 A 型性格有关。

B 型人格特征：与 A 型人格相反，属于舒缓、善于自我调节的人格特点，行动从容、易满足、有耐心。研究表明，B 型人格的人患心血管病的概率比 A 型人格低 2～3 倍。

20 世纪 80 年代德国心理学家提出了 C 型性格，指那种情绪受压抑的抑郁性格，表现为害怕竞争、逆来顺受、爱生闷气。C 取自 Cancer（癌）的第一个字母，预示这种性格特征的人易患癌症。

1996 年，荷兰学者杰诺里特（Johan Denollet）又提出了 D 型性格，也称“忧伤型人格”，这类人有较浓的消极情感和社会退缩倾向，常常比较忧伤和孤独，沉默寡言。大量研究证实，慢性心理忧伤是心血管疾病的危险因素。

人格特征与健康密切相关。健全的人格，应有乐观向上的生活态度、有和谐的人际关系、有正确的自我认识、有良好的情绪调控能力、有良好的社会适应能力、有强烈的社会责任感、有高尚的审美情趣，这样有利于身心健康。而消极人格往往表现出较低的健康水平，如抑郁、愤怒、敌意和焦虑等心理特征的人格，易患哮喘、关节炎、溃疡、头痛和心血管疾病。

三、认知与健康

认知（cognition）是指人们的认识活动或认识过程，包括信念、思维和想象等。有时也称为认识，可分为感性认识和理性认识。

认知理论的基本公式是：S—C—R。其中S代表刺激（stimulus），R代表反应（response），C代表意识和经验（consciousness）。外界事件或刺激作用于人的感官，形成感觉材料进入大脑，大脑利用记忆中已有的过去经验对其进行分析、解释和评价。个体就是根据这些分析、解释和评价来确定行为和情绪。

由于文化、知识水平及环境背景的差异，人们对问题往往有不同的理解和认知。认知对心理行为的影响是非常巨大的：不良的认知及歪曲、不合理、消极的思想，常常会导致情绪障碍和非健康的行为。所以良好的认知对保持心理健康是非常重要的。

四、心理压力与健康

心理压力是个体在面对难以适应的外界环境要求或威胁时产生的心理体验，表现为心身紧张或不适。

（一）压力源

压力（stress）也称应激，其产生的原因是压力源。我们将那些具有伤害性并因此带来压力感受的事件或环境称为压力源。心理学家对造成压力的各种生活事件进行分析，提出四种类型的压力源。

1. 躯体性压力源 是指对人体直接刺激而造成身心紧张状态的刺激物，包括物理、化学或生物性刺激物，如高温、微生物、酸碱刺激等。

2. 心理性压力源 是来自人们头脑中的紧张性信息，如心理冲突、挫折、不切实际的期望及与工作责任有关的压力等。心理性压力源与其他压力源的显著不同在于它来自人们的头脑中，反映出心理方面的困难。现实生活中压力事件随处可见，为什么有的人无动于衷、有的人却耿耿于怀，区别常常在于人们内心对压力的认知。

3. 社会性压力源 主要指造成个人生活方式上的变化，并要求人们做出调整和适应的情境和事件，如离婚、丧偶、生病、失业、重要节日等。

4. 文化性压力源 最常见的是文化性迁移，即从一种语言环境或文化背景迁移到另一种语言环境或文化背景中，使人面临全新的生活环境、陌生的风俗习惯和不同的生活方式，从而产生压力，如出国留学。

（二）压力的身心反应

当人们面临压力时，会产生一系列的身体和心理反应，这些反应在一定程度上是机体主动适应环境变化的需要，它能唤起和发挥机体的潜能，增强抵御能力。但是如果反应过于强烈或持久，就可能导致生理、心理功能紊乱。

1. 压力下的生理反应 个体在压力下会出现一系列的生理反应，主要表现在自主神经系统、内分泌系统和免疫系统等方面，如心率加快、血压增高、呼吸急促、激素分泌增加、消化道蠕动和分泌减少、出汗等。这类生理反应可以调动机体的潜能，提高机体对外界刺激的适应能力，但过久的压力会使人适应能力下降。

2. 压力下的心理反应 压力引起的心理反应主要有警觉、注意力集中、思维敏捷、精神振奋等，这是一种适应性的心理反应，过度则会带来负面效应，出现忧虑、焦躁、愤怒、沮丧、悲观失望等消极的情绪。不同个体在压力下的心理反应有很大差异，这取决于个体对压力的知觉和处理压力的能力。

3. 压力下的行为反应 当个体面临压力时会有各种行为变化，这些行为变化取决于压力的程度及个体所处环境。压力下的行为反应可分为直接反应和间接反应：直接反应指为消除刺激源而做出的直接反应，如路遇歹徒后与之搏斗或逃避；间接反应指借助某些物质暂时减轻与压力体验有关的苦恼，如借酒消愁。

（三）压力对健康的影响

适度的心理应激是维持机体正常功能和个人成长发展的必要条件，人只有在适当的压力下保持一定的张力才会使生命具有活力，才能体会到生命存在的意义和人生的乐趣；并且通过自身的锻炼，可以使人体应对压力的能力及心理素质得到提高。但是，如果应激强度超过了人们的适应能力，就会对健康造成损害。当人们遇到巨大压力时，心理方面可能出现焦虑、紧张、担心、悲痛、绝望、急躁、冷漠、消沉、失眠、退缩、忧郁、孤独感、疏远感、注意力分散、情绪过敏、反应过敏、交流效果降低等反应；在生理方面，如果长期处于压力下，对心血管系统、消化系统和免疫系统都会产生损害；过度的压力还会引起行为问题，如吸烟、酗酒、自杀和反社会行为。

思考题

一、简答题

（1）社会因素影响健康的特征是什么？

（2）经济发展对健康会有哪些负面影响？

（3）城市化过程中产生的健康问题主要有哪些？

二、案例分析题

张某，19岁，某大学一年级学生，入学时被老师临时指定为班长。半学期后，由于和同学关系不和、时有矛盾，被老师撤掉班长之职。张某怀疑是同学妒忌他的才干在老师那里说了他的坏话，自己受到了排挤，对班长被撤一事耿耿于怀。于是时常指责同学，后来因此事与老师发生冲突，甚至到校长那里告状，要求恢复他的班长之职。大家耐心劝他，他总是不等对方把话说完就急于申辩，把大家的好言相劝看作恶意、敌意，因此与同学、老师的关系日益恶化且不再参加集体活动。

问题：你认为张某应如何塑造健全的人格？

（德小明）

第六章 行为、生活方式与健康

☞ **学习目标** »»

掌握：健康相关生活方式及不良生活方式的特点及分类。

熟悉：行为生活方式的概念及分类。

了解：常见的不良生活方式及其作用机制、行为转变理论模式与原则。

案例 6-1

忙碌的出租车司机

张先生，男，50岁，汉族，已婚，出租车司机，初中毕业，身高166cm，体重75kg，血压135/88mmHg，血型A，性格外向，无精神创伤史；日常工作要求注意力高度集中，又因行业竞争激烈，常感到工作压力很大，脾气比较急躁，遇事易怒；饮食方面口味较重，喜食腌制食品、动物内脏等肉类食品，很少吃蔬菜水果，每天清早要喝一杯浓茶，已有20年历史；因为工作时间长，很少参加体育活动，平时休闲娱乐喜好打麻将、睡觉，烟龄有30年，平均每日10～15支；很少饮酒，偶尔朋友、亲戚聚会会少喝一点，人际关系一般。一家三口，月收入为3000元左右。父亲患有原发性高血压，其他亲属尚未发现确定心脑血管疾病。

讨论：

（1）张先生健康状况如何？

（2）他患慢性病的风险高不高？为什么？

第一节 概　　述

行为生活方式是心理的外在表现，而行为生活方式的产生具有生物学、心理学和社会学基础。它与人类的健康关系密切，因此，重视健康人和患者健康行为生活方式的教育、指导与干预是非常重要的任务。

视窗 6-1

生活方式与健康

美国曾调查了心脏病、癌症、脑卒中、车祸、意外、流感肺炎、糖尿病、肝硬化、自杀、他杀10个最常见健康问题的死因，从统计资料来看，除流感、肺炎（自然环境）、糖尿病（遗传因素）外，其他8个常见问题死因都和不良生活方式有关，最重要的前4位危险因素是吸烟、过量饮酒、膳食不合理、缺少运动。由此可见，当今不良生活方式已经成为人群健康的重要影响因素，也成为目前全世界各国医药费居高不下的主要因素。

我国的调查表明，前10位死亡疾病中，不良生活方式行为在致病因素中占44.7%，在疾病发生原因中占80%，如酗酒、吸烟、缺乏运动、营养不合理、生活不规律、肥胖、吸毒、紧张、孤独、抑郁等都有统计数据，和美国CDC的相似。美国曾预测：使美国成年人平均寿命增加1年，须花费100亿美元，而如果人们做到不吸烟、少饮酒、合理饮食，多运动，几乎不花钱就能使人们平均寿命增加11年。我国专家也预测，如果能做到合理膳食、适量运动、戒烟限酒、心理平衡等健康的生活方式，我国的成年人平均寿命可增加10年。

一、基本概念

（一）行为

人类的行为（behavior）是心理活动的外在表现，是适应社会环境的一切活动过程。人的行为除了受生物遗传的本能活动支配外，更重要的是受心理的调节、社会环境的制约。一个人或群体如具有良好行为，能促进健康；否则反之。

一般认为，人类行为由五个要素构成：行为主体（人）、行为客体（行为指向目标）、行为环境（行为主体与行为客体发生联系的客观环境）、行为手段（行为主体作用于行为客体时所应用的工具或使用的方法）、行为结果（行为主体预期的行为与实际完成的行为之间相符合的程度）。

所以，行为是个体赖以适应环境的一切活动，是心理活动的表现形式。人的行为是具有认识、思维能力的人对环境刺激所做出的能动反应。从狭义角度理解行为即我们的所作所为。从广义角度，行为就是具有认知、思维能力、情感、意志等心理活动的人，在内外环境因素的刺激下，通过内心的判断而发生的一种相对固定的反应。

（二）生活方式

生活方式（lifestyle）是指作为社会主体的人，为了生存和发展而进行的一系列日常活动的行为表现形式，是人们一切生活活动的总和。所以，就是人们采取的生活模式或式样，它以经济为基础，以文化为导向，包括一个人日复一日的态度、习惯和行为。

具体而言，生活方式指的是人们如何生活，而对于人们生活活动和状态来讲，生活方式的内容实际上就是人的生存实践的现实体现。相对于动物而言，人是一种很特殊的存在，主要体现为人不仅是有生命的，而且具有自我意识、思维……生活方式则是对人的存在之特殊性的进一步现实化和具体化。现实中人的生活方式会表现在以下几个方面：工作方式，内含社会生产活动和个人就业行为；婚姻生活方式，内含婚姻方式和家庭生活；交往方式，内含经济、政治、文化三方面的交往行为；闲暇生活方式，内含闲暇时的物质消费、精神消费和实践消费行为等方面内容。

当然，综观不同学者的观点，一致认为生活方式是一个内容相当广泛的概念，包括人们的衣、食、住、行、劳动工作、休息娱乐、社会交往、待人接物等物质生活和精神生活的价值观、道德观、审美观，也可以理解为就是在一定的历史时期与社会条件下，各个民族、阶级和社会群体的生活模式。

二、行为健康及健康行为的判别

案例 6-2

怕“胖”的姑娘

小丽，女，20岁，高中毕业，身高160cm。她一直认为自己很漂亮，想从事影视行业，可青春期后就觉得自己过胖（体重50kg），从18岁开始减肥，早上不吃早餐，中午与晚上也仅进食少量米饭，动物类食物几乎不吃。很快体重降至35kg，可是人渐渐出现头晕，月经也不正常。到医院就诊检查发现，血清白蛋白、性激素等水平低于正常，外形也相当消瘦。经过医生对其生活方式的调整，按照保证营养均衡膳食的配方安排一日三餐，并适当活动等后，小丽逐渐恢复了正常。

讨论：

根据该案例，你判断小丽减肥行为对不对？为什么？

行为健康是指在日常生活中包括躯体健康和精神健康在内的行为举止、思想、道德、心理活动的文明、健康。

虽然人们无法控制自身健康的每个方面，但是可以选择自己的生活方式，并对健康产生影响。因为，生活方式是健康的主要影响因素，也是最能控制的影响健康的环境因素，也是决定健康的一个关键因素。人们怎样在饮食、健康、家庭、社会生活、工作及其他方面建立对自己有益的最适宜、均衡的生活方式显得至关重要。即使已经患病的人也可以通过改变不健康的生活方式来控制或减低能使病情恶化的危险因素的影响。例如，糖尿病患者可以控制他们的饮食和体重并戒烟来控制疾病恶化。所以，选择适宜的生活方式可以显著减少患严重疾病的机会。当然，建立健康适宜的生活方式越早，对健康越有益，个人的生活质量就越高。很多疾病，包括多种癌症和糖尿病，都有以行为和习惯为基础的危险因素，生活方式可以大大地增加或减少疾病发生的机会，例如，心脏病实际上有其生活方式的根源，吸烟、吃富含饱和脂肪与胆固醇的食物及不经常锻炼等行为都是心血管疾病的危险因素。这些危险因素的数量越大，致病机会就越多。因此，认识到各种疾病的危险因素是改变行为方式、减少疾病可能性的第一步。例如，通过了解吸烟、高脂肪饮食和过量饮酒是癌症的主要危险因素，一个人就可以选择戒烟、吃低脂肪食物和最少量饮酒来减少癌症的发病机会。

对健康行为的判别，包括：

（1）个体或团体行为取向能有益于他人和自身的健康。

（2）个体行为表现的科学性和规律性，如起居、饮食合理等。

（3）外显的表现行为和内在思维动机的协调一致。

（4）个体行为表现出容忍和适应。

（5）学习和工作上的创造力表现。

就某一个人来说，健康行为可以说是上述任何行为的表现，具体可分为外显健康行为和内在健康行为。

外显健康行为，包括饮食的定时定量、适当的体育锻炼、不吸烟、不酗酒等；内在健康行为可表述为情绪愉快、关系和谐、人格统一、适应环境、有自知之明等。

每个人都有与他人不同的生活方式，重要的是行为与态度的建立能够达到和促进幸福生活。行为和态度对健康能产生积极的或消极的影响，如吃高脂肪饮食的人增加了他们患多种严重疾病的危险。

三、行为、生活方式的特点与类型

（一）人类行为的特点

人类的行为虽然由于生物性、社会性的不同而千差万别，但仍然有其特点。

1. 目的性　即人的行为一般都带有预定的目的、计划、期望，这就使得人不但能够适应环境，而且能够按照自己的需要改造环境、改造自己。

2. 受需要、动机、情感、意志等心理活动的调节 这表明人能够用一定的世界观、人生观、价值观支配、调节自己的行为。

3. 差异性 由于人的行为受到外部环境和个性心理调整的强烈影响，在不同种族、地域、年代间的人的行为表现出巨大的差异。

4. 可塑性 在人成长过程中，家庭熏陶和学校教育、社会氛围的感染都是影响人的行为的因素，也决定了人的行为具有极大的可塑性。

（二）生活方式的类型

在生活方式的类型研究中，不同的学科、学者提出不同的分类，下面就社会医学角度选择介绍美国和日本的研究分类。

1. 美国的研究 美国学者米切尔（Arnold Mitchell）根据对全美1600人的抽样问卷调查，涉及800多个问题，从衣、食、住、行及闲暇时间的消费状况、社会价值观及政治态度等方面归纳出4大类共9种生活方式。

（1）需要驱动类：①活命型生活方式：处于生活方式类型的最底层，生活拮据，几乎没有任何奢侈的消费。②维持型生活方式：对社会抱有负面情绪，但仍怀有希望，比活命型的境况略好一点。

（2）外向类：①归属型生活方式（典型的中产阶级）。②奋斗型生活方式：勤奋工作，充满野心，不断向上层社会迈进。③成功型生活方式：各行业的顶尖人物。

（3）内向型：①我行我素型生活方式：在个人生命周期中持续时间不长，很可能父母是成功型的。②体验型生活方式：以获取新经验为最大的满足。③社会自觉意识型生活方式：重视与社会和自然的和谐，对社会有一定的影响力。

（4）外向与内向混合类：综合型生活方式。

2. 日本的研究 日本社会学家井关利名和崛内四郎对东京地区530位家庭主妇从36个方面进行的调查，采用聚类分析处理获得七种基本生活方式类型。①积极的生活扩充型：生活革新意识强，余暇活动积极，交际范围广，努力料理家务，读书量也大。②消极停滞型：回避家务劳动，对余暇活动和修饰不关心，生活中显得懒散。③勤劳节俭型：喜好家务，勤劳，余暇活动消极，生活缺少享乐，注意储蓄，生活用品使用时间长，没有冲动的购买行为。④余暇享乐型：外出多，愿意接受新产品，革新性强，浪费性也强。⑤保守市民型：有社交但交际范围窄，勤劳但生活革新意识不强，喜爱购物但不易接受新产品，生活圈子狭小，生活变化不多。⑥闭锁不关心型：生活没有目标，缺乏社交，余暇活动少，电视机前混时日。⑦自我规划型：有明确生活目标，生活有计划，踏实，与人交往不多，看电视也少。

无论从哪种生活方式类型的研究中都可以看到，生活方式是人社会化的一项重要内容，体现在实际生活的各种行为中，不同生活方式都直接或间接影响着个人或团体的健康。

第二节 行为、生活方式与健康的关系

第13届世界健康教育大会指出：“人类60%左右疾病发生的主要原因是不健康的生活方式引起，而其中70%～80%的人又死于不健康生活方式引起的许多慢性非传染性疾病。”据研究报道，全球每年因心脑血管疾病死亡人数达1500万～1700万人，如果能以健康的生活方式替代不良生活方式和行为，其中50%的人的生命可以得到挽救。2015年，中国高血压有1.6亿～1.7亿人，高血脂有1亿多人，糖尿病患者达到9240万人，血脂异常者约1.6亿人，脂肪肝约1.2亿人，18岁及以上成人超重率为30.1%，肥胖率为11.9%，心脑血管病、癌症和慢性呼吸系统疾病为主要死因，占总死亡的79.4%，18岁及以上成人高血压患病率超过25%，人群健康状况不容乐观。

一、行为、生活方式对健康影响的趋势

早在 1967 年 Belloc 和 Breslow 在美国加利福尼亚对 6928 名成年人进行了为期五年半的行为干预研究，以鼓励人们采取七种促进健康的行为（每晚睡眠 7～8 小时、每天吃早餐、不吃零食、保持正常体重、经常锻炼、适量饮酒、不吸烟），结果个体采纳的促进健康行为越多，其预期寿命越高。良好的生活方式使年龄在 40 岁的中年人，其健康程度与 20 岁的具有不良生活方式的青年人的健康情况几乎相等。

经过大量研究，人们发现人的一生从胚胎开始到死亡的全过程，几乎身体每个时期的疾病都与生活方式、不良行为有关。

1. 胚胎时期　父母吸烟、喝酒可引起畸形和先天性疾病。

2. 出生后　家庭的不良生活方式直接影响孩子的健康。

3. 婴幼儿时期　喂养不当、饮食不卫生可引起营养性贫血、佝偻病。

4. 儿童少年时期　饮食、起居不合理可引起脊柱弯曲、龋齿、砂眼。

5. 青少年　受同伴、父母影响，吸烟，酗酒。

6. 老年期　生活方式不健康可引起心脑血管疾病、糖尿病等。

二、健康相关行为

根据行为结果与健康的关系，一般将行为划分为以下几种。

（一）促进健康行为

在客观上有利于自身和他人健康的相对明显、确实的行为称之为促进健康的行为。这些行为表现有益于自身、他人乃至整个社会的健康。另外，促进健康的行为还要在外显行为、需求动机和能力协调等方面一致，这就是说促进健康的行为是相对的。如想要参加长跑，但身体状况并不适合参加如此激烈的体育运动，这时就不能称之为促进健康行为了。一般而论，常见的促进健康的行为如下。

1. 基本健康行为　日常生活中一系列有益于健康的基本行为，如合理营养、平衡膳食、积极锻炼、适量睡眠和积极的休息。

2. 预警行为　指预防事故发生前和事故发生时正确处置的行为，如使用安全带及溺水、车祸、火灾发生后的自救。

3. 保健行为　指正确、合理地利用卫生保健服务，以维护自身身心健康的行为，如定期体格检查、预防接种、发现患病后及时就医、咨询、遵从医嘱、配合治疗、积极康复等。

4. 避开环境危害　主动地以积极或消极的方式避开人们生活和工作的自然环境与心理社会环境中对健康有害的各种危害的行为，如离开污染的环境、采取措施减轻环境污染、积极应对那些引起人们心理应激的紧张生活事件等。

5. 戒除不良嗜好　不良嗜好主要指日常生活中对健康有危害的个人偏好，如吸烟、酗酒与滥用药物等。

（二）危害健康行为

危害健康行为是指偏离个人、他人乃至社会的健康期望，客观上不利于健康的行为。常常分为四类。

1. 不良生活方式（习惯性行为）　指习以为常的、对健康有害的行为习惯，包括能导致各种成年期慢性退行性病变的生活方式，如吸烟、酗酒、缺乏体育锻炼、高盐高脂饮食、不良进食习惯等。

案例 6-3

不吃早饭的小孙

小孙是个生意人，自家做点服装生意，又开了小厂，每天忙得很，中午、晚上全交给生意场上的朋友了，酒是没少喝，菜也没少吃。但早上起不来，早饭常常不吃，用他的话讲“没事，中午、晚上再补回来”。时间长了，体重越来越大，走路越来越费劲了，去年一查，血压高了，血糖升上去了，他真有点紧张了。真是没想到，自己才 33 岁，怎么会这样了？

讨论：

小孙的危害健康行为有哪些？会造成哪些危害？

2. 致病行为模式（A、C 型行为） 指导致特异性疾病发生的行为模式，国内外研究较多的是 A 型行为和 C 型行为模式。

A 型行为模式是一种与冠心病密切相关的行为模式，其核心表现为不耐烦和敌意。有关研究表明，具有 A 型行为者冠心病的发生率、复发率和死亡率均显著地高于非 A 型行为者。

C 型行为模式是一种与肿瘤发生有关的行为模式，其核心行为表现的是情绪过分压抑和自我克制，爱生闷气。研究表明：C 型行为者宫颈癌、胃癌、结肠癌、恶性黑色素瘤的发生率高出其他人 3 倍左右。

3. 不良疾病行为 疾病行为指个体感知到自身有病到疾病康复全过程表现出来的一系列行为。不良疾病行为可能发生在上述过程的任何阶段，常见的行为表现形式有疑病、恐惧、讳疾忌医、不及时就医、不遵从医嘱、迷信乃至自暴自弃等。

4. 违反社会法律和道德的危害健康行为 吸毒、性乱等危害健康的行为属于此类行为，这些行为既直接危害行为者个人健康，又严重影响社会健康与正常的社会秩序。例如，吸毒可直接产生成瘾的行为，导致吸毒者身体的极度衰竭，静脉注射毒品，还可能感染乙型肝炎和艾滋病；而混乱的性行为可能导致意外妊娠、性传播疾病和艾滋病。

三、不良行为和生活方式的特点及产生原因

不良行为和生活方式就发生在人们的日常生活中，然而往往不被人们所重视，究其原因是与其特点有关。

（一）特点

1. 潜伏期长 不良生活方式形成后，一般要经过相当长的时间才能对健康产生影响，出现明显的致病作用。正是这一特点使得人们不易发现和理解不良生活方式与疾病的关系，加之行为的习惯性，改变起来的难度较大。但是从另一方面看也给予了充分时间来进行行为的矫治，阻断其对健康的危害。

2. 特异性差 与致病行为模式的特异性不同，不良生活方式与疾病之间没有明确的对应关系，表现为一种不良生活方式与多种疾病和健康问题有关，而一种疾病或健康问题又与不良生活方式中的多种因素有关。例如，吸烟与肺癌、冠心病、高血压等多种疾病有关；而高血压又与吸烟、高盐饮食、缺乏体育锻炼等多种不良生活方式有关。

3. 协同作用强 当多种不良生活方式同时存在时，各因素之间能协同作用、互相加强，这种协同作用最终产生的危害，将大于每一因素单独作用之和。

4. 变异性大 不良生活方式对健康的危害大小、发生时间早晚存在明显的个体差异。例如，有的人吸烟会发生肺癌，而有的人也同样有此不良生活方式却没有得肺癌。此外，即使是同时开始不良生活方式，以同样的量作用同样长时间，其结果也不尽相同。

5. 广泛存在 不良生活方式广泛存在于人们的日常生活中，且具有这样或那样不良生活方式的人为数较多，其对健康的危害是广泛的。

（二）产生原因

健康是机体内在环境与外界环境的整体统一。凡是能够影响机体内外环境改变的因素，都将会对健康产生一定程度的影响。不良生活方式的产生在很多方面与机体和环境是否统一、和谐相关，造成不和谐的原因有以下几方面。

1. 生活目的、需要和动机产生的错位 人们认为目的是行动和努力最终要达到的地点或境界，也就是奋斗的目标。而动机是为实现一定目的而行动的原因。动机是个体的内在过程，行为是这种内在过程的表现。引起动机的内在条件是需要，引起动机的外在条件是诱因。驱使有机体产生一定行为的外部因素称为诱因。然而需要则是人脑对生理需求和社会需求的反映。人为了求得个体和社会的生存和发展，必须要求一定的事物，如食物、衣服、睡眠、劳动、交往等。这些需求反映在个体头脑中，就形成了他的需要。需要被认为是个体的一种内部状态，或者说是一种倾向，它反映个体对内在环境和外部生活条件的较为稳定的要求。

人的需要受社会历史条件的制约。个人需要仍然要服从社会需要，要根据社会物质条件和道德规范不断调节自己的需要。美国心理学家 A.H.马斯洛在 1943 年提出了需要满足论，认为需要的满足是人的全部发展的一个最简单的原则。他把人类的需要分成如图 6-1 所示的五个层次，并认为生理的需要是其他各种需要的基础，只有当人们的一些基本需要得到满足后，才会有动力促使高一级需要的产生和发展。但很多时候，人们的需要未必合理，也未必能够满足，这就造成自我需要与现实之间，经常会有矛盾和冲突，这时人就会感到痛苦和焦虑，这时自我就会在不知不觉之中，以某种方式来调整冲突双方的关系，渐渐定型成为各种生活方式，而人受满足快乐原则的巨大动力驱使就可能建立某些不健康的生活方式。

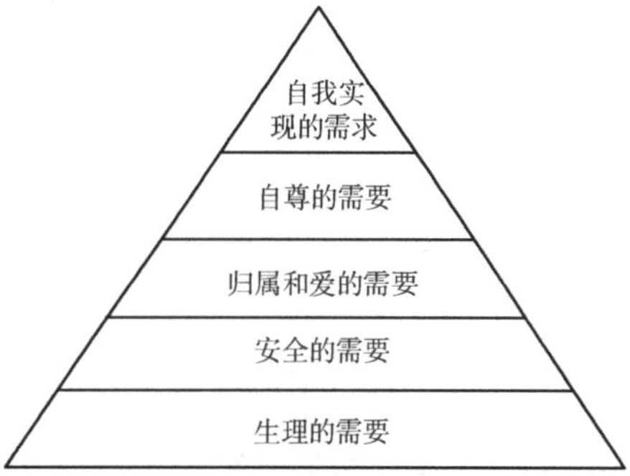

图 6-1 马斯洛需求层次理论

2. 社会压力和从众心理 “从众”是一种比较普遍的社会心理和行为现象，是指在群体压力下，个体在认知、判断、信念与行为等方面自愿与群体中多数人保持一致的现象。虽然从众是一种很正常也很普遍的行为，是个体适应社会的一种方式，但是如果凡事从众，就会使个体缺乏独立思考，也会使自己失去主动性和缺乏个性。现代生活方式的建立不乏与从众心理有关。

案例 6-4

妈妈与女儿的矛盾

有一位妈妈最怕给女儿买衣服，女儿想买的，妈妈不愿意，妈妈想买的，女儿看不中。每次都闹得不欢而散。妈妈认为，穿衣服不能太张扬，和周围的女孩打扮得一样才好。女儿坚决不同意：“同学都穿这样的衣服，我不要！”她总是挑选那些和别人迥然不同的衣服。其实这样的事例在人们的日常生活中随处可见。

讨论：

妈妈和女儿的行为差异是什么心理所造成？

3. 社会巨变引起的生活方式变化 许多研究指出，环境与社会因素对于疾病具有协同作用。在发展中国家，工业进步带来社会巨变的同时，也带来了人们生活方式的巨大改变，成为人类健康、经济和社会可持续发展的重大障碍。

4. 无知者无畏 据调查，必要的营养健康知识和技能缺乏，是城市居民营养过剩、生活质量下降的主要原因。而对于生活方式与健康的相关问题的更多知识，许多人并非了解，这就带来人们自我保健缺失。

5. 人格缺陷 人格（personality）或称个性，是用来描述个体心理差异的，指个体总的精神面貌，是人体心理特征的总和。人格的差异会影响人们行为生活方式的选择，如人格较为健全，在面对应激性事件时，依然能够很好应对；人格较为脆弱的，在应激性事件作用下，易于发生神经症性障碍。而对于细小的事情总是忧虑的人，在困难的情境中更容易产生焦虑障碍等。人格缺陷属于心理异常的范畴，由于程度和类型的不同会表现在不同的生活方式中。

四、不良生活方式影响健康的途径

（一）生活观念导致的“病从口入”

我们已经从生物医学的相关知识获得了许多“病从口入”的作用机制，细菌、病毒、寄生虫等病原生物大量在消化系统的繁殖会导致严重的后果，食物中毒等病症也都是吃惹的祸。在饮食方面，我们有着世界一流的饮食文化，但我们也有着许多错误的饮食观念。

1. “不干不净，吃了不长病” 有人认为越不干净的东西吃了越会增强抵抗力。当然，这种观念从某种意义上说明了感染和免疫的关系。然而，感染与免疫的关系不是如此简单的，有时，靠机体自我感染建立免疫要付出沉重的代价。

“病从口入”一直是人们患病的一种重要原因。有很多推论认为艾滋病病毒和埃博拉病毒来源于人吃灵长类动物，如猴、猩猩等。据世界卫生组织不完全统计，埃博拉病毒最先于 1976 年在刚果（金）被发现，此后在加蓬、苏丹、利比里亚、科特迪瓦和乌干达等非洲国家也先后发现过，迄今全世界的感染者达 1600 多例，其中 1000 多人死亡。最近，英国 Purdue 大学的研究人员发现，埃博拉病毒不仅攻击人，也袭击马类。他们对埃博拉病毒的生化结构进行研究后发现，这种致命病毒的外部蛋白与某种鸟类的反转录病毒相似。这提示病毒可能是从鸟类传播给人类的，也就是说吃野味可能传播埃博拉病。另一个事实是，人可能通过吃灵长类动物的肉而感染埃博拉。例如，刚果（布）西盆地地区是埃博拉病病毒传播重灾区，调查发现，该地区发生疫情初期的死者生前曾食用过病死的猴、黑猩猩等灵长类动物的肉。同样，迄今人类也还不清楚艾滋病病毒（HIV）究竟来自何方，但是其中一种推测也认为 HIV 最初来源于非洲绿猴，是当地人捕杀绿猴并分而食之，HIV 趁机从人的口中、破损的伤口中进入人体，并演变成人免疫缺陷病毒。

2. “生吃蟹子活吃虾，半生不熟吃蚂蚱” 目前我国许多地区盛行吃生食物或半生不熟的食物，当地居民认为新鲜生猛海鲜、野生动物的营养价值更高。其实，这种观点是片面的，一方面，半生不熟的食物的确因未经高温加热而保证营养素破坏得较少；但另一方面，这种饮食方式也同时将大量的病原体带入体内，很可能会因此而导致致命后果。吃生的代价是沉重的，历史的教训是深刻的。1988 年，上海曾暴发过甲型肝炎流行，给人们的健康带来了严重的危害，也使学校停课、工厂停工，造成了巨大的经济损失，后来经证实，它的流行正是吃生引起的。上海人有食用毛蚶的习惯，毛蚶都是从近海里捕捞的，不少已被甲型肝炎病毒污染过，而当地人多将毛蚶热水一烫便凉拌食用，食用半生不熟的毛蚶后，引发了甲型肝炎。

3. “大腹便便，富贵富态” 这也是人们在经济短缺时代形成的一种错误的观念。在饮食上，形成了很多不健康的生活方式，如吸烟、过量饮酒、高糖高脂高胆固醇饮食、食物过分精细等。在农村，农民的生活方式也发生了许多改变，过去的某些不健康生活方式还没有得到完全地纠正，如饮用不清洁的水、吃东西前不洗手、膳食不平衡等，现在又增加了新的不健康生活方式，如食物由小粗粮为主改为小细粮为主，出现了吸烟、过量饮酒等陋习。在城市，肥胖、超重已越来越成为司空见惯的“风景线”，在城镇郊区也有增长趋势。科学研究证实肥胖、超重等与动脉硬化、高血压、糖尿病有着直接的关系。

（二）生活放纵造成身心的衰竭

生活放纵既受观念的影响，又受人格的支配。例如，赌博成瘾、网络成瘾、博彩成瘾、色情成瘾等，不仅会造成生理上的成瘾，导致机体的过度利用，重要的是造成心理的衰竭，即平时我们说的心力交瘁，反应性下降，陷入其中不能自拔。例如，互联网成瘾综合征（internet addiction disorder，IAD）就是一种新的生活方式病。从临床表现来看，IAD 至少包括五种类型。

1. 网络成瘾的类型

（1）色情网络成瘾：包括网上的色情音乐、图片和影像等。此类成瘾者经常沉迷于观看、下载和交换色情作品。

（2）网络交际成瘾：包括用 MUD、聊天室等在网上进行人际交流、网恋等。这些成瘾者将全部精力投注于在线关系或是虚拟恋情之中。在线朋友很快变得比现实生活中的家庭成员和朋友更为重要。在很多情况下，还会导致婚姻不和与家庭的不稳定。

（3）网络强迫行为：包括强迫性地参加网上赌博、网上拍卖或网上交易。

（4）信息收集成瘾：包括强迫性地从网上收集无用的、无关的或者不迫切需要的信息。此类成瘾者花费大量时间致力于在网上查找和收集信息，伴随有强迫性冲动倾向和工作效率下降两个典型特征。上班族更容易患上此类网瘾。

（5）游戏成瘾：包括不可抑制地长时间玩各种电脑游戏。此类成瘾者通常见于青少年，他们将大量时间、精力和金钱花费在网上游戏之中，往往导致学习成绩下降，而且容易引起他们的暴力倾向，引发一些社会问题。

2. 网络成瘾的危害

（1）对身心健康的损害：网络成瘾可造成视力下降、肩酸腰痛、头痛和食欲缺乏及其他症状。据调查常用电脑的人中感到眼睛疲劳的占 83%，肩酸腰痛的占 63.9%，头痛和食欲缺乏的则占 56.1%和 54.4%。此外，长时间静坐在电脑前会使个体缺乏锻炼，容易引起“鼠标手”（即腕关节综合征）、背部扭伤等不良身体反应。网络成瘾还会对心理造成一定的影响。网络成瘾者一旦停止上网，会产生不安、焦躁、失眠、情绪低落、心情不佳、思维迟钝等类似戒断的症状。

（2）对家庭和社会的危害：许多网络成瘾者为享受网上乐趣而不惜支付巨额上网费用，宁可荒废学业或事业，甚至抛弃家庭。有的人则沉溺于网恋之中不能自拔，为了虚拟中的情感而抛弃现实的家庭。网络成瘾患者由于长期脱离现实生活，容易产生精神紊乱导致抑郁症，影响正常的学习、工作和生活，同时给社会增加了不安定因素。目前网络成瘾引起的暴力事件已日趋增多。

（三）过分享受致使失用性的机体退化

生物规律总是遵循用进废退的规则。现在，随着生活条件的改善，越来越多的人开始享受生活，提高生活质量。但据北京市体质监测中心的一份调查显示，某个系统的领导干部中，血糖偏高的比例比较大，说明营养过剩。机关处级干部中，“坐车肚”比较多，说明运动不足。由于运动不足，导致机体器官的适应性下降，疾病缠身。中国有句老话：若要身体安，三分饥和寒。这提醒我们，人类不能过分地享福。要增强机体的适应力，就应当进行体育锻炼。腿力减退是导致老年膝髋疾患的主要原因，许多老年人都因腿力下降有着不敢运动的心理，这种心理的结果是越不动越不敢动，越不敢动越不动，恶性循环使许多老年人的行动能力低下到不能自理的程度。由于长时间不动或少动，会出现肌肉萎缩、肌腱韧带弹性下降、关节变硬等，特别是导致膝关节部骨质疏松、骨骼变形、骨质增生等。这是为什么许多不经常活动的老年人腿部肌肉、肌腱、关节软组织损伤反而多的原因。

有人是被动活动减少，驾驶员就是这种类型；有人认为以车代步就高贵，也有人习惯于坐着和躺着，觉得只有这样才舒服。不管是什么情况，用进废退的理论说明，我们需要合理运动，生命在于运动，只有不断地运动，才能促进新陈代谢，防止疾病的发生。当生命的运动结束之时，离生命的终结也就不远了。

（四）生活中的失慎与失范导致直接的伤亡

现代社会，有了飞机、火车、汽车等交通工具，为人们的出行带来了很大的便利。但与过去简单的交通工具不同，过去的马拉木车翻车出现的事故所造成的伤亡和损失有限，而今天现代化的交通工具不同，稍有不慎，就会酿成大祸。2007 年，全国共发生道路交通事故 327 209 起，造成 81 649 人死亡、380 442 人受伤，直接财产损失 12 亿元。各类重点违法行为如酒后驾车、疲劳驾车、超速行驶、逆向行驶、违法超车、不按规定让行等是造成交通事故的主要原因，其中，酒后驾车违法行为表现最为突出。酒后驾车、疲劳驾车、超速行驶、逆向行驶、违法超车、不按规定让行等都与失慎有关。一次失慎，抱憾终生。不仅在交通安全方面有失慎的行为，而且在工作、旅游、交友、锻炼身体等方面也存在失慎的生活方式，轻者造成经济损失，重者造成人身伤害。生活中的失慎与失去社会规范，易导致机体的损害，而各种社会规范（包括交通规则）是保护公民权益和健康的保证，每个公民应当认真遵守，在遵守社会规范的同时，既保护了他人，也保护了自己。

（五）生活压力导致的机体受损

现代社会竞争异常激烈，各种职位对人们的学历、综合素质等的要求越来越高，工作压力也随之大大增加。工作带来的紧张是现代人常见的一个不容回避的应激源，包括过劳死等。

生活压力导致的机体损伤十分常见，这包括贫困导致的营养不良，紧张状态导致的机体失调。在社会中，可以按照人们的收入、教育水平、社会声望及权力将人们分为若干社会阶层，不同社会阶层的生活压力是不同的。据广东省的一次调查显示：当地知识分子的平均寿命比 10 年前下降了 5 岁，仅为 53 岁，比全国平均寿命低 17 岁，中年知识分子的死亡率更是超过老年人 2 倍，死亡年龄段多为 45～55 岁。除此之外，还有许多中年知识分子长期处于亚健康状态。另据北京安贞医院公布的一项调查结果显示：现代人脑梗死、脑出血等急性脑猝死，35 岁年龄组的男女发病率分别增加了 136%和 220%；急性冠心病，45～49 岁年龄组的男性增加了 50%，55～59 岁年龄组的女性增加了 32%。事实上，几乎每个年龄段的现代人都挣扎在巨大的精神和体力透支的边缘，亚健康状态越来越普遍。形形色色的现代心理疾病无形中摧毁着人们的身心，吞噬着原本高质量的生命。职业枯竭本质上是由一种过度的身心紧张造成的，与现代社会竞争激烈，人际关系复杂，个体的适应性差等有很大的关系。我们不仅仅需要学会工作所需要的技能，我们也需要学会身心调适，学会缓解压力的方法。

案例 6-5

机关干部的苦恼

梁先生，男，47 岁，上海市某机关干部。身高 170cm，体重 84kg，腰围 101cm，血压 142/87mmHg。半年内所在单位有两位同事因脑出血和心肌梗死先后去世，因机关干部有极其相似的生活方式，他本人十分恐慌，担心自己也有严重的健康问题，请医生协助检查了解健康状况并请给以指导。所在单位工作人员中共同的生活方式如是，工作压力大，常熬夜加班，睡眠严重不足，一般每天只能保证 5 个小时的睡眠；午餐在本单位餐厅自助，晚餐多为餐馆饮食，常常饮酒（平均每日饮白酒 150～200ml）；吸烟；体力活动很少。近一个月，梁先生自感乏力、嗜睡、全身酸痛，记忆力、体力、耐力全面减退，小便时发现尿液有较多泡沫。有阑尾切除手术史；其父母均有高血压史；其姐 52 岁，患糖尿病 5 年。

讨论：

怎样才能降低这些机关干部的疾病发生风险？

（六）挑战生理极限的心理、生理代价

挑战生理极限的人常被我们这个社会视为英雄，徒手攀岩、登山运动、野外生存、横渡海峡等各种挑战生理极限的运动应有尽有。其目的也各不相同，有的为了冒险刺激，有的为了扬名，有的为了锻炼意志，有的为了创造纪录。在北京，10 岁女孩王某横渡琼州海峡以后，更年幼的挑战者——一位来自深圳的 7 岁女孩郭某和 9 岁男孩胡某，他们横渡了超过前者 25km 的水上行程。许多媒体在评论时认为："从几年前的 12 岁少年李某到 2003 年的 10 岁女孩王某到现在郭某与胡某，不管是挑战吉尼斯纪录，还是锻炼勇气和毅力，身体未发育完好的孩子，频频挑战此类长距离横渡运动是否适宜，引发了人们的质疑。"就在人们争创纪录、挑战生理极限的过程中，人类却付出了健康乃至生命的代价。现代社会，随着社会经济的发展，人们的生活条件有了很大的改善，在丰衣足食后追求生活的多样化无可厚非，但是，在挑战生理极限的过程中，不能失掉健康。

视窗 6-2

盲目运动引发的悲剧

2012 年 11 月 18 日，21 岁的大学生参加马拉松猝死的新闻让人惋惜。无独有偶，运动猝死的新闻时有报道。在 2004 年北京国际马拉松赛暨第 5 届首都高校马拉松挑战赛过程中，两名业余选手——北京某大学学生（男，20 岁）和某长跑俱乐部联队队员（男，64 岁）猝死。一年后，在北京国际马拉松赛上，又发生了相似的一幕：一名业余选手（男，26 岁）猝死。

也许，很多朋友觉得参加马拉松运动员发生猝死的事件离我们很远。那么，请看以下新闻：2009 年，天津市某中学一名 16 岁初三女生因感冒诱发心肌炎，在学校体育课上跑步时发生猝死。2012 年，重庆某大学大三男生患感冒欲靠运动自愈，踢球时突发心肌炎殒命。2012 年 8 月 2 日浙江电台女主播郭梦秋因为感冒后运动导致暴发性心肌炎猝死。郭梦秋年仅 25 岁，是个热爱音乐、热爱生活的女孩，曾参加"快乐女声"等选秀节目。

五、常见的不良生活方式及其作用机制

个人的生活方式是在遗传提供的可能性前提下，在所处客观环境中养成的一种行为模式，只不过这种行为模式表现为日常生活中习以为常的行为。常见的危害健康行为有吸烟、酗酒、吸毒、性乱等。

（一）吸烟

1. 吸烟对身体的危害　吸烟已成为世界各国最严重的公害之一，是人类健康最危险的敌人。烟草燃烧时释放的烟雾中 92%为气体，8%为颗粒物，含有化学物质达 4000 种之多，绝大部分对人体有害，其中严重危害人体健康的有烟碱（尼古丁）、一氧化碳、生物碱、烟焦油、苯并芘、放射性物质（^{210}钋、^{14}碳、^{40}钾、镭等）、刺激性化合物（氢氰酸、甲醛、丙烯醛）、有害金属（砷、镉、铅、镍）、二甲基亚硝胺等致癌物质。烟草的烟雾中还含有其他对身体组织有害的化学物质，一氧化碳是其中最有害的物质之一。一氧化碳和血红蛋白的亲和力要比氧和血红蛋白的亲和力大 200 倍，它通过肺部扩散到血液中，和氧竞争与血红蛋白的结合，形成丧失携氧能力的碳氧血红蛋白。吸烟严重者体内碳氧血红蛋白可达到 15%～20%。也就是说，15%～20%的血红蛋白丧失运输氧的功能，导致组织缺氧。长期慢性组织缺氧，会使心脏等一系列器官发生病理改变。一氧化碳还影响视力、听力和判断力。烟雾本身及其中的有害物质可能对机体的局部产生强烈刺激作用，这种刺激作用使呼吸道上皮细胞纤毛受损，影响呼吸道上皮的自我清洁功能，即排除呼吸时吸入

的一些有害物质和废物（如痰液）的能力下降。吸烟对个人最直接的危害是缩短寿命，导致高死亡率。据美国疾病控制中心计算，每吸一支烟寿命缩短 7 分钟，每吸一包烟寿命缩短 2 小时 20 分钟，终身吸烟缩短寿命 6 年。吸烟也是许多疾病的主要危险因素，如致癌、造成呼吸系统、心血管疾病并加重病情等。

2. 吸烟为什么会成瘾 尼古丁是一种高度成瘾的兴奋剂，它使烟草有了其特殊的特征，同时使人很难戒烟。尼古丁有剧烈毒性，一支纸烟里含有尼古丁 1.5～3mg。尼古丁可刺激肾上腺素的分泌，从而使心率加快、血压升高。尼古丁也通过使味觉感迟钝和减少胃收缩而抑制食欲。抽烟时尼古丁燃烧氧化后被吸入体内。当咀嚼烟草或鼻烟吸入时，尼古丁通过口腔黏膜或鼻黏膜吸收进入血流。吸烟时，25%的尼古丁被燃烧破坏，5%残留在烟头里，50%散在空气中，只有 20%被吸收到体内，所以一般不出现急性中毒症状，但尼古丁对人体的损害作用与日俱增。尼古丁在体内的作用十分复杂，一般认为，量小时起兴奋作用，量大时起抑制或麻痹作用。吸烟开始时，好像思维敏锐、工作效率提高，然而以后，特别是那些长期吸烟的人往往有记忆力衰退、工作效率减退的现象。长期吸烟的人可引起慢性气管炎、冠心病、血管硬化、高血压等。

3. 吸烟的社会影响 吸烟还给国家和社会造成巨大的经济损失。由吸烟引起的疾病、医疗或早死等经济损失与烟草税收之比为 2∶1。不论短期还是长期，社会都要承受未成年人死亡、死亡率增加和医疗保健费用方面的损失，同时还要付出环境方面的代价，如种植烟草会引起土壤退化，吸烟还造成环境污染、引起火灾而导致巨大损失。

4. 吸烟的预防 我国控烟策略的目标人群主要是三类人群，即青少年、被动吸烟者（尤其是妇女和儿童）和吸烟者。控制吸烟最根本的方法在于教育儿童青少年从小不吸烟。儿童青少年时代是人生中社会化过程的重要阶段，他们可塑性强，可以通过宣传教育使他们转变观念，从小懂得吸烟害人害己的道理，不仅自己主动放弃吸烟，还要加入到控烟的队伍中来，劝阻他人吸烟。

控制青少年吸烟是一项社会工程，需要各级政府重视和社会各界的共同努力。要制定和实施有效的控烟立法。一些国家限制向 18 岁以下少年儿童销售香烟，如意大利、日本、新加坡、美国及我国的香港、台湾地区，这一措施对 18 岁以下少年儿童吸烟起到一定的限制作用。限制烟草广告，减少和杜绝烟草广告对青少年的诱惑，为青少年创造一个良好的生活环境。

戒烟是吸烟者为改进他们自身健康而采取的最有效的措施，但是身体和心理上的依赖使戒烟非常困难，这需要下定决心，持之以恒，只要充分认识到吸烟的危害性，就一定能把烟戒掉。有吸烟习惯的人，即使暂时没有发生明显的疾病，可烟的毒性物质已在慢慢损害机体，所以应该及早戒烟，消除烟患；已发生明显的疾病者，首要的、根本的也只有戒烟，然后再针对不同疾病进行治疗。总之，任何时候戒烟都对健康有益，戒烟越早对健康越有益。

广泛开展全民健康教育，利用大众媒体大力宣传吸烟的危害和控烟、禁烟的信息，使吸烟危害健康知识家喻户晓，动员全社会关心、支持、参与控烟活动。

（二）酗酒

酗酒（alcoholism）又称过量饮酒或酒瘾，是一种原发的慢性疾病，遗传、心理、社会环境因素影响其发展和表现。该病常呈进展性和致命性，其特点是对饮酒失去控制，思想关注于酒，饮酒不顾后果，且反复发生以中毒为结局的严重饮酒。如果得不到治疗，它能对身体造成严重损害，破坏家庭和社会关系，失去生活乐趣并导致过早死亡。

酒依赖包括明显寻酒行为，耐受性不断增加，反复戒断症状和不顾不良后果继续饮用。

1. 酒精对身体的影响 酒精是一种镇静和麻醉剂，使人感觉迟钝。它通过减少中枢神经系统的神经递质和神经冲动而起作用，抑制精神和运动功能，也影响脉搏、呼吸和血压，若服用特大剂量，可产生严重的抑制作用，导致休克死亡。

酗酒对女性的健康危害性较大，因为她们几乎不存在对酒精的过脱氧作用。妇女饮酒不仅损害自身，还会对胎儿造成危害，大量研究资料证明：妊娠前、妊娠期饮酒，受精卵和胎儿受到酒精的直接毒害，很可能导致流产、早产、低体重儿、死产或胎儿畸形。

酗酒可致癌。目前医学界较为公认的是过量饮酒与口腔癌、咽部癌、喉癌、食管癌、肝癌、直肠癌、乳腺癌的发病有密切的关系。虽然直接用乙醇做动物试验，诱发不出癌症，但乙醇在体内代谢后产生乙醛，而乙醛已被证明有诱癌作用。

2. 酗酒的预防　由于少量饮酒对身体健康无害，对于不同的人，危害身体健康的饮酒量无法确定，并且一般的社交性饮酒与酗酒之间无明显的界限，这些都对控酒的实施带来一定的难度。然而，饮酒的时间、原因及酒精对一个人行为的影响可提供一些线索来判断某人饮酒是否会产生问题。应特别注意避免下列行为，如为放松或减轻烦恼而饮酒、对健康有害时饮酒、想保持清醒却经常醉酒、日益沉湎于饮酒等。社交场合的饮酒者也应时刻留心自己的饮酒方式以便及时发现一些饮酒问题的前兆。

国外在反对酗酒行为方面采取了一些法律措施：①强制实行允许饮酒的最小年龄规定；②通过高税高价，以经济手段控制酒精总消费；③限制高度酒、鼓励低度酒的生产和销售；④谨慎发放酿酒、贩酒、销售酒的公司（包括跨国酿酒公司）的营业执照；⑤加强对汽车驾驶人员的酒精监测，严惩酒后驾车、酗酒闹事等违法行为。

（三）吸毒

吸毒实质上属于滥用药物。一般把不在医生指导下，随意或不适当地使用一些心理激动（致幻）剂直至产生成瘾或有成瘾趋势的行为称之为吸毒。常用的毒品有海洛因、可卡因、鸦片、吗啡、大麻、巴比妥类、安非他明、麦角酰二乙胺等。

毒品是人类社会的瘟疫，毒品的危害不仅影响身体健康，还会给一个国家、民族带来政治、经济、文化的全面性破坏。

几乎所有毒品都作用于大脑神经中枢，一次过量使用必然会导致中枢神经的过度兴奋而衰竭或过度抑制而麻痹，甚至出现死亡。长期使用则可能引起大脑器质性病变，形成器质性精神障碍，包括人格障碍、遗忘综合征和痴呆。中枢神经的受损也会殃及机体的各器官、系统，使患者极度衰弱，丧失工作能力和生活自理能力，成为家庭和社会的负担（表 6-1）。

表 6-1　毒品与疾病

毒品种类	疾病
海洛因	抽搐、早产、致命性毒瘾
可卡因	慢性关节炎、鼻中隔穿孔、癫痫发作、抑郁、不愉快触觉
大　麻	交通事故、呼吸系统疾病、肺癌、免疫反应受损、记忆受损
咖啡因	高血压、头痛、震颤、焦虑、抑郁
安非他明	睡眠障碍、抑郁、高血压、头痛、营养缺乏、心脏骤停
麦角酰二乙胺	激越情绪状态、多动

要开展全民抵制毒品的健康教育活动，宣传吸毒的危害，严厉打击毒品走私，禁止贩毒，为吸毒者戒毒。

（四）性乱

性乱，包括卖淫、嫖娼、同性恋和异性滥交等性生活紊乱的行为。

正常的性行为和性生活发生在一对合法结婚的男女之间，有利于个人的身心健康和人类的繁衍，并受国家法律和社会舆论的支持和保护。而性乱行为则为社会道德法律所不容，它不仅会对个人的健康造成危害，还会给他人和社会带来灾难，是性传播疾病和艾滋病的主要传播途径。

1. 性乱的原因　长期以来，各种社会思潮的变化冲击着传统文化和人们的道德伦理观念，拜金主义、享乐主义和唯我主义盛行，性解放和性自由思潮使人们对待家庭和婚姻的观念变得淡漠，导致性关系紊乱、婚外性生活、婚前性行为和同性恋，造成各种性传播疾病的广泛蔓延。贫困、吸毒迫使一些妇女以卖淫为生；寻求新鲜刺激、性心理变态和畸形使一些人从异性滥交变为同性滥交；战争极大地改变了人们的观念，也使得人们在性行为上更加放纵和自由，战争之后必有性病大流行；社会人口的大量迁移，大批农民涌进城市，一些人经不起城市现代生活方式的诱惑而沦为卖淫者或充当嫖客。性乱，加上人口流动的加快，旅游业和色情业的发展，促进性病在全球的流行。同性恋、嫖客、娼妓及性伴侣过多者是性病和艾滋病的高危人群。性病流行不仅造成个人自身巨大的精神、肉体和经济上损失，而且对家庭、社会都有严重的危害。

2. 性乱的危害 性乱除了败坏道德、破坏家庭、危害社会外，在健康方面主要引起性病和艾滋病。性病，即性传播疾病（sexually transmitted diseases，STD），是一组主要通过性接触传播的感染性疾病，包括梅毒、淋病、生殖器疣等。

3. 预防性紊乱行为的措施 加强性道德、性伦理和性健康教育，特别是对青少年的性教育，要用科学的性知识解除其对性的神秘感，帮助他们树立正确的恋爱观和婚姻观，提高人们的自我保护意识，自觉使个人的性行为遵守社会的行为准则和道德规范，抵制和摒弃不良的性行为。广泛宣传性病的危害及相关防治知识，以法律手段制裁性犯罪和卖淫嫖娼活动。

4. 防止性病的传播 所有的性传播疾病都是可以防止的，安全的性行为和措施能有效地防止性传播疾病的传播。

5. 性传播疾病的治疗 有效治疗的关键是准确地诊断，淋病和梅毒可用抗生素治疗。病毒感染，如艾滋病、生殖器疱疹和生殖器疣不能被治愈，只能好转。

第三节 行为转变的原则和理论

世界卫生组织在著名的维多利亚宣言中指出：要在科学论据和政府决策之间架起一座桥梁，使科学更好地为社会和民众服务，这座健康之桥有四块基石：合理膳食、适量运动、戒烟限酒、心理平衡。这四项是健康生活方式的核心。

一、行为转变的原则

（一）全社会参与的原则

应树立社会卫生观，政府领导，卫生部门协调，全社会参与。家庭、学校、社区、公共卫生学家、临床医学家、心理学家、社会学家、教育工作者、卫生管理工作者密切协作，齐抓共管，制定长远规划，建立改变不良生活方式的项目，提高人群的生活质量。

（二）内外因相结合的原则

改变不良生活方式，首先要重视内因。生活方式的主体是人群，人群是形成某种生活方式的内因，人们是否认识到健康的重要性，是否认识到自己不良生活方式对健康的损害，是否认识到建立健康生活方式的意义和建立什么样的生活方式，这些都是内因。

其次，重视外因。健康教育的力度是否强大？是否有针对性？教育是否符合规律？健康教育是预防生活方式病最有效的干预措施。通过健康教育，可以向人们传播、交流健康信息，转变人们的观念；通过健康教育，可以促使人们纠正不良生活方式，建立良好的健康行为技术和技能；激励人们保持良好的行为方式。加大健康教育的投人，这是最有效的途径。通过健康教育，使群众明白哪些生活方式有利于健康，哪些生活方式有害健康，把促进健康的武器交给群众。通过内因与外因相结合，二者相得益彰，起到更佳的效果。

（三）重视健康人的原则

目前，在我国，不管是在医疗卫生机构，还是在企事业单位，都存在着重视患者而忽视健康人的问题。在美国芝加哥西方电器公司一个午餐会上，老板给在十年中未患病的人发奖，这与我国单位领导逢年过节慰问病号形成鲜明对比。美国企业家关心职工健康是因为只有健康的人才能创造出更多的财富。我国工会等组织看病号，体现领导和组织对患者的关心，这些都是值得肯定的，问题是在我国对健康人、亚健康人群很少有人关心。不少人认为生重病的人一年花上几万、十几万医药费都是应该的，但为亚健康人群的健康投资却往往没有预算。这反映了我国现行的健康观念还是重医疗、轻预防。只有改变这种观念，才能重视良好生活方式的形成和重建。

（四）充分利用行为技术的原则性

充分利用心理分析和行为矫正方法，以解释、鼓励、宣泄、支持、移情为特点，鼓励、加强患者向上的动机，宣泄、疏导人们的情感，减轻其情绪困扰的压力，加强人们自我认识能力。运用行为矫治，包括系统脱敏、厌恶疗法、标记奖励、观摩示范等的方法，是行为的再学习，其以训练、模仿、学习、强化、对抗、厌恶、适应为特点，通过改变环境条件，教授新的学习方法及新的生活方式，打破旧有的生活方式、改变原有的恶性循环链，建立新的生活方式，运用现代的生物反馈技术及中国医学的气功、太极拳等健身方法等，控制不良的生活方式，防患于未然。

二、行为转变的理论

健康相关行为形成的影响因素众多、行为改变的过程相当复杂，因此必须应用行为改变的相关理论来对行为做出正确的解释及进行有针对性的干预。而人类行为受到遗传、心理、自然与社会环境等众多因素的影响，决定了行为的转变是一个相当复杂的过程。另外，因行为类型本身的多样性，也决定了行为改变理论的多样性。各国学者、专家提出了多种改变行为的理论，从社会医学研究角度，应用较多的理论模式如下。

（一）健康信念模式

1. 理论背景　健康信念模式（health belief model，HBM）是由美国的 Hochbaum、Kegeles、Leventhal and Rosenstock 于 20 世纪 50 年代初提出来的。用于解释为什么人们不接受“疾病预防性筛检”（人们不愿意接受 X 线检查来筛检结核病）。1950 年和 1960 年，美国卫生部门非常强调提高人们对新的医疗技术、服务和设备的使用。

2. HBM 的理论假设　HBM 应用了心理学的概念来解释人们的健康有关行为。它认为健康信念是人们接受劝导、改变不良行为、采纳健康行为的关键。HBM 认为，健康行为是由个体对疾病的自觉易感性、自觉疾病的严重程度、采取特定行为的自觉好处和可能障碍决定的。

3. HBM 中的基本概念

（1）自觉易感性（perceived susceptibility）：指个人内心感觉到自己健康状况面临受到损害、面临某种疾病的威胁。如某人发现自己很有可能患癌症、癌症复发。

（2）自觉严重程度（perceived severity）：人们对得了疾病的严重后果或得了病不治疗的严重后果的认识。例如，得了病是否会死亡、残废、剧烈疼痛？得了病之后自己的工作、家庭生活、社会关系是否会受到严重影响？

（3）自觉益处（perceived benefits）：人们对于采取某种行为以后，能够有效地消除健康损害、避免疾病发生和减轻损害后果的主观认识。例如，采取某行为之后，能否有效缓解病痛。只有人主观上感觉到了行为能够带来的益处，才能主动采取这种行为。

（4）自觉可能障碍（perceived barriers）：人们对采取某种健康行为可能遇到的客观困难或自己心理上的障碍的主观认识。人们在考虑行为好处的同时，也在判断该行为风险（副作用）、不愉快（疼痛）、花费过多等。

（5）行动的引发物（cues to action）：促使某种行为发生的“导火线”，如某一突发事件或因素。

（6）自我效能（self-efficacy）：是人们对自己是否有能力执行某一特定行为的自信程度。自信心具有很重要的作用，特别是当人们感觉到采取某种行为会面临许多困难时，需要坚定克服困难的信心，才能最后建立起这种行为。自我效能（自信心）对于改变人们长期形成的生活习惯和饮食习惯，如吸烟、饮酒、缺乏锻炼等行为时尤为重要。

案例 6-6

一例肥胖男孩的转变

杨某，男（5 年级学生），第一次于 2003 年体检时，身高 136cm 体重 48kg，判断为中度肥胖。前期在家长监督下可进行要求的锻炼及饮食的控制，但家长一旦放松，该学生便又回到以前状态。通过劝导形成相应的健康信念，在采取集中的、强制的健身训练及心理辅导老师的及时鼓励、建议及监督，让其形成良好习惯，并且在集中的训练中，与别的同学进行交流以及时获得自我效能感的满足。体重逐渐减轻，不再反弹。次年再次体检。身高 145cm，体重 38kg。且通过生理、心理指标的检测均处于正常水平。

讨论：

请用 HBM 理论解释该男孩从失败到成功的减肥过程中，其关键是什么？

（二）行为转变阶段模式

1. 理论背景 行为转变阶段模式（stages of change model，SCM）是由两位学者 Prochaska 和 Diclemente 于 1983、1984 年提出的，它着眼于行为变化过程及对象需求。

2. 理论假设与实施 行为转变阶段模式认为，人的行为改变是一个复杂、渐进、连续的过程，可被分为 5 个阶段。

（1）打算转变前阶段：指人们根本没有打算近期改变行为。

（2）打算转变阶段：指人们在某种程度想到过改变行为，但不在近期。

（3）准备行动阶段：指人们形成坚定的想法在近期改变行为，并进行一些最初尝试。

（4）行动阶段：指人们已经实践新的行为。

（5）巩固阶段：指新的行为已坚持了最低限度的期限。

3. 行为转变阶段模式的特点

（1）综合吸取了其他一些理论模式的特点，如从健康信念模式中引入“自我效能”、从社会思考理论中引入“思考”及“准则”等概念。

（2）将人的行为改变视为连续的过程，而不是全或无；用放大手段更细微反映行为改变的全过程，较接近生活实际。

（3）充分考虑到社会心理因素对行为的影响，尊重目标人群的客观实际，态度实事求是。

（4）对个人与人群、高危人群与重点人群均同样适用，能较好地解决困扰行为干预领域的一些理论问题，如“知为何而不信”“信为何而不行”。

（三）社会学习理论

1. 理论（背景）概述 社会学习理论（social learning theory，SLT）之所以得到广泛关注和应用是因为它不仅阐明了健康行为的社会心理学机制，还提供了促进行为改变的多种方法。

2. 社会学习理论的产生、发展史　最初的社会学习理论原理是以“学习原理”和 Hull 的“动机观点”为基础提出来的，用以解释动物和人类的行为模仿现象。

“社会学习”是在已获得行为动机的情况下，对他人行为反应的一种反应。这种理论发展过程非常复杂，由米勒和道拉德（Miller and Dollard）1941 年始创，以后发展为两大分支：操作性社会学习理论、认知性社会学习理论。

（1）操作性社会学习理论：代表人物是罗特（Rotter），其主要观点有：①一个人行为的学习是在他/她过去所经历的积极或消极的强化刺激基础上获得的，类似于条件反射。②在过去的强化刺激基础上，会产生两类一般性的预期（行为的内在控制点和行为的外在控制点）。有内在控制点感觉者，易于自发行为改变；反之易受别人的影响。提高人们对自身生活的控制能力，能够提高其健康状况。

（2）认知性社会学习理论：应用认知概念来解释行为现象，能提供促进行为改变的更多的观点和技巧，故发展更快，更多人推崇。代表人物是班杜拉（Bandura），他发现儿童的行为学习并不一定要直接的鼓励，而对传统的社会学习理论提出质疑，提出了社会学习理论的认知性基础：观察学习，自我效能，环境、个体和行为的相互决定论，提出了理解人类社会行为的综合框架，并将社会学习理论更名为“社会认知理论”（social cognitive theory）。

3. 社会学习理论的概念　个体、行为和执行行为所处环境三者处于动态的、相互作用、相互决定之中，这是社会学习理论的基本观点。

4. 社会学习理论的假设　社会学习理论认为提高自我效能的途径，可从四个方面来完成。

（1）成功地完成过某行为（过去的成功经验）。

（2）间接经验（观察其他人执行某行为）。

（3）口头劝说（“你能完成这项活动”）。

（4）情感激发（激发出积极的情感）。

5. 社会学习理论基本步骤

（1）确定拟改变的行为及希望达到的结果。

（2）鉴定出在社会学习理论中能影响该行为改变的变量。

（3）根据社会学习理论，确定相应的干预措施、方法。

（4）将理论的措施、方法落实为实用的、有意义的、能在实际生活中起作用的干预措施。

视窗 6-3

“为了健康和快乐多吃蔬菜水果”

这是应用“社会学习理论”的实例：美国一个旨在帮助小学四、五年级的学生多吃蔬菜水果，改进不良生活行为的实践。

研究目的：将学生每日蔬菜水果食用量由 1.8～2.5 份提高到 5 份（美国饮食指南建议为 5～9 份）。

研究现状：①环境、个人、行为方面都对儿童不愿吃蔬菜水果有影响；②低收入家庭中难于保证供应，其他家庭不易随意取得；③个人对水果蔬菜不喜欢，对口味方面没有积极的预期；④儿童缺乏选择蔬菜水果和食谱的能力；⑤找到相应的办法和策略并转变为实际的措施；⑥社会学习理论中的主要概念在该项目中的应用（表 6-2）。

表 6-2　社会学习理论中的主要概念在该项目中的应用

概念	具体措施
环境	改善家中获得蔬菜水果的条件，父母参与，学校支持
行为能力	提高学生制作 FaSST 食谱和在家中、快餐店中主动要求蔬菜水果的能力

续表

概念	具体措施
结果预期	让学生明白多吃水果蔬菜能增强在学校的活动能力并得到同学的尊重
自我控制	让学生制订多吃蔬菜水果的目标
观察学习	学生观察老师如何为自己制订改善饮食习惯的目标
强化	对实现目标的学生给予精神和物质鼓励
自我效能	通过角色扮演让学生增强获得水果蔬菜的信心
相互决定论	学生要求家中多买蔬菜水果；而当家中蔬菜水果多了以后，学生就能因为方便而多吃；增加了对水果蔬菜的接触又会使学生更喜欢吃它们

三、健康生活方式的群体促进原理

人类由不良生活方式引起的疾病已经占据了主要的位置，在许多由于不良生活方式造成的疾病面前现代医学已显得束手无策。像艾滋病目前还没有研究出有效的治疗方法，我们需要另辟蹊径，就是说到了从人类生活方式的本身查找原因的时候了。对不良生活方式的控制已变得越来越迫切。现代人类活动范围比古代远远扩大，人类活动的空间不断扩展。现代信息传播手段的发展，使人类生活方式的传播超越了原来的时空界限；各种现代化交通工具的进步，使得人们的距离缩小，这对人类生活方式的发展也产生了一定的影响。按照传统的行为改变理论，知、信、行是一个链条，要改变人们的不良生活方式，首先，要进行健康教育，使人们知道什么是健康生活方式。但实践证明改变个人生活方式虽然也是成功的但是影响面较小，应该由改变个人生活方式转向建立群体健康生活方式。近些年来，世界各国转向培养群体健康生活方式、改善社会环境与自然环境、消除危险因素、从预防的视角为“人人健康”创造条件，这方面的努力已取得事半功倍的效果。具体可从以下几方面进行。

（一）健康教育与健康促进

用健康教育理论做指导，如知、信、行模式，健康信念模式，社会认知理论等，指导进行健康教育。改变不良生活方式，促进健康生活方式的形成与发展。

1. 传授知识 这种办法是针对大多数人的。让群众懂得知识，从无知到有知，从不信到相信，从认同到行动，这样，他们就会自觉地养成健康行为和良好生活方式。研究教育传播，改变过去只重视单向的大众传播方式，转为传播与教育并重，以教育为主，注重评价的综合模式。要求健康教育工作者既要了解相关的卫生保健知识，又要掌握相关的大众传播、人际传播与教育方法的理论和技术，适应健康教育发展的需要。

2. 讨论、诱导 采取真诚、循循善诱的方式，与群众讨论谈心，争取他们参加到活动中来，关心他们，指导他们。

3. 养成良好的生活方式 良好生活方式的养成一是靠家庭，二是靠学校，三是靠社会。从国外的经验看，开展一些有针对性的项目，在改变人们的生活方式方面有很好的效果。

（二）依靠道德制度和法规改变不良生活方式

健康生活方式的养成需要道德、规章制度、法律控制，最后转化为习惯。泰国于1984年、中国于1985年相继发现第一例境外传入的艾滋病患者，经过10余年的传播后，到1996年，泰国共有85万病毒感染者，而中国至1996年6月仅检出5157例感染者。泰国的流行速度是中国的200倍。而在预防和控制艾滋病的力度上，泰国却明显比中国强。以经费投入为例，1996年泰国用于防治艾滋病的经费为8230万美元，而中国为2000多万元人民币，按人口计算，泰国是中国的640倍。专家认为，中国之所以与泰国在艾滋病流行速度上有如此大的差距，主要是中国的传统美德在起作用。

法规具有强制性，如不准随地吐痰、公众场所不得吸烟等，这些办法是针对自觉性不高的人，用规章来规范他们的行为，久而久之，也会收到一定的成效。对于社会，应当关心职工生活，维护公众的健康权，保障“健康人”的健康权益。在职工群中，一方面工作压力很大，身体健康状况受到极大的挑战；另一方面，他们应享有的健康权益却得不到保障。例如，绝大多数的单位和部门都取消了工间操，却不知10分钟的伸伸腿、弯弯腰对减轻疲劳、消除紧张、强身健体有多么重要的作用；又如，现在不少机关团体、企事业单位因人员紧张，任务繁重，自觉不自觉地把年休假给“遗忘”了，动不动把双休日给“牺牲”了；部分企业违反《劳动法》，强迫工人长期长时间加班加点。人的身体需要有张有弛，长期紧张工作，必然影响健康。“积劳成疾”讲的就是这种情形。

事实上，我国的有关法规和制度对保障劳动者的健康权益，实施劳逸结合都有明文规定。前面所说的工间操、年休假、双休日等，都有法律规定，但是，我们有些单位的领导、企业的管理者，法律观念不强，缺乏健康意识。他们不知道，这样做的后果是既违背了法律的规定和制度的要求，也侵害了他人的健康权益，甚至是他人的生命。2001年在上海，围绕一个连续工作226天，每天工作17小时，猝死于岗位上的职工是不是“过劳死”而产生的案件进行的争论，不仅说明了长期、长时间工作对人体健康的危害，也暴露了我国法律上还存在的空白点。

目前，有些地方和单位已经认识到健康对经济发展和事业进步的重要性，积极为员工的身心健康创造必要的条件，如开辟健身场地、设置健身器材、组织各类有益于身心健康的文体活动等。有的地方为鼓励职工休假，还规定如不休年休假，就不能参加当年的先进评定。这对于保障职工的身体健康和心理健康无疑具有积极的作用。各类组织为人们创造一个宽松的工作环境，保证群众的健康是组织的义务。而群众争取其良好的工作环境是健康权利的重要组成部分。

（三）采取行政手段改变不良生活方式

采取行政手段干预是改变不良生活方式的重要途径，也是当今世界各国推动健康教育和健康促进的良策，这一成功的经验已被历史所证实。美国政府设有“总统健康教育委员会”，在联邦卫生福利部建立健康教育局，1974年制定的《全国健康规划和资源发展法案》，明确规定健康教育是国家优先发展的项目之一，美国还十分重视健康教育人才的培养。我国卫生部也抓了一些农村健康促进项目，初步取得了一定的成效。

（四）采用专业干预措施改变不良生活方式

一是要完善社区卫生服务体系。社区卫生服务植根于社区，贴近群众，面向全体群众，以预防保健为主，为群众提供各种健康咨询，制订适宜的健身计划和康复方案，是广大人民群众日常保健的主要服务机构。二是结合城市医疗保险制度的完善和农村新型合作医疗制度的建立，尽早筹划，组织好社区保健体系。国外的社区保健医生在维护人的终身健康方面发挥了巨大的作用，他们对自己所管辖居民的健康状况了如指掌，负责指导健康人保持健康；帮助亚健康人群修复受损的机体或使之不再扩展；为患者制订并实施康复计划。三是建立全民健身服务体系。生命在于运动，适宜、适量的运动是保持健康的重要途径。我国的全民健身活动开展对增进国民身体素质发挥了积极的作用。但现在除了体育场地缺乏外，全民健身活动的辅导员不足正在影响活动的健康有序发展。因运动方法不对、运动量不合理而造成各种运动病及其他疾病的情况时有发生。因此，要加强对全民健身运动辅导员的培训，完善全民健身服务体系的投入机制和运行机制，保证其正常运作，为全民健身提供良好的服务。

第四节 建立健康生活方式的主要内容

生活方式是最能控制的影响健康的环境因素，也是决定健康的一个关键因素。不论采取哪种干预理论为基础的措施，最终都是实现矫正不健康的行为生活方式，建立促进健康的生活方式。目前，根据对健康的完整含义的定位，目前国内外所推崇的健康生活方式有以下几点。

（一）积极的休息

大多数人认为：积极的休息就是安静地坐着或者躺着，睡眠是最好的休息方法。其实，这种认识是不全面的。积极的休息是指应该采取变换活动或工作的方式方法来达到休息目的的休息。通过变换活动的方式，达到协调机体各个部位的活动，协调大脑皮质的兴奋和抑制的目的，以保持稳定的动态平衡，使大脑得到休息。在闲暇时间根据自己的兴趣爱好开展各种有益活动。当然，在这里必须肯定，睡眠与机体的许多活动关系密切。充分的睡眠能恢复机体的疲劳；增加机体对各种紧张刺激的耐受程度；增进食欲，加速排泄；降低对各种疾病的易感性等，从而使机体能有充分的精力去迎接新的挑战。

（二）健康食物的选择和进食的方式

要根据年龄、性别、生理状况、特殊劳动环境等做相应地平衡膳食。例如，青少年因代谢率较高，并且经常参加各种类型的体育运动，故应比老年人进食更多的高能量高蛋白的食物，并保持饮食多样化、定时定量就餐。

（三）以积极的方式应对紧张刺激

现代社会是一个激烈竞争的社会，它也许会带来焦虑与紧张，积极应付是在现实生活中培养起来的对可能的生命和健康威胁在头脑里形成预兆，然后针对或为达到预期结果而做出积极反应的一种能力。

积极应付方式怎样培养呢？最重要的是“杂食性”，即人每天都可能要面对很多复杂多变的情形。所以，在日常生活中，需要经历更多的情感与环境的变化，那样就能做到处变不惊。积极应付最好的培养方法是科学地培养教育。把健康教育贯彻在教育的各部门和教育的全过程中，让全体社会成员都具有一定的关于健康、疾病的常识，认识到人自身是建立积极应付方式的重要前提。通过社会各部门，特别是教育部门对公众进行“预防接种”，使培养出来的人更能抵抗不良刺激。作为个人来说，良好的个人素质是积极应付的基础。此外，音乐对身体各系统器官都有一定促进。平静、舒缓的音乐能使人的心率、血压、呼吸都保持平和、稳定；激烈的音乐会兴奋心血管系统，使心率加快、血压升高，调动人的状态。音乐还能激发大脑皮质新的兴奋点，使原来处于紧张状态的部分得到休息，促使大脑各部分趋于平衡，从而更好地调节人体内各器官的正常活动。欣赏内容健康的、形式适当的音乐可以使人感到愉快和谐、充满信心、乐观向上，将有助于保持人的身心健康。

视窗 6-4

克拉玛依大火之后

1994 年，新疆克拉玛依市友谊宾馆发生大火，造成 323 人死亡，其中大部分是正在参加演出的学生。有一位学生母亲得知孩子出事后，从外地赶回来，但孩子已经出事。这位母亲就不停地在家里来回走，边哭边喊，没日没夜地走了 100 多个小时。她被诊断为“急性应激反应”。另一位母亲则表现出“亚木僵状态”，她因为没有见到女儿最后一面而内疚，不吃不喝，还不停地企图自杀。这是灾难性事件对人们造成的急性应激反应。

（四）适度的体育锻炼

这是指经常采用以娱乐或健身为目的的体育活动，它与工作和日常生活中所做的运动和剧烈活动不同。对工作和日常生活中体力活动较少的人来说，经常锻炼对身体健康是必要的。经常锻炼（至少一周 3 次）、持续足够长时间（一次不少于 30min）、足够的强度、身体活动的部位越多越好。锻炼越习以为常，越有可能体验它的许多益处，避免了与肥胖有关的健康问题。锻炼还加快新陈代谢，提高消耗热能的速度。锻炼同样也有益于心理健康，它使人减少紧张且促进放松。从健康的意义上来看，有氧运动是最理想的调节紧张、完善性格、增进健康的生活方式。

思 考 题

一、简答题

（1）生活方式的要素有哪些?

（2）从人类行为的特点分析其与健康的关系。

（3）不良生活方式的控制方法有哪些?

（4）怎样理解行为转变的原则?

二、案例分析题

张某，女，中学教师，2 年前退休在家。有一女在外地读大学，其退休后没有从事任何工作，日常与邻居和原来的朋友少有交往，每天非常放松地快乐生活着。早上也不用因担心迟到而紧张忙碌，有时一直睡到中午，一日三餐高兴就做，不高兴就随意打发。半年前因一位密友患肺癌过世非常伤心，之后很恐惧，时常感到自己身体不适。一次感冒后咳嗽不止，担心患不治之症，到医院检查。经过多家医院的众多检查均未发现有恶性病变，其仍认为是医生和家人故意隐瞒，致使自己的生活质量日益下降。

问题：

（1）这位女老师真的患了肺癌吗?

（2）生活质量的降低是什么原因造成的?

（3）应该怎样帮助她恢复健康?

（关素珍）

第七章　社会卫生状况

学习目标

掌握：社会卫生状况的定义、内容及主要评价指标。

熟悉：社会卫生状况的研究意义及中国卫生状况。

了解：社会卫生状况的资料来源及世界卫生状况。

案例 7-1

2014 年国民体质报告出炉了

国家体育总局、教育部在京公布《2014 年国民体质监测公报》。公报显示相比 2010 年监测数据，我国国民体质总体水平有所增长，但成年男性体质水平有所降低。此外，我国学生体质与健康状况有所改善，但依旧存在不少问题，其中，大学生身体素质继续呈现下降趋势。

肥胖的人多了。2014 年成年人和老年人的超重率分别为 32.7%和 41.6%，比 2010 年分别增长 0.6 和 1.8 个百分点；成年人和老年人的肥胖率分别为 10.5%和 13.9%，比 2010 年分别增长 0.6 和 0.9 个百分点。超重与肥胖问题已经成为影响我国成年人、老年人群体质的突出问题。

中国人个子高了。我国孩子的平均身高 7 岁时就已经超过了 1 米 2，其中男孩为 1 米 26，女孩为 1 米 25。除了孩子，我国各个年龄段人群身高均有不同程度的增长。

男人身体有点虚。虽然在此次监测中，我国国民体质各项指标都呈现上升态势，但成年男同胞们却实实在在地拖了后腿。相较 2010 年，2014 年我国成年男性国民体质达标率下降了 0.1%，国民体质综合指数下降了 0.41。看着数据下滑得不多，但你可要知道，这已经是继 2010 年以来的成年男性体质监测数据连续第二次下降了。

女汉子变多了。我国女性国民体质达标率为 91.1%，国民体质综合指数为 101.42，两项数据均明显高于男性。

宝宝身体最好。3～6 岁幼儿国民体质达标率为 93.6%，国民体质综合指数为 101.42，两项数据均是各个年龄段中最高的。

大学生体质堪忧。与 2010 年的调研结果相比，学生体质与健康状况总体改善，形态发育水平、肺活量水平上升，营养状况持续改善，中小学生身体素质继续呈现稳中向好趋势，多数组别的学生的速度、柔韧、力量、耐力等身体素质指标有所提高。但需要注意的是，大学生身体素质继续呈现下降趋势，19～22 岁年龄组的男生速度、爆发力、耐力等身体素质指标下降，女生身体素质指标则有升有降。

讨论：

国民体质报告对卫生工作有何作用？

社会卫生状况研究是对社会卫生问题进行“社会诊断”，是“社会治疗”的基础。通过社会卫生状况分析，发现社会卫生状况变化特征、发展趋势及其影响因素，是制定卫生政策、策略和措施不可缺少的步骤，对于促进人群健康和提高生命质量，促进社会进步发展，具有十分重要的意义。

第一节　概　　述

一、社会卫生状况的含义

社会卫生状况（social health status）是指人群的健康状况，以及影响人群健康的诸多社会因素。人群健康状况不仅受到生物遗传因素的影响，还受到自然和社会环境、心理因素、行为生活方式及卫生服务等综合因素的影响。社会因素对人群的健康有重要的影响。

二、研究社会卫生状况的意义

（一）发现主要的社会卫生问题

通过评价个体或群体的健康水平，发现存在的社会卫生问题及其影响因素，特别是社会因素。找出主要的社会卫生问题、重点保护的人群及重点防治的对象，从而提出改善社会健康状况的策略和措施，促进人群的健康。影响健康的因素往往是多种因素同时并存，互相影响，互相渗透。需要从错综复杂的因素中找出问题的关键所在，找出卫生工作的重点，有的放矢地采取防治措施，才能有效地提高健康水平。

（二）为制定卫生政策和措施提供科学依据

社会卫生状况是评价卫生事业发展不可缺少的信息，也是卫生事业宏观管理的基础资料。对于卫生决策者和管理者来说，只有充分认识人群的健康状况和社会因素对人群健康的影响，掌握社会经济环境及卫生服务和卫生资源的提供状况，才能科学地制定改善社会卫生的政策与措施，使有限的卫生资源得到充分、有效的利用，改善与增进人群的健康状况。

（三）探索社会卫生状况的变化与发展趋势

不同国家的社会制度不同，经济发展极不平衡，卫生资源水平和分布、医疗体制、人口发展、文化风俗各不相同，不同历史时期的社会卫生状况受到当时社会、政治、经济、文化等条件的影响。运用比较分析的方法，研究和分析不同历史阶段、不同国家、不同地区的社会卫生状况，探索其变化和发展趋势，可以为改善社会卫生状况积累宝贵的经验。

（四）评价卫生工作的成效

卫生工作的成效，可以体现在社会卫生状况的改善。通过社会卫生调查，以社会为基点分析社会经济发展，全面掌握人群健康状况及其变动规律，对社会卫生状况做出准确的评价，可以反映卫生工作的效果。

三、社会卫生状况的范围

1. 社会状况　人口构成、人口数量及分布，15 岁及以上人口识字率、就业率、失业率，人均住房面积等。

2. 经济状况　人均收入、人均 GDP、地方经济总量、卫生支出等。

3. 卫生体制　卫生服务的组织和提供责任由谁承担、公共卫生服务由谁提供并如何提供、卫生与其他相关部门（如与农业、教育、财政部门等）的关系。

4. 卫生政策 卫生相关的法律、法规、部门规章、规范等。

5. 健康保障 卫生费用的支付方式，决定了卫生保健服务的利用状况。

6. 卫生资源 每千人口拥有医疗机构数、病床数、医师数、护士数和卫生技术人员数，大型设备数和卫生信息系统等。

7. 卫生服务提供 卫生服务机构的建设和维护、合理布局、合理分工和转诊等。

8. 卫生行为 包括有助于健康的行为和危害健康的行为。虽然行为表现为个体的选择，但与社会文化关系密切。

9. 人群健康状况 包括生长发育、营养水平、平均期望寿命、发病率、死亡率等。

上述范围都是可变动的，社会医学的任务就是要不断地改善社会卫生状况，提高人群健康水平。

四、社会卫生状况评价程序

（一）确定社会卫生状况的项目

例如，对于人群健康状况的评价，应依据世界卫生组织提出的生物-心理-社会三维健康的概念全面地进行评价，而不是单纯地评价躯体健康；对于健康影响因素，应当侧重社会经济环境的状况。

（二）确定适宜的评价指标

把社会卫生状况的项目进一步具体化，形成若干范畴。例如，世界卫生组织提出，健康状况评价应当包括 3 个范畴：核心范畴，包括听力、疼痛、认知能力、行动能力等 10 个方面；核心边缘范畴，包括社会职能、交流能力等 4 个方面；健康相关范畴，包括自理能力、人际关系等 3 个方面。

（三）开展调研和资料收集工作

根据所确定的范畴，寻找适宜的、有针对性的指标。指标应当具备有效、可靠、灵敏和特异 4 个特征。有效指的是能够真实反映所研究的内容；可靠指的是测量的可重复性好；灵敏指的是指标能反映健康状况的微小变化；特异则说明指标可以通过召开专家论证会或者专家咨询（德尔菲法）对指标进行筛选；还可以参考现有的文献，在有关文献当中寻找适宜的指标。

根据所选定的指标，制定收集有关资料的计划，开展收集资料工作。资料的来源主要包括文献法和调查法。

（四）分析结果，形成报告

将来自调查和文献法的资料加以整理，形成指标，把指标归类，形成结果。通过对结果的综合分析，评价社会卫生状况，得出评价的结论。

五、社会卫生状况的资料来源

（一）文献资料

1. 生命统计资料 主要包括出生、死亡、结婚等。我国可以从户籍登记机构（公安局）中获得相应地区的人口出生死亡统计资料，在设立死因监测点与疾病监测点地区内的医院保健科负责对居民死因的调查核实。但在使用这类资料时要了解漏报率，如果漏报率太高，则资料将失去可靠性。

2. 人口普查资料 人口普查是社会、经济和人口统计信息的重要来源，如人口出生率、死亡率、人口自然增长率、15 岁及以上的人口识字率和平均期望寿命等指标都可以从人口普查资料中获得。最为重要的是通过人口普查数据，可以获得所研究地区的性别、年龄别人口数。人口普查常规为每 10 年进行 1 次，在此期间有 1 次 5%或 10%的抽样调查，以适应数据更新的要求。

3. 卫生服务常规登记 对于人群健康状况的指标，如疾病发病率、患病率和死亡率，儿童生长发育指标和卫生服务提供指标，可以通过查阅卫生服务常规登记资料获得。例如，婴儿死亡率、孕产妇死亡率、儿童系统管理率等指标可以从妇幼保健所（院）的日常登记资料中获得；有关卫生防疫、学校卫生、地方病防治、健康教育、食品卫生监督、职业卫生、儿童计划免疫等指标可以来自疾病预防控制中心和卫生监督所的相关工作记录；医疗机构提供的门诊、急诊、住院服务的工作量可以从卫生局的常规登记资料中获得。

4. 疾病登记 常常可以提供某个系统或某种疾病的发病、死亡、治疗和其他情报。例如，一些专科医院对某些具有特殊意义的疾病如肿瘤、原发性高血压、地方病或传染病及罕见疾病的发病和死亡情况制定专门的表格进行登记。疾病登记工作需要所有卫生服务机构密切合作，以避免漏报。疾病登记工作以医院为主，搜集到的资料常常是医院的数据多于社区卫生服务机构的数据。

5. 卫生相关部门的资料 指的是卫生部门以外相关部门资料，或者是非卫生专业人员协助搜集的资料。例如，与健康有关的自然环境情况，可以来自气象、环保等部门；社会经济情况，可以来自发改委、统计局、工农业生产部门、民政、教育等部门。

（二）调查和监测资料

1. 调查资料 有些资料无法从常规登记资料当中获得，需要组织专题现场调查。例如，居民医疗服务需要和利用（两周病伤率、慢性病患病率、就诊率、住院率等）情况需要通过卫生服务调查获得；居民亚健康状况（功能减退和功能缺乏）情况需要通过症状功能评价；居民生活质量的评估也要通过专门的家庭询问调查来完成。常用的现场调查方法有 3 种：家庭调查、机构调查和典型调查。

2. 监测资料 有一些传染病和慢性非传染性疾病，如结核、高血压、肿瘤等疾病的控制是疾病防治工作的重点，要获得这些疾病的发病和患病的资料，就必须建立疾病监测点，及时获得有关这些疾病的发生、流行情况，制定有效的措施防治疾病的发生和发展。疾病和死亡的监测给各国制定卫生政策提供了重要信息，计算机技术的发展和网络的应用，将会更加完善疾病监测系统的发展。

此外，在研究不同国家和地区社会卫生状况时，可以查阅现成的资料（表 7-1）。

表 7-1　世界和中国卫生状况的部分资料源

资料名称	出版机构	主要数据	网址
The World Health Report	世界卫生组织	各成员国社会卫生状况指标	www.WHO.int
The State of World's Children	联合国儿童基金会	世界各国儿童状况指标	www.unicef.org
Demographic Yearbook	联合国	人口状况指标	www.un.org
World Health Statistics Annual	世界卫生组织	各国、各地区生命统计资料	www.WHO.int
World Health Statistics Quarterly	世界卫生组织	各国、各地区生命统计资料	www.WHO.int
The State of World Population	联合国人口基金会	人口发展相关指标	www.unfpa.org
World Development Report	世界银行	有关健康投入的指标	www.worldbank.org
World Population Data Sheet	美国人口普查局	人口研究数据	www.census.gov
ESCAP Population Data Sheet	亚太经合组织社会人口处	亚太地区人口数据	www.apecsec.org.sg
中国统计年鉴	国家统计局	有关医疗卫生的指标	www.stats.gov.cn
中国卫生年鉴	卫生部	主要社会卫生状况指标	www. moh.gov.cn
中国人口年鉴	中国社会科学院人口研究所	人口研究数据	www.cass.net.cn
中国环境年鉴	国家环境保护总局	环境相关数据	www. znb.gov.cn
中国人口数据表	中国人口情报中心	人口数据	www. gjjsw.gov.cn

第二节 社会卫生状况评价指标及方法

指标（indicator）是对某一事物或现象的标记或反映，是衡量变化的变数，亦是实现既定目标进度的标志。指标应具有客观、有效、敏感和特异性。

一、人群健康状况指标

健康是连续的、三维的、存在着不同的中间状态，因此，人群健康状况评价采用了一系列能够描述这些状态的指标。它们涉及死亡、疾病、残疾、生长发育等躯体健康，也与心理状况、社会功能相联系，这些指标有的是单一型的，如婴儿死亡率；有的是复合型的，如平均期望寿命。

（一）单一型指标

单一型指标仅测量健康的某一个方面（表 7-2）。其中，常用于衡量一个国家（人群）社会卫生状况的指标是婴儿死亡率和平均期望寿命。

表 7-2 人群健康状况的主要单一型指标

指标名称	计算方法
出生率	同年活产总数/某年平均人口数或年中人口数×1000‰
死亡率	同年死亡人口数/某年平均人口数或年中人口数×1000‰
婴儿死亡率	同年不满 1 周岁婴儿死亡数/某年活产总数×1000‰
新生儿死亡率	同年未满 28 天新生儿死亡数/某年活产总数×1000‰
5 岁以下儿童死亡率	同年 5 岁以下儿童死亡数/某年活产总数×1000‰
5 岁以下儿童死亡率比例	同年 5 岁以下儿童死亡数/某年全人口死亡总数×1000‰
孕产妇死亡率	同年孕产妇死亡数/某年活产总数×100 000/10 万
发病率	该期间新发生的某病病例数/同期内可能发生某病的平均人口数×100%（或×1000‰、100 000/10 万）
患病率	检查时发现的某病患病例总数/某时点（期间）受检人口总数×100%（或×1000‰、100 000/10 万）
病死率	因某病死亡人数/同期某病病例人数×100%或×1000‰
新生儿低体重百分比	新生儿出生体重低于同年龄同性别健康
6 岁以下儿童年龄性别低身高百分比	6 岁以下儿童体重低于同年龄性别健康儿童身高均值减去 2 个标准差的数值的人数/6 岁以下儿童总数×100%
平均期望寿命	根据寿命表计算

婴儿死亡率指标之所以重要，有以下几个方面的原因：一是婴儿死亡率在绝大多数国家相对其他各年龄别死亡率而言是最高的，各国各地区之间相差悬殊；二是婴儿死亡率对人口平均期望寿命影响很大，假如一个地区平均期望寿命为 70 岁，死亡 1 个婴儿，就相当于损失 70 人的寿命；同时婴儿死亡率高，生存概率就小，必须以高出生率来弥补人口增长的不足，带来人口出生率高的问题；三是婴儿死亡率的分母是当年出生活产数，不受人口构成的影响，具有可比性；四是婴幼儿时期，对社会经济、环境和卫生条件的变化比较敏感，而且在婴幼儿的各个时期死亡率有明显的差异，通常出生 1 天之内死亡率最高，因而它是反映社会经济、文化教育、卫生保健事业发展和评价妇幼卫生工作的综合和敏感的指标之一。同类的指标还有 5 岁以下儿童死亡率、1～4 岁儿童死亡率、新生儿死亡率等。

平均期望寿命又称预期寿命，是寿命表中的重要指标之一，依据年龄别死亡率计算而得。该指标既能综合反映各个年龄组死亡水平，又能预期寿命的长短；它和死亡率是一个事物的两个相反方面，死亡率低，平均期望寿命就高。因不受人口年龄构成的影响，各地区平均期望寿命可直接比较。平均期望寿命是评价人群健康状况、社会经济发展和人民生活质量的一个常用的重要指标。

（二）复合型指标

由两个或以上的指标组成的指标（指数）。由于单一指标只能孤立地测量一部分社会卫生状况，如平均期望寿命的观察点是死亡，这是传统寿命表方法最大的不足。它只反映了死亡这个健康的最坏极端状态给人的寿命带来的影响，只反映生存情况，不反映生存者的健康情况。所以，目前有很多发展的寿命表评价方法，考虑了早死、残疾、疾病状况对健康的影响，利用现有的疾病和死亡资料（或指标）对传统的疾病和死亡指标加以改进或发展，以弥补传统寿命表的不足，最常用的复合指标如下。

1. 减寿人年数（potential years of life lost，PYLL）　某一人群在一定时期内（通常为 1 年）在目标生存年龄（通常为 75 岁或出生期望寿命）以内死亡所造成的寿命减少的总人年数。该指标基于这样一种观点：同是死亡，但死亡年龄不同所反映的社会卫生问题也不同。低年龄的人的死亡是“不合理”的死亡，在用死亡状况来反映健康水平时，应给“早死”以较大的权重，这样就提高了危害低年龄组健康和生命的疾病在所有疾病中的重要性，突出了过早死亡的危害。减寿人年数的计算公式为

$$\text{减寿人年数}=\sum a_i \times d_i$$

式中：$a_i=L-(x_i+0.5)$，L 是目标生存年龄（可根据不同地区的平均期望寿命表来确定，或直接用 75 岁）；x_i 是 i 年龄组的平均年龄[如 1～4 岁组的 $x_i=(1+4)/2=2.5$]；d_i 是目标生存年龄内各年龄组死亡人数。

2. 无残疾期望寿命（life expectancy free of disability，LEFD 或 disability free life expectancy，DFLE）　以残疾作为观察终点，代替普通寿命表中的死亡。它运用现实寿命表的计算原理，通过扣除处于残疾状态下所消耗的平均寿命，从而得到无残疾状态下的预期平均生存年数。无残疾期望寿命综合了死亡率和残疾与活动受限率两个指标。残疾的分类可采用世界卫生组织的标准。日常生活活动能力（ability of life，ADL）包括饮食、穿衣、修饰、洗澡、上厕所等基本生活自理能力，当以上活动需要帮助或完全依赖帮助时，称为活动受限（limitation of activity）。双目失明、瘫痪、痴呆等称为永久性活动受限；可治愈或能康复的病伤所造成的活动受限称为暂时性活动受限。

无残疾期望寿命计算时需要简略寿命表的生存人数、生存人年数、总平均寿命、残疾和活动受限率 4 个指标，以便把残疾和活动受限（包括住入疗养机构和在家中生活的残疾和活动受限）所导致的寿命损失扣除。

女性的平均期望寿命较男性长，但无残疾期望寿命两性间基本无差别。加拿大的数据表明，老年人的平均期望寿命在增长，但其中残疾平均期望寿命占了 70%～80%，其增长速度远较无残疾期望寿命快。增长慢、无性别差异，是无残疾期望寿命增长的基本特征。

3. 活动期望寿命（activity life expectancy，ALE）　以日常生活自理能力的丧失为观察终点，代替普通寿命表中的死亡。它指的是人们能维持良好的日常生活活动功能的年限。生活自理能力指日常生活活动能力，可以用 Katz 量表（Katz index）测量。具体使用的指标包括生活活动能力丧失率和死亡率。

4. 伤残调整生命年（disability adjusted life year，DALY）　衡量健康生命损失情况的单位，用年数表示。它是疾病死亡损失健康生命年与疾病伤残（残疾）损失健康生命年相结合的指标，是生命数量和生活质量以时间为单位的综合性指标。目前，全球疾病负担均以伤残调整生命年为

单位进行测算。

伤残调整生命年所考虑的死亡是“早死”，即减寿人年数。这里的“早死”定义为低于工业发达国家模型寿命表的理想潜在寿命，如日本是全球平均期望寿命最高的国家，目前平均期望寿命女性为 88 岁，男性为 86 岁。用实际死亡年龄与工业发达国家模型寿命表的理想潜在寿命的差额来表示 1 例死亡所带来的寿命年损失。伤残调整生命年还考虑了以下两个条件：一是年龄权数，即生命年的年龄相对值，指各年龄组的人健康地存活 1 年的价值。年龄权数从出生时的 0 岁开始，随着年龄增加急剧上升，在 25 岁时达到最高峰，然后随年龄的增加而下降；二是年龄贴现率，即生命年的时间相对值，指现有伤病对健康的毁损过程长达数年或数十年，因而需要决定如何为相对于现在的未来健康定值。

伤残调整生命年所考虑的残疾与无残疾期望寿命的原理相同，代表着因病伤而在未来将失去的健康寿命。但其内容得到进一步扩展，残疾的程度用权重表示，对残疾严重程度确定的等级权数为由代表健康的 0 至代表死亡的 1。预期残疾年数（直到康复或死亡）乘以一个度量残疾或死亡相比的严重性权数，分为七等残疾。例如，第四等级残疾包括膝下截肢和耳聋，其严重性系数为 0.24～0.36。

“早死”所导致的死亡损失健康生命年（years of life lost，YLL）和残疾所导致的伤残损失健康生命年（years lived with disability，YLD）结合起来，就形成伤残调整生命年。由早死引起的寿命损失占 DALY 损失的 60%，其中，发展中国家占 67%、工业发达国家占 55%。计算方法为

$$DALY=YLL+YLD$$

DALY 主要的用途：第一是找出某地区严重危害健康的疾病和主要卫生问题，即对不同地区、不同对象（性别、年龄、民族、职业等）、不同疾病进行 DALY 分析，可以确定高发地区、重点人群及重要疾病；第二是通过干预前后 DALY 指标的比对，可评价某项措施是否有效；第三是比较几种干预措施的 DALY 效果，选择最佳的方案来控制重点疾病，以达到使用有限的资源，取得最大成效的目的；第四是进行全球疾病负担（global burden disease，GBD）分析。

5. 健康期望寿命（healthy life expectancy，HALE） 世界卫生组织开发的一个衡量健康的指标，在《2000 年世界卫生报告》中被称为伤残调整期望寿命。HALE 可以理解为“完全健康（full health）期望寿命”，扣除了死亡和伤残影响之后的平均期望寿命。因为其计算结果是期望寿命，所以比 DALY 更容易理解。它采用无残疾期望寿命的 Sullivan 方法，即用一般寿命表，结合抽样调查的方法，获得人群健康状况（如完全健康、轻微残疾、中度残疾、重度残疾、极重度残疾）的流行率，就可以计算该标准。需要注意的是，健康状况流行率部分来自自我评价的健康，应用于国家间和地区间比较时应当进行校正。

HALE 是评价人群健康状况的正向指标，它扣除了死亡、残疾和疾病对于健康的影响，衡量的是完全健康的期望寿命。HALE 的开发，使在充分考虑失能的基础上进行人群间的比较成为可能。

二、健康影响因素指标

健康的影响因素指标很多，主要包括人口、自然环境和社会环境指标（表 7-3）与卫生保健指标两大类。其中，卫生保健指标包括卫生保健服务指标（表 7-4）和卫生保健资源指标（表 7-5）两大类。卫生保健服务指标直接反映卫生系统向居民提供服务的数量，间接反映卫生系统通过提供卫生服务对居民健康情况的影响。卫生保健资源指标反映在一定的社会经济条件下，国家、集体、个人对卫生保健综合投入的客观指标。

表 7-3　人口、自然环境和社会环境主要健康相关指标

类型	指标名称
人口学指标	人口自然增长率、人口负担系数（又称抚养比、抚养系数）、老少比（又称为老龄化指数）、人口系数（可分为老年人口系数和少年人口系数）、年龄中位数
自然环境指标	人均居住面积、人均占有公共绿地面积、安全饮用水普及率
社会环境指标	15 岁以上人口识字率、人均国内生产总值、人均国民收入、劳动人口就业率、恩格尔系数

表 7-4　常用的卫生保健服务指标

类型	指标名称
卫生服务需要指标	两周患病率、两周患病天数、慢性病患病率、两周卧床率、两周活动受限率、残障率
卫生服务利用指标	两周就诊率、住院率、住院天数、人均就诊次数、人均住院天数
预防保健服务指标	1 岁以内儿童计划免疫率、孕产妇系统管理率、儿童系统管理率

表 7-5　常用的卫生保健资源指标

类型	指标名称
人力资源指标	每万人口医师数、每万人口护士数、每万人口药剂师数
物资资源指标	每万人口病床数、每万人口医疗机构数
财政投入指标	医疗卫生经费占国内生产总值的百分比、人均医疗卫生经费

视窗 7-1

中国居民健康状况持续改善 儿童死亡率普遍下降

2015 年，英国著名医学期刊《柳叶刀》发表的两项研究成果表明，中国各地卫生健康状况普遍改善，最近 20 年中国总体人均预期寿命均有提升，儿童死亡率则普遍下降。研究认为，这主要归功于中国经济社会的发展，以及中国政府根据各地方特点制定的有针对性的医疗卫生政策。

第一项是关于 1990～2014 年各类疾病死亡率省级水平分析的研究。研究显示，2013 年中国上海市预期寿命在全国位列第一，其中男性预期寿命为 80.2 岁，女性预期寿命为 85.2 岁。与 1990 年相比，中国最高预期寿命增长了将近 6 岁，中国的最高预期寿命水平与世界最高的日本、法国等水平相当。

第二项是关于 1996～2012 年中国 2851 个区县 5 岁以下儿童死亡率的研究。研究显示，自 1970 年以来，中国各省 5 岁以下儿童死亡率都有所降低。即使将经济水平提升和教育完善等因素考虑进去，中国儿童死亡率的下降速度还是超出了各界预期。

文章随附评论也认为，“中国在降低 5 岁以下儿童死亡率方面的成就应归功于经济社会的飞速发展。改革开放以来，中国国内生产总值和人均 GDP 迅速增长。大规模减贫行动也使得中国农村地区的贫困人口数量在 1978～2010 年间快速下降。住院分娩和预防接种覆盖率得到大幅度提高，实施义务教育使学龄儿童的入学率由 95.5%提高到 99.7%。这些经济和社会方面的发展为儿童健康状况的提高打下了坚实的基础”。

第三节 世界卫生状况

自第二次世界大战以来，世界的经济与科学技术有了突飞猛进的发展。随着社会经济的发展与科学的进步，卫生资源的增加，卫生服务的改善，人类在防病方面取得了巨大成就，疾病谱发生了很大变化，原有严重威胁人类生命的急性传染病基本得到控制，有的已根除，人类的健康水平有了很大提高。

一、世界卫生状况

在过去的50多年间，世界社会经济发展很快，全球人口增长了1倍，联合国人口基金会则显示全球人口在2011年10月31日达到70亿，2014年达到77亿。第二次世界大战结束后，从1950年起，由于导致人口增长放缓因素（如战争和饥荒）的减少，世界人口增长速率明显加快——每年超过1.8%。这一状态持续到1970年。随后随着经济发展，人们的生育观发生改变，人口增长率逐渐下降。2011年，世界人口增长率约为1.1%。预计2040年前，世界人口将达到80亿。世界人均国内生产总值1978年为1989.3美元，2014年达到10 803.5美元。世界银行对各个国家人均国民收入进行统计，根据收入的差异将世界各国划分为四档。2012年对世界上193个国家和地区人均国民收入进行统计和分类，高人均国民收入水平国家的人均收入不少于12 616美元；较高人均国民收入水平国家人均收入为4086～12 615美元；较低人均国民收入国家为1036～4085美元；低人均国民收入国家不高于1036美元。在这193个国家和地区中，有61个属于高人均国民收入水平，99个属于较高或较低（中等）人均国民收入水平，33个属于低人均国民收入水平。世界各地区的成人识字率从1970年的不足50%提高到2010年的84.07%。表7-6～表7-10分别表示了世界卫生组织部分成员国的健康状况、人口状况、环境和行为指标、卫生资源状况。人均国民收入水平较高的国家，卫生资源与卫生投入相对较多，健康水平也较高。

表7-6 世界卫生组织部分成员国健康指标

国家	婴儿死亡率（‰）2013年	5岁以下儿童死亡率（‰）2013年	孕产妇死亡率（1/10万）2013年	平均期望寿命（岁）2011年
澳大利亚	3	4	6	82
法国	4	4	9	82
英国	4	5	8	80
美国	6	7	28	79
日本	2	3	6	83
中国	11	13	32	76
俄罗斯	9	10	24	69
巴西	12	14	69	74
印度	41	53	190	65
南非	33	44	140	58
泰国	11	13	26	74
埃及	19	22	45	73
尼日利亚	74	117	560	53

资料来源：2013年中国卫生计划生育统计年鉴、2015年中国卫生计划生育统计年鉴.

表 7-7　世界卫生组织部分成员国人口状况

国家	总人口数（千人）2013 年	60 岁以上人口比例（%）2010 年	人口年增长率（%）2013 年	总和生育率 2010 年	城镇人口所占比例（%）2013 年
澳大利亚	23 343	19	1.3	1.9	89
法国	64 291	23	2.4	2.0	79
英国	63 136	23	0.8	1.9	82
美国	320 051	18	0	2.1	81
日本	127 144	30	80	1.4	93
中国	1393 337	12	2.7	1.6	53
俄罗斯	142 834	18	0	1.5	74
巴西	200 362	10	0.9	1.8	85
印度	1252 140	8	1.2	2.6	32
南非	52 776	7	4.1	2.5	64
泰国	67 010	13	0.3	1.6	48
埃及	82 056	8	3.2	2.7	43
尼日利亚	173 615	5	1.9	5.5	46

资料来源：2013 年中国卫生计划生育统计年鉴、2015 年中国卫生计划生育统计年鉴.

表 7-8　部分国家的环境和行为指标

国家	农村安全饮用水普及率（%）2013	农村卫生厕所普及率（%）2013 年	成人（>15 岁）肥胖率（%）2008 年		成人（>15 岁）吸烟率（%）2009 年	
			男	女	男	女
澳大利亚	100	100	25.2	93.4	22	19
法国	100	100	16.8	14.6	36	27
英国	100	100	24.4	25.2	25	33
美国	99	100	30.2	33.2	33	25
日本	100	100	5.5	3.5	42	12
中国	92	65	4.6	6.5	51	2
俄罗斯	97	70	18.4	29.8	59	24
巴西	98	81	16.5	22.1	22	13
印度	93	36	1.3	2.5	26	4
南非	95	74	23.2	42.8	24	8
泰国	96	93	4.9	11.8	45	3
埃及	99	96	22.5	46.3	40	2
尼日利亚	64	28	5.1	9.0	10	3

资料来源：2013 年中国卫生计划生育统计年鉴、2015 年中国卫生计划生育统计提要.

表 7-9　部分国家的卫生资源指标（1/万人口）（2013）

国家	医师	护士	医院床位
澳大利亚	32.7	106.5	38
法国	31.8	93.0	69
英国	27.9	88.3	33
美国	24.5	98.2	30

续表

国家	医师	护士	医院床位
日本	23.0	114.9	137
中国	14.6	15.1	42
俄罗斯	43.1	85.2	97
巴西	18.9	76.0	24
印度	7.0	17.1	9
南非	7.8	49.0	28
泰国	3.9	20.8	21
埃及	28.3	35.2	17
尼日利亚	4.1	16.1	5

资料来源：2015 年中国卫生计划生育统计提要.

表 7-10 部分国家的卫生经费指标

国家	卫生经费占国内生产总值比例（%）	卫生经费中政府支出比例（%）	卫生经费中个人支出比例（%）	政府卫生支出占财政支出比例（%）	人均卫生费用（美元）
澳大利亚	9.0	68.5	31.5	16.8	4068.2
法国	11.6	76.7	23.3	15.9	4260.2
英国	9.3	82.7	17.3	15.9	3494.9
美国	17.9	45.9	54.1	19.8	8895.1
日本	9.3	80.0	20.0	18.2	3577.7
中国	5.2	55.9	44.1	12.5	480.0
俄罗斯	6.2	59.7	40.3	10.1	1473.8
巴西	8.9	45.7	54.3	8.7	1108.7
印度	3.9	31.0	69.0	8.1	156.9
南非	8.5	47.7	52.3	12.7	982.3
泰国	4.1	75.5	24.5	14.5	385.5
埃及	4.9	40.5	59.5	6.9	323.1
尼日利亚	5.3	36.7	63.3	7.5	161.4

资料来源：2015 年中国卫生计划生育统计提要.

视窗 7-2

卫生情况堪忧让印度儿童难逃营养不良

据美国《纽约时报》报道，印度目前仍有一半人口在户外便溺。尽管饮食有所改善，但恶劣的卫生让印度孩子暴露在大量细菌中，消化系统受损，营养不良无从改善。2 年前，联合国儿童基金会、世界卫生组织和世界银行发布了一份关于儿童营养不良现象的重要报告，其内容仅关注了食品的缺乏，对卫生条件只字未提。现在，儿基会官员和其他主要慈善机构的工作人员在接受采访时说，他们相信，超过一半的发育迟缓问题可能是糟糕的卫生条件导致的。

儿基会印度办公室水、环境卫生和个人卫生项目主管休科茨（Sue Coates）说："我们才刚刚开始认识到发育不良和卫生条件之间的关系。目前，它仍然只是一个假设，但鉴于可能产生的影响，这个发现令人无比振奋，也非常重要。"研究称，与更贫穷的撒哈拉以南的非洲国家相比，印度儿童的营养不良问题更加严重。6500 万 5 岁以下的印度儿童发育不良，包括印度最富裕家庭的孩子的1/3。

报道指出，在其他发展中国家改善卫生条件方面取得巨大进步的同时，印度有一半人口，即至少6.2亿人在户外便溺。过去10年里，这一比例出现了轻微下降，不过，据一项人口普查数据分析显示，快速增长的人口意味着，大多数印度人接触到的人类排泄物，比以往任何时候都多。

“印度儿童和非洲儿童平均身高上的差异，完全可以用公开排便的密度差异来解释。”德里经济学院经济学家斯皮尔斯说。“与非洲或其他任何地方相比，有更多印度人在户外靠近其他儿童或别人的家的地方便溺，而且他们的距离也更近。”

每年有100万5岁以下儿童的死亡和发育迟缓有关，不仅如此，幸存下来的儿童会患上认知障碍，而且比没有发育迟缓的儿童身体更差、病得更重。这些幸存者长大后还可能面临更高的疾病风险，如糖尿病、心脏病和脑卒中。

就养育孩子而言，印度是一个越来越危险的地方。该国的公共卫生条件和空气质量被列入了全球最差行列。寄生虫病和肺结核等传染病是印度最常见的疾病，它们往往和恶劣的公共卫生环境有关。全球有超过1/4的新生儿死亡病例发生在印度。

过去数十年里，印度政府曾试图通过发放大量的补贴食品解决本国根深蒂固的营养不良问题。可是，各种研究已一再显示，更多更好的食品基本上无法逆转儿童早期的发育迟缓。目前，印度每年为食品和就业计划支出的金额达到了260亿美元左右，而用于改善卫生状况的支出还不足4亿美元——两者的比例超过了60∶1。

目前有关儿童肠道疾病的研究主要侧重多次细菌感染产生的病态情况，即细菌感染带来的肠道内壁受损，导致吸收营养的能力下降1/3。最近一项有关饥饿儿童的研究发现，他们缺少消化食物所需要的至关重要的肠道细菌。

印度的城市没有综合的垃圾处理系统，因此，该国大多数的河流都成了露天的下水道。印度最古老、最神圣的城市瓦拉纳西到处都是人类排泄物，以至于在最近的选举活动中，其糟糕的环境成为了全国性议题。有分析表示，该市的污水处理厂只能处理全市20%的污水，剩余的污水则流入恒河或恶臭的池塘和深洼。数以百万计的朝圣者在恒河中洗澡。在那里，两边就是瓦拉纳西古老的沿河区，大量人类排泄物——每天将近7500万升——飞流直下，冲向通往河流的石梯。很多人就在较小的污水出口旁清洗、刷牙。该市大部分的饮用水都来自这条河流，一半的印度家庭的饮用水源都已受到污染。

资料来源：http：//www.chinanews.com/gj/2014/07-21/6406652.shtml.

二、面临的主要健康问题

（一）不同国家之间存在着健康不公平

《2014年世界卫生统计》显示，世界各地的人们较以前活得更长久。从全球平均情况来看，2012年出生的女性期望寿命73岁，男性为68岁；比1990年多了6岁。世界平均期望寿命在各国和各地区间存在较大差距。在高收入国家，2012年男性期望寿命76岁，比低收入国家男性期望寿命60岁，多了16年。女性的差异更为显著，高收入国家为82岁，而低收入国家为63岁，相差19年。从婴儿死亡率看，2010年高收入国家为5‰，中高收入国家为16‰，中低收入国家为50‰，低收入国家为69‰。

（二）疾病谱和死因谱发生重大改变

人类的主要死亡原因已经由过去的传染病、寄生虫病和营养缺乏性疾病逐渐转变为以心脑血管疾病、恶性肿瘤和意外伤害为主要健康威胁的死亡谱。在发达国家，心脑血管疾病死亡所占比重已经有所下降，但仍然占有半数的死亡；在发展中国家，虽然传染性疾病仍然是最主要的健康威胁，但心脑血管疾病和恶性肿瘤的危害也正在逐步加大。

（三）面临新旧健康问题双重挑战

在很多地区，降低传染性疾病危害，应对传染病、寄生虫病和营养缺乏性疾病的任务仍然艰巨。与此同时，曾经一度减弱的结核病、疟疾，由于耐药菌的出现又开始肆虐；近年来，虽然全球经济社会快速发展，但新发传染病一直是人类健康的潜在威胁。艾滋病、传染性非典型肺炎（SARS）、高致病性禽流感（H5N1）、甲型 H1N1 流感大流行、中东呼吸综合征（MERS）、人感染 H7N9 禽流感等疾病此起彼伏，对人类社会健康造成严重危害。与人类社会经济、人口城市化和老龄化、行为和生活方式有关的非传染性疾病已经成为很多发达国家和发展中国家疾病的主要死因，人类面临着旧的健康问题和新的健康问题的双重挑战。

视窗 7-3

五大慢性病未来 20 年或致全球 47 万亿美元损失

世界经济论坛 2011 年 9 月发布评估报告，称人类五大慢性病在未来 20 年将给全球经济造成 47 万亿美元损失，相当于全球国内生产总值的 4%。五大慢性病分别是癌症、糖尿病、精神类疾病、心血管疾病和呼吸系统疾病。现阶段，每年死于这五大类疾病的人数大约为 3600 万。

2011～2025 年，五大慢性病中除精神类疾病之外的四类高发疾病，将给中低收入国家造成 7 万亿美元的经济损失，平均每年 5000 亿美元。就单类疾病计，仅心血管疾病和精神类疾病两类，在 2030 年前就将分别耗费全球经济 20 万亿美元和 16 万亿美元，合占五大慢性病总消耗的七成。

世界经济论坛计算，2010 年，心血管疾病在全球范围内致死 1700 万人，给全球经济造成的直接和间接损失大约 8630 亿美元。这一经济损失在 2030 年将增至 1.044 万亿美元，增长 22%。

世界经济论坛健康部门负责人奥利维尔·雷诺说："现阶段，我们还无法用数字表明哪一类疾病是所谓的'人类最大杀手'，但可以确信的是，主要慢性病不仅可以拖垮国家医疗体系，而且会对国家经济造成制动效应。"特别是，五大疾病常常在人们最年富力强、最具生产力的阶段夺走他们的生命。

第四节 我国社会卫生状况

一、人群健康状况

1. 健康水平显著提高 新中国成立以来，我国取得了超越经济发展水平的卫生成就，健康水平显著提高。从 1949～2010 年，平均期望寿命由 35 岁提高到 74.83 岁，婴儿死亡率由 1949 年的 200‰下降到 2012 年的 11‰。我国居民的总体健康水平已经远远超过同等经济水平的发展中国家，一些主要健康指标接近发达国家的水平。

2. 人群健康状况存在明显的地区差异 由于各地社会经济发展和自然历史条件的差异，人群健康状况存在明显的地区差异。根据死亡谱的构成大体可以分成三类地区。

第一类为发达型：主要分布在大城市和沿海发达地区，接近发达国家。以心脑血管疾病、恶性肿瘤和意外伤害为主要死因。

第二类为发展型：主要分布在中小城市和大部分农村地区。主要死因处于从传染性疾病向心脑血管病、恶性肿瘤的转型期。

第三类为欠发达型：主要分布在一些经济欠发达的农村、边远地区、山区和少数民族聚居区。传染病、寄生虫病和营养不良性疾病仍然有相当高的死亡率。

3. 面临传染病和非传染性疾病的双重挑战 近年来，我国鼠疫、霍乱呈局部活跃之势；一些曾经得到较好控制或者相对稳定的疾病，如性病、结核病、血吸虫病等又有死灰复燃之势；由于卖淫、嫖娼、吸毒等恶习的泛滥，艾滋病大面积流行的潜在威胁依然没有消除；病毒性肝炎等疾病发病人数多，危害相当严重，已成为近年来法定报告传染病的主要病种；与环境、营养等因素密切相关的疾病，如地方性氟中毒（简称地氟病）、地方性甲状腺肿（简称地甲病）、大骨节病等仍未得到有效控制。慢性病在我国井喷式发展：我国有心血管病患者 2.9 亿，每 5 个成人中就有 1 人患心血管病；我国还是世界第一糖尿病大国，约有 1.39 亿糖尿病患者。慢性非传染性疾病已成为居民常见病、多发病，精神疾病患病率持续增加；各种由职业危害所致的急慢性职业病居高不下。传染病与非传染病双重夹击的现状已成为我国人群健康的主要卫生问题。我国部分地区居民的死亡谱、疾病谱见表 7-11、表 7-12。

表 7-11 2014 年我国部分地区居民前 10 位疾病死亡专率及死亡原因构成

顺位	城市			农村		
	死亡原因	死亡专率 1/10 万	构成（%）	死亡原因	死亡专率 1/10 万	构成（%）
1	恶性肿瘤	158.39	26.14	恶性肿瘤	152.59	23.01
2	心脏病	134.22	22.89	脑血管病	151.75	22.89
3	脑血管病	123.89	20.44	心脏病	143.51	21.64
4	呼吸系统疾病	73.03	12.05	呼吸系统疾病	80.25	12.10
5	损伤及中毒	37.45	6.18	损伤及中毒	55.42	8.36
6	内分泌代谢病	17.05	2.81	消化系统疾病	14.62	2.20
7	消化系统疾病	14.20	2.34	内分泌代谢病	13.15	1.98
8	神经系统疾病	6.77	1.12	传染病	7.94	1.20
9	传染病	6.56	1.08	泌尿生殖系统疾病	7.13	1.07
10	泌尿生殖系统疾病	6.54	1.08	神经系统疾病	6.68	1.01
合计		96.13				95.46

资料来源：2015 年中国卫生计划生育统计提要.

表 7-12 2013 年中国疾病两周患病率前 10 位

顺位	合计		城市		农村	
	疾病名称	患病率（‰）	疾病名称	患病率（‰）	疾病名称	患病率（‰）
1	高血压	104.7	高血压	129.9	高血压	80.8
2	糖尿病	27.9	糖尿病	40.9	急性鼻咽炎	18.1
3	急性鼻咽炎	19.3	急性鼻咽炎	20.6	糖尿病	15.5

续表

顺位	合计		城市		农村	
	疾病名称	患病率（‰）	疾病名称	患病率（‰）	疾病名称	患病率（‰）
4	急性上呼吸道感染	12.3	急性上呼吸道感染	12.5	急性上呼吸道感染	12.1
5	胃肠炎	7.9	胃肠炎	7.3	胃肠炎	8.5
6	椎间盘疾病	6.6	脑血管病	6.7	椎间盘疾病	7.3
7	脑血管病	6.4	椎间盘疾病	5.9	脑血管病	6.2
8	类风湿关节炎	4.5	缺血性心脏病	5.0	类风湿关节炎	5.1
9	流行性感冒	4.3	流行性感冒	4.0	流行性感冒	4.6
10	缺血性心脏病	4.0	类风湿关节炎	3.9	慢性阻塞肺病	3.2

资料来源：2015 年中国卫生计划生育统计提要.

4. 城乡居民卫生需求发生变化，呈现新特点 2013 年居民两周患病率为 257.1‰，而 2008 年两周患病率为 188.6‰，居民卫生服务需要量明显增加。2013 年慢性病患病率为 243‰，比 2008 年慢性病患病率 157.4‰有明显的上升，一些慢性非传染性疾病患病率有较大程度的上升，成为居民常见病、多发病。

二、影响健康的社会因素

1. 社会经济状况 2014 年全年全国居民人均可支配收入 20 167 元，比上年增长 10.1%，城镇居民人均可支配收入 28 844 元，比上年增长 9.0%，农村居民人均可支配收入 10 489 元，比上年增长 11.2%，2012 年，中国城市人均住宅面积为 32.91 平方米，农村人均住房面积为 37.09 平方米。学龄儿童入学率由 1952 年的 49.2%上升至 2014 年的 99.81%。

2. 人口状况 人口城市化、老龄化的速度加快。我国的人口数从 1978 年的 96 259 万人增加到 2014 年的 136 072 万人，城镇总人口已经由 1.7 亿增加到 7.5 亿，城市化水平由 17.9%上升到 54.8% %，预计在 2030 年，中国城市化水平将达到 70%。人口老龄化的速度之快，是人口生育率在短期内迅速下降的结果。2014 年年底，全国 65 岁及以上人口达到 13 755 万人，占总人口数的 10.1%，首次突破 10%，我国已经成为老龄化国家。老年人口绝对数目增加，给整个社会经济和卫生系统体系带来了沉重的负担。

3. 卫生服务状况 新中国成立以来，我国的卫生机构、卫生人力数量增加很快。2014 年每千人已拥有病床 4.84 张，医师 2.12 人，护士 2.2 人，人均卫生费用 2586.5 元，卫生总费用占 GDP 的 5.56%。但这些指标与发达国家相比还有很大的差距。从卫生总费用的筹资结构看，2005～2014 年，全国卫生总费用中，政府预算卫生支出所占比重从 19.9%升到 29.9%，居民个人支出从 52.2%下降到 33.2%。我国卫生资源发展状况见表 7-13、表 7-14。

表 7-13 我国每千人卫生技术人员数

年份	卫生技术人员	执业（助理）医师	注册护士
1980	2.85	1.17	0.47
1985	3.28	1.36	0.61
1990	3.45	1.56	0.86
1995	3.59	1.62	0.95
2000	3.63	1.68	1.02
2005	3.5	1.56	1.03

续表

年份	卫生技术人员	执业（助理）医师	注册护士
2010	4.39	1.8	1.53
2013	5.27	2.06	2.05

表 7-14　医疗卫生机构床位（万张）

年份	医院	乡镇卫生院	妇幼保健院	专科疾病防治院
1980	119.58	77.54	1.64	2.73
1985	150.86	72.06	3.46	2.95
1990	186.89	72.29	4.66	3.1
1995	206.33	73.31	5.13	3.07
2000	216.67	73.48	7.12	2.84
2005	244.5	67.82	9.41	3.34
2010	338.74	99.43	13.44	2.93
2013	457.86	113.65	17.55	3.85

4. 行为与生活方式　《2015 中国成人烟草调查报告》显示，我国人群吸烟率为 27.7%，其中男性吸烟率为 52.1%，与 5 年前的调查相比，没有显著变化。因人口总数增长，我国吸烟人数较 5 年前增加了 1500 万，高达 3.16 亿。《中国居民营养与慢性病状况报告（2015）》显示，2012 年全国 18 岁及以上成人的人均年酒精摄入量为 3 升，饮酒者中有害饮酒率为 9.3%，其中男性为 11.1%。成人经常锻炼率为 18.7%。近年来，我国艾滋病传播呈现快速增长的趋势，截至 2014 年 10 月底，中国艾滋病感染者和患者已达 49.7 万例，死亡 15.4 万例。我国 2014 年新报告感染者和患者 10.4 万例，较前年增加 14.8%，疫情总体上继续控制在低流行水平。目前，我国艾滋病疫情呈现四个特点：一是全国疫情整体保持低流行状态，但部分地区流行程度较高；二是经静脉吸毒和经母婴传播降至较低水平，经性传播成为主要传播途径；三是各地流行模式存在差异，中老年人、青年学生等重点人群疫情上升明显；四是存活的感染者和患者数明显增多，发病人数增加。根据《2014 年中国毒品形势报告》，国内登记在册吸毒人员数量持续增长，毒品滥用结构发生了深刻的变化。截至 2014 年年底，全国累计发现、登记吸毒人员 295.5 万名，实际吸毒人数超过 1400 万。滥用合成毒品人员累计登记人数首次超过滥用传统毒品人数。吸毒人员低龄化、多元化趋势明显，毒品种类多样化特点突出。截至 2014 年年底，35 岁以下青少年占在册吸毒人员总数过半。吸毒群体向企事业职工、自由职业者、演艺界人士甚至公务人员等人群扩散。

三、面临的主要卫生问题

（1）我国在推进“健康中国”战略规划中，人们对卫生服务的需求呈现多层次、多样化趋势。

（2）人口老龄化成为制约经济与社会发展的突出问题，现行的卫生服务体系和服务模式迫切需要调整。

（3）农村卫生工作任务艰巨。

（4）防病治病形势依然严峻。

（5）城镇化进程加快，对卫生机构应付现代公共卫生问题的能力带来挑战；对公共卫生监督职能提出了更高要求。

（6）计划生育政策的调整，实行“二胎化”对妇幼卫生服务提出新要求。

（7）医药卫生体制改革与深化带来机遇与挑战。

思考题

一、简答题

（1）社会卫生状况的资料来源有哪些？

（2）社会卫生状况评价指标有哪些？

（3）研究社会卫生状况有何意义？

二、案例分析题

全球不同时间、地区和收入水平人群期望寿命和婴儿、孕产妇死亡率情况见表 7-15，据表 7-15 回答问题。

表 7-15 全球不同时间、地区和收入水平人群期望寿命和婴儿、孕产妇死亡率

项目	期望寿命（年）		婴儿死亡率（‰）			孕产妇死亡率（每十万活产数）		
	1990	2009	1990	2000	2010	1990	2000	2010
全球	64	68	61	51	40	400	320	210
按 WHO 地区分组								
非洲地区	51	54	104	94	75	820	720	480
美洲地区	71	76	34	23	14	100	80	63
东南亚地区	59	65	78	58	44	590	370	200
欧洲地区	71	75	27	18	11	44	29	20
地中海东部	61	66	74	60	51	430	360	250
西太平洋地区	69	75	37	26	16	140	77	49
按收入分组								
低收入	52	57	103	86	69	810	630	410
中低收入	63	68	77	63	50	560	420	260
中高收入	68	71	39	27	16	120	76	53
高收入	76	80	10	7	5	16	13	14

问题：

（1）试分析全球不同地区健康状况的差别及影响因素。

（2）试分析不同收入水平健康状况的差别。

（王方刃　周　令）

第八章 生命质量评价

学习目标

掌握：生命质量、健康相关生命质量的概念，生命质量评价的内容及应用。

熟悉：生命质量评价方法，生命质量评价常用的工具。

了解：生命质量研究的起源与发展和常用生命质量评价量表。

案例 8-1

来自病榻的震撼："长寿是一种惩罚"

"长寿是一种惩罚""我要为大家活着"，这两句话都是巴金曾经亲口说的。记得巴金年轻时在一篇文章中说过，他希望活到 40 岁，因为那个时候中国人普遍寿命都不长。他之所以认为"长寿是一种惩罚"，是因为他认为"生命的意义在于奉献，如果长寿却不能为别人做出点什么，还要麻烦他人，成为大家的包袱，那就没有意义了"。

2004 年 11 月 25 日，是巴金 100 岁大寿，11 月 24 日，央视《新闻会客厅》节目采访了巴金养子等三位嘉宾，几位生活在巴金身边的人表达了对巴金的敬意，但这几位深爱着他的人当时却不约而同地表达这样一份感情：巴金老人的身体状况很糟糕，这种痛苦让很多爱他的人都希望他能早日和地下的妻子见面，安乐死也是他本人的意愿。

他的身体状况是如何差，我们根本无法想象。媒体曾报道说，在上海华东医院的高干病房里，巴金老人仰面而卧。主治医生立在巴金的床头轻轻地喊："巴老抬抬手，活动活动；巴老抬抬手，活动活动……"巴金便微微地睁开双眼，听话地抬抬手，然后又无力地放下……这是巴金老人每天唯一的活动了，从 1999 年 2 月 8 日开始，巴金老人住进医院就再也没有出去。好几年了，他以医院为家，整天躺在床上，过上了有苦难言的日子。巴老之所以希望安乐死，更重要的在于他为了弥足珍贵的做人的尊严。活着无法进行创作，生活一点都无法自理，甚至连话语都无法正常表达，但是意识却很清晰，这对于一个注重体面生活、有尊严地生活的百岁老人来说无疑是无比的痛苦，意味着毫无尊严可言。所以，巴金曾向家人多次提出安乐死。被拒绝后他还向家人发过火，说不尊重他。

资料来源：新华网北京 2005 年 10 月 18 日播发巴金逝世专稿摘编.

讨论：

长寿是我们的唯一追求吗？寿命长是否一定会幸福？

随着文明的进步，人们的健康观念发生了显著改变。作为具有各种心理和社会活动的人，对生命的追求已不再满足于生命的延长和躯体部分功能的改善，新的"健康观"及"医学模式"应运而生。

第一节 概 述

新的医学模式迫切需要一种既可对生理、心理、社会等方面，又可对总体健康状况进行定量测量、定量描述人们健康状况的手段，鉴于此，20 世纪 70 年代末医学领域引入了生命质量的概念，广泛开展了生命质量研究，从个体主观感受的角度综合评价人的健康状况，并逐渐形成研究热潮。

一、生命质量研究的历史及发展

生命质量（quality of life，QOL）一词，又称生存质量、生活质量、生活品质，由美国经济学者加尔布雷斯（J.K.Calbraith）在20世纪50年代末提出，最初是社会学概念，主要是指人们在生活舒适、便利程度及精神上所得到的享受或乐趣；坎贝尔（Angus Campbell）等1976年将生命质量定义为生活幸福的总体感觉，认为生命质量是对生活各个方面的评价和总结；美籍华人社会科学家林南将生命质量定义为人们对生活环境的满意程度和对生活的全面的评价。1993年世界卫生组织（WHO）将生命质量定义为个体根据其所处的文化背景、风俗习惯、价值系统决定对自身生活的主观感受，它受个体目标、期望值、标准和个体的关注点等因素的影响。

20世纪70年代末，医学领域广泛开展了生命质量的研究工作，探索疾病及治疗对生命质量的影响，引入了健康相关生命质量（health related quality of life，HRQOL）的概念。1977年，美国《医学索引》（index medicus，IM）第一次用“quality of life”取代“philosophy”，收入医学主题词（medical subject headings，MeSH）。1985年，美国食品药品管理局（Food and Drug Administration，FDA）开始在接受新药时要求同时递交药物对患者生存质量和生存时间影响的资料。1992年，生命质量研究杂志（quality of life research）创刊。1993年，成立了国际生命质量研究协会（International Society for Quality of Life Research，ISOQOL）。

二、生命质量的概念及特征

（一）生命质量相关概念

不少学者对生命质量的概念进行了探讨，但往往从各自的专业出发加以理解，学术上目前尚未达成一致共识，从而导致了生命质量的多义性和复杂化。有关生命质量的文献数量无论是社会学、心理学、公共卫生或是临床医学领域都增长迅速。

社会学方面更强调人们的社会功能，心理学研究领域着重于个人的精神状态，在临床医学上则注重于如何减轻患者的症状和痛苦，但生命质量的完整性应是多方面相互作用的结果。Walker认为：生命质量是指人的身体和心理特征及由此而确定的个人行为功能状态，它描述个人的执行功能并从中得到满足的能力，此定义强调生命质量的身体、心理、社会特征和个人的功能状态。Hornquist等认为生命质量是个体的幸福和生活满意程度，是个体对总的生存及生理、精神、社会关系、地位、活动能力/行为和婚姻6个方面的主观感受及他的需要被满足的程度或他感到幸福的程度。Cella认为：生命质量是患者对现在的功能状态与其预期或认为可到达的功能状态相比时产生的赞同感和满足感。WHO给生命质量的定义为：不同文化和价值体系中的个人对与他们的目标、期望、标准及所关心的事情有关的生存状况的体验。此定义则强调生命质量中的文化背景、价值观念和个人的主观体验。

总的来说，生命质量（quality of life，QOL）是指以社会经济、文化背景和价值取向为基础，人们对自己身体状况、心理功能、社会能力及个人综合状况的感觉体验。生命质量反映了个人期望与实际生活状况之间的差距，该差距越大，生命质量就越差。

生命数量（quantity of life）是指个体生存时间的长度。生命数量和生命质量相互联系、相互制约，是人类生存的两个方面。追求最长的生存时间和高的生活质量是人类的最终目的。有时生命数量与生活质量亦常形成对立，不得不牺牲一定生命数量来换取更好的生活质量；反之亦然。当生命质量和生命数量之间产生矛盾，需要根据患者的社会经济、文化背景和价值观念加以权衡。

尽管生命质量涵盖的内容非常广泛，但引入医疗卫生领域之后，为了与一般所指的生命质量相区别，引入了健康相关生命质量的概念。Rogerson（1995）认为生命质量可以分成环境相关生命质量及健康相关生命质量（health related quality of life，HRQOL）。

健康相关生命质量是指在病伤、医疗干预、老化和社会环境改变的影响下人们的健康状态，以及与其经济、文化背景和价值取向等相联系的主观体验。健康状态和主观体验构成了健康相关生命质量的主要内容。健康状态是从身体、心理和社会三方面来描述人们的功能状态，是生命质量中相对较为客观的成分。疾病、老化、医疗干预和社会环境改变，都会导致这三方面发生改变。主观体验是指人们的需求和愿望得到满足时所产生的主观反应，属生命质量的主观成分，反映人们对自己现时健康、未来健康、社会生活诸方面和自己整体情形等的认识与评判，这种评判受到人们的经济、文化背景和价值观念的影响。

（二）生命质量评价的特征

虽然不同的学科对生命质量的定义及内容有所差异，但都认为作为生命质量评价应具备以下特征。

1. 评价内容的综合性　虽然不同生命研究选择的指标各有不同，但不能仅用一个方面的内容代表生命质量，必须涵盖多个方面的内容。对于健康相关生命质量的评价，基本都包括了身体功能、心理能力、社会适应能力和一般性的总体感觉（即主观体验）四个方面。

2. 评价多采用功能或行为术语，而非客观检查结果　如在健康相关生命质量评价中，一般用自我照料、躯体活动能力等来反映生理功能，用情感活动和认知能力来说明心理功能等。

3. 评价通常采用主观指标，而非客观指标　生命质量评价是一种个体主观评价，这种评价通常是由被评价对象对自己的状况做出判断，很少采用他评的方法。

4. 生命质量评价具有时变性　一般认为，生命质量状况随时间的变化而变化。通过在不同时点进行健康相关生命质量评价，能较好地反映出疾病的严重程度、治疗效果、衰老导致的功能减退和其他卫生保健措施的作用。

第二节　生命质量评价的内容与方法

一、生命质量评价的内容

在医疗领域我们主要讨论与健康相关的生命质量的测评，根据健康相关生命质量的基本概念，生命质量评价是指具有一定生命数量的人在一定时点上的生命质量表现。健康或疾病是一个连续变动且不能截然区分的状态，生命质量随时间推移显示出平衡、改善和下降三种状态（图 8-1）。

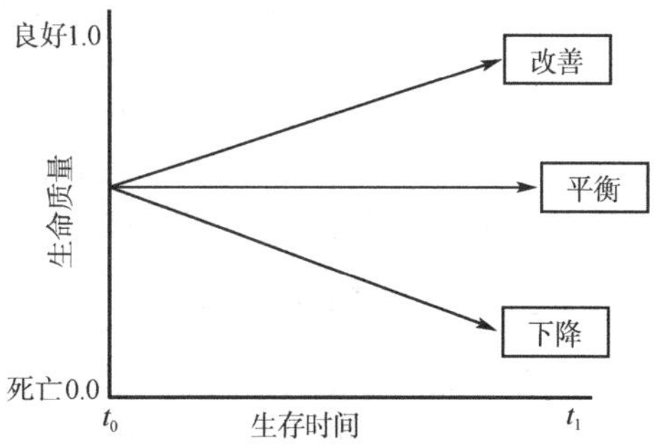

图 8-1　生存时间与生命质量二者的关系

一般来说，生命质量评价的核心内容应包括：①生理状态；②心理状态；③社会功能状态；④主观判断和满意度四个维度。在针对疾病的特异性量表中，往往还要增加疾病症状等维度。生理、心理、社会功能状态是生命质量的三个基本方面，任何一种疾病或损伤，都会导致这三方面功能的改变；反之，这三方面功能的改变，也能反映个体的生命质量状况。主观判断和满意度评价，反映了个人对健康状态的自我评判及需求，或期望得到满足时所产生的主观认可程度，是生命质量的综合指标。

（一）生理状态

生理状态反映个人的体能和活动能力，是生命质量最基本的组成成分，也是人们生活的基本条件，主要包括以下三个方面。

1. 活动受限 是指日常生活活动能力由于健康问题而受到的限制，包括三个层次：一是正常躯体活动受限，如不能屈体、弯腰、伸腿、行走等；二是迁移受限，如卧床、室内活动受限、不能利用交通工具等；三是自我照料能力下降，如不能自行梳洗、穿衣和进食等。通常所说的基本日常生活活动能力（basic activities of daily living，BADL）是仅指穿衣、进食、洗澡、上厕所、室内走动五项指标，这是康复评价最常用的指标。

2. 角色功能受限 人的社会角色表现为由经济、职业、文化背景等因素决定的个人在社会关系中的位置、承担相应的社会义务、执行相应的社会功能。健康问题常引起角色功能受限，包括主要角色活动的种类和数量受限、角色紧张、角色冲突等。不仅身体状态会影响角色功能，心理损害也能干扰角色功能。角色功能本身又是社会功能的表现形式之一。因此，角色功能受限实际上是反映生命质量的一个综合指标。

3. 体力适度性 主要指个人在日常生活活动和工作中所表现出的疲劳感、乏力感和虚弱感等。许多疾病并不导致躯体活动受限，但通过降低患者的体力而使其社会角色功能下降。体力适度是一个相对概念，不同的社会角色在日常活动中所支付的体力是不同的，因此，病中或病后所表现出的体力适度也是不同的。

（二）心理状态

所有疾病都会影响到患者的心理变化，这些变化主要体现在个性特征和情感反应两个方面。心理学有许多复杂的测量工具可以测量心理状态。某些个性特征，如性格、个性等与生命质量的关系不大。情绪反应和认知能力是生命质量评价从心理测量中引用的重要评价内容。

1. 情绪反应 是指人对客观事物态度的体验，它既是个人的主观体验，又是客观的生理和喜、怒、哀、乐的心理反应，包括正性情绪（如愉快、兴奋、满足、自豪等）和负性情绪（如恐惧、抑郁、焦虑、紧张等）。情绪反应是生命质量测量中最为敏感的部分，这是因为它不仅直接受疾病和治疗措施的影响，而且还间接反映了个体身体功能状态和社会功能状态。这与一般的医学心理测量量表（抑郁、焦虑、紧张等量表）不同，测量目的不是为了鉴定心理障碍患者，而是强调情感平衡，故生命质量评价则不仅重视负性情绪问题，还重视正性情绪。

2. 认知功能 包括时间与地点的定向、方向识别能力、理解力、抽象思维、注意力、记忆力及解决问题的能力等，它们是个人完成各种活动所需要的基本能力，是生命质量评价的重要内容之一。几乎所有疾病的晚期阶段和达到一定年龄段的老年人，都伴有认知功能障碍。但由于认知功能的改变往往需要一段时间，是个渐进的过程，故认知功能指标在生命质量测量中不是最敏感的指标。生命质量评价量表是否将认知功能的测量纳入其中要依研究目的和研究对象来决定。

（三）社会功能状态

社会功能状态主要体现在个人的社会交往状况和从所拥有的社会资源中获得的社会支持程度。大多数情况下可以分为社会资源和社会交往两个方面。

1. 社会资源（social resource） 生命质量中的社会资源是指个人的社会网络与社会联系，包括网络的数量与质量。网络数量指可能与评价对象交往的朋友、亲属、邻居、同事等的数目。质量则指各种人际关系的紧密程度，即评价对象可能得到的社会支持的强度，社会只能由个体来判断并通过向个体直接询问来进行测量。社会网络通过社会接触可给予个人情感性或工具性支持，前者如激励、同情和自尊，后者如经济、劝告和指导等。社会资源的测量代表了个体对其人际关系充足度的评判，包括与能够倾听私人问题并提供实质性帮助和陪伴的亲友的联系。

2. 社会交往（social communication）　指评价对象与他人的实际交往密度和强度，可分为亲密关系（即指个人关系网中最具亲密感和信任感的关系，如夫妻关系）、一般性接触（如亲友交往和参加集体活动）及社会整合（成为团体组织成员，并以成员身份进行活动）。在评价时通常采用接触频率或参加活动次数等指标。许多疾病和治疗都会给患者造成主观上或客观上的社交困难。这些社会交往功能的下降，最终导致社会支持力下降，心理上的孤独感和无助感，以及个人机会的丧失。

（四）健康自评和满意度

健康自评和满意度是指个人对其健康状态、生活状况做出的自我评判，是生命质量的综合性指标。

1. 健康自评　可以是对个体目前健康状态的自我综合评价，也可以是对自己将来健康发展趋势的自我评价，反映了个体对现时健康的认识及未来健康的期望。由于指标是建立在自我意识的基础上，影响因素很多，在实际情况下常常不很客观。

2. 满意度与幸福感　二者同属于当个人需求得到满足时的良好情绪反应。满意度是对待事件的满意程度，是人的有意识的判断。而幸福感是指人内心中较为稳定、持续的快乐和幸福的感觉，包括对现实生活的总体满意度和对自己生命质量的评价，是对个体生活状态的全面肯定。社会发展的最终目的是增进全体人民的福利、实现幸福。在生命质量评价研究中，满意度用来测定患者的需求满足程度，幸福感用来测定患者整个生命质量水平。

（五）针对特殊人群的评价内容

一些针对特殊人群或特定疾病的生命质量评价量表，经常包括疾病症状或其他健康问题，这些有针对性的问题体现了被评价对象有别于一般人群的一些特征及其所关注的问题。主要内容包括患者自述的生理症状和身体方面存在的问题，如疼痛、出血、瘙痒、虚弱、体重下降、视力下降、听力下降等，而不是传统的医务工作者所关心的组织器官或生化指标改变。

二、生命质量的评价方法

按照研究目的和内容不同，生命质量的测定可有不同的方法，常见的有访谈法、观察法、主观报告法、症状定式检查法、标准化的量表评价法。这些测定方法测定的层次和侧重点不同，适用条件也各不相同。目前，标准化量表测定已是主流，世界上已有数百种不同的生命质量评价量表，而且新的量表还在不断涌现。生命质量评价的测量工具（即量表）来源于两种途径：一是利用现成的量表，二是重新制定新的量表。生命质量评价应用者应首先考虑从现有的测量工具中选择高质量的测量工具。

（一）选择量表

选择量表必须考虑以下因素。

1. 设计者的测量主题和测量目的　目前，对生命质量的定义并未完全统一。尽管生命质量量表很多，但每一种工具都建立在设计者对生命质量定义的基础上，所包含的内容不尽相同。因此，在选择量表时，首先要考虑该工具设计者对测量概念所下定义是否符合应用者的研究目的和要求。

2. 评价的层次　生命质量评价量表有的是针对生命质量的各个构成内容如生理状态、心理状态和社会功能状态等分别予以评价；部分用于卫生经济学评价的量表所测量是生命质量的综合值，通过测定可以计算出单位成本所产生的生命质量变化值。故我们要根据研究目的所确定的评价层次来选择量表。

3. 普适性量表与特异性量表　普适性量表主要反映人们生命质量中共同的特性，测定对象是一般人群或不同疾病、不同状况的人群，用于描述一般人群的生命质量状况和不同人群生命质量的差异。相反，特异性量表包含很多与人群特征或疾病密切相关的内容，测定对象是特殊人群或特定疾病患者，用于测量特定人群的生命质量状况。对于不同的评价对象应该选用不同类型的量表，如测评肝癌患者生命质量使用 SF-36 就不如使用欧洲的 QLQ-LC 肝癌生命质量的量表。

4. 信度、效度及灵敏度 是评价量表质量的基本指标。信度是指测量工具的稳定性，它代表反复测量结果的接近程度，其测量结果反映出系统中偶然误差引起的变异程度。效度是指测量结果与试图达到的目标之间的接近程度，评价的是偏倚和系统误差问题。灵敏度是指量表测出生命质量在时间上变化的能力和程度。研究者在选择量表时要根据研究的目的和要求来确定所能容许的误差大小，进而来选择具有合适信度、效度、灵敏度的量表。此外信度和效度等特性随着样本的不同而不同，人群发生变化，需要重新评价。

5. 内容的文化适应性 由于现有的大多数生命质量评价量表都是从国外引进的，将西方的量表应用于中国不失为一条捷径。但由于文化差异，不能将量表直接翻译过来就使用，而要进行适当的改造，使之成为适合中国文化背景的新的量表，并经过预试和性能测试后才能使用，即跨文化调适（cross－cultural adaptation），也就是常说的“汉化”。例如，SF-36 量表中有一个条目，了解身体功能是否影响开展高尔夫运动。显然，大多数中国人都很难对该条目做出明确回答。此时，应该对相应的问题进行调整和修改。

视窗 8-1

论量表的本土化方向

量表本土化是当前世界社会学研究的新取向、新趋势，它不仅具有方法论最高层次上的指导意义，更应该在各分支学科领域的具体研究中落实、体现。量表的本土化可以从测量内容的本土化、测量手段的本土化、测量对象的本土化、测量结论的本土化来入手。

1. 测量内容的本土化 不同文化对同一种行为表现往往有不同理解，同一种行为表现在不同文化中含义不同。最简单的例子就是“点头”这一外显行为可以表示“是”也可以表示“否”。要做到测量内容的本土化，必须首先理解某一概念在本文化中的确切涵义及其与相异文化涵义上的差异。然后，再选取本土化背景中人们外显行为领域中的代表性样本，通过观察、理解、撷取中国人的实际行为去寻求“本土化的概念”。

2. 测量手段的本土化 量表测量项目的翻译应尽量减轻甚至消除项目的异质文化负荷。例如，外国有的职业，我国可能没有或者刚刚出现，人们不了解这一职业的工作性质、特点、要求等；或者职业名称不同，人们混淆不清，张冠李戴。因此，翻译技术与技巧不容小视，可以用更为具体的某职业的工作特征、性质来替代该职业名称；必要的回译也不可缺少；更重要的是使用中性语词，避免暗示。此外，还要考虑测量项目可能引起的被试的反应定势。

3. 测量对象的本土化 不同文化背景的人对各种场景熟悉感会不一样，同一文化中不同社会阶层的人熟悉程度也会不一样。另外，当前很多研究大多以大学生为对象，这虽是限于条件的权宜之策，却存在“被试具有易接近性”的弊端，即他们具有较高的教育水平、语言技巧、理解能力等，使得被试缺乏对群体的代表性，从而影响研究结果的诊断、评价、推广价值。因此，力争做到测量对象本土化，需要在实践的过程中，不断总结经验、吸取教训，去逐步完善。

4. 测量结论的本土化 不同的文化或亚文化对相应的个体或群体的影响会有十分显著的差异。这就要求研究者在结果的差异性时，需要特别注意区分差异的不同来源，必须有充分“证据”证明结果的差异不是由文化因素或亚文化因素的作用造成的，而是由研究对象的机体变量及其他人为控制的自变量造成的，才能有足够的说服力证明研究的结果具有本土性，也才能将结果再进一步进行跨文化比较。

生命质量量表的跨文化调适包括两个阶段：翻译和心理测评。翻译仅仅只是量表在不同文化中应用的第一步，量表只有在目标语文化下完成心理测评，整个跨文化调适过程才算完成(图 8-2)。按照 Acquadro 的观点，生命质量量表的翻译阶段包括 4 个环节，分别为正向翻译、质量控制、预试验和国际协调。量表心理测评的要素分别有：翻译次数、信度、效度和反应度。

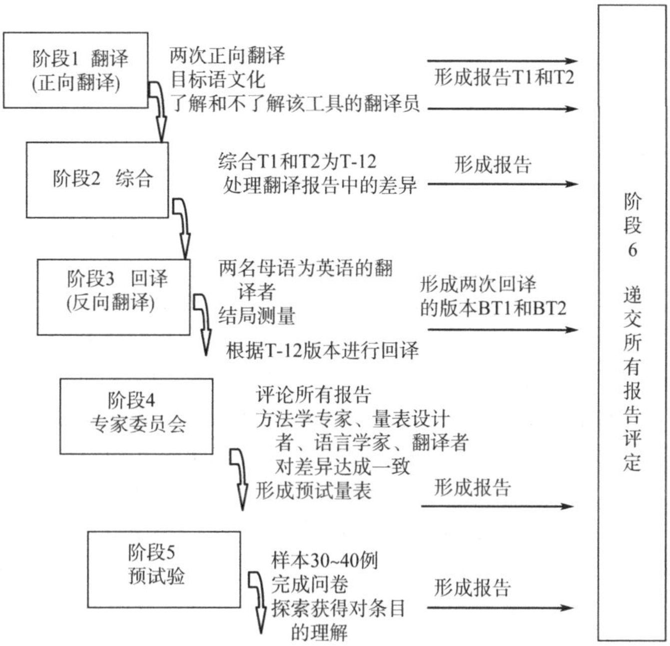

图 8-2　跨文化调适过程图解说明

资料来源：夏萍，李宁秀，吕玉波，等，2007. 中国心理卫生杂志，21（4）：230-232.

6. 研究结果的相互比较　有的情况下，为了有利于研究结果的相互比较，应尽量考虑使用大多数人认可并使用的、较为成熟的量表，以便于研究结果之间的比较。

（二）建立新的量表

如没有现成的、有针对性的生命质量测定量表，就需要自己建立。建立新生命质量量表是一个复杂的系统工程，包括概念及操作化定义的确立、条目的形成及筛选、量表的考评及修订等一系列过程中。其基本过程如下。

1. 拟定量表架构　包括确定量表的结构维度、维度的定义、施测方式等，如所测生命质量指什么、包含哪些领域和维度及其含义。

2. 编拟题目　通常选取一定数量的与生命质量主题有关的人，如患者、临床医生、心理学家、社会医学家、卫生管理人员、社区人群等，组成专题讨论小组，根据疾病、治疗方法和环境等可能产生的影响，就生命质量的内容进行讨论，自由发表意见，提出有关生命质量的各种具体问题。依测量的目的对问题库进行修改，包括归类、删除和合并等，形成最终的问题库。

3. 确定被选问题答案的格式和选项的量化方法　生命质量评价量表问题的形式和量化问题包括给答案赋予的量化值或问题赋予的权重值。常用的量化技术有直接估计、对比评分和效用法等。具体内容见本节内容生命质量评价的量化技术。

4. 形成初始量表　对选择出的问题，用通俗易懂、简单准确的语言进行描述。

5. 预试与修改　初始量表可以在一个具有代表性小样本调查对象中试用，以进一步发现并去除与他们生活联系不大的、描述不清楚、具有诱导性或易产生混淆的问题，以此来修改量表。

6. 量表评价　量表的质量需要通过实践来检验，可分为从题目质的角度及量的角度来分析。

在质的方面，由医疗、文学、调查等方面专家分别就题目的内容或形式来做评价，研究者可使用设计好的评价问卷来做计分式的评价（如每个评分项目从 1～5 分），看所设计的题目内容是否被包含在研究的范围内、题目所使用的文字是否正确通畅等，这种做法的结果我们可以看作是一种专家效度。在量的方面，主要是用统计方法来筛选适当的题目，这些方法包括参考题目的描述统计资料（平均数、标准差、与效标间的相关）、题目难易度分析、题目区分度分析、删除题目后的内部一致性变化情形、题目的再测信度、题目因子分析等。

7. 量表修改 当题目经过上述质与量的分析后，研究者可综合性地参考上述的评价指标后，来考虑对题目作修正。研究者可保留具有好的心理测量特质的题目，而修改或删除具有不好的心理测量特质的题目。在删除或修改题目时，研究者仍须注意题目对所属范畴/维度的代表性及题目所占的比重（同层面题目不宜过多）。理论上，在完成这个步骤后需回到步骤 4，并重复步骤 4～7 数次，直到问卷的题目达到可被接受的程度。

8. 信度、效度分析 具体计算的信度、效度可以参考第七章的相关内容。

9. 交叉验证 这一步骤很重要但却常被忽略。进行此步骤的理由是当我们在前面的测试问卷步骤时，可能由于某种原因而使用了有偏差的小样本，为验证我们研究结果的正确性，在受测样本数及经费和其他条件许可情况下，可再从研究总体中抽取另一群具有代表性的小样本来进行施测，将此次结果与之前的结果来做比较，看两次结果在各项心理测量特质上是否相当，如果结果相近，则表示问卷的设计颇佳，如果结果差异太大，则需找出差异的原因并予以修正。

10. 建立常模 当问卷的题目确定后，可收集大量具有代表性的研究对象数据，来建立特定群体的生命质量常模，以作为日后使用该群体量表的参考。

11. 撰写指导手册 当所有上述步骤完成后，研究者可编写使用该版本量表的指导手册，手册中可说明编制量表的过程、新设计题目的内容、筛选题目的方法及结果、信效度的分析、常模等，以方便其他研究者更加方便地使用该量表进行相关研究工作。

（三）生命质量评价量表问题的量化技术

1. 直接估计 可分为两种情况：一是由研究者直接根据评价对象的回答结果赋值；二是请评价对象对其结果评一个分值。

（1）研究者直接赋值：生命质量评价量表中采用的问题绝大多数是封闭式问题，如果被选答案只有“是”或“否”两种，那么评分值就分别为“100”或“0”。这是最简单的一种赋值方法。但大多数问题并非简单的二元化问题，往往具有很多连续性的不同答案。例如，对以下问题：

总的来说，您觉得您的健康状态如何？

①极差　②差　③一般　④好　⑤极好

最常用的评分方法是给上述 5 个答案分别赋予 0、25、50、75、100 五个分值，这种赋值方法虽然简单，但有个前提，各答案之间的距离相等。即：从“极差”至“差”之间的距离与从“差”至“一般”之间的距离都是 25 个分值，其余以此类推。但事实上，有些答案往往不符合等距离的假设，这时可能需要应用下面介绍的方法给答案另外赋予一个恰当的分值。

（2）评价对象评分：有些生命质量评价量表采用线性尺度作为答案，要求评价对象直接在尺度上估计自己所处的位置，研究者只需测量评价对象标示的位置至端点的距离，就可以得出答案的分值。这种方法还可以用于确定封闭式问题答案的评分标准及问题的权重值。例如：

总的来说，您觉得您的健康状态如何？

①极差　②差　③一般　④好　⑤极好

假如要确定答案“好”的评分标准，需要将一定数量的回答结果为“好”的应答者选择出来，请他们再次回答此问题，而答案则采用线性尺度：

总的来说，您觉得您的健康状态如何？

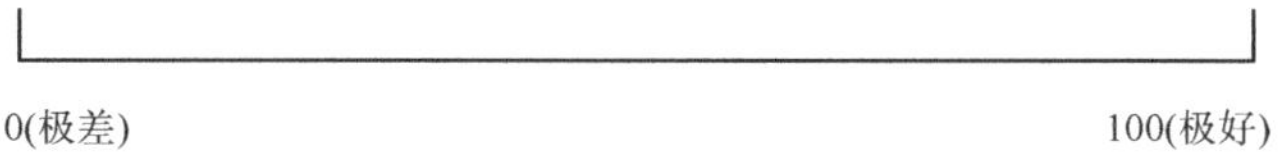

或者采取类似“温度计”表达形式，见图 8-3。

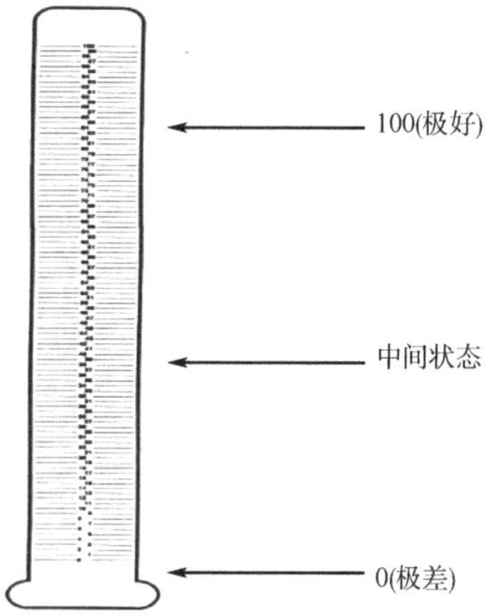

图 8-3　评价对象评分法——“温度计”

这些应答者测量结果的平均值就是答案“好”的评分标准。其余答案的评分标准均可采用相同的方法得出。以后在应用的过程中，就不再设线性尺度，只需要求应答者回答封闭式问题，然后用相应的评分标准对答案赋值即可。

2. 对比评分　有时，生命质量评价量表中采用的问题或问题的答案如疼痛的性质“刺痛”“绞痛”“胀痛”等，没有明确一致的顺序关系，对其直接估计评分较困难，可采用对比评分的方法确定权重值或评分标准，常用的技术有排序法和配对比较法。

（1）排序法：选择一定数量的代表性人群，请他们对待评价的答案，按照对生命质量影响的严重程度排列出一个先后顺序。全部参评者对每个答案所处顺位评价结果的中位数，就是该答案的评分标准。这种方法实际上也假设各答案间的距离相等。

（2）配对比较：如果要量化的答案数量不多，可以要求参加量化的代表性人群对答案进行两两比较，评价答案对生命质量影响的相对大小。这样，就可以计算出有百分之多少的对比结果认为某个答案比其余的答案影响大，而此百分比经过适当数据处理就可成为该答案的评分标准。

3. 效用法　效用（utility）是指人们对某种状况的偏好和满意程度。卫生经济学研究者常用标准博弈方法、时间转换、等量值、意愿支付等技术确定生命质量的效用值。

（1）标准博弈方法（standard gamble，SG）：基本原理是要求测量对象在一个肯定结果和一个概率结果之间进行假设性选择。概率结果是指概率为 p 的期望性结果与概率为 $1-p$ 的非期望性结果，肯定结果是位于二者间的中间性健康状态。如图 8-4 所示，给测量对象提供两种选择，一种是接受处理，可能有两个结局，要么恢复到最佳健康状态并生存 t 年，其概率为 p，要么是最差健康状态（立即死亡），概率为 $1-p$。另一种选择是在慢性状态 i（中间健康状态）下生存 t 年。概率 p 在 0～1 之间变化，看测量对象最多愿意选择多大的死亡风险（$1-p$）选择接受处理，此时慢性状态 i 的量化值 $h_i=p$。

标准博弈法用于生命质量的调查往往要通过面对面的访谈，由患者对自己的健康效用值做出选择，因此调查比较费时。

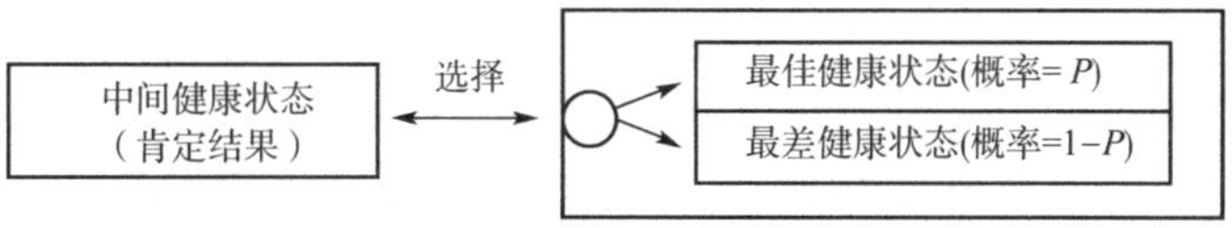

图 8-4　标准博弈方法测量原则

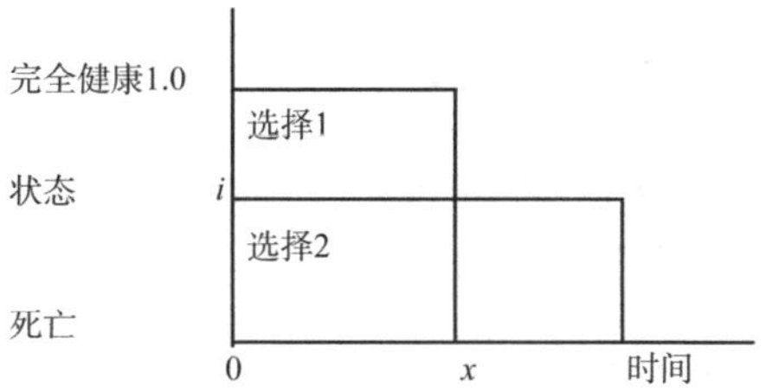

图 8-5　时间转换技术测量优于死亡的慢性状态的形式

（2）时间转换技术（time trade-off，TTO）：要求测量对象在两个肯定结果间做出选择，而不用概率的概念。它未包含不确定性风险概念，如图 8-5，给测量对象提供两种选择，一种是在状态 i 下生存 t 年，另一种是在完全健康状态下生存 x 年，如果 $t=x$，测量对象肯定选择完全健康状态，此时，逐步减小 x 值，直到测量者认为任何选择对其意义都一样，无法做出抉择为止。状态 i 的量化值为 $h_i=x/t$。

（3）意愿支付技术：要求测量对象回答问题：愿意支付家庭收入的多少钱来购买假设性的治愈。

视窗 8-2

传统文化对量化技术选用的影响

问题的量化方法很多，在选用时存在很大的中外文化差异。例如，实际进行时间转换法时，研究者必须先定出某病大致上能够存活的时间（如 10 年），然后逐一减少受试者愿意交换在最佳健康下存活时间（如每次减少半年，9.5 年、9 年…）。实际运用此法时，如果患者不知道自己患病的严重程度，则很难决定其预期“存活时间”；我国由于传统文化的影响，社会大众到目前为止尚未完全接受把癌症病情直接告知患者的文化，使得此法运用在患癌症国人身上有极大的困难；尤其如果用假定语气的话，又似乎是在诅咒某人会得该种癌症，所以，虽然此法在国外多种癌症上应用较广，但恐怕我国可适用的疾病极为有限。

第三节　生命质量评价量表

生命质量的测定多数采用量表评定的方法来进行。各种问卷的适用对象、范围和特点各异，但都是从生命质量的基本概念和内容出发，提出问题，构建问卷。

一、生命质量评价量表的分类

根据评价对象的不同，可以将量表分为不同的类型。

1. 普适性量表（generic scale）　也称为通用型量表，此类量表可以用于所有人群。但是主要适用于一般人群的生命质量测定，主要反映人们生命质量中共同的特性，如 36 条目简明健康量表（SF-36）、世界卫生组织生命质量量表（WHOQOL-100）、欧洲生存质量测定量表（EQ-5D）等。但就某种特殊的病种而言，量表的内容可能缺乏针对性，且许多功能因疾病而受到严重限制，大多数患者的评价结果均较差，且趋于一致，不能反映出患者间的差异。此现象被称为“地板效应”，因为几乎每个人的评价结果都是最差的。

2. 特异性量表（special scale）　普适性量表虽然也可以用于特殊人群或特定疾病，但针对性不强。针对特殊人群或特定疾病的生命质量测量工具应包含很多与人群特征或疾病密切相关的内容，如疾病症状等。这类量表一般只能用于特定的人群或疾病。常见的如癌症患者生活功能指标量表（FLIC）、欧洲癌症研究与治疗组织生命质量量表（EORTC QLQ）系列、癌症治疗功能评价量表（FACT）系列等。这类量表能够将特定人群的生命质量差异或特定疾病对生命质量的影响反映出来，但如果用于一般人群或不同疾病的比较，就可能出现“天花板效应”。因为大多数人或某些病种的患者均不具有量表中评价的那些特异症状，评价结果都是较好的。

二、常用生命质量评价量表

随着生命质量评价方法的广泛应用，也发展了很多生命质量评价量表。本节介绍了几种常用的信度和效度较好的生命质量测量工具供参考，并就其中几种进行简介。

（一）疾病影响量表

疾病影响量表（sickness impact profile，SIP）是由 M.Bergner（1981）建立的一个包括 136 个

条目的量表，它包括12类问题（表8-1），其中有三类属于生理方面，四类属于心理方面，其余五类各自代表独立的内容。该表主要用于测量在疾病和治疗影响下的行为改变和角色功能表现。它假定在任何疾病状态下，患者都会有相应的行为变化，可表现在生理、心理和社会等方面。因此，它适宜于测定任何疾病患者的健康状态。完成一份调查的时间为20～30分钟。

表8-1 疾病影响量表的结构

分类	描述行为的指征	选择条目
SR	睡眠及休息	一天大部分时间我都坐着
		我在白天睡觉或打盹
E	进食	我完全不吃东西，营养靠胃管或静脉输入
		我吃特殊的或不同的食物
W	工作	我完全不工作
		我常对我的同事表现出急躁
HM	操持家务	我现在不做我过去常做的任何家务
		我现在不做家里的重活
RP	娱乐和闲暇	我很少外出娱乐
		我现在不做任何过去常做的体育活动和游戏
A	走动	我走很短的距离常停下来休息
		我完全走不动
M	移动性	我待在一个房间内
		我只在户外很短的时间
BCM	自我照顾和行动	我自己不能洗澡
		我身体活动很迟缓
SI	社会交往	我极少和他人一起参加社会活动
		我尽可能地把自己从家庭中孤立起来
AB	应变行为	我在推理和解决问题上很困难，如很难制订计划、做出决定和学习新东西
		我有时发生时间混淆和定向困难，如弄不清楚我在什么地方或方向，周围是谁，今天是几号
EB	情绪行为	我忽然会大笑或尖叫
		我常迁怒和激愤于自己，如把自己说得很坏、诅咒自己、为偶遇的事情责怪自己
C	通讯交流	我写字和打字都有困难
		当我有压力时我不能清楚地讲话

（二）良好适应状态指数

Kaplan等（1976）的良好适应状态指数（quality of well being index，QWB）因指标定义清楚和权重合理而广为应用。

QWB评价量表包括两个部分（表8-2）。

第一部分是有关患者日常生活活动方面的内容，包括移动（mobility，MOB）、生理活动（physiological activity capability，PAC）和社会活动（social activity capability，SAC）三个方面，每个方面分3～5个等级描述。

第二部分包括21个症状及健康问题综合描述。这些症状和问题几乎包括了大多数疾病可能出现的问题。

最后按公式综合所有评价指标，得出对生命质量的评价（W）。计算公式为

$$W = 1 + (CPX) + (MOB) + (PAC) + (SAC)$$

表 8-2 QWB 评价量表

A. 计算权重的健康要素

标号	等级号	分级意义	权重
移动（MOB）	5	不因健康原因而使驾驶或使用公共交通工具（如公共汽车、火车、飞机、地下通道）受限	–0.000
	4，3	因为健康原因而不能驾驶或使用公共交通工具（<16 岁，不能坐车，或比同龄人需要更多的帮助才能使用公共交通工具	–0.062
	2，1	作为一个卧床患者而住院（疗养院、临终治疗医院、养老院、精神病院等）	–0.090
	0	死亡	–0.090
生理活动（PAC）	4	不因健康原因活动受限	–0.000
	3，2	举手、弯腰、屈腿，上下楼梯和（或）攀登，使用拐杖，活动受限，走路不如同龄人快和远；使用轮椅，不需他人帮助而能自行控制其运动	–0.060
	1	一天大部分时间躺在床上，使用轮椅没有他人帮助不能控制其运动	–0.077
	0	死亡	–0.077
社会活动（SAC）	5	不因健康原因，其主要的角色功能（工作，持家，学习，退休）和其他活动（人际的、社区的、宗教的、社会的和娱乐的）受限	–0.000
	4，3，2	因健康原因，不能执行主要的角色功能和其他活动，但能照顾自己（进食、洗澡、穿衣、上厕所）	–0.061
	1	因健康原因不能照顾自己（或比同龄人需要更多的帮助）	–0.106
	0	死亡	–0.106

B. 症状/复合健康问题的权重系数

综合性描述	权重
1. 死亡	–0.407
2. 意识丧失，如脑卒中（中风）昏厥或昏迷	–0.407
3. 面部、躯体、手臂或腿部大面积烧伤	–0.367
4. 疼痛、流血、瘙痒、性器官排泄物（不包括正常的月经来潮）	–0.349
5. 学习、记忆或思考困难	–0.340
6. 上肢、下肢缺失、畸形弯曲、瘫痪（不能移动）或骨折（包括带假肢或支撑架）	–0.333
7. 疼痛、僵直、虚弱、麻木或胸部、腹部（包括疝气、脱肛）、两肋、颈部、背部、腰部或任何手、足、上肢关节、下肢关节不舒服	–0.299
8. 大小便时疼痛、烧灼感、出血、瘙痒或其他困难	–0.292
9. 胃部不适、反胃、呕吐或大便失控、伴有或不伴有发热、寒战、疼痛	–0.290
10. 疲劳、虚弱或体重下降	–0.259
11. 咳嗽、哮喘、气短、伴有或不伴有发热、寒战、疼痛	–0.257
12. 阵发性的不安、压抑或尖叫	–0.257
13. 头痛、眩晕、耳鸣，阵发性地感到发热、神经过敏或颤抖	–0.244
14. 面部、躯干、四肢大面积的发疹和充血	–0.240
15. 讲话困难，如发音不清、口吃、嘶哑或不能讲话	–0.237
16. 单眼或双眼疼痛或不适（如充血和发痒），矫正后的视物困难	–0.230
17. 与年龄和身高不相称的超重或面部、躯体、四肢的皮肤缺陷，如粉刺、疣、淤伤或色素沉着	–0.186
18. 耳朵、牙齿、颌、喉、嘴唇、舌疼痛，脱牙和义齿（包括带固定器），鼻塞、流涕或听力障碍（包括带助听器）	–0.170
19. 因健康原因而取药或治疗饮食	–0.144

续表

B. 症状/复合健康问题的权重系数	
综合性描述	权重
20. 戴 眼镜或用放大镜	–0.101
21. 呼吸烟雾或不清洁的空气	–0.107
22. 没有症状或健康问题	–0.000

（三）癌症患者生活功能指标量表

癌症患者生活功能指标量表（functional living index cancer scale，FLIC）是由加拿大学者H.Schipper等建立的包括22个条目的量表（表8-3）。量表从癌症患者在日常生活中可能面临的问题入手，比较全面地描述了患者的活动能力、执行角色功能的能力、社会交往能力、情绪状态、症状和主观感受等。

表8-3　癌症患者生活功能指标（1～7等级）

指标	等级
1. 今天你感觉如何？	
2. 你对医生治疗方法的信任程度如何？	
3. 过去2周内，你一直因癌症而感到疼痛吗？	
4. 过去2周内，你愿意去看望朋友，和他们共度时光吗？	
5. 你在多大程度上对癌症造成的健康损害感到恐惧？	
6. 过去两周内，你经常感到眩晕吗？	
7. 过去两周内，你愿意和亲友共度时光吗？	
8. 你能承担日常的家务劳动吗？	
9. 过去两周内，疾病使你感到痛苦吗？	
10. 疼痛或不适是否干扰了你的日常活动？	
11. 按你的看法，过去两周内，你和你亲属之间的关系是否因患病而破裂？	
12. 今天你是否感到不舒适？	
13. 在过去一个月内，你对你的工作满意吗？	
14. 你常对你的生活感到失望吗？	
15. 过去两周内，你的疾病是否给你的亲友造成痛苦？	
16. 今天，按你的精神状况，你能做一顿饭或其他一些轻微家务活吗？	
17. 今天你的精神状态如何？	
18. 眩晕是否影响你的日常活动？	
19. 你能像患病前一样参加娱乐活动和安排闲暇生活吗？	
20. 有多少时间你在想你的疾病？	
21. 你能处理好每天的麻烦事吗？	
22. 大多数人都有过压抑感，你常有这种感觉吗？	

FLIC 面向一般的癌症患者，尤其适用于预后较好的癌症患者，如乳腺癌、宫颈癌等患者，在癌症患者的临床疗效评价中得到了广泛的应用。内容的描述充分体现了癌症的疾病特征性，着重表现癌症患者常有的对死亡的恐惧和对健康的忧虑等。对疾病和治疗的描述，着重围绕癌症患者常有的如眩晕、疼痛等症状。FLIC 每个条目的回答均在一条1～7的线段上画记，根据所画的位置即可得到条目得分，可计算 5 个领域及总量表的得分（表8-4）。

表 8-4 FLIC 各领域及其计分方法

领域	条目数	计分方法（相应的条目得分相加）
躯体良好和能力（physical well-being and ability）	9	4+6+7+10+11+13+15+20+22
心理良好（psychological well-being）	6	1+2+3+9+18+21
因癌造成的艰难（hardship due to cancer）	3	8+12+14
社会良好（social well-being）	2	16+19
恶心（nausea）	2	5+17
总量表	22	全部条目

（四）36 条目简明健康量表

36 条目简明健康量表（medical outcomes study general health survey-short form 36，SF-36）是美国波士顿健康研究所在医疗结果研究调查表（medical outcomes study，MOS）的基础上开发出来的一种普适性简明健康调查量表，最新版本为 SF-36 V2 版，目前该量表有许多不同语种的版本，在许多国家被应用。

SF-36 由 36 个条目组成，它包括 8 个领域，分别测定与健康有关的 8 个维度：①躯体活动功能（physical functioning，PF），包括 10 个条目；②躯体功能对角色功能的影响（role-physical，RP），用 4 个条目反映；③社会功能（social functioning，SF），2 个条目，因为生理或情感原因社会活动受限；④疼痛（bodily pain，BP），2 个条目，反映疼痛程度及其对日常活动的影响；⑤精神健康（mental health，MH），包括 5 个条目，反映心理压抑和良好适应；⑥情绪对角色功能的影响（role-emotional，RE），3 个条目；⑦活力（vitality，VT），4 个条目，测量个体对自身精力和疲劳程度的主观感受；⑧健康总体自评（general health，GH），包括 5 个条目。除以上 8 个领域外，SF-36 还另有一个条目健康变化（reported health transition，HT）用于评价过去一年内健康状况的变化。具体条目见附录二。

由于生命质量的变化在各领域并不一致，计算总分应考虑各维度的权重值。而原量表并未考虑总分的计算，因此，SF-36 的评价主要按维度进行计算，较少计算总量表分。每个维度的最终评分值均以 0 为最低值，100 为最高值，分数越高，表明生命质量越好（表 8-5）。

表 8-5 SF-36 各领域计分方法

领域	条目数	得分范围	计分方法
生理功能（PF，physical functioning）	10	10～30	3a+3b+3c+3d+3e+3f+3h+3i+3j
社会功能（SF，social functioning）	2	2～10	6+10
生理角色（RP，role-physical）	4	4～8	4a+4b+4c+4d
躯体疼痛（BP，bodily pain）	2	2～12	7+8
精神健康（MH，mental health）	5	5～30	9b+9c+9d+9f+9h
情感职能（RE，role-emotional）	3	3～6	5a+5b+5c
活力（VT，vitality）	4	4～24	9a+9e+9g+9i
总体健康（GH，general health）	5	5～25	1+11a+11b+11c+11d

（五）世界卫生组织生命质量量表

世界卫生组织生命质量量表（WHOQOL）是世界卫生组织组织 20 余个处于不同文化背景、不同经济发展水平的国家和地区的研究中心共同研制的，用于测量个体与健康有关的生命质量。

目前已经研制成的量表有 WHOQOL-100 和 WHOQOL-BREF。它们都属于普适性量表，不仅具有较好的信度、效度和反应度，而且还具有一定的国际“兼容性”，即能在不同的文化背景下测定生命质量，且得分具有可比性。

WHOQOL-100 包含 100 个条目，覆盖 6 个领域和 24 个方面（见附录量表），每个方面由 4 个条目构成，分别从强度、频度、能力、评价四个方面反映同一特质。另外，还包括了 4 个有关总体健康状况和生存质量的问题。

WHOQOL-BREF 包括 5 个维度，分别是：①生理领域，包括疼痛与不适、精力与疲倦、睡眠与休息、行动能力、日常生活能力、对药物及医疗手段的依赖性、工作能力 7 个指标；②心理领域，包括积极感受、思想-学习-记忆和注意力、自尊、身材与相貌、消极感受、精神支柱 6 个指标；③社会关系领域，包括个人关系、所需社会支持的满足程度、性生活 3 个指标；④环境领域，包括社会安全保障、住房环境、经济来源、医疗服务与社会保障、获取新信息-知识-技能的机会、休闲娱乐活动的参与机会与参与程度、环境条件（污染/噪声/交通/气候）、交通条件 8 个指标；除以上 24 个指标外，WHOQOL-BREF 还另有 2 个关于总的健康状况与生命质量的指标，共 26 个。

WHOQOL-100 量表计分方法，WHOQOL-100 能够算得 6 个领域（domain）、24 个方面及 1 个评价一般健康状况和生存质量的评分。各个领域和方面的得分均为正向得分，即得分越高，生存质量越好。制订者并不推荐将量表所有条目得分相加计算总分。考察一般健康状况和生存质量的 4 个问题条目的得分相加，总分作为评价生存质量的一个指标。量表所包含的领域及方面见表 8-6。

表 8-6　WHOQOL-100 各领域计分方法

领域	条目数	得分范围	计分方法
生理领域（PHD，physical domain）	12	0～60	F1+F2+F3
心理领域（PSD，psychological domain）	20	0～100	F4+F5+F6+F7+F8
独立性领域（LD，level of independence domain）	16	0～80	F9+F10+F11+F12
社会关系领域（SRD，social relation domain）	12	0～30	F13+F14+F15
环境领域（ED，environment domain）	32	0～160	F16+F17+F18+F19+F20+F21+F22+F23
精神/宗教/信仰领域（SRPD，spirituality religion personal belief domain）	4	0～20	F24
总量表	96	0～120	PHD/3+PSD/5+LD/4+SRD/3+ED/8+SRPD/1

注：*Fx 为第 x 方面的得分，总体健康状况小方面未参加总量表计分.

方面计分：各个方面的得分是通过累加其下属的问题条目得到的，每个条目对得到的贡献相等。条目的计分根据其所属方面的正负方向而定，许多方面包含需要将得分反向的问题条目。对于正向结构的方面，所有负向问题条目需反向计分。有 3 个反向结构的方面（疼痛与不适、消极情绪、药物依赖性）不包含正向结构的问题条目。

领域计分：每个方面对领域得分的贡献相等，各个领域的得分通过计算其下属方面得分的平均数得到（负向结构方面的得分需要反向换算），计算公式如下：

生理领域（PHYS）=[（24–pain）+energy+sleep]/3

心理领域（PSYCH）=[pfeel+think+esteem+body+（24–neg）]/5

独立性领域（IND）=[（mobil+activ+（24–medic）+work] /4

社会关系领域（SOCIL）=（relat+socil+sex）/3

环境领域（ENVIR）=（safety+home+finan+service+inform+leisur+envir+transp）/8

精神 / 宗教信仰领域（DOM6）=spirit

得分转换：各个领域得分均可转换成百分制，方法是：转换后得分=(原来的得分–4)×(100/16)

WHOQOL-BREF 能够产生 4 个领域的得分。量表包含两个独立分析的问题条目：问题 1（G1）询问个体关于自身生存质量的总的主观感受。领域得分按正向计（即得分越高，生存质量越好），领域得分通过计算其所属条目的平均分再乘以 4 得到，结果与 WHOQOL-100 的得分具有可比性。还可以采用上面提出的公式将得分转换为百分制。

WHOQOL-BREF 在测量与生存质量有关的各个领域的得分水平上能够替代 WHOQOL-100。它提供了一种方便、快捷的测定工具，但是它不能测定每个领域下各个方面的情况。因此，在选择量表时，综合考虑量表的长短和详细与否是最关键的。

（六）欧洲生存质量测定量表

欧洲生命质量组织成立于 1987 年，包括来自芬兰、荷兰、挪威、瑞典和英国的 7 个研究中心，是一个多学科的国际研究网络，现在该组织的研究人员已扩展到美国、加拿大、德国、日本、新西兰等国家。欧洲生存质量测定量表（EuroQOL five-dimension questionnaire，EQ-5D）是欧洲生命质量组织发展起来的一个简易通用性生命质量自评量表，目前已有 51 个正式的语言版本。该量表由两部分构成：第一部分，应答者回答在 5 个方面存在问题的程度：①移动性；②自我照顾；③日常活动；④疼痛或不适；⑤焦虑或压抑。第二部分，应答者在视觉模拟尺度（visual analogue scale，VAS）上标记他们总的健康感觉。EQ-5D 可补充疾病专门化问卷或其他通用性问卷使用，适合于信访调查或临床环境中。根据 5 个层面、三种程度可以组合呈 243 种健康状态，再加上“死亡”及“无意识”总共有 245 种健康状态。每位受试者被要求先从 5 个层面标示出目前自己的健康状态；然后将自己目前的健康状态与想象中最好的健康状态及想象中最差的健康状态比较后，在“温度计”或刻度尺上标示出来目前健康状态的好坏；之后，标准的 EuroQOL 测验包括两页共有 16 种健康状态（由上述 243 种健康状态中选择出来）请受试者比较，每页共有 8 种健康状态，分别放在“温度计”或刻度尺的两侧，受试者被要求在“温度计”或刻度尺上标示这些健康状态的好坏。

第四节　生命质量评价的应用

近 40 年来，生命质量研究已经成为国际性研究热点之一。HRQOL 已广泛应用于社会的各个领域，成为不可或缺的重要指标和评价工具。综合国内外 HRQOL 的应用情况，大体包括以下五个方面。

一、人群健康状况评价

一些普适性的生命质量量表并不针对某一种疾病患者，测评的目的在于了解一般人群的综合健康状况，或作为一种综合的社会经济和医疗卫生指标来进行不同国家、不同地区、不同民族人们的生命质量和发展水平及对其影响因素的研究。SF-36、WHOQOL 和 EQ-5D 都经常用于进行一般人群的健康状况评价。

生命质量的评定还可以仅限于某些特殊人群，以了解其健康状况及其影响因素，并解决某些相关的问题。例如，随着人口老龄化的发展，老年人问题愈显重要，针对老年人的功能状况所进行的生命质量评价研究对推动老年疾病的研究发挥着重要作用。

二、疾病负担的评估

由于肿瘤和慢性病病程长、较难治愈，用延长生存时间、提高治愈率等指标无法准确衡量治疗效果。因此，肿瘤与慢性病患者的生命质量评价成为医学领域 HRQOL 研究的主流。

生命质量评价在抗癌药物疗效评价、治疗方案选择等方面得到了广泛应用。例如，许多学者对乳腺治疗方案用生命质量进行了评定，使得其治疗方案从倾向于全切除转向部分切除。国内学者也开展了大量有关乳腺腺、肺癌、鼻咽癌等癌症患者的生命质量评价工作。同样，国内外学者对心血管系统疾病、慢性阻塞性肺病、风湿性疾病、泌尿系统及内分泌系统疾病等慢性病也进行了大量的生命质量研究，极大地推动了相关临床学科的发展。

三、卫生服务效果评价

传统的健康状况指标如死亡率和期望寿命等曾是评价卫生服务效果的主要指标。近年来，不同疗法或干预措施对于患者功能和良好适应的影响，正在越来越多地得到更多的关注。生命质量指标既可作为国家和社区的卫生成果指针，也可用于监测小组患者或个体的动态变化。通过研究人群生命质量及其影响因素，可以帮助确定卫生工作的重点人群和重点措施。

四、卫生服务方案的选择

传统医学经常只将症状改善作为疗效的判定标准，临床医生在选择药物和治疗方案时，多以医生的专业知识和经验判断为基础，很少顾及患者的态度与想法。但有些疗法可能会对患者的生命质量产生很大的影响，通过生命质量评价可以帮助医生做出正确的选择，为治疗和预防康复措施的比较与选择提供新的参考依据。

例如，肢体肉瘤的治疗方法通常有两种：截肢和保留疗法并辅以大剂量的放射治疗。传统的观点认为能不截肢尽量不截肢。但 Sugbarker 等通过对 9 名截肢和 17 名不截肢采取保留疗法的肢体肉瘤患者进行生命质量分析，发现两组患者的生命质量虽然在总体上没有差异，但在情绪行为、自我照料和活动及性行为等方面，保留疗法对患者的损害较截肢疗法更严重（表 8-7）。据此认为：以生命质量的观点来看，保留疗法并不优于截肢疗法，从减少复发的愿望出发应考虑截肢。

表 8-7　肢体肉瘤患者截肢和保留疗法的生命质量比较*

评价内容	截肢疗法（得分）	保留疗法（得分）	*P* 值
情绪行为	3.60	11.20	<0.05
自我照顾和活动	2.45	244.50	<0.01
性功能	0.04	3.50	<0.01

注：*表中低分表示生命质量较好.

五、卫生经济分析与评价

优化卫生资源的配置是当前卫生工作的重要任务，为使有限的资源发挥最大的效益，需要利用卫生经济分析与评价方法对不同的备选方案进行比较，从中选出最优方案，以确定卫生服务的重点和优先问题。成本效果分析是配置卫生资源的基本依据。传统的成本效果分析效果指标往往比较单一、局限，如生存年数、死亡率、患病率等，不能综合反映卫生服务对人群健康的影响。生命质量评价为完善成本—效果分析提供了有效的途径。

成本-效用分析就是近年来应用非常广的一种方法，质量调整生存年（quality adjusted life years，QALY）经常用来评价方案的效用。质量调整生存年是用生命质量来调整期望寿命或生存年数而得到的一个新指标，它是一个综合反映人群生命质量和生命数量的指标，是生命质量与生命数量的有机统一。与出生期望寿命、去疾病（或伤残）期望寿命相比，质量调整生存年通过生命质量评价把不正常功能状态下或疾病及伤残状态下的生存年数换算成等同于健康人的生存年数，显得更合理准确。

计算质量调整生存年，要首先用生命质量评价方法得出各种功能状态或不健康状态的效用值（参考尺度 0～1，0 表示死亡，1 表示完全健康），然后将效用值作为权重（W_i），计算各种状态下的生存年数（Y_i），最后的合计值就是质量调整生存年。

$$\text{QALY}=\sum_{i=1}^{n}W_iY_i$$

式中 n 为功能状态数。

医疗决策经常要考虑单位成本所带来的效用。目前医学界用每拯救一个质量调整生存年所需要的费用（成本）作为成本 / 效用指标（即 COST/QALY）。相同成本产生最大的 QALY 就是医疗卫生决策的原则，如某肿瘤治疗方案的成本效用分析（表 8-8、表 8-9）。

表 8-8　两种治疗方案治疗肺癌的成本效果分析

治疗方法	成本（万美元）	延长的寿命年（年）
A	2	4.5
B	1	3.5

表 8-9　两种治疗方案治疗肺癌的成本效用分析

治疗方法	成本（万美元）	获得的 QALYs
A	2	4.05
B	1	1.75

经过计算，A 方案治疗肺癌患者每增加一个质量调整生存年的成本为 0.49 万美元，低于 B 方案的 0.57 万美元，故选择 A 方案的进行治疗效用较好。

思 考 题

一、简答题

（1）什么是生命质量？

（2）生命质量评价的内容有哪些？

（3）生命质量评价的应用范围有哪些？

二、案例分析题

某研究人员为评价社区糖尿病的防治工作，他希望用 SF-36 来评价社区防治的 300 名社区糖尿病患者生命质量，以此反映防治效果。

SF-36 量表由 36 个条目组成，它包括 8 个领域，分别测定与健康有关的 8 个维度：①躯体活动功能（physical functioning，PF），包括 10 个条目；②躯体功能对角色功能的影响（role-physical，RP），用 4 个条目反映；③社会功能（social functioning，SF），2 个条目，因为生理或情感原因社会活动受限；④疼痛（bodily pain，BP），2 个条目，反映疼痛程度及其对日常活动的影响；⑤精神健康（mental health，MH），包括 5 个条目，反映心理压抑和良好适应；⑥情绪对角色功能的影响（role-emotional，RE），3 个条目；⑦活力（vitality，VT），4 个条目，测量个体对自身精力和疲劳程度的主观感受；⑧健康总体自评（general health，GH），包括 5 个条目。除以上 8 个领域外，SF-36 还另有一个条目健康变化（reported health transition，HT）用于评价过去一年内健康状况的变化。

对 300 名糖尿病患者测量后，得出他们每个领域的结果均数为：

PF，86；RP，80；BP，80；GH，74；VT，71；SF，78；RE，73；MH，75。

据此，该研究人员得出结论：该社区糖尿病患者躯体活动功能最好，其得分值是 8 个领域中最高的，而活力方面的评价最差，其得分值最低。总体而言，躯体健康（PF、RP、BP）要优于心理和社会健康（SF、RE、MH）。

问题：上述结论是否妥当，如有不妥之处，请指明并阐述理由。

（邹宗峰）

第九章 健康管理

☞学习目标

掌握：健康管理的概念、健康危险因素评价、评价年龄和增长年龄的概念及个体健康管理危险因素评价类型的特点。

熟悉：健康管理的基本步骤及基本策略、健康危险的种类、个体健康危险因素评价的计算方法和步骤。

了解：健康危险因素评价方法及健康危险因素评价的应用。

案例 9-1

探访美国健康管理公司都管啥

在总部位于底特律的一座呼叫中心里，员工们坐在一排排小隔间里，通过耳机礼貌地与客户交谈着。他们像是在推销保险，但实际上，他们是受过训练的健康管理师，受雇于美国健康管理公司（HMSA），正在为一些糖尿病、高血压患者提供专业咨询。

HMSA 成立于 1980 年，主要从事健康服务与咨询。30 多年来，这家企业已从区域性的行为健康服务提供商发展为该领域的领航人。如今，它旗下的 1.3 万名健康管理咨询师分布在美国 3000 多座城市，为包括财富 500 强企业、政府机构、知名大学等提供健康管理服务。

"我们的健康管理师就像教练和 24 小时护士，帮助人们做出有利于健康的正确选择。"HMSA 的负责人告诉记者，他们的健康管理团队由注册营养师、运动生理学家、护士、执业医生等人士组成，十分科学专业。

HMSA 针对企业推出了员工协助计划，一般企业主会为员工交纳一年的会员费，作为公司的一种健康福利，健康管理公司受过专业医学教育的人全天候免费向他们提供健康、用药、饮食、体检方面的知识咨询，并提供 140 种语言的翻译服务。

针对已经患病的员工，包括高危妊娠、糖尿病、哮喘、肥胖等，该公司会提供专门的疾病管理，内容包括：健康风险评估、激励管理、生物检测、24 小时护士热线、全面报告及网上医师咨询等。HMSA 还会定期向他们寄送会员手册，提供书面的知识指导。

HMSA 还向员工提供专业心理培训，帮助他们缓解压力，提高自身的抗压能力。企业员工学习了心理卫生知识，提高了自我健康管理的能力，才能更好地维护自己的身体状况，避免未来昂贵的医疗支出，如住院费、急诊费和专家费用等。

一些经验丰富的执业临床医师也会和健康管理公司签约，为隶属于这个公司的患者提供社区出诊服务等。同时，健康管理公司还提供有关老年人和儿童照料、健康、教育、领养等网上信息资源。

尽管健康管理是企业主动发出的行为，但员工的个人隐私却会得到很好的保护。他们完全不必担心自己会因为查出某些重大疾病而被雇主炒鱿鱼。因为每家健康管理公司都配有全职隐私处理执行官，美国联邦安全委员还会定期对他们处理的所有病历进行审查。一旦发现有泄密，属于严重违反职业法，相关医护人员会被处以吊销执照的处罚。

健康管理公司的出现，帮助企业减少了医疗保险支出，帮助企业员工培养了的健康生活习惯、降低了疾病风险，改善了生活质量，工作效率也大大提升。

资料来源：环球网-生命时报 2014-09-26

讨论：

（1）该案例中的健康保险管理公司所提供的卫生服务与一般的医疗机构相比较，有什么特点？

（2）案例中所涉及的被管理企业及其员工会有哪些收益，为什么？

第一节 概 述

一、健康管理的概念及特点

（一）健康管理的概念

为了进一步加强对人们获取健康的指导作用，1986 年首届国际健康促进大会发布的《渥太华宪章》又定义了更具有操作性的健康概念，即健康是每天生活的资源，并非生活的目标。健康是一种积极的概念，强调社会和个人的资源及个人躯体的能力。《渥太华宪章》还指出，良好的健康是社会、经济和个人发展的主要资源，生活质量的一个重要方面。当健康被看做人类生存所必需的资源时，意味着健康资源的有限性，有限性就需要采用一定的手段最大限度发挥健康资源的作用，这就是管理的问题，即健康需要管理。

现代意义上的健康管理（health management）源于美国、加拿大等西方国家开展的临床预防服务。近 30 年来，随着保险公司及企业对医疗费用控制需求的增加及健康风险评估技术的发展，人们对什么是健康管理，如何进行健康管理不断进行着理论探索和实践。但至今还没有统一的健康管理定义。杜克大学 Snyderman 将健康管理称为 Prospective Medicine（未来医学/前瞻性医学），将其定义为：确定个体特定的疾病发病风险，早期检测疾病，尽可能早的预防或干预以获得最大的健康效益。目前我国较为广泛的健康管理的定义是：以不同健康状态下人们的健康需要为导向，通过对个体和群体健康状况及各种健康危险因素进行全面监测、分析、评估及预测，向人们提供有针对性的健康咨询和指导服务，并制订相应的健康管理计划，协调个人、组织和社会的行为，针对各种健康危险因素进行系统干预和管理的全过程。其宗旨是充分调动个人、群体和社会的积极性，通过对有限健康资源的合理计划、组织、协调和控制等管理活动来获取最大的健康效果。健康管理的基本措施就是为个体和群体提供有针对性的科学健康信息并创造条件采取行动来改善健康。健康管理是通过服务这一载体来实现的，它通过提供不同形式的服务活动来满足人们对预防、保健、医疗等多元化的健康服务需要。它强调以个体的健康意识、生活方式和个人行为等健康危险因素为干预重点，通过有目的、有计划、有组织的系统活动来改善人们生命质量和健康状况。健康管理的对象包括所有健康人群、亚健康人群、亚临床状态人群及处于疾病期和康复期的人群，因此，健康管理目标的实现需要个人及社会的共同参与。广义的健康管理包括疾病预防、临床预防、康复保健等应用医学的各个方面。根据管理对象不同可分个人、组织、社区和社会的健康管理。

（二）健康管理的特点

根据健康管理的定义，健康管理服务具有以下特点。

1. 标准化 健康管理的主要内容是为管理对象提供健康信息，要保证健康信息的科学、准确和可靠，它必须是标准化的。因此，标准化是进行科学健康管理的基础。

2. 定量化 对个体和群体健康状况及健康危险因素进行监测、分析、评估及预测，制订相应的健康管理计划，提供健康咨询和指导服务，都需要客观、准确、可信的量化指标作为依据。因此，定量化是健康管理的关键。

3. 个体化 每个人所处的健康状况是不同的，要获得尽可能大的健康效果，就必须提供有针对性的健康信息及有针对性地创造改善健康需要的条件。只有使健康管理个体化，才能充分调动个体和群体参与的积极性。

4. 系统化 要向个体和群体提供标准化、定量化及个体化的健康管理服务，保证所提供的健康信息科学、可靠、可行、及时，必须要有强大的健康信息支持系统。健康管理需要系统的评估和干预信息，它们必须是建立在循证医学和循证公共卫生的标准及学术界已经公认的疾病预防和控制指南及规范的基础之上。

5. 整体化 为满足不同健康状态下管理对象的需求，强调多平台合作提供服务。它需要所有相关各方，包括政府、卫生行政机构、保险者、付费方及服务提供方通力合作，不断将新的技术和适当的卫生服务模式应用到健康管理中，彼此协调一致，才能使整个人群、社会和国家从健康管理中获得最大益处。

二、健康管理产生的背景

健康管理的思想古已有之。我国两千多年前的《黄帝内经·素问：四气调神大论》中有“圣人不治已病治未病，不治已乱治未乱，此之谓也。夫病已成而后药之，乱已成而后治之，譬犹渴而穿井，斗而铸锥，不亦晚乎”之言，这已蕴含着预防为主的健康管理思想。现代健康管理的实践有超过 50 年的历史，作为一门学科有 20～30 年历史，现代健康管理在美国兴起，迅速在全世界范围内受到关注，主要基于以下原因。

（一）医疗费用的过快增长

医疗费用的快速增长是全球性问题，即使最富裕的美国每年花费高达 1.9 万亿美元的费用用于疾病的诊断与治疗，但对于改善人群的健康效果的作用依旧微乎其微。究其原因，是美国的医疗系统侧重于疾病的诊断与治疗，只关注大约占 20%的疾病人群，忽视了正处于健康危险因素威胁的目前健康的 80%的人口，而这部分人口会逐渐转为疾病人群。在以治疗为中心的医疗服务系统中，各种昂贵的新技术、新设备和新药不断被引入，导致疾病治疗费用越来越高，疾病人群使用了 70%的医疗卫生资源。与此同时，昂贵的医疗高科技投资对人群健康促进的贡献却越来越小。疾病人群的不断扩大，诊断和治疗成本的不断增长，导致了医疗费用的持续增长。这种只注重疾病的诊断与治疗，忽视健康的维护与促进造成医疗费用不断增长的现象在我国也存在。因此，迫切需要建立同时为疾病人群和健康人群服务的健康服务模式，以有效控制医疗费用的快速增长是健康管理产生和发展最直接的动因。

（二）疾病谱的转变和人口老龄化的加速

20 世纪中期以来，全球疾病谱逐渐由以急性传染性疾病为主向慢性非传染性疾病为主转变。慢性非传染性疾病已成为 21 世纪危害人们健康的主要卫生问题。

2012 年，全国 18 岁及以上成人高血压患病率为 25.2%，糖尿病患病率为 9.7%，而在 2002 年，这两个数字分别是 18.8%和 2.6%。2012 年全国居民慢性病死亡率为 533/10 万，占总死亡人数的 86.6%。心脑血管病、癌症和慢性呼吸系统疾病为主要死因，占总死亡的 79.4%，其中心脑血管病死亡率为 271.8/10 万，癌症死亡率为 144.3/10 万，慢性呼吸系统疾病死亡率为 68/10 万。

截至2014年年底，中国60岁以上的老人占到总人口的15.5%，达到了2.12亿。据预测，到2050年，全世界老年人口将达到20.2亿，其中中国老年人口将达到4.8亿，几乎占全球老年人口的1/4。在中国老龄化进入快速发展阶段的同时，还伴随着高龄化的快速推进。数据显示，目前中国80岁以上的高龄人口已接近2400万，占整个老龄人口的11%。此外，不容忽视的是中国空巢老人问题更加突出，目前在城市有54%的老年家庭是空巢家庭，而随着农村进城务工人数的增加，近几年农村空巢老人比例也已接近半数。

因此，迫切需要有新的理论和方法有效地预防和控制慢性非传染性疾病的发生，减轻其造成的伤残与死亡。

（三）健康管理相关科学技术的发展

慢性病自然史的研究，慢性病危险因素的研究，健康和疾病的动态平衡的观点，疾病三级预防策略，公共卫生干预研究及实践，行为医学的发展及管理科学的发展为健康管理奠定了理论基础并提供了技术支持。健康到疾病是一个连续不断的过程，个体从健康到患病要经历一个发生、发展的过程。对于慢性病，这个过程可以很长，而疾病早期的进程往往不易被人察觉。因此，在诊断为疾病之前，针对危险因素进行有效的干预，有可能逆转或延缓疾病的自然进程，而不必等到疾病出现之后再采取效果甚微的临床干预措施，从而达到维护和增进健康的目的（图9-1），这便是健康管理得以产生和发展的科学基础。而20世纪末互联网的出现和信息产业的迅猛发展进一步加速了健康管理的应用与普及。

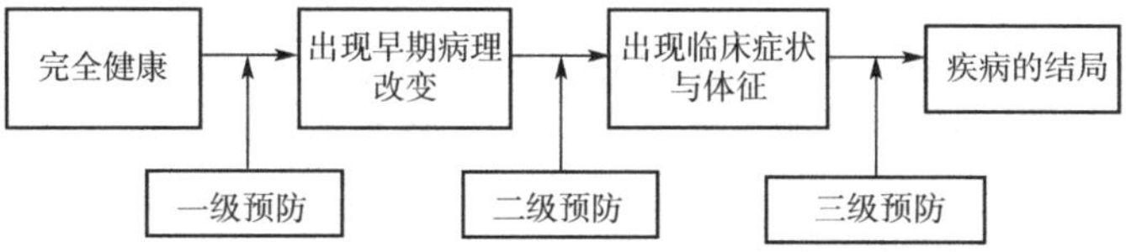

图9-1 疾病进程与三级预防策略

三、健康管理的意义

（一）有助于医疗费用的控制

健康管理的核心在于通过控制疾病的危险因素，降低患病风险或减轻患病的严重性，从而减少医疗费用的支出。国内外健康管理的经验已证明通过有效的个体或群体的健康管理可以大大降低个体、企业或第三方的医疗费用支出。根据国外报道，如果在健康管理方面投入1元钱，可以减少3～6元的医疗费用，而且这种回报是可持续性的。美国太平洋联合铁路公司自1987年开始为员工提供健康管理服务，覆盖5万人口。其几种主要健康危险因素控制的成本-效益比为：①高血压干预为1∶4.29；②高血脂干预为1∶5.25；③戒烟项目为1∶2.24；④体重控制为1∶1.69。

（二）有助于改善个体和群体健康状况

健康管理高度体现了疾病预防的三级策略。它可以有效调动个体的积极性和主动性进行健康风险的控制，通过针对不同健康状态个体的健康状况进行积极管理，避免或推迟疾病的发生，早期发现疾病并及时治疗，提高患者生活质量并延长寿命。通过满足不同个体的健康需求，从而提高整个人群的健康状况。

视窗 9-1

中国大庆糖尿病预防研究的分析及启示

为降低糖尿病发病率、死亡率，促进健康，提高生命质量，以健康教育和行为干预为主要内容的“中国大庆糖尿病预防研究”（以下简称“大庆研究”）于20世纪80年代在大庆市启动，576例糖耐量受损对象被纳入研究，随机分为干预组（包括运动干预组、饮食干预组、运动和饮食综合干预组）和对照组。

1. 近期与远期目标 近期目标：降低糖尿病发病率、死亡率；远期目标：促进健康，提高生命质量。

2. 原则 ①健康教育的方法：帮助参加者改善饮食和运动行为的系统活动。②行为干预：饮食和运动干预。合理饮食，包括热量合理和饮食结构合理，建议每天每千克体重补充30kcal热能，鼓励体重达标。运动指适当的体力活动，如步行、慢跑、打球、游泳、跳舞、打太极拳等，每天30～45min，每周5次以上。干预对象行为依从率在90%以上。

3. 设计 实验设计。1986年33家医疗结构筛查110 660人，其中577例IGT对象纳入研究，随机分为干预组（438例）（包括运动干预组、饮食干预组、运动和饮食综合干预组）和对照组（138例），1例1992年调查时失访。干预时间为6年即1992年截止，期间2年间隔进行一次糖尿病发病情况检查。20年后即2006年再次进行跟踪随访调查。6年干预期末及20年随访调查均表明行为干预可以显著降低糖耐量受损对象2型糖尿病的发病率。

该项研究的实施表明糖尿病可以通过健康教育和行为干预成功预防，同时加强多部门合作、调整卫生服务方向、发展卫生专业人员队伍等是糖尿病等慢性病社区预防的关键。

资料来源：王继伟，徐望红，付朝伟.2013.我国慢性病防治成功案例——中国大庆糖尿病预防研究的分析及启示.中华内分泌代谢杂志，29（3）：196-199.

（三）有助于推动医疗系统的变革

健康管理强调预防为主，达到促进和维护健康的目的。因此，医疗系统开展健康管理服务，可以逐渐从传统的以疾病为中心的诊断治疗系统逐步向以健康为中心的健康管理和维护系统转变，并且可以增进服务对象与医生之间连续性交流机会，改善医患关系。同时，医疗系统利用人力、技术和设施的自身优势对管理对象进行多层次的健康服务，在达到健康管理目标的同时也提高了医疗机构的市场竞争力。

第二节 健康管理的步骤及策略

一、健康管理的基本步骤

健康管理通常有下述四个基本步骤，其中发现健康危险因素、分析与评价疾病风险，制订个体化的健康管理计划和危险因素消除计划，实施行为干预是健康管理的关键环节。

（一）收集服务对象的个人健康信息

个人健康信息包括个人一般情况（性别、年龄等）、目前健康状况和疾病家族史、生活方式（膳食、体力活动、吸烟、饮酒等）、体格检查结果（身高、体重、血压等）和实验室检查结果（血脂、血糖等）。个人健康信息的收集方式包括问卷调查和体检两类。随着疾病危险因素的进一步研究，所收集的健康信息及其收集方式会不断发生变化。需要注意的是，健康信息收集，特别是通过健康体检所获得的信息，检查项目不能随意扩大，应该具有可靠可信的科学依据。

（二）健康及疾病风险评估

根据所收集的个人健康信息，对个人的健康状况及未来患病或死亡的危险性用数学模型进行量化评估。以此为服务对象提供一系列的评估报告，如某一疾病的健康报告，精神压力评估报告，总体健康评估报告等。其主要目的是帮助个体综合认识健康风险，鼓励和帮助人们纠正不健康的行为和习惯，用于制定个性化的健康干预措施并对其效果进行评估。健康风险评估是一个广义的概念，它包括了简单的健康风险分级方法和复杂健康风险评估模型，也包括了个体健康风险评价和群体健康风险的评价。根据评估结果，将服务对象分成高危、中危和低危人群，分别给予不同的健康干预计划，并对其效果进行评估。本章第三节和第四节将进行详细介绍。

（三）进行健康干预

健康干预包括两个方面。

1. 制订健康管理计划 在健康评估的基础上，为个体和群体制订健康计划。其中，健康管理最具特征的是制订个体化的健康管理计划。个体化的健康管理计划是鉴别及有效控制个体健康危险因素的关键。以那些可以改变或可控制的指标为重点，提出健康改善的目标，提供行动指南及相关的健康改善模块。制订个体化健康管理计划应遵循以下原则。

（1）以健康为导向原则：要充分调动服务对象的主观能动性，通过其自身努力来改变不良的生活方式，维护健康。

（2）个体化原则：每个服务对象的健康状况和疾病危险因素都是不一样的，即使所患疾病一样，也可能轻重不一，且不同人的身体素质不同。不同人的生活方式、经济水平、可支配时间及兴趣爱好都可能是不一样的。因此，制订健康管理计划应该针对个人的实际情况，不能千篇一律，因此需要收集详尽的个人健康信息、生活状态、职业及偏好等资料。

（3）综合性原则：健康管理计划是一套围绕健康制定的个性化的健康促进方案，是全方位和多层次的。从健康定义看，包括生理、心理和社会适应能力三个层面的内容。从管理项目上看，包括综合体检方案、系统保健方案等，从多个角度出发，运用综合性措施对健康进行全面管理。

（4）动态性原则：人的身体状态和健康状况是不断变化的，健康危险因素是变化的。因此，健康管理计划应该是动态的，包括随访计划，应根据服务对象健康因素和健康状态变化进行相应地调整，只有这样才能对个人健康进行长期有效地管理。

（5）个人积极参与的原则：制订个性化健康管理计划改变了以往被动型的健康保健模式，增加了个人健康促进活动的主动性和参与性，这也是健康管理的根本特征。在健康管理的各个环节都需要服务对象积极参与和配合，因此应充分调动服务对象的积极性，增加其参与程度。

由于实施健康计划是健康管理的工作难点，因此，应保证服务对象与健康管理人员的信息畅通，共同参与健康管理。应该随时对健康管理计划的实施情况进行随访，定期对服务对象的健康状况和行为方式进行调查，对调查结果和体检结果进行分析评价，根据服务对象的反馈情况和检查结果对健康管理计划进行调整。

2. 按计划进行健康干预 在前两部分基础上，以多种形式来帮助个人采取行动，纠正不良的生活方式和习惯，控制健康危险因素，实现个人健康管理计划的目标。健康管理过程中的健康干预是个性化的，即根据个体的健康危险因素，由健康管理者进行个体指导，设定个体目标，并动态追踪效果。常用的健康干预服务包括咨询服务、监督随访服务、指导自我健康管理服务、健康教育及专项的健康管理服务，如高血压管理、体重管理、糖尿病管理等。健康管理通常是通过综合健康干预措施来达到健康改善效果。

（四）评估干预效果

在实施健康干预措施一定时间后，需要评价效果，调整计划和干预措施。

健康管理的 4 个步骤是循环往复、连续不断的过程。通过周而复始，长期不懈的努力，才能达到健康管理的目标（图 9-2）。

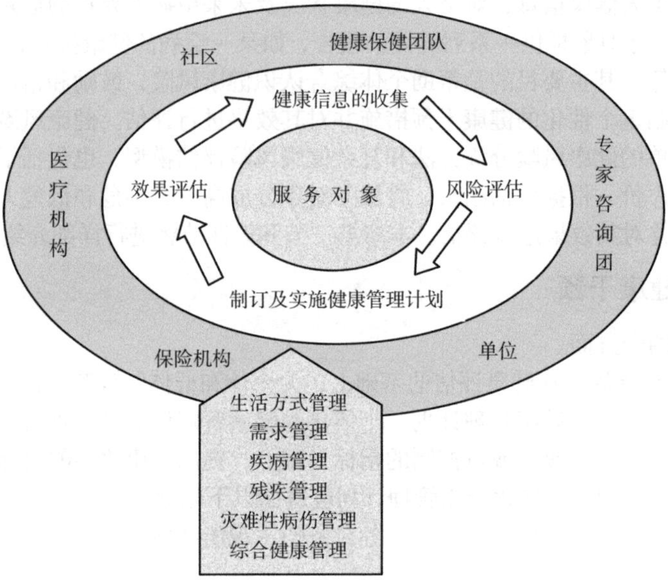

图 9-2 健康管理示意图

二、健康管理的基本策略

健康管理的总策略是通过评估和控制健康风险，达到维护健康的目的。包括生活方式管理、需求管理、疾病管理、灾难性病伤管理、残疾管理和综合人群健康管理 6 种基本策略。

（一）生活方式管理

生活方式管理是指以个人或自我为核心的卫生保健活动。通过健康促进技术，使人们远离不良行为，减少不良行为对健康损害，从而预防疾病，改善健康。根据对影响人群健康的行为研究，营养、锻炼、吸烟、饮酒、精神压力、休息等是生活方式管理的重点。常用的健康促进技术包括教育、激励、训练和市场营销。例如，采用量化运动技术帮助服务对象进行运动管理。依据服务对象的身体状况，采用能量监测仪监测服务对象每天运动的消耗，指导其每日运动的方式、次数、持续时间和强度等，与量化饮食技术相结合，使服务对象的总热量的摄取和消耗保持平衡，肥胖者保持负平衡。

由于生活方式是个体的自我选择，是长期形成的习惯性的行为，生活方式管理的目标能否达到最终取决于个体参与管理计划和执行干预计划的积极性和主动性，所以生活方式管理是以个体为中心，强调个体的健康责任和作用。预防为主是生活方式管理的核心，它贯穿于整个的疾病三级预防中，适用于任何健康状态的个体或群体，因此在实际运用中，生活方式管理常常与其他管理策略共同使用，是其他健康管理策略的基础。

（二）需求管理

需求管理是通过向人们提供决策支持和自我管理支持来鼓励其合理利用医疗服务。其目的是帮助人们在维护自身健康的过程中合理利用医疗卫生服务（即由恰当的医务人员在正确的地点、正确的时间提供正确的卫生服务），减少非必需和不合理的医疗服务利用，以控制卫生费用支出。

需求管理主要有两种实现途径：一种是通过对需方的管理来实现，另一种是通过对供方的管理来实现。需方管理重视服务对象的知识、观念、态度和偏好等因素对卫生服务利用的影响，因而强调对服务对象教育的重要性，鼓励其在医疗服务利用决策中发挥积极作用，通过对人们的卫生保健需求实施影响和指导，帮助其做出理性的消费选择，减少不必要的医疗服务利用。供方管理主要是通过管理性保健来实现，如通过全科医生守门人、将服务引导到费用相对低廉的社区卫生服务机构、利用率评估等手段来对需求实施管理。国外的许多实践表明：通过对需方的需求管理活动能够减少实际住院和门诊、急诊服务的利用率，降低医疗费用，与此同时，医疗服务质量并不降低，并在一定程度上改善患者的满意度。但也有研究表明，通过供方实施的需求管理一定程度上降低了消费者的满意度，同时人们对服务质量表示了担心。

无论是通过需方管理还是供方管理，在实际管理过程中往往是密切联系的。典型的需求管理通常包括以下基本服务/技术：①以电话为基础的决策支持：通过 24 小时护士治疗类选法电话服务提供信息、决策和行为支持。如根据疾病严重程度提供关于住院、转诊、及寻求其他适当服务的建议，自我管理方法；②提供自我保健的资源：包括如何进行个体生活方式管理和自我管理的策略简讯、影像资料，如何处理普通疾病的手册，家庭保健书籍等；③侧重于急性和慢性疾病的群体及个体的健康教育；④针对健康个体或人群的健康促进活动：通过定期的健康简讯、免费电话、手册、网络等开展营养膳食、锻炼、妊娠期保健、急救、压力管理等方面的健康促进项目；⑤所需服务的预约登记；⑥恰当的转诊服务。实际上，通过上述服务，需求管理实现了合理的就诊分流，从而有效地控制了医疗费用。

（三）疾病管理

美国疾病管理协会对疾病管理的定义为“疾病管理是一个协调医疗保健干预及与患者沟通的系统，它强调患者自我保健的重要性。疾病管理支撑医患关系和保健计划，强调运用循证医学和增强个人能力的策略来预防疾病的恶化，它以持续性改善个体或群体健康为基准来评估临床、人文和经济方面的效果”。疾病管理的目的是在维护健康的同时，减轻疾病造成的经济负担。

疾病管理必须包括 6 个方面：①目标人群的识别；②循证医学的指导；③协调医疗服务与其他辅助服务；④患者自我管理教育；⑤过程与结果的预测和管理；⑥定期的报告与反馈。

与传统单个病例的诊断治疗比较，疾病管理具有 5 个主要特点：①目标人群是患有特定疾病的个体，该个体主动参与疾病管理的过程，在管理者的指导和帮助下开展自我保健；②不以单个病例或单次就诊事件为中心，而关注个体或群体连续性的健康状况或生活质量；③高度重视医疗服务与其他干预措施的综合协调；④依据循证医学所提供的证据，对患者的临床症状和治疗计划进行监测和管理。

疾病管理有两种形式：一种是单一疾病管理，它是以患某种特定疾病的人群为目标人群，其病情相对平稳，主要采用系统的步骤对患者实施标准化管理，如针对糖尿病患者实施的疾病管理。另一种是病例管理，其目标人群是处于严重情况的患者或身患多种疾病的高风险病人，此时需针对每个患者的特殊情况制订专门的干预计划以预防灾难性情况的发生。由于越来越多的人身患多种疾病，而不同的疾病分属不同的疾病管理计划，使单纯以单一疾病为目标的疾病管理模式在具体操作时面临许多困难。同时，某一种疾病可能会出现急性发作。因此，将单一疾病管理、病例管理及需求管理重新整合的新的病例管理模式日益受到重视，该模式以人为单元，个体患有的所有疾病都由统一的疾病管理计划来管理。

（四）灾难性病伤管理

灾难性病伤指对健康损伤非常大，往往导致高额医疗费用的病伤，如肿瘤、严重外伤，尿毒症等。赵郁馨等研究显示，我国 5%～7%的农村家庭由于灾难性病伤其医疗费用支出占其家庭消费的比例高达 40%以上。由于灾难性病伤具有发病率低、治疗费用昂贵、医疗技术复杂且需长期治疗、疾病本身和治疗给患者及家庭带来巨大心理和精神压力等特点，使得灾难性病伤管理十分复杂和困难，成为疾病管理的特殊类型。

灾难性病伤管理服务内容包括：综合考虑各方面因素，制订出适宜的医疗服务计划；最大程度帮助患者进行自我管理；协调多学科及多部门疾病管理行动最大限度地满足患者在临床、经济和心理上的需求。

（五）残疾管理

残疾不仅导致个体劳动和生活能力的下降，也造成社会生产力的损失。由于工作环境常常存在大量影响健康的物理、化学、生物及工效学因素，造成伤残的发生。据 1999 年 WHO 公报估计，全球每年有 110 万人死于与工作有关的伤害与疾病；每年在工作场所有 2.5 亿起事故发生，造成 30 万人死亡和许多人部分或全部丧失工作能力。因此，残疾管理侧重于工作环境的健康管理。其目的是减少工作场所致残事故的发生率，尽可能降低由此带来的健康及经济损失。残疾管理的首要内容是预防伤残发生，即找出工作场所存在的、潜在的可能导致伤残发生的各种职业性有害因素，并通过教育和早期干预行动来预防或最大限度降低工作场所残疾的发生，确保工作环境的安全；对于已经发生的伤残，在伤害发生时能够提供及时的治疗和康复及其他必要的帮助和支持，以防止伤残加重；对因伤残导致的工作缺席应做出妥善安排，帮助伤残人员采取有效措施来应对残疾给其工作和生活带来的各种限制和障碍，并为其返回工作场所提供相应的帮助。残疾管理服务的具体内容包括：预防伤残发生，防止残疾恶化；注重伤残者的功能性恢复而不仅是症状的缓解；制订衡量实际康复和返工的目标；详细说明伤残者今后行动的限制事项和可行事项；评估医学和社会心理学因素对伤残者的影响；帮助伤残者与其雇主进行有效的沟通；实行循环管理等。

残疾管理的一个重要内容是帮助伤残者尽早恢复，重返工作岗位。但能否顺利返回工作岗位受到生理、心理及社会多方面的因素影响。越来越多的残疾管理计划开始重视发挥雇员和雇主在残疾管理中的重要作用，鼓励其对管理计划的积极参与，并致力于在残疾管理者、雇主和雇员之间建立起伙伴和信任关系。

在工作场所实施以残疾管理为核心的健康管理，对单位来讲可以加强健康与安全管理，提高员工满意度，降低缺勤率，提高生产效率，降低卫生费用支出。对员工而言，有了安全而健康的工作环境，减轻了压力，提高了士气，获得了健康维护的技能，改善了健康。

（六）综合人群健康管理

综合人群健康管理是通过协调和组合不同的基本管理策略来为个体或群体提供更为全面的健康管理服务。不同组合的综合人群健康管理策略都体现了以健康需求为中心的思想。如对个体而言，会侧重生活方式管理，疾病管理和需求管理；对第三方而言，侧重疾病管理、灾难性病伤管理和需求管理。因此，综合人群健康管理可以满足不同层次的需求，在健康管理实践中也往往采用综合人群健康管理策略，见表 9-1。

表 9-1 美国的人群健康管理框架

角度	目标人群	健康管理项目目标	健康管理策略
雇主	雇员	降低费用和伤残、提高生产效率	生活方式+需求+残疾+灾难性伤病管理
保险机构	参保人群	降低费用，改善健康	需求+疾病+灾难性伤病管理
服务提供者	服务消费者	改进服务质量、效率、效果	生活方式+需求+疾病管理
患者	个人	满足多维健康需要，降低费用	自我照顾+生活方式+需求+疾病+灾难性伤病管理
社会	公众	降低费用，改善健康，提高生产力	生活方式+需求+疾病管理
政府	其计划覆盖者	降低费用，改善健康，提高生产力	生活方式+需求+疾病+灾难性伤病管理

综上所述，健康管理的核心是通过有计划、有组织、系统化的健康教育和健康促进活动，促使人们自愿改变不健康的行为和生活方式。通过个性化、量化的健康风险评估，帮助人们认识到自身存在的健康风险及其危害与发展趋势；通过制订和实施个体化的健康管理计划，帮助人们有的放矢地改正不健康的行为，建立健康的行为和生活方式。健康干预所采用的是多种干预措施的综合运用，包括行为改变、心理咨询、药物治疗等，将生活方式管理、需求管理、疾病管理、残疾管理等不同健康管理策略有机组合与综合运用。在整个管理过程中，需要服务对象、医生、卫生服务机构、医疗保险、社区机构等各方面的积极参与和密切协作，共同努力来实现健康管理计划的目标（图 9-2）。

三、健康管理的应用

（一）健康管理在健康保险或医疗保险领域中的应用

有效的控制健康风险，降低赔付是健康保险或医疗保险运营的关键。而通过提供系统的健康管理服务就能够在很大程度达到这一目的。它主要是通过以下途径实现的：①预防为主的健康管理可以降低疾病的发生率，即降低了参保人群的健康风险，从而降低保险机构的赔付率；②健康管理有助于早期发现疾病，减轻疾病的严重程度，减少医疗费用，从而降低了保险机构的赔付程度；③通过提供健康信息和健康干预，增强了个体自我保健能力，同时通过合理的分流指导，降低了选择医疗服务的盲目性，减少了不必要的诊疗行为，从而也可以降低保险机构的赔付。所以，健康管理活动起源于保险行业，并在该行业得到了广泛应用。在国外，健康管理已成为以健康保险为核心的健康产业的组成部分，健康管理计划同健康保险产品和诊疗服务计划同时提供给购买者。近年来，国内一些健康保险机构也将健康管理作为风险控制的手段纳入经营之中。健康保险机构采用了多种形式与健康管理机构进行合作，开展健康管理服务，如提供健康管理计划、购买健康管理服务、共同开发产品等，并将其与健康保险产品进行有机结合提供给购买者。案例 9-1 便是其中的代表。

（二）健康管理在企业中的应用

更高的生产效率和经济效益是企业的一贯追求。而健康的人力资本是高效率和高效益的保障。在企业中开展健康管理，不仅可以改善员工的健康，节约医疗费用，还可以提高出勤率，提高工作效率，增强企业的凝聚力，降低员工的流失率。美国健康与生产效率管理学会认为“健康与生产效率管理整合与员工健康有关，从而影响其工作绩效的所有数据和服务，它不仅测量健康干预措施对员工健康的影响，还测量干预措施对企业生产效率的影响”。因此，不少国内外企业认识到健康对于企业发展的重要作用，积极采用措施提高员工的健康水平，包括引入针对企业自身特点的健康管理项目，已达到促进企业发展的目的。

（三）健康管理在社区卫生服务中的应用

社区卫生服务是向社区所有居民提供预防、保健、医疗、康复、健康教育、计划生育技术服务等综合性的基本卫生服务。预防为主是社区卫生服务的基本理念，三级预防是社区卫生服务的基本策略。而这正是健康管理的目的和健康管理的理论基础。所以，将健康管理引入社区卫生服务有助于社区卫生服务的更好开展，主要体现在以下几方面：①个体健康风险评估有助于开展个体化的健康教育；②健康管理的 6 种基本策略可相应的运用到社区卫生服务的各项服务中，使服务更有系统性和科学性；③健康管理信息系统可以和社区卫生服务的健康档案相结合，使其更加完善，充分发挥健康档案的作用。近年来我国社区卫生服务机构广泛开展的慢性病社区防治就体现着健康管理的思想，运用了健康管理一些基本技术。

（四）健康管理在政府中的应用

健康作为宝贵的资源是社会可持续性发展的保障。不断改善人群的健康水平，政府责无旁贷。政府必须认识到从注重疾病诊治转变为对生命全过程的健康监测、疾病预防和控制的重要性并需采取有力措施。例如，采用医学技术、经济、法律手段控制危害性大、涉及面广的健康危险因素；投入资金进行国民健康风险效应的研究；建设国民健康信息数字平台等。政府层面的宏观健康管理将有效提高全民的健康水平。例如，美国制定了全国健康管理计划：健康人民。“健康人民”计划项目由美国联邦卫生和社会服务部牵头，与地方政府、社区和民间及专业组织合作，每 10 年 1 次，计划、执行、评价，循环反复，旨在不断提高全国的健康水平。目前该计划已进入第二个 10 年，称为“健康人民 2010”。该计划包括两个主要目标，即提高健康生活质量，延长健康寿命和消除健康差距。28 个重点领域和 467 项健康指标，其中 10 项为重点指标，包括运动、超重及肥胖、烟草使用、药物滥用、负责任的性行为、精神健康、伤害与暴力、环境质量、计划免疫和医疗保健覆盖率。

第三节　健康危险因素评价概述

案例 9-2

做评估好吗?

王女士的母亲患有多年的冠心病，其居住地社区卫生服务中心将其母亲纳入了慢性病管理。在该中心对其提供服务的过程中，王女士才知道原来冠心病及其并发症也是可以预防的。因此，社区医生告诉王女士为了预防其母亲的冠心病并发症，首先需了解她有哪些危险因素，然后再估计这些危险因素对她的危害有多大，然后看能否采取一些预防措施。通过此评估不仅可以估计冠心病的危害，还可以估计王女士母亲这个年龄段女性其他主要疾病的危害。王女士 46 岁了，因担心自己也会患冠心病，准备去社区卫生服务中心进行评估。

讨论:

（1）若要评估冠心病对王女士的危害有多大，需要什么样的资料？如何去收集？

（2）这种评估对预防疾病有什么重要意义？

一、健康危险因素的概念与特点

（一）健康危险因素的概念

健康危险因素（health risk factor）是指机体内外环境中存在的与疾病的发生、发展及预后有关的各种诱发因素。也就是说，由于健康危险因素的存在，使得疾病或死亡发生的可能性增加，或使健康不良后果发生概率增加。

在对健康危险因素不断研究中发现，其种类非常多，涉及广泛。生物-心理-社会医学模式将健康危险因素分为生物因素、环境因素、行为生活方式和卫生服务四大类。这些健康危险因素的性质千差万别，有些是后天形成的，有些是先天获得的，有些是人为的，有些是自然的，有些是变化的，有些是稳定的。

（二）健康危险因素的特点

总体来说，它们有一些共同特点。

1. 潜伏期长 疾病的发生通常都是经过长期、反复地接触危险因素后才导致的。例如，吸烟导致肺癌一般要经历数十年的时间；缺乏锻炼、不平衡膳食，也需要长时间不断积累，才有可能引发心脑血管疾病。潜伏期的长短受危险因素水平、个体差异、环境等很多因素的影响。由于危险因素的潜伏期长，给确定危险因素与疾病之间的因果联系带来了很大困难。但正是由于潜伏期长，才给我们消除或减弱危险因素，阻断或延缓疾病的发生提供了时机。

2. 特异性弱 流行病学研究显示，一种危险因素可与多种疾病的发生有关，同时一种疾病的发生经常是多种危险因素作用的结果。例如，超重与冠心病、糖尿病有关，但超重只是冠心病、糖尿病众多危险因素的一种。一因多果、多因一果、多因多果、因果关系链和因果关系网络模型的提出，显示出危险因素与疾病发生之间较弱的因果关系。由于危险因素与疾病之间特异性弱，加上存在个体差异，即使具有某种危险因素的个体，也容易忽视或轻视其对健康的危害。

3. 联合作用 国内外研究显示，随着危险因素个数的增加，疾病的发病危险性也随之增加。这说明多种危险因素同时存在时具有联合作用，特别是协同作用更为明显。首都医科大学王薇等研究显示，55～64 岁年龄组男性缺血性心血管病（ICVD）发病绝对危险是 1%，增加高血压Ⅲ级和 TC≥7.28mmol/L，发病绝对危险增加到 18%，再加上吸烟、糖尿病、低 HDL-C 共 6 个危险因素时，发病绝对危险高达 57%。正是由于协同作用，具有多个危险因素的个体，即使每个危险因素水平轻度增高，也比仅有一个高水平危险因素个体的发病危险高，而这种情况往往很少引起人们的重视。

4. 广泛存在 危险因素普遍存在于人们的工作和生活环境，存在于人们的日常活动之中，甚至伴随着个体的生存而存在。

由于健康危险因素的这些特点，要让人们认识到危险因素对健康的影响，并改变那些不利于健康的危险因素十分困难，尤其是当不利于健康的思想观念根深蒂固，当不利于健康的行为已经成为人们的习俗和习惯了的生活方式时，就变得更为困难。

但是，也正是因为健康危险因素的这些特点和性质，为人们通过控制健康危险因素来预防疾病的发生，改善疾病的预后提供了新的思路和方法，其中一种有效的方法，即健康危险因素评价（Health risk appraisal）。

二、健康危险因素评价的概念与分类

（一）健康危险因素评价的概念

健康危险因素评价（（health risk appraisal，HRA）是研究危险因素与慢性病发病率及死亡率之间数量依存关系及其规律性的一种技术。它研究人们生活在有危险因素的环境中发生死亡或发病的概率，以及当改变不良行为，消除或降低危险因素时，可能降低的风险和延长的寿命。健康危险因素评价的目的是促进人们改变不良行为，减少危险因素，提高健康水平。

从其定义可以看到，健康危险因素评价包括了三个基本核心，即风险估计、结果评价和健康教育。即根据个体所具有的危险因素水平预测今后死亡或发病的概率并做出判断，然后将评估结果以通俗易懂的形式告诉被评价者，最后以此鼓励并帮助被评价者采取积极措施，降低风险。这充分体现了健康危险因素评价具备定量、前瞻、有针对性及直观的特点。

（二）健康危险因素评价的分类

根据健康风险的种类，健康危险因素评价分为两类，一类是对疾病死亡风险的评估，另一类是对特定疾病发病或患病风险的评估。前者可称为一般健康风险评估（general health risk appraisal/assessment），后者称为疾病风险评估（disease specific health assessment / disease risk prediction）。一般健康风险评估适用的评估对象和评估疾病范围较为广泛。疾病风险评估目前主要是冠心病和糖尿病的风险评估。本章第三节将详细讲述一般健康风险评估方法。疾病风险评估是估计具有一定危险因素水平的个体在一定时间内发生某种健康状况或疾病的可能性。其风险预测方法有两类。第一类方法是以单一健康危险因素与发病概率为基础，将这些单一因素与发病的关系以相对危险性来表示其强度，得出的各相关因素的加权分数即患病的危险性。这种方法不需要大量数据分析，简单实用。如美国糖尿病协会所开发的糖尿病风险评估技术。第二类方法建立在多因素数理分析基础上，通过流行病学、统计学概率理论的方法确定患病危险性与危险因素之间的关系模型，能同时包括多种健康危险因素。这类方法的典型代表是美国 Framinghan 的冠心病模型。

此外还有根据评估对象及是否具有干预措施进行分类。在具体运用中，可根据不同的评估目的和评估对象，选择不同风险评估类型。

三、健康危险因素评价的产生与发展

（一）健康危险因素评价产生与发展的背景

健康危险因素的评价是人类对健康与疾病问题深入认识的结果。

1. 疾病谱由传染病为主逐渐转变为以慢性病为主 20 世纪 60 年代以来，曾经严重危害人类健康的传染病在世界范围内正日益得到控制，而慢性病已逐渐成为人类最主要的死亡原因。美国大约在 20 世纪 20 年代慢性病死亡率就已超过传染病成为主要死因。美国 1900 年传染病死亡率达 650/10 万，而 1970 年仅 20/10 万，70 年间下降 97%；1900 年慢性病死亡率仅 350/10 万，1970 年达 690/10 万，70 年间增加了 97%。慢性病的流行极其严重的危险，迫切需要产生新的技术加以控制。

2. 慢性病病因学研究的进展 随着慢性病病因学及流行病学研究方面取得进展，人们认识到许多慢性病的发生与人类的不良行为、生活方式及环境中存在的多种因素等有关。因此，要有效地防治各种慢性病和恶性肿瘤，就有必要对与疾病发生、发展有关的危险因素进行分析，以便阐明疾病的病因，预测疾病的发生发展。这为健康危险因素评价的产生奠定了理论基础。

3. 人们对预防保健要求的提高及对不断上涨的医疗费用的担心 美国长期以来的医疗保健制度注重医疗，轻视预防，医学教育也相应地注重疾病的治疗，以致现有的医疗保健技术主要针对已出现症状和体征并且就医的患者。但是许多疾病，特别是心血管疾病、恶性肿瘤等一旦出现了明显的症状和体征，病程已不可逆转，这就给患者造成了很大的痛苦。

同时，随着医疗技术的发展，先进的诊疗技术越来越多地应用于临床，加之人口老龄化的加速，医疗费用不断迅猛上涨，无论是个人、医疗保险公司还是政府越来越难以承受，这促使人们更关注促进自身的健康。他们乐于积极地，改变生活与劳动过程中不利于健康的因素，减少人为的危险因素。因此，人们希望改善现有医疗保健制度，注重预防与保健，在疾病发生之前采取措施以控制它的发生，提高健康水平及生活质量，同时降低医疗费用的支出。因此，健康危险因素评价得以迅速发展，并得到广泛应用。

（二）健康危险因素评价的产生与发展

健康危险因素评价是 20 世纪 40 年代由美国临床医师 Lewis C. Robbins 受 Framinghan 心脏研究启示提出并进行了研究。1970 年，Lewis C. Robbins 和另一位临床医师 Jack. Hall 出版了《怎样从事未来医学》（*How to Practice Prospective Medicine*）一书，该书系统论述了定量研究危险因素的原理和方法。1979 年，Jack. Hall 和 Jack. D.Zwemer Hall 出版了《未来医学》(*Prospective Medicine*)一书，此书是对前一版的修订，特别更新了健康危险因素评价的基础，即由生物统计学家 Harvey Geller 和健康保险学家 Mr. Norman Gesner 根据各种危险因素与相应慢性病之间联系的密切程度和作用强度制定的 Geller-Gesner 危险分数转换表。

随着计算机的发展，20 世纪 70 年代中后期，北卡罗林那大学卫生服务研究中心和美国疾病控制中心先后编制了个体健康危险因素评价的计算程序。随后，适合于不同对象和目的 HRA 计算机软件应运而生。HRA 计算机软件的出现，促进了健康危险因素评价的迅速发展，美国、加拿大首先将 HRA 用于健康教育及健康促进活动，日本、英国、澳大利亚等国家也开始将 HRA 介绍到国内。

20 世纪 90 年代美国 Framinghan 心脏研究建立了冠心病绝对风险预测模型，自此开始了健康危险因素评价从死亡风险评估到发病风险评估新历程。由于患病风险比死亡风险更能让人们理解危险因素的作用，有助于有效地实施风险控制措施，更具有实际指导意义。但到目前为止，疾病风险评估的疾病种类还十分有限。

20 世纪 80 年代初期，上海医科大学的龚幼龙将健康危险因素评价方法介绍到我国后，国内学者开始了这方面的教学与研究工作。90 年代以后，健康危险因素评价方法受到国内流行病学家和其他专家的更多的评议和关注。上海医科大学袁建平于 90 年代初和华西医科大学的李宁秀于 90 年代末先后依据我国人群流行病学数据进行了健康危险因素评价技术本土化的研究工作。中国医学科学院从 20 世纪 80 年代初到 21 世纪初长达 20 多年的时间进行了中国人群心血管病危险因素作用特点的前瞻性研究，建立了缺血性心血管疾病发病危险度预测模型并制定了简易的评估表。21 世纪初，随着健康管理产业在国内的兴起，一些健康管理公司引进了国外健康危险因素评价模型用于健康管理项目，在一定程度上推动了健康危险因素评价方法在国内的应用。

随着对危险因素与慢性病发生、发展及预后之间数量关系的深入研究，健康危险因素评价的范围将更广泛，评估结果更为准确，将为慢性病的预防和控制提供更为有力的工具。

视窗 9-2

WHO 健康危险因素评价方法

2002 年，世界卫生组织（WHO）发布了题为《减少风险，延长健康寿命》的世界卫生年度报告。在该报告中，提出了以人群为基础的健康风险评估方法。该方法是在环境风险评估方法的基础上发展而来的。在该报告中，将风险定义为某一不良健康后果的可能性或导致这种可能性的因素。健康风险评估即估计由不同风险导致的疾病或伤害负担的系统方法，涉及了危险因素暴露率、相对危险度、人群归因危险度、归因疾病负担、可避免的疾病负担、危险因素潜在影响分数等重要概念。基本步骤包括：选择并确定健康危险；估计现有危险因素水平及选择理论最低暴露水平；估计现有和将来疾病和伤害负担；估计危险因素与疾病负担的联系；估计可避免的疾病负担（人群归因危险）；估计不确定性。评估的关键目标：将比较对象标准化并统一健康结果的测量单位；促进因素和危害因素同时评估；考虑最近和最远的病因；评估群体健康风险和高危个体健康风险；考虑危险因素的联合作用；估计可避免的疾病负担和归因疾病负担；利用最可能的证据估计确定的和可能的健康风险。

WHO 用此方法不仅估计了全球十大危险因素造成的疾病负担的大小，更重要的是比较了当不同时间段风险发生改变的情况下疾病负担改变的情况，即可避免的疾病负担，这为采取不同的干预策略减少人群的健康风险提供了有利的依据。

资料来源：WHO. 2002.The World Health Report 2002- Reducing Risks，Promoting Healthy Life.

第四节　健康危险因素评价步骤及应用

一、健康危险因素评价步骤

（一）收集资料

1. 收集当地年龄别、性别、疾病别死亡率资料　目前已知的疾病成千上万种，选择哪一些疾病作为研究对象非常重要。一般是选择当地危害健康最严重的疾病，即将占该年龄别性别人群总死亡 1/2 以上的疾病作为研究对象。这就需要通过收集当地年龄别、性别、疾病别死亡率来确定。同时，当地年龄别、性别、疾病别死亡率资料需要用来作为同性别、同年龄别死亡率的平均水平，在评价时作为比较的标准。为提高评定的稳定性，该死亡率通常换算为 10 年的死亡概率。

死亡率资料可以通过死因登记报告、疾病监测或死亡回顾调查获得。表 9-2 是王女士的健康危险因素评价表，该表第 1、2 栏列出的就是该地 45～49 岁女性前 9 位死因及相应的死亡概率，如冠心病死亡概率为 548/10 万，乳腺癌为 504/10 万等。

2. 收集个体危险因素资料　所要研究的疾病确定之后，需要收集被评估者具有这些疾病的危险因素情况的资料。危险因素必须是有循证医学依据的并且得到公认的危险因素。不同疾病的危险因素不同，通常包括以下几个方面。

（1）个人行为生活方式：如吸烟、饮酒、体力活动情况等。

（2）环境因素：包括个体所处的自然环境，所具有的社会特征和心理特征，如居住环境、经济收入、家庭关系、工作环境、心理刺激等。

（3）生物遗传因素：如年龄、性别、种族、身高、体重等。

（4）医疗卫生服务：如有否定期健康检查、直肠镜检查、阴道涂片、预防接种等。

（5）其他：包括疾病史，如有无原因不明的肛门出血、慢性支气管炎、肺气肿、糖尿病等；婚姻生育史，如初婚年龄、妊娠年龄、生育胎数等；家庭疾病史，如家庭中是否有人死于或患有心脏病、乳腺癌、糖尿病、自杀等。

个体所具有疾病危险因素情况的资料一般通过问卷调查、必要的体格检查和实验室检查等手段获得。表 9-2 第 3、4 栏为各种疾病的危险因素及王女士的各危险因素测量值。

表 9-2　健康危险因素评价表

死亡原因	死亡概率（1/10万）	危险因素	指标值	危险分数	组合危险分数	存在死亡危险	根据医生建议改变危险因素	新危险分数	新组合危险分数	新存在死亡危险	危险降低程度	
											降低量	%
（1）	（2）	（3）	（4）	（5）	（6）	（7）	（8）	（9）	（10）	（11）	（12）	（13）
冠心病	548	收缩压（mmHg）	150	1.4			控制血压（140/90）	1.0				
		舒张压（mmHg）	95	1.2								
		胆固醇（mg/dl）	250	0.9	1.74	953.5	降低胆固醇（220）	0.7	0.49	268.5	685	11.5
		糖尿病史	无	1.0			—	1.0				
		体力活动	坐着工作	1.3			定期锻炼	1.0				
		家庭史	父母之一健在（>70岁）	1.0			—	1.0				
		吸烟	不吸	0.6								

续表

死亡原因	死亡概率（1/10万）	危险因素	指标值	危险分数	组合危险分数	存在死亡危险	根据医生建议改变危险因素	新危险分数	新组合危险分数	新存在死亡危险	危险降低程度	
											降低量	%
（1）	（2）	（3）	（4）	（5）	（6）	（7）	（8）	（9）	（10）	（11）	（12）	（13）
		体重	超重27%	1.3			降到平均体重	0.7				
乳腺癌	504	家族史	无	0.9			—	0.9				
		乳腺疾病	有	3.6			治疗乳腺疾病	0.7				
		定期乳腺检查	无	1.3	4.3	2167.2	定期乳腺检查	0.8	1.0	504	1663.2	28
		月经状况	正常	1.3			—	1.3				
		妊娠史	25～29岁首次妊娠且1～2次	1.2			—	1.2				
肺癌	280	吸烟	不吸	0.2	0.2	56	—	0.2	0.2	56	0	0
脑血管病	212	收缩压（mmHg）	150	1.2			控制血压（140/90）	0.9				
		舒张压（mmHg）	95	1.3								
		胆固醇（mg/dl）	250	1.1	1.3	275.6	降低胆固醇（220）	0.9	0.57	120.8	154.8	2.6
		糖尿病史	无	1.0			—	1.0				
		吸烟	不吸	0.7			—	0.7				
肝硬化	190	饮酒	偶尔饮酒	1.0	1.0	190	—	1.0	1.0	190	0	0
肠癌	144	肠息肉	无	1.0			—	1.0				
		肛门出血	无	1.0	1.0	144	—	1.0	0.3	43.2	100.8	1.7
		结肠炎	无	1.0			—	1.0				
		直肠镜检	无	1.0			每年直肠镜检	0.3				
自杀	133	压 抑	经常	2.5	2.5	332.5	缓解压抑	1.0	1.0	133	199.5	3.4
		家庭史	无	1.0			—	1.0				
车祸	94	饮酒	偶尔饮酒	1.0			—	1.0				
		安全带使用	60%	0.8	0.4	37.6	100%	0.6	0.3	28.2	9.4	0.2
		行车里程（mile）	5000	0.5			—	0.5				
糖尿病	63	体重	超重27%	1.4	1.3	81.9	降到平均体重	0.6	0.54	34	47.9	0.8
		家族史	无	0.9			—	0.9				
其他	1697				1.0	1697			1.0	1697	0	0
合计	3874					5935.3				3074.7	2860.6	48.1

（二）处理资料

1. 将危险因素转换成危险分数 危险因素转化为危险分数是健康危险因素评价的关键步骤。危险分数指具有某一危险因素水平人群的死亡率与人群平均死亡率的比值。故危险因素水平相当于人群平均水平时的危险分数就为1.0，也就是说，当危险分数为1.0时，个人因某病死亡的概率相当于当地死亡率的平均水平。危险分数大于 1.0，则个人因某病死亡的概率大于当地死亡率的平均水平。危险分数越高，则死亡概率就越大。危险分数小于 1.0，则个人发生某病死亡的概率小于当地死亡率的平均水平。依据此定义，Geller 和 Gesner 应用统计模型计算出了各个疾病某一危险因素不同水平相对应的危险分数，并编制了以 5 岁为一个年龄组的分年龄别危险分数转换表。表 9-3 给出了 45～49 岁年龄组女性的 Geller-Gesner 表供参考。查表时要注意的是，如果某人的危险因素指标值在表上查不到，可以用相邻两个指标值的危险分数来估计，或用内插法计算。如表 9-2 例中，胆固醇为 250mg，查表 9-3 中 45～49 岁女性危险分数转换表，冠心病中胆固醇没有 250mg 这一等级，根据 280mg 与 220mg 对应的危险分数 1.1 与 0.7，用内插法计算得 250mg 的危险分数为 0.9。另外，需注意的是血压，血压有收缩压、舒张压。当两者中有一个或两个危险分数等于或小于 1.0，则不记低的那个危险分数，仅用高的那个危险分数作为血压的危险分数，而不必分为收缩压、舒张压两项来记。例如，表 9-2 中，该例的血压为收缩压 150mmHg，舒张压 95mmHg，两者的危险分数都高于 1.0，故要作为两项危险因素，危险分数分别为 1.4 和 1.2。将各危险因素的危险分数填入表 9-2 第 5 栏。

表 9-3 危险分数转换表（部分年龄组，女性 45～49 岁）

死亡原因	危险指标	测量值	危险分数
冠心病	收缩压（mmHg）	200	3.9
		180	2.5
		160	1.6
		140	1.0
		120	0.7
	舒张压（mmHg）	105	1.7
		100	1.4
		95	1.2
		90	1.0
		85	0.9
		80	0.8
	胆固醇（mg/dl）	280	1.1
		220	0.7
		180	0.5
	糖尿病史	有	17.8
		已控制	7.5
		无	1.0
	运动情况	坐着工作和娱乐	1.3
		有些活动的工作	1.2
		中度锻炼	0.9
		较强度锻炼	0.9
		坐着工作，有定期锻炼	1.0
		其他工作，有定期锻炼	0.9
	家庭史	父母二人 70 岁以前死于冠心病	1.6
		父母之一健在（＞70 岁）	1.0
		父母健在（＜70 岁）	1.0
		父母健在（＞70 岁）	0.5
	吸烟	20～39 支	2.2
		10～19	1.5
		1～9	0.8
		不吸	0.6
	体重	超重 60%	2.1
		超重 50%	1.8
		超重 20%	1.1
		平均体重	0.7
		低于体重 10%	0.6
乳腺癌	家族史（母亲，姐妹，姨妈）	两个以上有	3.1
		一个有	2.0
		无	0.9
	乳腺疾病	有	3.6
		无	0.7
	定期乳腺检查	无	1.3
		有	0.8
	月经状况	正常	1.3
		45 岁以前自然停经	0.4
		45～49 岁自然停经	0.8
		35 岁以前手术停经	0.3
		35～39 岁手术停经	0.5
		40～44 岁手术停经	0.8
		45～49 岁手术停经	0.6
	妊娠史	无	1.4

续表

死亡原因	危险指标	测量值	危险分数
		20岁以前首次妊娠且1～2次	0.7
		3次以上	0.3
		20～24岁首次妊娠且1～2次	0.9
		3次以上	0.5
		25～29岁首次妊娠且1～2次	1.2
		3次以上	0.6
		30～34岁首次妊娠且1～2次	1.5
		3次以上	0.7
		35岁以上首次妊娠且1～2次	1.8
		3次以上	0.9
肺癌	吸烟	40支/日	2.0
		20～39支/日	1.9
		10～19支/日	1.3
		1～9支/日	0.4
		戒烟	从原有危险分数减去戒烟年数乘0.1，但危险分数不能小于0.2
		不吸	0.2
脑血管病	收缩压（mmHg）	200	3.3
		180	2.2
		160	1.4
		140	0.9
		120	0.6
	舒张压（mmHg）	105	2.0
		100	1.6
		95	1.3
		90	1.0
		85	0.8
		80	0.7
	胆固醇（mg/dl）	300	1.5
		230	1.0
		180	0.5
	糖尿病史	有	3.0
		已控制	2.5
		无	1.0

死亡原因	危险指标	测量值	危险分数
	吸烟	吸香烟	1.5
		戒烟	1.0
		不吸	0.7
肝硬化	饮酒	酗酒	12.5
		频繁社交，明显无节制	5.0
		频繁社交，稍有节制	2.0
		适度和偶然社交	1.0
		极少社交	0.2
		在症状出现前戒酒	0.2
		不饮	0.1
肠癌	肠息肉	有	2.5
		无	1.0
	原因不明肛门出血	有	3.0
		无	1.0
	溃疡性结肠炎	≥10年	4.0
		<10年	2.0
		无	1.0
	每年直肠镜检	无	1.0
自杀	抑郁	有	0.3
		经常	2.5
		偶尔或没有	1.0
	家庭史	有	2.5
		无	1.0
车祸	饮酒	频繁社交，明显无节制	5.0
		频繁社交，稍有节制	2.0
		适度和偶然社交	1.0
		不饮	0.5
	安全带使用	不使用	1.1
		20%	1.0
		40%	0.9
		60%	0.8
		80%	0.7
		100%	0.6
	行车里程	每年行车里程÷10 000 =	危险分数
糖尿病	体重	超重75%	4.0
		超重45%	3.0
		超重30%	1.5
		超重15%	0.8
		理想体重	0.6
	家族史（父母或兄弟姐妹）	有	2.5
		无	0.9

2. 计算组合危险分数 由于多种危险因素同时存在时对同一疾病具有联合作用，这种联合作用对疾病的影响十分强烈。所以，在计算危险分数时应考虑危险因素的联合作用，计算组合危险分数。计算组合危险分数时分两种情况。

（1）与死亡原因有关的危险因素只有一项时，组合危险分数等于该死因的危险分数，如表9-2所示，肝硬化的危险因素只有饮酒，故危险分数和组合危险分数都是0.1。

（2）与死亡原因有关的危险因素是多项时，组合危险分数的计算如下。

首先，将危险分数大于 1.0 的各项分别减去 1.0 后剩下的数值作为相加项分别相加，1.0 作为相乘项。

其次，将小于或等于 1.0 的各项危险分数值及被减去的 1.0 作为相乘项分别相乘。

最后，将相加项和相乘项的结果相加，就得到该死亡原因的组合危险分数。例如，表 9-2 中冠心病的危险因素有 8 项，危险分数大于 1.0 的有收缩压、舒张压、体力活动情况和体重，危险分数分别为 1.4、1.2、1.3 和 1.3。其余各项的危险分数都小于或等于 1.0。计算组合危险分数如下：

相加项：（1.4–1.0）+（1.2–1.0）+（1.3–1.0）+（1.3–1.0）=1.2

相乘项：1.0×1.0×0.9×1.0×1.0×0.6×1.0×1.0=0.54

组合危险分数：1.2+0.54=1.74

各疾病的组合危险分数计算结果见表 9-2 第 6 栏。

3. 计算存在死亡危险 存在死亡危险指在某一种组合危险分数下，因某种疾病死亡的可能危险性。

存在死亡危险=平均死亡概率×组合危险分数。即表 9-2 中的第 2 栏乘以第 6 栏，结果填入第 7 栏。例如，45～49 岁组女性冠心病的平均死亡概率为 548/10 万，王女士的组合危险分数为 1.74，则王女士冠心病的存在死亡危险=548×1.74= 953.5/10 万。也就是说王女士今后 10 年发生冠心病死亡的可能危险是 953.5/10 万。

其他死因的存在死亡危险就是其他死因的平均死亡概率，也就是将其他死因的组合危险分数看作 1.0。

将各种死亡原因的存在死亡危险相加，并且要加上其他死因的存在死亡危险，其结果就是总的存在死亡危险。

如表 9-2 例，王女士总的存在死亡危险：

953.5+2167.2+56+275.6+190+144+332.5+37.6+81.9+1697=5935.3

4. 计算评价年龄（appraisal age） 为了使结果表达更直观，可以将总的存在死亡危险转换成相应的年龄来表达，因为年龄与死亡率之间有一定的函数关系。评价年龄是根据年龄与死亡数之间的函数关系，按个体所存在的危险因素计算的预期死亡数求出的年龄。可以将这种函数关系转化为可直接查阅的工具，即健康评价年龄表。王女士的评价年龄可查表 9-4 健康评价年龄表获得。

健康评价年龄表左边一列是男性的总的存在死亡危险；右边一列是女性总的存在死亡危险；中间部分，最上边的一行数目是个体实际年龄的最末一位数字，余下的主体部分就是相应的评价年龄。

表 9-2 例中，王女士总的存在死亡危险为 5935.3。查表 9-4，在表右边的一列寻找，没有列出 5935.3 这个数，则查寻最接近 5935.3 的数。5935.3 与 5860 最为接近。王女士 46 岁，最末一位数字是 6，在中间部分的第二行找到 6，在其对应的那一列中去查找评价年龄。在这一列中与 5860 对应的数是 49，故王女士的评价年龄估计为 49 岁。

5. 计算增长年龄（achievable age） 又称可达到年龄，是根据已存在的危险因素，提出可能降低危险因素的措施后预计的死亡数算出的一个相应年龄。表 9-1 中的第 8 到第 11 栏都用于计算可达到年龄，其计算方法与评价年龄的计算方法相似。根据被评估者的情况，提出适宜的建议改变危险因素的水平，将医生建议改变的危险因素指标值填入第 8 栏；根据新指标值查危险分数转换表，将所得的危险分数填入第 9 栏，重新计算组合危险分数填入第 10 栏；用第 2 栏乘以第 10 栏得新存在死亡危险填入第 11 栏，并计算出总的新存在死亡危险；查表 9-4，所得出的年龄就是可达到年龄。如表 9-2 例，重新计算的总死亡危险为 3074.7，查得可达到年龄约为 41 岁。

表 9-4 健康评价年龄表

男性存在死亡危险	实际年龄最末一位数					女性存在死亡危险	男性存在死亡危险	实际年龄最末一位数					女性存在死亡危险
	0	1	2	3	4			0	1	2	3	4	
	5	6	7	8	9			5	6	7	8	9	
530	5	6	7	8	9	350	4510	38	39	40	41	42	2550
570	6	7	8	9	10	350	5010	39	40	41	42	43	2780
630	7	8	9	10	11	350	5560	40	41	42	43	44	3020
710	8	9	10	11	12	360	6160	41	42	43	44	45	3280
790	9	10	11	12	13	380	6830	42	43	44	45	46	3560
880	10	11	12	13	14	410	7570	43	44	45	46	47	3870
990	11	12	13	14	15	430	8380	44	45	46	47	48	4220
1110	12	13	14	15	16	460	9260	45	46	47	48	49	4600
1230	13	14	15	16	17	490	10190	46	47	48	49	50	5000
1350	14	15	16	17	18	520	11160	47	48	49	50	51	5420
1440	15	16	17	18	19	550	12170	48	49	50	51	52	5860
1500	16	17	18	19	20	570	13230	49	50	51	52	53	6330
1540	17	18	19	20	21	600	14340	50	51	52	53	54	6850
1560	18	19	20	21	22	620	15530	51	52	53	54	55	7440
1570	19	20	21	22	23	640	16830	52	53	54	55	56	8110
1580	20	21	22	23	24	660	18260	53	54	55	56	57	8870
1590	21	22	23	24	25	690	19820	54	55	56	57	58	9730
1590	22	23	24	25	26	720	21490	55	56	57	58	59	10680
1590	23	24	25	26	27	750	23260	56	57	58	59	60	11720
1600	24	25	26	27	28	790	25140	57	58	59	60	61	12860
1620	25	26	27	28	29	840	27120	58	59	60	61	62	14100
1660	26	27	28	29	30	900	29210	59	60	61	62	63	15450
1730	27	28	29	30	31	970	31420	60	61	62	63	64	16930
1830	28	29	30	31	32	1040	33760	61	62	63	64	65	18560
1960	29	30	31	32	33	1130	36220	62	63	64	65	66	20360
2120	30	31	32	33	34	1220	38810	63	64	65	66	67	22340
2310	31	32	33	34	35	1330	41540	64	65	66	67	68	24520
2520	32	33	34	35	36	1460	44410	65	66	67	68	69	26920
2760	33	34	35	36	37	1600	47440	66	67	68	69	70	29560
3030	34	35	36	37	38	1760	50650	67	68	69	70	71	32470
3330	35	36	37	38	39	1930	54070	68	69	70	71	72	35690
3670	36	37	38	39	40	2120	57720	69	70	71	72	73	39250
4060	37	38	39	40	41	2330	61640	70	71	72	73	74	43200

6. 计算危险降低程度 危险降低程度显示的是，如果根据医生的建议改变了现有的危险因素，危险能够降低多少，也即是危险降低的情况。其中，表 9-2 第 12 栏是降低的实际数量。用存在死亡危险（第 7 栏）减新存在死亡危险（第 11 栏）获得。第 13 栏阐明的是这一危险的降低量在总的存在死亡危险中所占百分比。它由每种死亡原因的危险降低量（12 栏） 除以总存在死亡危险得到。例如，乳腺癌的危险降低量=2167.2−504=1663.2，危险降低百分比=1663.2÷5935.3×100%=28%。以此类推。

二、健康危险因素评价的应用

健康危险因素评价可用于个体评价和群体评价。在进行个体评价时，其结果可以作为健康教育的理论依据，促进个体改变不良行为与生活方式，减少危险因素，阻止疾病的发生发展。健康危险因素群体评价的结果，可以了解危险因素在人群中的分布情况，作为确定疾病防治工作重点、制定防治措施的依据。

（一）个体评价

个体评价主要通过比较实际年龄、评价年龄和增长年龄三者之间的差别来进行。以较直观的方式告知被评价者现存危险因素的危害及根据建议改变危险因素后死亡危险降低的程度，增强行为干预的效果。

一般说来，评价年龄高于实际年龄，说明被评价者所存在的危险因素高于平均水平，死亡率可能高于当地死亡率平均水平。增长年龄与评价年龄之差，说明降低危险因素后用年龄表达的死亡概率降低水平。年龄之间差值的大小一般以 1 岁为标准，大于 1 岁为大（或多），小于或等于 1 岁为小（或少）。

根据实际年龄、评价年龄和增长年龄三者之间的关系不同，一般可将个体分为四种类型。

1. 健康型 属于这一类型的个体，评价年龄小于实际年龄。例如，一位 47 岁的人，评价年龄仅 43 岁。这一类型的评价年龄小于实际年龄，说明个体危险因素较平均危险水平低，健康状况较好，47 岁的个体可能经历如同 43 岁那样的死亡率。这一类型仍有降低危险因素的可能，但由于危险因素较少，降低有限。

2. 自创性危险因素类型 这一类型个体，评价年龄大于实际年龄，并且评价年龄与增长年龄之差大。例如，王女士就属这种类型，实际年龄 46 岁，评价年龄 49 岁，可达到年龄 41 岁。这种类型的个体评价年龄大于实际年龄，说明个体危险因素较平均水平高。这些危险因素多是自创的，是可去除的，降低危险因素其健康状况可得到更大的改善，死亡率有较大的降低。

3. 难以改变的危险因素型 又称历史危险因素类型。这一类型的个体，评价年龄大于实际年龄，但是，评价年龄与增长年龄之差小，在 1 岁或 1 岁以内。例如，某人实际年龄 41 岁，可达到年龄 46 岁，评价年龄与可达到年龄之差仅为 1 岁，这种类型说明个体的危险因素主要来自过去病史或遗传因素，不容易降低和改变这些因素，即使稍有改变，效果也不显著，死亡危险不可能有大的改变。

4. 一般性危险型 这类人实际年龄与评价年龄相接近，死亡过程相当于当地平均水平。他们个人存在的危险因素接近当地平均水平，降低危险因素的可能性有限，故可达到年龄与评价年龄也较接近。

根据上述分析，可以有针对性地对不同类型的个体采取不同的预防措施，健康教育、行为干预对第二种类型的个体作用较大。

除了对上述改变所有危险因素后三种年龄之间的关系进行分析外，尚可针对某一种危险因素进行分析。例如，仅降低各种死因的吸烟这一危险因素，或仅降低超体重这一项危险因素，用同样方法计算相应的可达到年龄，从评价年龄与可达到年龄之间的差值可以了解某一种危险因素对个体的影响程度。

危险因素对个体的影响程度，同样可以用改变危险因素后危险降低程度来说明。例如，表 9-2 所示结果，如果根据医生建议改变危险因素，该个体总危险可以降低 48.1%，而其中乳腺癌的危险可以降低 28%。

（二）群体评价

群体评价是在个体评价的基础上进行的，一般可以进行下述几个方面的分析。

1. 不同人群的危险程度 在个体评价中，根据实际年龄、评价年龄和增长年龄三者之间的关系将被评价者分为四种类型，即健康型、自创性危险因素类型、难以改变的危险因素型、一般性危险型。在进行不同人群的危险程度分析时，将属于健康型的人归为健康组；属于自创性危险因素类型和难以改变的危险因素型的人归入危险组；一般性危险型属于一般组。可以根据不同人群中各种类型的人所占比重来分析哪一种人群的危险水平高，以便确定防治重点。一般而言，某人群处于危险组的人越多，这个人群的危险水平就越高。可以分析不同性别人群的危险水平，也可以分析不同职业、不同文化程度、不同经济状况人群的危险水平。表 9-5 显示所调查人群中危险组的比例最高，且不同性别的分布一致。但是该人群中危险组的比重能否被降低呢，需要分析危险因素的属性。

表 9-5 成都市 30～59 岁人群危险程度构成

分组	男		女	
	人数	构成比（%）	人数	构成比（%）
危险组	111	55.2	111	53.4
一般组	47	23.4	53	25.5
健康组	43	21.4	44	21.1
合计	201	100.0	208	100.0

2. 危险因素的属性 慢性疾病的很多危险因素属于行为生活方式，是后天习得的，因此这一类危险因素是可以改变的。通过计算具有危险因素人群中能去除和不能去除危险因素人群所占比重来分析人群中的危险因素是否可避免，若具有能去除危险因素的人群比例较高，则可以通过健康教育和健康促进来改变危害健康的行为生活方式，降低死亡或疾病风险，提高人群的健康状况。如表 9-6 所示的调查人群中，男性的危险因素多属于自创性的，而女性的危险因素多属于历史性的，故男性相对于女性有更大的机会降低健康风险，是健康教育和健康促进的重点人群。

表 9-6 成都市 30～59 岁人群危险因素属性构成

项目	男		女	
	人数	构成比（%）	人数	构成比（%）
不能去除危险因素	20	13.5	93	70.4
能去除危险因素	128	86.5	39	29.6
合计	148	100.0	132	100.0

3. 单项危险因素对健康状况的影响 当人群具有危险因素较多时，可以通过分析各种危险因素对健康的危害情况，首先选择对当地人群影响最大的危险因素进行干预。其分析方法是将各个体扣除某一项危险因素后所计算的增长年龄与评价年龄之差的均数作为单项危险强度，同时将这一单项危险因素在调查人群中所占的比重作为危险频度，以危险强度×危险频度=危险程度，用危险程度的大小来反映危险因素对健康状况的影响。例如，表 9-7 中，去除饮酒这一危险因素后，各个体的可达到年龄与评价年龄之差的均数是 1.73 岁，而在被调查的人群中，饮酒者所占比重为 44.78%，因而，饮酒的危险程度=1.73×44.78%=0.77 岁。从表 9-7 可以看到，某一项危险因素对整个人群健康状况影响的大小，不但与它对具体的个体影响大小有关，还与它在

人群中影响的范围有关。有些因素虽然对个体影响很大，但受这一因素影响者有限，它对整个人群来说影响并不严重。反之，有些因素对个体影响并不十分严重，但受其影响的人很多，它也就是值得注意的因素了。故在该调查人群中，从危险程度考虑，饮酒是首要需考虑控制的危险因素。

表 9-7 单项危险因素对成都市 30～59 岁男性健康状况的影响

危险因素	危险强度（岁）	危险频度（%）	危险程度（岁）
饮酒	1.73	44.78	0.77
吸烟	0.84	60.70	0.51
缺乏常规体检	0.33	83.08	0.27
常感压抑	0.94	17.91	0.17
常生闷气	0.89	12.44	0.11
血压高	0.34	11.44	0.04
缺乏锻炼	0.07	43.28	0.03

通过对不同人群的危险程度分析，可以发现应该加以干预的重点人群；通过对危险因素属性的分析，有助于我们制订针对不同人群的疾病干预措施；而通过对单项危险因素影响的分析有助于我们确定重点干预的危险因素。总之通过对健康危险因素的群体评价，有助于疾病控制工作的开展。

三、健康危险因素评价的意义

健康危险因素评价作为一种健康风险评估的技术，方法简便易行，结果直观，对于疾病预防具有积极意义，这一点可以通过慢性病自然史体现出来。

慢性病的原因多不明确，通常是多种致病因素作用于机体所致，并且需要有一个相当长的作用时间才会逐渐显示出症状，而此时造成的形态、功能损害一般不易恢复正常。因此，了解慢性病的发展过程，有助于认识危险因素对人体健康的作用过程，促进对疾病诱发因素和前驱症状的研究。在疾病尚未形成之前，应采取积极的预防措施，消除危险因素的危害，防止疾病的发生；在疾病已经形成的情况下，及时治疗，防止疾病恶化，促进患者恢复正常功能，减少劳动能力丧失。根据 L.Robbins 和 J.Hall 的建议，可以将慢性病的自然史分为六个阶段。

1. 无危险阶段 此阶段人们生活的内外环境中尚无危险因素存在。预防措施主要是保持良好的生活环境、行为生活习惯。通过健康教育使人们认识危险因素对健康的有害影响，防止危险因素出现。

2. 危险因素出现 随着年龄的增长或环境的改变，人们的行为生活方式和生活环境中出现了危险因素，但是对人体尚未产生明显的作用，或者对人体的损害不易检出。如果进行环境检测或行为生活方式调查，能够发现和消除危险因素。

3. 致病因素出现 随着危险因素数量的增加，危险因素水平的提高及作用时间的延长，危险因素转化为致病因素对机体产生作用。这一时期，由于机体的某些防御机制的作用或致病因素尚弱，对机体损害程度很轻。只要采取干扰阻断措施，消除危险因素，尚可阻止和推迟疾病的发生。

4. 疾病征兆出现 这一阶段已有一些疾病的征兆，并且有了可逆的形态功能损害，但是人们往往感觉不到，或征兆不明显，没有引起患者的重视。但此时通过生理生化或影像学检查可能发现这些异常改变。所以需要通过疾病筛检，早期发现患者，早期治疗，及时阻止危险因素的作用，使病程逆转。

5. 体征出现 这一时期出现了症状与体征，患者可感觉到明显的异常，并且去求医。但是，这时慢性病引起的功能障碍多数已不容易恢复，即使减少危险因素的作用，一般也不容易改变病程。要及时诊断和治疗，尽量改善症状和体征，推迟伤残的发生。

6. 劳动力丧失 是慢性病自然发展进程的最后阶段。由于病程发展，症状加剧，丧失生活劳动能力。这个阶段的主要措施是康复治疗。

从慢性病的自然史可以看出，长期以来临床医学重点始于疾病自然史的第四阶段，即在患者开始出现症状和体征后诊断和治疗疾病。而健康危险因素评价则从疾病自然史的第一阶段开始，也即是在疾病尚未出现时就采取措施，通过评价危险因素对健康的影响，教育人们保持良好的生活习惯，防止危险因素出现。在危险因素已经出现时，测定危险因素，计算它可能造成的危害，预测疾病发生的概率。因此，从疾病自然史的观点分析，健康危险因素评价要早于临床医学三个阶段，是预防慢性病发生的一项有效措施。

纵观国外运用健康危险因素评价的研究成果和实践经验也证明了它的实际价值：健康危险评价可以用于筛检疾病危险因素；可以作为有效的健康教育的工具；能够提高生产效率，较少缺勤；能够降低医疗费用；可以降低伤残率及慢性非传染性疾病的死亡率；可以评估和预测卫生服务需求和利用等；可以用于健康管理，并成为健康管理的核心技术。需要强调的是，尽管健康危险因素评价是疾病死亡或发病风险的一种预测技术，但其根本目的是让人们认识到所面临的健康风险，从而通过改变某些危害健康行为来降低风险，维护健康。所以，要达到这一目的，无论是应用于个体还是群体，健康危险因素评价的三个基本核心缺一不可。

思 考 题

一、简答题

（1）为什么要对健康进行管理?

（2）健康管理的定义和特点是什么?

（3）疾病三级预防策略与健康管理的关系是什么?

（4）健康管理服务的基本步骤是什么?

（5）为什么通过采用需求管理策略可以控制医疗费用支出?

（6）健康管理的应用领域有哪些?

二、案例分析题

这是一个年轻的成功人士的聚会。在谈完生意，说完妻子女友之后，开始谈论自己的身体状况。32 岁的那位有脂肪肝，34 岁的那位有高血脂，刚刚 30 岁的那位血液黏稠……一不留神，啤酒肚长上了，肝也出现了问题，缺少锻炼的身体有了心血管疾病，天天开车上下班，坐电梯上下楼，偶尔爬几层楼梯会出现气喘吁吁，颈椎和肩部时有发痛，各种不适感觉开始出现……

其中，王先生是一位外企的部门经理，像许多成功的白领一样，每天置身于工作的压力和忙碌之中。工作性质和工作节奏决定了他的生活方式。通常，王先生的一天是这样：早晨八点多起床，有时间就匆忙吃上两口早餐（冰箱里的面包和牛奶），时间来不及就省了。开半个多小时的车去公司，中午餐是一顿工作餐或宴请客户。下午又在办公桌前坐上几个小时，晚餐大多数时候是一些应酬，推杯换盏之后带几分醉意去歌厅或酒吧，回家时往往已是深夜。由于工作压力原因，他靠吸烟来缓解压力，现在烟瘾已经很大了，几乎每天要吸食 2 包烟。他也越来越习惯于这样，而且，认为自己的生活很充实。谁没注意到一种不可忽视的危险正悄悄走近。在最近一次单位组织的体检中，发现他有心电图异常、血压偏高、脂肪肝并伴有肝功能异常、浅表性胃炎。这样的结果让他大吃一惊……

于是他来到某健康管理中心咨询，假如您是该中心负责接待王先生的健康管理师，请根据上述题干内容回答如下问题：

（1）结合王先生健康体检结果请对其健康状况和健康行为进行评估？

（2）请对王先生存在健康问题提出指导或干预建议？

（3）如果进行健康指导的话，将依据哪些基本的健康教育或社会医学基本理论？

（李星明）

第十章 卫生服务研究

☞ **学习目标** »»

掌握：卫生服务研究的概念，家庭健康询问抽样调查，卫生服务要求、需要、需求和利用的概念，影响卫生服务需要与利用的因素，卫生人力需求的预测方法，卫生费用的定义与来源，卫生服务综合评价内容的主要特征。

熟悉：卫生服务研究的内容，卫生服务需要与利用的测量与分析，卫生人力资源。

了解：卫生服务研究的意义与目的，卫生服务研究的方法，卫生费用评价指标与分类，卫生服务综合评价的意义与目的。

案例 10-1

天价医疗费

某患者一年前被诊断患上了恶性淋巴瘤，由于化疗引起多器官功能衰竭被送进了某三甲医院的心外科重症监护室。在医院住院的 67 天时间里，账单显示他的住院费用 139.7 万元，平均每天 2 万多元。而患者家属又在医生建议下，自己花钱买了 400 多万元的药品交给医院，作为抢救急用，合计耗资达 550 万元。后来老人因抢救无效在医院病逝。卫生部组织调查组进行三次调查，就该院应当承担的责任进行调查，初步调查显示该院在此次医患纠纷中负有责任。

上述案例中曝露出来的问题有：

1. 过度治疗、重复检查、滥用药物 全国各地医疗机构正在上演着一场规模浩大的“军备竞赛”，大小医院争相进口最先进的医疗检查设备。设备越先进，收费越高，利润相应越大，从而导致患者“不该查的查了，应该简单查的复杂化了”。统计表明，目前中国大型医疗设备使用频繁，但经检查发现病症的只占检查人数的 30%，远远低于卫生部要求的阳性率达 60%的标准。也就是说，至少有一半的患者做了不应该做的高价检查。

2. 医生开大处方比较普遍 在“以药养医”的体制下，医院过分依赖卖药赚取利润，导致医生开贵重药、开大处方，也滋生出医药行业种种腐败现象。“看病贵”仍是当前困扰民生的最大问题之一，看个简单的感冒，动辄就是数百元甚至更多，让大部分普通百姓感叹难以承受。一名长期为患者开小处方的医生王争艳受到了舆论的好评，这样的医生令人钦佩。但在现实的大环境下，“大处方医生”仍是普遍现象。在新医改方案中，“以药养医”的模式将被改变。取消药品加成后，对医院由此减少的收入或形成的亏损，除了通过政府增加投入解决之外，安排增设药事服务费、调整部分技术服务收费标准予以补偿。

3. 医院管理混乱 由天价医疗费暴露出的医院管理之漏洞、体制之弊端，类似这样的事件，再次提醒要加强对医院，特别是对大医院的监管，进一步强化对大型医院的检查，明确提高医院的服务质量，规范职责。

讨论：

分析上述问题形成的原因及对策？

第一节 概 述

卫生服务研究（health services research）作为一个应用型的多学科领域，在我国起步较晚，现已发展成为社会医学与卫生事业管理学科的一个重要研究领域。由于世界各国的社会经济发展水平、文化背景、卫生服务体系、医疗保健制度、生活方式等不尽相同，世界各国至今还没有对卫生服务研究形成一个明确、统一的定义。美国医学研究所提出的定义：研究各种影响服务提供的因素及与居民健康状况之间的关系，达到改善卫生服务功能与提高卫生资源效益的目的。我国学者一般认为，卫生服务研究是从卫生服务的供方（provider）需方（consumer）和第三方（third party）及其相互之间的关系出发，研究卫生系统为一定的目的合理使用卫生资源，向居民提供预防、保健、医疗、康复、健康促进等卫生服务的过程。研究范畴包括理论研究、发展研究、政策分析及卫生服务的计划、组织、管理、制度、政策、指导、实施、质量控制、激励、效益和效果评价等。基本程序由卫生服务的计划、实施及评价三个互相衔接、循环发展的环节所组成。

一、卫生服务研究的意义与目的

随着医学模式的转变、卫生改革的不断深入及卫生服务日趋社会化和现代化，单靠生物医学成就、先进的疾病防治技术和方法，已不能满足人民群众日益增长的卫生服务需求及人民群众健康水平提高的需要，还必须适时地调整与改进医疗卫生服务系统的组织结构、功能及工作方式方法，采用适宜的卫生服务计划、实施、评价管理技术，才能提高卫生服务的效益和效果。目前世界各国在卫生服务研究领域中普遍关注下列三个问题：①卫生服务利用的社会公平性（social equity）；②降低医疗费用，提高卫生服务的社会效益和经济效益；③改进卫生服务质量，提高居民健康水平和生活质量。研究并解决这三个问题是当前卫生改革的主旋律，对国家卫生系统职能的加强，相关卫生政策的制定及我国卫生事业的发展具有重要意义，是卫生服务研究的永恒主题。

卫生服务研究的根本目的是：科学合理地组织卫生事业，以有限的卫生资源产生最佳的卫生服务，发挥最大的社会效益和经济效益，从而提高居民的健康水平和生活质量，改善社会卫生状况。卫生服务研究广泛采用比较研究的方法，主要从卫生服务需要、卫生资源供给、卫生服务利用三者之间的关系出发，研究人群卫生服务需要量和利用率水平及其相关影响因素，从而为各级政府及相关职能部门提供合理配置和有效使用卫生资源、科学组织卫生服务、制定卫生服务的方针和指导原则、为卫生事业的科学管理提供科学依据。

视窗 10-1

卫生服务研究的分类

1. 卫生系统研究　可以将卫生服务需要和提供作为一个系统过程，运用系统分析的基本原理和方法，研究人群卫生服务需要、卫生资源投入及卫生服务利用之间的关系，综合分析人群卫生服务需要是否满足，卫生资源配置是否适度，卫生服务利用程度是否充分、过度或不足等，从而提出卫生服务的方向和重点，以及卫生资源合理配置与使用原则和方法。

2. 卫生工作研究　包括卫生工作计划、组织、指导、实施、监督、激励和评价等方面，可分为工作开发研究和目标评价研究两类。

3. 防治效果评价　卫生服务研究可以帮助促进生物医学成就应用于卫生领域，如临床试验疗效考核、预防措施效果评价及居民在利用这些新技术、新方法方面存在差异的评价等。

4. 行为医学研究　研究行为心理因素对卫生服务的影响，如研究健康者与患者的行为心理特征、医务人员的行医行为等。

二、卫生服务研究的内容

当今世界各国的卫生服务研究内容都是依据本国的社会、经济、文化等特征及面临的主要卫生服务问题而确定的。20 世纪 80 年代以来，我国以市场为导向的经济体制改革，广泛而深刻地改变了我国的社会经济环境，使原有的卫生服务体系和健康保障制度发生了显著变化，进而提出了许多亟待研究的问题，同时拓展了卫生服务研究的领域。具体内容包括以下六个方面。

（一）社会因素对卫生系统的影响

社会因素对卫生系统有着重要影响，甚至有时是决定性的。一个国家卫生系统的组织形式取决于其历史传统、社会制度、政府的组织结构，以及所处的社会经济发展阶段。合理组织卫生服务，充分发挥卫生资源的作用是组织卫生服务体系的基本原则。在此方面，卫生服务研究可以为卫生组织机构的设置提供科学依据。

（二）评价人群的医疗卫生服务需要

了解人群的卫生服务需要及其影响因素是卫生服务研究的重要内容。人口学特征及人群健康水平是决定卫生服务需要量的基本因素，社会经济、文化因素和医疗保健制度对卫生服务需要有重要影响。随着文化和生活水平的提高、医学模式的转变、健康概念的更新，人们对卫生服务提出了新的需求。研究人群卫生服务需要及其影响因素，可以为改善卫生服务指明方向和重点。

（三）卫生资源的合理配置和有效使用

卫生计划的基本任务是根据人群的卫生服务需要和需求，合理配置与有效使用卫生资源。卫生资源包括卫生人力、财力、物力、技术和信息等。

1. 卫生人力　是卫生资源最宝贵的，需要长远规划、规范培训和加强管理，才能有效使用。卫生人力的数量、质量、结构和分布是卫生服务研究的重点。

2. 卫生机构　制订卫生计划，必须研究卫生机构的设置是否合理。医疗卫生机构的性质、功能、数量、分布是必须重点研究的问题。可以从纵向和横向两个方面研究卫生机构在系统内的运作及变化。纵向研究主要研究各级医疗卫生机构的分工与联系，如社区卫生服务的双向转诊；横向研究侧重于各类不同性质卫生机构或部门之同的分工与协调，如同一医院的内科、外科、儿科、妇产科、各辅助科室之间的分工与协调。

3. 装备和供应　在缺乏总体规划的情况下，盲目购置大型医疗仪器设备势必造成重复和浪费。再者，由于缺乏操纵或维修人才、缺乏配套条件而造成仪器设备不能正常工作或者利用不足。药品来源与供应也是一个值得重视的问题。初级卫生保健重点提出的适宜技术是指防治手段应以方便易行、经济有效、能够为大多数人享用为原则。通过卫生服务研究，可以对装备是否适宜、药品的来源与供应是否合理等做出评价。

4. 知识和技术　医药卫生知识和技术可有多种传播途径（书籍、报刊、杂志、网络等），但是在出版、分配和销售过程中有不少薄弱环节。研究知识和技术传播过程中的缺陷，有利于新的知识和技术的推广应用，提高人群的健康知识水平和保健能力。

（四）卫生系统的组织结构与功能

根据不同时期的社会经济环境和卫生任务需建立不同时期的卫生服务体系和工作网络。如何审时度势、因地制宜地建立健全的卫生服务体系和工作网络，提出协调的方法和手段，以及提供卫生服务的内容、性质、范围及层次等方面，有大量需要研究的课题。例如，一级、二级、三级卫生保健网络之间的分工和联系；综合性医院与社区卫生服务机构之间、门诊与住院医疗、医疗与预防服务、各级不同性质的卫生组织或机构之间的协调发展等。理顺卫生系统内、外部的纵向和横向之间分工与联系，有助于发挥卫生服务系统的潜力和提高工作效率。

（五）卫生系统的经济分析

分析卫生系统的经济活动是制订卫生计划的一项基本内容。对卫生经费的研究关系到卫生服务的全局，因为经费是开展卫生服务活动的必要条件。因此研究卫生经费的筹集、分配、使用是否合理是卫生计划制订者和决策者不可缺少的基础数据。

（六）卫生服务效果评价

人群健康状况应是评价卫生服务效果的最终指标。可以对单项的卫生服务项目评价，如预防接种的效果评价，一般考核预防接种率、传染病发病率、死亡率的变化等即可做出评价；也可对综合性卫生服务项目的效果进行评价，如初级卫生保健、住院工作、社区卫生服务等进行评价，情况要复杂得多，需通过建立综合评价指标体系，才能做出科学系统的评价。

三、卫生服务研究的方法

（一）描述性研究

描述性研究阐明卫生服务或健康事件在人群中分布的状况及其变动规律，可以为制定适宜的卫生对策提供参考。可从下列3方面进行。

1. 探索卫生服务发展的变动规律，预测卫生事业发展的趋势 如通过系统研究分析新中国成立以来卫生服务的变化规律，总结卫生事业的发展成就和发展速度，根据WHO提出的“人人享有卫生保健”的战略目标，提出进一步发展的具体目标、指标和采取的相应措施。

2. 比较不同国家或地区的卫生服务状况及水平 比较不同国家间、地区间卫生服务的差异，了解现状，找出差距，指明发展方向。

3. 分门别类地研究卫生事业的特点，评价卫生服务的效益及效果 例如，1981年通过对上海县的卫生服务描述性研究，在医疗保健制度、乡村医生、健康状况、三级医疗网、妇幼保健和计划生育、环境和营养、疾病防治、卫生费用和卫生服务利用等这些互为联系的不同方面探讨卫生服务的效益和效果。这类调查属于回顾性调查的范畴。

（二）分析性研究

研究影响卫生服务的因素称作分析性研究。例如，对慢性病患病率及两周患病率与年龄、性别、文化、医疗保健制度、人均收入、吸烟和饮酒习惯等因素关系的研究，可采用单因素和多因素的统计分析方法。流行病学研究中常用的病例对照研究（case control study）和队列研究（cohort study）同样可以在卫生服务分析性研究中得到广泛应用。

（三）实验性研究

实验性研究以社区人群作为研究对象，进行干预性的实验研究，考察卫生服务和疾病防治的效果，可以广泛应用于卫生服务研究。例如，在缺碘地区通过食盐加碘措施预防地方性甲状腺肿是典型的干预性实验。对于已经明确的诱发疾病的危险因素，采取社会预防措施降低危险因素，同样可以取得明显的社会效果，如美国自1968年以来，通过全社会采取改变饮食习惯和膳食结构、戒烟和参加体育锻炼三项社会干预措施，使心血管疾病死亡率显著降低。

（四）理论研究

理论研究是一种定量研究的方法，通过建立数学模型从理论上阐述卫生服务与有关因素的联系及规律性，来阐述各变量间的函数关系，并能显示其量的动态关系。通过建立数学模型预测实现计划目标的进程和控制指标，如建立人口预测模型、疾病分布概率模型、卫技人员需要量模型及病床需要量模型等。

（五）系统分析法

系统分析法是一种运用系统思想分析问题和解决问题的方法。卫生服务系统是一个复杂的系统，在卫生服务计划制订和评价中运用系统分析技术，综合分析卫生服务系统内部各要素之间的联系和规律，提出若干备选方案，进行可行性评价和最优化选择。

（六）综合评价法

1976 年，WHO 通过对 7 国 12 个地区 1500 万居民近 10 年的卫生服务抽样调查，提出了卫生服务综合评价模式，即研究人群健康状况、卫生服务需要量、卫生资源、卫生服务利用等指标及其相互关系，评价卫生服务的效益和效果，为合理配置卫生资源和决策提供客观依据。

（七）投入产出分析法

投入产出分析法主要研究卫生服务投入量（卫生资源）与产出量（卫生服务利用量）之间的关系，以评价卫生资源配置或使用的效益和效果。卫生经济学广泛使用的成本效益分析（cost benefit analysis，CBA）成本效果分析（cost effectiveness analysis，CEA）及成本效用分析（cost utility analysis，CUA）等方法均可在卫生服务研究领域广泛应用。

（八）家庭健康询问抽样调查

卫生服务研究中，固定的、经常性的登记报告制度固然能够提供十分有用的卫生信息，但需要花费大量的人力、物力和财力，而且有时所收集的信息并不能满足卫生改革与发展研究的需要。例如，我国现行的常规登记报告系统提供不出患者未就诊的原因及群众对卫生服务部门的意见与要求等。为了弥补常规卫生信息登记报告系统存在的不足，可以采用以家庭为单位的健康询问抽样调查来收集资料。

通过精心设计、合理组织家庭健康询问抽样调查，可以对目标人群的有关社会经济、人口学特征、健康状况、卫生服务需要与利用及其影响因素、社会卫生状况及卫生费用等进行深入的了解，并做出较准确的推断。因而，这是一种调查信息量较多、省时省力、可行性良好的调查方法。

通常将家庭健康询问抽样调查分为一次性横断面调查、重复性横断面调查和连续性横断面调查。这三种调查方法均属回顾性调查的范畴。目前包括我国在内的大多数发展中国家均采用一次性横断面抽样调查方法，仅少数发达国家（如美国、英国、加拿大、荷兰、日本等）采用连续性横断面抽样调查方法。

一次性横断面抽样调查不能充分、准确反映疾病和患者就诊的季节性变动差异。若扩大外延抽样调查的结果，可能会出现较大的偏差。重复性横断面调查是一次性横断面调查的扩展，调查结果比一次性横断面调查具有说服力。为进一步提高样本推断总体的准确性，更好的方法是采用连续性横断面抽样调查。例如，美国从 1957 年以来每年进行的连续性家庭健康询问抽样调查，雇用 150 名左右固定的调查员，从全国 1900 多个人口普查区中采用多阶段分层概率抽样方法，在 1 年中对抽取的、遍布全国的 4 万～5 万户家庭的 12 万～14 万居民（约占全国人口的 1/2000）进行家庭健康询问调查。各国家庭健康询问抽样调查的内容大致分为两部分：基本调查内容和补充调查内容。

需要指出的是：在现代卫生服务研究中，除了采用上述研究方法外，有些在社会医学、卫生管理学、卫生统计学、流行病学及人口学等领域常用的研究方法，均可以根据实际情况运用于卫生服务研究领域。

四、我国卫生服务研究的进展

我国开展较系统的卫生服务研究首先从上海县开始，1981 年，中美两国科技人员在科技合作计划中对上海县卫生服务状况进行描述性研究。双方合作联合考察了上海县与美国华盛顿县的医疗保健制度、居民健康状况、妇幼保健与计划生育、环境卫生、营养、卫生费用及卫生服务利用等领域。通过国际间对比分析，得出了下列结论：①上海县居民健康状况与美国华盛顿县相似，如总死亡率、婴儿死亡率、围产期死亡率、主要死因构成及平均期望寿命等；②两地的社会经济和卫生资源状况存在巨大差别，但居民卫生服务利用的指标和健康水平却比较接近，说明上海县卫生服务的宏观效益和效果是明显的；③上海县居民主要健康指标的 30 多年变动历程，在美国大致经历了 60 年，说明上海县卫生服务发展速度非常迅速。上海县卫生服务研究开创了我国卫生服务研究的先例，研究经验及所采用定性与定量结合的快速评估技术与方法，尤其是家庭健康询问调查方法，具有十分重要的示范与指导作用。

我国卫生服务研究起步较晚，但发展迅速。近几年来，无论是研究的广度还是深度都超过以往任何一个时期，并取得了一些显著的研究进展，主要体现在以下 4 个方面。

（一）上海县卫生服务研究经验的迅速推广应用

自 20 世纪 80 年代中期以来，我国已有 300 多个市、县进行过城乡居民卫生服务抽样调查。卫生部医政司分别于 1985 年和 1986 年，对黑龙江、内蒙古、江苏、广东等 10 省（自治区）28 万农民，以及四川、北京、上海、湖北等省（市）8 万多城市居民进行了卫生服务调查，收集了大量城乡居民健康状况、医疗需要量、卫生服务利用量及卫生资源信息，为制定区域性卫生发展规划与评价，推动卫生事业现代化、科学化管理发挥了重要作用。

（二）卫生服务研究范围、内容和对象的进一步拓展

我国卫生服务研究范围从农村向城市，从东部沿海地区向西部内地乃至全国范围拓展；研究内容由单一的医疗服务向预防、保健、护理、康复等领域拓展；研究对象从总人群向特殊人群或弱势人群拓展。调查研究规模较大的有：卫生部卫生防疫司组织的《卫生防疫供需及对策研究》、妇幼司组织的《妇幼卫生服务及经费研究》、科教司组织的《农村乡村两级卫生人力开发研究》、中医局组织的《中医需求及服务利用研究》及军队总后卫生部组织的《部队指战员的卫生服务供给及需求调查》等。卫生部分别于 1993 年、1998 年、2003 年、2008 年和 2013 年采用多阶段分层整群随机抽样的方法，进行了五次全国卫生服务总调查。

（三）卫生服务调查研究方法的发展

为弥补一次性横断面家庭健康询问抽样调查的缺陷和常规登记报告资料的不足，重复性或连续性的家庭健康询问抽样调查方法已在国内部分卫生服务研究项目中被采用。研究方法也已从初始阶段的横断面描述性研究向纵向的时间序列研究、分析性研究、前瞻性的干预研究发展，从而使获得的研究结论更具说服力、科学性和有效性，加速了我国卫生信息现代化、科学化管理的发展进程。

（四）多学科融合参与卫生服务研究的格局形成

在我国不断加快卫生服务市场化的进程中，保障卫生服务公平、提高效益、改善质量是一个错综复杂的社会问题和政治问题。近几年来，我国社会学、政治学、管理学、经济学、公共卫生与预防医学等多学科的专家学者开始注意改变“就卫生论卫生”的研究思路，通过合作与融合，开阔视野，共同参与到卫生服务研究中来，贯彻科学发展观，采用多学科方法，将卫生服务改革

与发展中的热点和焦点问题置于现阶段我国全面建设小康社会及和谐社会的大背景和框架下进行审视与研讨。

第二节　卫生服务研究的基本内容和指标

一、卫生服务需要和利用

（一）基本概念

1. 卫生服务要求（health services want）　反映居民要求预防保健、增进健康、摆脱疾病、减少致残的主观愿望，不完全是由自身的实际健康状况所决定。居民的卫生服务要求可以从两方面来体现。

（1）公众对政府、卫生、环保等相关部门和机构的希望、要求和建议等。例如，在报刊杂志、网络、广播电视节目中经常看到和听到的公众对改进社会卫生工作的呼声、反映和关注的焦点问题。

（2）专项健康询问调查中收集居民的卫生服务要求。例如，在一项农村卫生服务抽样调查所收集到的意见中，43%呼吁要求降低医疗费用，11%希望增添医疗设备、提高技术水平，6%要求向农村输送高质量的医疗卫生人员，4%希望卫生部门改善服务态度。意见体现了农村居民希望能够得到经济、有效、高质量医疗卫生服务的意愿。

2. 卫生服务需要（health services need）　主要取决于居民的自身健康状况，是依据人们的实际健康状况与“理想健康状态”之间存在的差距而提出的对医疗、预防、保健、康复等卫生服务的客观需要，包括个人觉察到的需要（perceived need）和由医疗卫生专业人员判定的需要，两者有时是一致的，有时是不一致的。如果一个人觉察到有卫生服务需要时，才有可能去寻求利用卫生服务。如果某个人实际存在健康问题或患有疾病，但未被察觉，一般不会利用卫生服务，这种情况对健康构成危险。最有效发现未觉察到的卫生服务需要的方法是进行人群健康筛检。发现还没有被觉察到的潜在需要（potential need），这无论对于医疗服务还是预防保健工作都具有积极的意义。

3. 卫生服务需求（health services demand）　从经济和价值观念出发，在一定时期内、一定价格水平上人们愿意而且有能力消费的卫生服务量。一般可分为两类。

（1）由需要转化而来的需求：人们的卫生服务需要只有转化为需求，才有可能去利用医疗卫生服务。但在现实生活中，并不是人们所有的卫生服务需要都能转化为需求。需要能否转化为需求，除了与居民本身是否觉察到有某种或某些卫生服务需要外，还受其收入水平、社会地位、享有的健康保障制度、交通便利程度、风俗习惯，以及卫生机构提供的服务类型和质量等多种因素的影响。

（2）没有需要的需求：通常是由不良的就医行为和行医行为所造成。一方面，有时居民提出的一些“卫生服务需求”，可能经医学专家按服务规范判定后认为是不必要的或是过分的需求。例如，有些公费和劳保医疗者就医时通过要求医生多开药、开高价药等形式过度利用卫生服务。另一方面，有些医疗卫生服务人员受经济利益驱动给患者做不必要的检查、开大处方等。上述情况均可导致没有需要的需求大量增加，没有需要的需求是造成卫生资源的浪费和短缺的主要原因之一。

4. 卫生服务利用（health services utilization）　是需求者实际利用卫生服务的数量（即有效需求量），是人群卫生服务需要量和卫生资源供给量相互制约的结果，既可以直接反映卫生系统为居民健康提供卫生服务的数量和工作效率，也可以间接反映卫生系统卫生服务对居民健康状况的影响。

5. 卫生服务需要、需求、利用之间的联系 卫生服务需求是由需要转化而来的。理论上讲，如果人们的卫生服务需要都能转化为需求，需求就有可能通过对卫生服务的实际利用得到满足。但是，现实情况并非如此。一方面，有需要，不能或没能使需要转化为需求而未去寻求卫生服务利用；另一方面，有需求，得不到有效利用，有效利用取决于卫生服务的供给量。当供给量大于需求量（供大于求）时，需求将会得到满足。但供大于求时往往会导致卫生资源利用不足，如人员、床位、仪器设备等的闲置造成的利用效率低。当供给量小于需求量（供不应求）时，需求不可能得到全部满足，就会出现等待就诊、住院及得不到应有服务的现象。

（二）影响卫生服务需要与利用的因素

研究影响卫生服务需要与利用的因素对于发现高危人群（包括患者），确定疾病防治重点，有针对性地开展健康教育和健康促进的活动，有效组织卫生服务，发挥卫生资源的作用，提高卫生服务社会公平性有重要意义。居民自身的健康状况是影响卫生服务需要与利用及生活质量的决定因素。凡是影响居民健康和社会卫生状况的各种因素，都可直接或间接地影响居民的卫生服务需要和利用。主要影响因素如下。

1. 人口数量及其年龄性别构成 在其他因素不变的情况下，服务人口数越多，卫生服务需要量和利用量越大。一般来说，老年人的患病率高，其卫生服务利用量也大；由于女性有月经期、妊娠期、产褥期、哺乳期和更年期等特殊需要，女性对卫生服务需要的时间跨度及对门诊和住院的利用量要多于男性。

2. 社会经济因素 不仅可以直接影响居民健康状况，而且可以通过卫生服务间接地对居民的健康产生影响，社会经济发展水平的不同是造成居民健康水平差异的一个重要原因。第 5 次全国卫生服务总调查结果显示：居民两周未就诊的比例为 15.5%，其中城市地区为 14.5%，农村地区为 16.9%；居民应住院未住院比例为 17.1%，城市地区为 17.6%，农村地区为 16.7%。12.7%的居民两周患病未就诊及 43.2%的居民应住院未住院的原因都是因为经济困难。

3. 文化教育 受教育程度高者对预防保健意识和疾病自我认识能力要强于受教育程度低者，表面上会增加卫生服务需要，但最终仍会降低卫生服务需要和利用。第 5 次全国卫生服务总调查结果显示：调查人口的两周患病率为 24.1%，城市地区和农村地区分别为 28.2%、20.2%；城市地区和农村地区 15 岁及以上人口的慢性病患病率分别为 36.7%、29.5%，这与城市居民的受教育程度相对较高、对疾病的自我认识能力相对较强有关。

4. 卫生服务质量及设施 提高服务质量可以缩短医疗时间，提高治愈率，进而减少患者对卫生服务的需要和利用。积极开展预防保健服务的成效在短期内可能不会明显改变人群总的卫生服务需要量，但从长远的观点看，预防保健工作奏效了，疾病减少或消灭了，就势必会减少卫生服务需要量和利用量。此外，在一个缺医少药的落后地区，居民获得规范的卫生服务量势必也是很低的。

5. 医疗保健制度 是一个非常重要的影响因素。享受不同程度医药费减免者在所利用的医疗卫生机构级别及其利用量方面存在明显差异，医保者利用较高级别医疗卫生机构服务的比例、就诊率、住院率、住院天数及医药费用均明显高于自费医疗者。按不同医疗保健制度分析，无论门诊费用还是住院费用，城市均高于农村；无论城市还是农村，城镇医保者均最高，无医保者处于最低或较低水平。

6. 气候地理条件 某些疾病的好发往往具有明显的季节性和地域性，从而影响居民的卫生服务需要和利用。例如，夏秋季易发消化系统疾病，冬春季多发呼吸系统疾病和心脑血管疾病；克山病、甲状腺肿、血吸虫病、龋齿等地方病和寄生虫病也只有在特定的气候地理条件下易于发生。

7. 行为心理 行为心理因素对疾病的发生发展及转归有明显作用，如吸烟和饮酒是两个最为突出的实例。同样，行为心理因素对就诊、住院的影响也明显存在。

8. 婚姻与家庭　有配偶者对医疗服务的需求少于独身、寡鳏及离婚者，即使患病住院，有配偶者可以减少住院次数或缩短住院时间。有时家庭的护理照料可以代替一部分医院治疗，多人口家庭可以减少医疗服务需求，特别是在缩短住院天数方面更为明显。

影响卫生服务需要与利用的因素远非以上所述，还包括生物学遗传、职业、社会地位、卫生政策、人口流动、交通便利程度、宗教信仰、风俗习惯、生活方式等众多因素。正确运用多因素分析方法，将有助于发现众多可能影响因素中的主要因素，认识它们内在的多元性联系，进而实施有效的干预措施，改善卫生服务状况。

（三）卫生服务需要的测量与分析

前已述及，卫生服务需要是居民实际健康状况的客观反映，通常可以通过对人群健康状况的指标来反映人群的卫生服务需要，包括需要量的水平、范围和类型等。反映人群健康状况的指标很多，包括疾病指标、死亡及其构成指标、残疾指标、营养与生长发育指标、心理指标、社会指标，以及由这些指标派生出来的复合指标，如生存质量指数、健康期望寿命、无残疾期望寿命、伤残调整生命年等。目前，常用疾病指标和死亡指标来反映人群的卫生服务需要。

在死亡指标中，婴儿死亡率、孕产妇死亡率和平均期望寿命是综合反映社会发展水平、居民健康水平及医疗卫生保健水平的敏感指标，因而常用这三项指标反映一个国家或地区居民的卫生服务需要量水平。如果某个地区人口的婴儿死亡率和孕产妇死亡率高，而平均期望寿命低，则可说明该地区居民的健康状况差，保健水平低，卫生服务需要量大。此外，死因顺位及构成也是反映居民卫生服务需要量的重要指标。通过对死因顺位及构成的分析，可以找出主要危害居民健康的疾病和卫生问题，从而确定居民的主要卫生服务需要。

与疾病指标相比，死亡指标比较稳定、可靠，资料也比较容易通过常规登记报告或死因监测系统收集，并且可获得连续性资料。但是，死亡是疾病或损伤对健康的影响达到最严重时的结局，因而用死亡指标反映居民健康问题不太敏感，还需要结合疾病指标进行分析，特别是在了解人群对医疗、预防、护理、康复、健康教育与咨询等卫生服务需要中消耗资源最多的医疗服务需要时，疾病指标更显得尤为重要。

反映居民医疗服务需要量和疾病负担的指标主要由疾病发生的频率（度）指标和严重程度两类指标组成，通常需要通过调查获得。

1. 疾病频率（度）指标　卫生服务研究中所定义的“患病”是从居民的卫生服务需要角度考虑，并非严格意义上的“患病”，主要依据被调查者的自身感受和经培训的调查员的客观判断综合确定。常用的指标如下。

（1）两周患病率=前两周内患病人（次）数/调查人数×100%或1000‰。

我国卫生服务总调查将“患病”的概念界定为：①自觉身体不适，曾去医疗卫生单位就诊、治疗；②自觉身体不适，未去医疗卫生单位诊治，但采取了自服药物或一些辅助疗法，如推拿按摩等；③自觉身体不适，未去就诊治疗，也未采取任何自服药物或辅助疗法，但因身体不适休工、休学或卧床1天及以上者；上述三种情况有其一，即判定为“患病”。

（2）慢性病患病率=前半年内患慢性病人（次）数/调查人数×100%或1000‰。

卫生服务总调查中“慢性病”的概念被界定为：①被调查者在调查的前半年内，经过医务人员明确诊断有慢性病；②半年以前经医生诊断有慢性病，在调查的前半年内时有发作，并采取了治疗措施，如服药、理疗等；二者有其一，即判定为患“慢性病”。

（3）健康者占总人口百分比，即每百调查人口中健康者所占的百分比。

“健康者”是指在调查期间无急、慢性疾病、外伤和心理障碍，无因病卧床及正常活动受限制，无眼病和牙病等。

2. 疾病严重程度指标　居民的医疗服务需要不仅反映在患病频率的高低，同时还表现在所患疾病的严重程度。通常家庭健康询问调查了解的疾病严重程度不是临床医学上的概念，而是通过询问被调查者在过去的某一个时期内患病伤持续天数和因病伤卧床、休工、休学天数来间接了解疾病的严重程度、对劳动生产力的影响以及推算因病伤所造成的经济损失。常用的指标有：

（1）两周卧床率=前两周内卧床人（次）数/调查人数×100%或1000‰。

（2）两周活动受限率=前两周内活动受限人（次）数/调查人数×100%或1000‰。

（3）两周休工（学）率=前两周内因病休工（学）人（次）数/调查人数×100%或1000‰。

（4）两周患病天数=前两周内患病总天数/调查人数。

此外，还有失能率、残障率，以及两周卧床天数、休工天数、休学天数等。

全国卫生服务总调查显示了城乡居民卫生服务需要量的变化情况（表10-1）：城市居民两周患病率、慢性病患病率、每千人患病天数均高于农村居民，而且农村居民两周患病率持续增加，农村居民的每千人休工天数高于城市居民，且呈逐年下降趋势，但每千人卧床天数却明显增高。

表10-1　我国城乡居民医疗服务需要量

指标	1993年		1998年		2003年		2008年	
	农村	城市	农村	城市	农村	城市	农村	城市
两周患病率（%）	12.8	17.5	13.7	18.7	14.0	15.3	17.7	22.2
慢性病患病率（%）	13.1	28.6	11.8	27.3	12.1	24.0	17.1	28.3
每千人患病天数	1162	1496	1125	1646	1043	1238	1428	1842
每千人休工天数	196	173	347	153	218	84	97	59
每千人休学天数	91	117	95	68	54	35	48	29
每千人卧床天数	105	124	119	95	169	175	193	164

对于预防保健的需要量，通常可用传染病的发病率来反映。传染病发病资料一般可以通过疾病常规登记获得。

（四）卫生服务利用的测量与分析

我国卫生服务利用的资料主要来源于常规的卫生信息登记及报表。此类资料一般较易收集、长期积累、系统观察，但由于一个地区的居民常常在不同的地点利用卫生服务，仅仅根据卫生部门登记报告资料不易判断人群利用卫生服务的全貌。可进行家庭抽样询问调查比较全面地了解与掌握人群健康和卫生服务利用的状况。

卫生服务利用可分为医疗服务（包括门诊服务和住院服务）预防保健服务及康复服务利用等几类。医疗服务的主动性主要在于群众，预防保健服务的主动性主要在于卫生人员。

1. 门诊服务利用指标　通过该指标可以掌握居民就诊的水平、流向和特点，分析其影响因素，为合理组织门诊服务提供重要依据。居民门诊服务利用的指标主要有两周就诊率、两周就诊人次数或人均年就诊次数（可根据两周就诊人次数推算得到，这是估计门诊需求量的重要指标）患者就诊率及患者未就诊率（是反映就诊状况的负向指标）等，用来反映居民对门诊服务的需求水平和满足程度。

（1）两周就诊率=前两周内就诊人（次）数/调查人数×100%或1000‰。

（2）两周患者就诊率=前两周内患者就诊人（次）数/两周患者总例数×100%或1000‰。

（3）两周患者未就诊率=前两周内患者未就诊人数/两周患者总例数×100%或1000‰。

2. 住院服务利用指标　反映住院服务利用的指标主要有住院率、住院天数及未住院率，可用于了解居民对住院服务的利用程度，还可以进一步分析住院原因、住院医疗机构与科别、辅助诊断利用、病房陪住率，以及需住院而未住院的原因等，从而为确定医疗卫生机构布局、制订相应的病床发展和卫生人力规划提供依据。

（1）住院率=前一年内住院人（次）数/调查人数×100%或 1000‰。

（2）人均住院天数=总住院天数/总住院人（次）数。

（3）未住院率=需住院而未住院患者数/需住院患者数×100%。

3. 预防保健服务利用指标 预防保健服务包括计划免疫、健康教育、传染病控制、妇幼保健等。与医疗服务相比，测量预防保健服务利用比较复杂困难。预防保健服务利用常常发生在现场，资料登记收集有一定困难。有些预防保健服务利用率低，且又有一定的季节性，对少数人群进行一次性横断面调查常常不易获得满意的结果。采取卫生机构登记报告和家庭询问调查相结合的方法收集资料，可通过比较居民实际接受的服务与按计划目标应提供的服务量进行测量与评价。妇幼保健服务利用指标包括产后访视率、妇科病查治率、孕产妇产前检查率及平均检查次数、妊娠早期检查率及平均初检孕周、住院分娩率、婴儿出生体重及婴幼儿计划免疫接种等。

（五）卫生服务需要与利用指标的应用

1. 测算目标人群卫生服务需要量和利用量 假设两周内进行一次性横断面抽样调查，其结果对全年有代表性，通过采用两周指标平均值乘以 26（以 1 年 52 周计），再除以调查人数，就可得出全年每人每年患病、休工（学）及卧床人数或天数、因病伤门诊和住院人次数及医药费用等。因此，两周抽样调查结果从时间上延长可以测算全年卫生服务需要量和利用量，从调查人群可以推论一个区域内总人群的卫生服务概貌。但是，要注意一次性横断面抽样调查的结果是否有代表性，如果能够采用连续性抽样调查方法进行资料收集，计算出的居民卫生服务需要量和利用量指标就更能准确地测算全年目标人群卫生服务需要量和利用量的水平及其变动规律。

2. 为合理配置卫生资源提供依据 依据患病人数可以估算门诊服务需要量，根据因病伤休工及卧床人数可以推测需住院人数，为分析医疗服务需要量提供依据。人群患病率、休工率及卧床率指标不仅可以计算医疗服务需要量，还可以进一步计算病床需要量和医务人员需要量，作为设置病床、配备人员和分配经费的依据。

3. 计算疾病造成的间接经济损失 每人每年因病伤休工天数乘以人均产值或利税和该地区因病休工总人口数，可以得出因病休工而引起的间接经济损失数。需要指出的是：现阶段在制订卫生计划时，应同时考虑需要和需求，要对不同地区、不同时期、不同领域及不同类型和层次的卫生服务区别对待，既要保证城乡居民获得基本的卫生保健服务，满足他们的基本需要，以体现社会公平，又要适当地引入市场机制，提高卫生资源的配置效益，兼顾需求。在农村地区、尤其是贫困地区，群众支付能力较差，需要难以转变为需求，对于基本的医疗卫生服务，主要靠国家提供保障，在制订卫生计划时要更多地考虑需要；对于超出基本医疗卫生服务的一些特殊服务，完全可以依据需求制订卫生计划。一般来说，短期卫生发展计划可相对多地考虑需求，而长期卫生发展计划则可更多地考虑需要。

二、卫生服务资源

卫生人力、经费、设施、装备、药品、信息、知识和技术是卫生资源的重要组成部分。一个国家拥有的卫生资源总是有限的，社会可能提供的卫生资源与实际需要总是存在一定的、有时甚至是很大的差距。研究卫生资源的潜力是卫生服务研究的一项基本任务。

（一）卫生人力资源

卫生人力资源（health human resource）是保障人民健康，进行社会生产最基本、最重要的且是卫生资源中最宝贵、最具活力的一种资源，是制订与实现国家卫生发展计划的重要组成部分。卫生人力是指经过专业培训、在卫生系统工作、提供卫生服务的人员，包括已在卫生部门工作和正在接受规范化医学教育和培训的人员。卫生人员的数量、结构和分布是卫生人力资源研究中最受关注的问题，也是评价卫生人力资源的常用指标。卫生人力资源的研究是尽可能保证卫生人力分布具有均衡性和合理性。

1. 数量 可用绝对数、相对数和平均数表示，绝对数表示卫生人力实际拥有量；相对数来表示不同时期、不同地区卫生人力的相对水平，如每千人口医师数或床位数，平均数表明每名卫生人员平均服务人口数。

2. 结构 卫生人力结构反映卫生人力的质量，说明卫生人力结构是否合理。卫生人力的合理结构包括以下三个方面。

（1）年龄结构：年龄是衡量人力资源工作能力、技能和效率的最常用指标。合理的年龄结构有助于不同年龄层次人员优势的发挥，保持卫生人力的延续性和稳定性，是保证卫生服务工作可持续发展的必要条件。

（2）专业结构：卫生服务需要不同的专业人员提供不同的服务。在我国各类卫生专门人才中，医学专业占 70%左右，中医中药专业占 15%，药学专业占 5%，预防医学专业占 4%左右；口腔、儿科、营养、检验、放射卫生、生物医学工程及卫生管理的高级人才相对不足，护理专业人员缺乏。我国医生与护士的比例为 1∶0.42，护士与人口数之比为 1∶1750。而发达国家医护比为 1∶2，护士与人口数之比为 1∶140～1∶320。

（3）职称结构：职称反映卫生人力一定的技术和学术水平。为保证卫生服务工作的可持续发展应有合理的职称结构。我国高、中、初三级卫生技术人员的比例约为 1∶1.7∶1。而 WHO 在中等发达国家的标准为 1∶3∶1。

（4）学历结构：卫生服务需要学历结构合理的卫生技术人员，但由于历史原因，我国卫生技术人员队伍中无学历占有一定比例，尤其是乡村卫生技术人员的情况更严重，这直接影响到我国卫技队伍的整体素质。

3. 分布 在国家之间存在着卫生人员分布不平衡现象，发达国家每 10 万人口拥有 1000 名卫生技术人员，而在发展中国家只有 200 多名。在同一国家内部也存在卫生技术人员分布不平衡状况，大多数集中在城市，广大农村普遍缺少。我国农村人口占 70%以上，卫生技术人员只占总数的 52%，而城市人口却拥有 48%的卫生技术人员。

（二）卫生人力预测

在卫生领域中，卫生人力是主导力量，但由于各方面因素的影响和限制，通过预测很难确定卫生人力的需求数量，因此，需要加强未来卫生人力需要量、供应量及拥有量的预测研究，较为准确地确定卫生人才的需求量。我国从 20 世纪 80 年代进行了卫生人力的长期预测，但周期长，影响因素多，结果可靠性降低，有待于进一步的完善和改进。卫生人力供应不是临时准备就可以得到，而是长期培养的结果，因此，卫生人力预测显得尤为重要。

1. 卫生人力需求 是从社会和经济发展、科技进步、劳动力发展等多种因素出发，研究卫生部门在目标年间需要卫生人力的数量和质量。经典的预测方法有以下 4 种。

（1）健康需要法：为了保护人群健康，应该接受哪些服务项目，根据服务的数量计算卫生人力需要量。

（2）健康需求法：是建立在有效需求，即卫生服务的实际利用上，是根据过去和现在的实际服务需求量，考虑到未来一定时期内影响需求量的各种因素计算出未来的服务需求量，再推算出卫生人力需求量。

（3）服务目标法：制订了服务产出量目标。卫生人力需要量即可得出。服务目标法也可从人群需求量提出，有了服务需求量目标，结合卫生技术人员产出量目标，就可以得出卫生人力需要量。

（4）人口比值法：只要掌握了预测的人口数及卫生人力与人口的比值，就可计算出目标年度卫生人力需要量。

2. 卫生人力供给 是卫生服务的基础，包括现有卫生人力拥有量、未来卫生人力增加量及流失量三个部分。卫生人力预测要求卫生人力的需求和供给保持平衡。

3. 卫生人力管理 科学管理和合理使用卫生人力是发展卫生事业的关键。

三、卫 生 费 用

卫生服务活动的过程是资金筹集、分配和使用的过程，开展卫生费用研究，掌握卫生服务领域内经济活动的特征及规律，对卫生资源的优化配置、卫生经济政策和区域卫生规划的制订、卫生服务经济效益的提高等方面提供参考依据。卫生费用有广义和狭义两种概念。广义的卫生费用是指一定时期内为保护人群健康直接和间接消耗的社会资源，包括一切人力、物力和财力的消耗，以货币来计量；狭义的卫生费用是指在一定时期内为提供卫生服务直接消耗的经济资源。通常所指的卫生费用是指狭义的卫生费用，是卫生费用研究的主要对象。

卫生费用研究的内容包括：卫生费用的来源，卫生费用的分类和特点，卫生费用的分配和使用是否公平合理，健康需要、卫生资源和卫生服务利用之间是否相对平衡，卫生费用的影响因素及变动趋势，卫生费用增长的原因等。

视窗 10-2

卫生费用增长的影响因素

（1）人口老龄化。
（2）物价上涨、通货膨胀。
（3）人口增长。
（4）高新技术的应用。
（5）疾病谱的明显变化。
（6）卫生保健需求和健康意识的提高。
（7）支付机制的不完善等。

（一）卫生费用来源

我国卫生费用主要来源于国家、集体和个人。政府卫生支出是指各级政府用于卫生事业的财政拨款；工矿企业从福利基金按职工工资总额的一定比例用于城镇职工基本医疗保险的费用及农村集体公益金中提取的合作医疗费用属于集体卫生支出；居民个人卫生支出包括参保者支付的门诊挂号费、某些药品费，健康保险和合作医疗者按一定比例由患者支付的医药费及自费患者就诊支付的医药费等。

（二）卫生费用分类

卫生费用可分为直接卫生费用和间接卫生费用两类。直接卫生费用是指利用卫生服务而支付的费用，包括患者看病支付的各种服务费、化验费、药费及材料费等；间接卫生费用包括因病误工的工资、车旅费、营养费、照顾患者的误工工资等。从卫生服务角度，还可将卫生费用分为医疗服务费、卫生防疫费、妇幼卫生费、医学教育费及科学研究费等。

（三）卫生费用评价指标

1. 卫生总费用占国内生产总值百分比 说明卫生费用的数量是否与当地社会经济发展水平相适应，同时也反映政府对卫生工作的支持程度及全社会对国民健康的重视程度。自 20 世纪 90 年代以来，发达国家卫生费用占国内生产总值的比例一般在 6%以上，个别发达国家，如美国、加拿大及瑞典等国家超过 10%。我国卫生费用历年有所增加，但卫生费用占国内生产总值的比例多年来一直徘徊在4%左右，仅相当于发达国家20世纪50年代初的水平，反映出我国卫生事业尚未能与社会经济同步发展。

2. 人均卫生费用 说明一个国家或地区卫生费用的人均水平，是人群卫生费用消费公平性的一个重要分析与评价指标。

3. 卫生事业费占财政支出百分比 反映一个国家或地区财政部门对卫生事业发展的支持和重视程度。

4. 卫生各部门的投资比例 反映卫生费用在各级医疗卫生机构中分配是否合理。

5. 门诊和住院费用及构成 反映医疗机构内部费用分配和使用的特征。一般来说，小医院药费所占比重较大；大医院诊治患者病情复杂，使用辅助诊断手段和昂贵的检查仪器，辅助检查的费用较多。医疗机构级别越高，辅助检查费用比重大，药费比重相对减少。

6. 医疗、疾病预防控制和妇幼卫生费用的比例 这是卫生部门在费用分配时应该首先注意的比例。医疗服务提供维护健康和康复医疗，是利用最频繁、消耗卫生资源最多的服务。我国卫生系统80%左右的人力和费用使用是在医疗服务系统。从卫生服务对健康的作用来看，预防保健的重要性不容忽视。确定医疗、预防和保健服务三者之间费用分配的合适比例，不仅要考虑人群需要、服务利用，还要结合社会发展及文化传统等因素进行综合平衡。

第三节 卫生服务综合评价

一、概 述

卫生服务评价是卫生事业管理过程的重要组成部分，贯穿于整个管理过程始终，是一项社会性、政策性、连续性很强的系统工作，包括卫生服务计划评价、实施过程和进展评价及结果（成就）评价。人们往往将效率和效果这两项结果指标视为卫生服务评价的核心内容。卫生服务评价要紧紧围绕评价的领域和具体的问题，通过精心设计评价方法和指标，适时有效地开展评价工作，才能做出切合实际的判断，为制订新的计划和今后的工作提出建设性的方案和措施。

进行卫生服务综合评价的目的是发现卫生服务的社会需要和需求，探讨居民健康和卫生服务利用的影响因素，有效地配置与使用现有的卫生资源，合理地组织卫生服务，加强实施过程的监控和目标管理，提高卫生服务的效率、效益与效果，阐明卫生服务工作的进展和成效，改进与完善各项卫生服务计划，必要时通过制定或调整相关政策以适应复杂多变的形势。

二、卫生服务综合评价内容的主要特征

卫生服务综合评价内容的主要特征包括6个方面。

1. 适宜程度 是指所制订和执行的各项卫生服务计划是否适应社会、经济、文化、卫生发展水平和现行的卫生政策，提出的目标和措施、配置的卫生资源是否适应当地居民的健康需要或需求，在经济、技术、民意支持方面是否可行，由此评价计划、政策、活动、措施和卫生服务机构及其功能的合理性。

2. 足够程度 是指所制订的卫生服务计划对重要的卫生问题和措施是否已经明确、给予足够的重视，并在卫生资源配置上给予足够保证。

3. 进度 是指计划实施的进展程度，即根据预期目标检查计划的实施与落实情况，卫生资源提供与利用状况，总结成功经验，找出差距，提出需要引起重视的问题，并及时向决策者或项目组织者反馈，必要时对计划和工作活动进行调整，以保证计划的顺利实施。

4. 效率　是指卫生服务计划实施后，卫生服务提供在数量和质量方面的产出与卫生资源（包括人力、物力、财力等）投入之间的比值，即投入每单位资源所产出的符合规范要求的服务量。效率评价的目的在于改善卫生服务系统的工作效率，提高管理水平。

5. 效果　是指计划在实施中或结束阶段，对解决某个（些）卫生问题所取得的成效或计划预期目标实际达到的程度。效果评价的目的是对卫生服务计划的价值做出科学评判。在可能的情况下，尽量采用一些定量或半定量的指标对目标实际达到的程度进行测量，以更确切地反映评价目标，便于比较和分析。

6. 影响　是指一项卫生服务计划的实施对社会、经济、卫生发展和居民健康的贡献和影响，或对其结果的可持续性做出评价。

三、卫生服务综合评价指标的筛选原则

实施评价工作的前提是科学合理地建立卫生服务综合评价指标体系。对卫生服务的计划、实施进展和效果进行客观、正确、可靠、综合的评价，必须有一套适宜的指标体系。综合评价指标体系所包含的指标既要能够较全面地反映卫生服务的整体状况，指标数量又要尽量少而精，以减少评价的难度和复杂性，通常采用专家咨询方法和数理统计方法，从众多的指标中筛选出有代表性的指标。

对评价指标的筛选，通常需尽可能地满足下列几项要求。

1. 重要性（important）**和实用性**（useful）　所选指标是较为公认的重要而实用的指标，能反映某一方面的情况。

2. 有效性（valid）　所选指标能确切反映评价目标的内容和实现的程度，一般可根据实际情况和经验进行判断。

3. 特异性（specific）　所选指标有其特点，能从一定角度有针对性地反映某个方面的信息，而不能被其他指标所取代。

4. 敏感性（sensitive）　要求所选指标灵敏，区分力好，能迅速鉴别事物的变化水平。

5. 代表性（representative）　所选指标包含的信息量大，能在一定程度上反映其他指标（如落选指标）的信息。

6. 可靠性（reliable）　要求所选指标能真实可靠反映实际的情况。

7. 可获得性（accessible）　要求所选指标容易获得，并尽可能充分利用常规登记报告资料。

到目前为止，综合评价的方法虽较多，评价的范围和指标也不尽相同，但各种评价的实质都是将反映被评价对象各个组成部分的代表性指标有机结合起来，进行比较分析，综合评价。

视窗 10-3

比 较 评 价

比较评价是卫生服务研究中最为广泛、常用的评价方法。比较评价既可以是描述性的，也可以是分析性的或推断性的；即可采用单指标（单因素）比较方法，又可采用多指标（多因素）比较方法。

进行比较评价研究时需注意几个问题：①设立对照；②齐同对比；③自身前后对照与平行对照。

四、综 合 评 价

综合评价是将反映评价对象特征的多项指标进行系统加工整合，从总体上认识评价对象的优劣；或将多个单项评价指标组合成一个包含各个成分的综合指标，借以反映评价对象的全貌。卫

生服务综合评价是指围绕特定的评价目标、评价对象和评价阶段，对卫生服务的计划、进展、成效和价值进行评判估量的过程。卫生服务的综合评价是多方面的，可以从不同的角度着眼，但对一项涉及面较广的卫生服务项目进行综合评价时，需审时度势、因地制宜地根据国情、地情或项目本身关于卫生服务的发展计划、目标及评价工作所处的阶段，运用多学科的适宜技术与方法，对其进行多方位、多层次、多环节、多因素的综合评价，即从卫生服务的社会需要、卫生资源投入、提供的服务量及其效率、产生的社会效益和经济效益等方面做出评价，才能较全面地反映卫生服务的成效及其影响。由于评价性质、目的、角度、层次、侧重点等方面的不同，国内外至今尚未对卫生服务综合评价的范围、内容和指标体系形成广泛的共识。

派克（Parker）根据系统分析的观点，从卫生服务系统的每一个要素的特征及各个要素间的相互关系出发，提出从人群卫生服务需要量、资源投入量、服务产出量、工作过程、结果、效益、效果 7 个方面进行评价。

劳埃姆（Roemer）根据卫生服务的内容，建议从 8 个方面进行评价：①项目目标评价；②医疗服务需要量评价；③卫生服务利用接受能力评价；④卫生资源评价；⑤工作活动和态度评价；⑥工作过程评价；⑦结果与效果评价；⑧费用与效益评价。

萨盖特（Sackett）根据卫生服务研究的对象，在《预防医学与公共卫生》一书中提出：卫生服务评价应围绕卫生服务是否有效，公众能否利用到有效的卫生服务，提供服务的数量和质量是否充分、可靠，费用是否低廉 4 个方面进行评价。

卫生服务利用应与居民的卫生服务需求相适应。过度利用则造成资源浪费、医药费用上涨，加重国家、企业（集体）和个人的经济负担；利用不足又使人群医疗卫生服务需要（求）量得不到满足。尤其我国向社会主义市场经济体制变革和转轨时期，卫生服务计划者更要谨慎地根据人群的健康需要和需求来做出计划拟定与实施过程中的若干抉择。WHO 曾对美国、加拿大、阿根廷、英国、荷兰、芬兰、南斯拉夫七国 12 个地区的卫生服务进行了综合评价，并提出了一个值得借鉴的综合评价模式（表 10-2）。其基本思路是：将人群健康需要、卫生服务利用和卫生资源 3 个方面有机联系起来，以人群健康需要量、卫生服务利用量和卫生资源投入量 3 类指标的平均数作为划分高低的标准，组成 8 种组合，以此对一个国家或地区的卫生服务状况进行综合评价，为制订卫生服务发展规划、合理配置卫生资源提供参考依据。

表 10-2 卫生服务综合评价模式

卫生服务利用	高需要		低需要	
	高资源	低资源	高资源	低资源
高	A 型（平衡型） 资源分配适宜	B 型 资源利用率高	E 型 过度利用	F 型 资源利用率高
低	C 型 资源利用率低	D 型 资源投入低	G 型 资源投入过度	H 型（平衡型） 资源分配适宜

注：A 型：人群卫生服务需要量大，卫生资源投入充足，卫生服务利用良好，三者之间保持相对平衡。

B 型：人群卫生服务需要量大，卫生资源投入不足，卫生服务利用率高，低资源与高需要不相适应。由于资源利用紧张.通过提高利用率保持平衡，但不能持久，应向 A 型转化。

C 型：人群卫生服务需要量大，卫生资源投入充分，卫生服务利用率低，需研究卫生服务利用的障碍因素，提高卫生服务的效益。

D 型：人群卫生服务需要量大，卫生资源投入不足，卫生服务利用率低，不能充分满足人群卫生服务需要，应增加卫生资源投入，提高卫生服务服务利用率，以适应人群卫生服务需要。

E 型：人群卫生服务需要量低，卫生资源投入充分，卫生服务利用也充分。很可能存在个别人群过度利用卫生服务，浪费卫生资源的情况。

F 型：人群卫生服务需要量低，卫生资源投入不足，卫生服务利用高，虽是服务效益良好的标志，但低资源与人群的低卫生服务需要相适应。

G 型：人群卫生服务需要量低，卫生资源投入充分，卫生服务利用率低，卫生资源投入过度，应向 H 型转化。

H 型：人群卫生服务需要量低，卫生资源投入不足，卫生服务利用率低，三者之间在低水平状态下保持平衡。

思　考　题

一、简答题

（1）试述卫生服务研究的内容。

（2）简述卫生服务需要与利用指标的应用。

（3）简述卫生费用增长的原因。

（4）简述卫生服务综合评价内容的主要特征。

二、案例分析题

2014 年我国卫生人力资源统计分析

1. 卫生人员总数　全国卫生人员总数达 1023.4 万人，比上年增加 44.4 万人（增长 4.5%）。2014 年年末卫生人员总数中，卫生技术人员 759.0 万人，占 74.2%，乡村医生和卫生员 105.8 万人，仅占 10.3%，意味着 89.7%的医务人员集中在县级以上的大中型城市。由此可见，我国卫生技术人员主要集中在城市，而城市卫生人力资源则主要集中在大中城市、大型医院。广大农村地区医务人员相对不足。由此形成了卫生人力资源不足和浪费并存的局面。

2. 卫生技术人员基本情况　卫生人员总数中，卫生技术人员（不含村卫生室，下同）613 万人，其他技术人员 38.0 万人，管理人员 45.1 万人，工勤技能人员 75.5 万人，村卫生室人员达 146.0 万人。卫生技术人员中，执业（助理）医师 289.3 万人，注册护士 300.4 万人。与上年比较，卫生技术人员增加 37.9 万人（增长 5.3%）。2014 年，每千人口执业（助理）医师 2.12 人，每千人口注册护士 2.20 人，目前我国医护比为 1∶1.04；每万人口专业公共卫生机构人员 6.41 人。

3. 卫生人力资源学历构成分析　卫生技术人员本科及以上占 28.5%，大专占 38.7%，中专占 30.0%，高中及以下占 2.7%。与 2012 年相比，本科及以上提高 1.8 个百分点，大专提高 1.1 个百分点，中专下降 2.3 百分点，高中及以下下降 0.7 个百分点。其中，乡镇卫生人员学历层次普遍偏低，无学历还占有一定比例。由此可见，我国卫生人力资源的这种学历构成呈宝塔形，塔尖太小，整体学历偏低。因此，培养高学历高水平的卫生人力是当前卫生人力资源发展所面临的一个紧迫任务。

4. 卫生人力资源职称构成分析　从专业技术资格职称构成上来看，我国卫生人员中，高级职称占 7.6%，中级占 22.6%，助理医师占 30.7%，士级占 27.8%。与之相比，乡级卫生机构中卫生技术人员职称偏低，中级及中级以上职称者仅占 14.9%，助理医师及士级等级职称人员高达 35.8% 和 38.5%。

5. 卫生技术人员分布情况　我国城市和农村每千人口拥有卫生技术员、医生和护士分别为 8.54 人、3.19 人、3.65 人和 3.41 人、1.4 人、1.09 人。城市卫生技术人员数量远高于农村的数量。从地理区域看，东部每千人口拥有卫生技术人员 5.33 人，高于中部 4.65 人和西部的 4.71 人，北京、上海每千人口卫生技术人员分别为 9.48 人、6.21 人，远远高于其他省份。

问题：我国卫生人力资源现状中存在的主要问题是什么？

（高修银）

第十一章 卫生政策

学习目标

掌握：卫生政策的概念与功能、卫生政策分析常用方法、全球卫生策略的基本内容。

熟悉：卫生政策的确认和制定，政策方案的选择与方法、中国卫生政策的方针、“十二五”卫生事业发展规划的原则和目标。

了解：政策方案的实施过程、我国初级卫生保健发展历史。

案例 11-1

国务院关于整合城乡居民基本医疗保险制度的意见

2016 年 1 月，为整合城镇居民基本医疗保险和新型农村合作医疗两项制度，建立统一的城乡居民基本医疗保险制度，国务院下发《关于整合城乡居民基本医疗保险制度的意见》（以下简称《意见》），具体内容如下。

1. 总体要求与基本原则　《意见》按照全覆盖、保基本、多层次、可持续的方针，加强统筹协调与顶层设计，遵循先易后难、循序渐进的原则，从完善政策入手，推进城镇居民基本医疗保险和新型农村合作医疗制度整合，逐步在全国范围内建立起统一的城乡居民医疗保险制度，推动保障更加公平、管理服务更加规范、医疗资源利用更加有效，促进全民医疗保险体系持续健康发展。坚持“统筹规划、协调发展”、“立足基本、保障公平”“因地制宜、有序推进”“创新机制、提升效能”四项原则。

2. 整合基本制度政策　包括统一覆盖范围与筹资政策，完善各地参保方式，促进应保尽保，避免重复参保。统一筹资政策与保障待遇，坚持多渠道筹资，继续实行个人缴费与政府补助相结合为主的筹资方式，鼓励集体、单位或其他社会经济组织给予扶持或资助。统一医疗保险目录与定点管理，做到医疗保险种类基本齐全、结构总体合理。统一基金管理，基金独立核算、专户管理，任何单位和个人不得挤占挪用。

3. 理顺管理体制　鼓励有条件的地区理顺医疗保险管理体制，统一基本医疗保险行政管理职能。完善管理运行机制，改进服务手段和管理办法，优化经办流程，提高管理效率和服务水平。鼓励有条件的地区创新经办服务模式，推进管办分开，在确保基金安全和有效监管的前提下，以政府购买服务的方式委托具有资质的商业保险机构等社会力量参与基本医疗保险的经办服务，激发经办活力。

4. 提升服务效能　城乡居民医疗保险制度原则上实行市（地）级统筹，各地要围绕统一待遇政策、基金管理、信息系统和就医结算等重点，稳步推进市（地）级统筹。同时整合现有信息系统，支撑城乡居民医疗保险制度运行和功能拓展。完善支付方式、加强医疗服务监管，引导定点医疗机构规范服务行为，控制医疗费用不合理增长。

5. 精心组织实施，确保整合工作平稳推进。

讨论：

（1）仔细阅读上文，了解我国城镇居民基本医疗保险和新型农村合作医疗制度的实施进程，分析卫生政策的作用。

（2）通过阅读上文，分析卫生政策的功能。

第一节 概 述

一、政策的概念和特征

（一）政策

政策（policy）既是一种政治措施，又是一种社会现象。它是指国家机关、政党及其他政治团体，在特定时期内，为实现或服务于一定社会政治、经济、文化目标，所采用的政治行为或规定的行为准则，是一系列谋略、法令、措施、方法、条例等的总称。政策可分为三种类型：总政策、基本政策和具体政策。总政策是在政策体系中居于统率地位的政策，具有原则性和指导性，是一定时期人们的行为准则和处理一切问题的总方针，是其他政策制定的依据。基本政策通常是涉及各个部门的政策，是为维护和协调有关国家和整体利益，对社会某一领域范围、某一方面发展规定的主要目标、任务和行为准则，是连接总政策和具体政策的中间环节。具体政策是在基本政策的指导下制定的，是基本政策的具体化，是为解决特定问题规定的主要目标、任务和准则。

政策是由三大要素组成的一个严密的逻辑体系，即政策背景、政策目标、政策手段。政策背景是起点，是政策作用对象及其周围环境的现状；政策目标是终点，是政策作用于对象后希望其改变成的理想状况；政策手段是起点到终点的桥梁，是政府所采取的如何把其认为不合理的现状改变成理想状况的一系列措施。

（二）公共政策的概念和特征

公共政策是公共权力机关经由政治过程所选择和制定的为解决公共问题、达成公共目标、已实现公共利益的方案，主要用于规范和指导有关机构、团体或个人行动，主要以政府的法律、法规、决策和行动为表现形式，是政策范畴的最重要分支。公共政策是对社会的公私行为、价值、规范所做出的有选择性的约束与指引，它通常是通过法令、条例、规划、计划、方案、措施、项目等形式表达出来的。

公共政策的主要特征包括以下几种。

1. 政治性与公共性 作为政治系统运行重要环节的公共政策，必然服从和服务于政治系统中公共权力所规定的意志、利益、任务和目标。政治系统是掌握社会公共权力的组织与机构，政府制定、执行公共政策的权力是由政治系统通过合法的途径授予的。因此，政府部门和社会公共机构制定与实施的任何政策都必须维护和巩固现行的政治统治。

公共政策是政治系统、政府等公共部门进行社会公共管理，维护社会公正，协调公众利益，确保社会稳定发展的措施与手段。因此，公共政策必须立足于整个社会发展，从全社会绝大多数人的公共利益出发制定和实施各种行为规范。

2. 稳定性与变动性 公共政策作为政治系统运行的中心、政府履行自身职能的手段和进行公共管理的途径，就必须服从于保持社会政治、经济稳定的基本目标。政治系统和政府要想通过制定、执行公共政策来达到社会稳定，首先就要求社会的总政策、基本政策是稳定的。公共政策稳定性的特征要求制定和实施的政策必须是正确的。政策的正确性是政策稳定性的前提。公共政策稳定性特征还要求制定和实施政策的相关因素是稳定的，如政策的社会环境、制定和实施政策的相应组织机构、政策制定和执行及评估的程序等都是稳定的。另外，公共政策稳定性的特征还要求政策的内容具有连续性和政策的贯彻具有严肃性。

公共机构制定和实施公共政策的目的是为了协调和平衡公众的利益。这种协调和平衡又都是具体的、有目的和方向性的。但是公众的利益处在变动之中，旧的差距和不平衡得到调整后，又会出现新的矛盾、冲突，又需要有新的政策来做新的协调。同时，任何公共政策的制定、执行和评估，都是依据政策环境、政策资源、政策效力的变化而变化的，这就是公共政策的变动性。

3. 公平性与效率性 公共政策是政府等公共机构进行公共管理的途径与手段，根本目标是实现社会的公正、公平。这不仅体现在个人收入的层面上，而且还体现在地区发展的层面上；不仅要求公众在物质享受方面是公平的，而且要求在精神、文化的享受方面也是公平的；不仅要求在机会上是均等的，而且要求在最终的结果上是包含着可接受差别的平等。

同时，政府的公共管理又必须讲究效率，即尽量做到“少花钱，多办事”。公共机构进行公共政策制定、执行、评估需要有一定的政策资源作为支撑。由于受到政策环境系统的影响、政府从社会提取资源的能力的影响，以及政府对已经提取到的资源合理配置能力的影响，政府在一定时期能够提取和支配的政策资源，尤其是经费与物质设施方面的资源是有限的，因此政府运用政策解决社会问题的实际能力是有限的。这就要求政府在规定的时间内更有效地解决更多的社会政策问题。在这种状况下，公共政策的运行就必须是高效率的，即在资源耗费总量相同的情况下，必须解决更多的社会政策问题；在要解决的社会政策问题是既定的情况下，尽量少耗费。前者是用定量的钱多办事；后者是花少量的钱办好事。

公共政策的公平性与效率性是一对矛盾体。人们需要努力达到的是两者的协调、统一，兼顾公平与效率。政策的公平性在公共管理中应当放在首要位置，因为公共政策就是要协调公众的利益，使之趋于公正、公平。公共政策的效率应当服务于公平，效率应当是公平基础上的效率。

4. 强制性与合法性 公共政策是政府等公共机构制定、实施的约束人们行为的规范与准则。由于政策的最终决定者是掌握公共权力的机构及其代表者，其执行者和评估者也主要是政府部门或政府授权的非公共部门。因此，公共政策的制定、执行更多地表现为自上而下的运动。作为这种运动的基础与支撑的是政府后面强大的国家力量。任何公共政策都带有明显的强制性。同时，公共政策还具有合法性。公共政策是政治系统为协调、平衡公众利益凭借公共权力、政府机制具体操作的途径与手段。任何公共政策要能让公众接受，在实际生活中发挥作用，就必须从内容到形式，从政策主体到制定与执行程序都是合法的。

二、卫生政策的概念、特征及功能

（一）卫生政策的概念

卫生政策（health policy）是指社会为了满足人们的医疗卫生需要，对卫生事业发展过程中的重要方面和环节所采取的一系列有计划的措施和行动的总称，是公共政策的重要组成部分。卫生政策能够为卫生事业发展指明方向、为卫生领域的活动提供指南、为卫生资源配置提供指导、为直接或间接利益相关群体的利益调节提供杠杆，以达到最大限度利用现有资源水平、提高资源利用效率、最快速度推动卫生事业发展、最大可能提高国民健康水平的目的。

（二）卫生政策的特征

1. 价值取向性 政策主体包括政党、政府和社会团体，政策主体的价值取向各有不同，但都必然会影响到政策的制定，要实现的目标和采取的行动代表政策主体的利益。

2. 利益倾向性 卫生政策与公民利益密切相关，对保护人民健康、维护社会公平正义、促进社会和谐与政治稳定、实现人民幸福等有重要意义。健康权是公民的基本权利，卫生政策不仅关系国民健康，也关系着经济社会的发展和执政者执政目标的实现。

3. 合法性 政策的制定必须经过一定的严格程序方可出台实施，任何一项政策都必须具有合法性。政策合法性的取得一般通过三个途径：特定的法律程序、一套习惯性的程序和领袖人物的指示。

4. 公益性　卫生政策以保障人民健康为根本目的，具有极强的公益性。卫生服务体系建设、医疗保险筹资、政府职责等方面都应充分体现公益性，努力减轻公众、尤其是弱势群体的疾病经济负担，提高居民健康水平，不应以追求经济利益为目标。

5. 系统性　卫生政策的系统性体现在政策层级和执行体系两方面。政策层级的系统性表现为，卫生政策通常是在统一框架内从总体政策到具体政策发展形成的；维护政策的执行体系包括中央政府及其相关部门和机构、各级地方政府及其相关部门和机构，构成了政策执行的完整体系。

6. 阶段性　卫生政策的制定与执行与当时社会的经济发展水平、公众健康状况和主要卫生问题等因素密切相关。当环境变化时，卫生政策的内容、手段甚至政策本身等需要相应调整。从政策实践看，无论是全球卫生治理，还是中国的各项卫生政策，都经历了若干发展阶段，具有明显的阶段特征。如改革开放初期，针对医疗卫生资源严重不足、政府负担较重、服务效率不高等问题，卫生政策的出发点主要是减轻财政负担、调整医院积极性，宏观上引入市场机制、微观上简单效仿企业改革。这一时期，在取得成效的同时让医院像企业一样自负盈亏、自我发展，造成医疗资源配置不合理、公平性和公益性下降等问题。从20世纪初开始，“看病难，看病贵”成为公众和政府关注的热点问题，坚持公共医疗卫生的公益性成为这一时期卫生政策改革的最重要特征。

7. 复杂性　卫生政策的制定实施涉及卫生体制、卫生筹资、服务提供等复杂的因素，还隐含着政治导向、价值观念、文化习俗等深层次因素影响。通常，这些复杂因素交织在一起，决定着卫生政策的发展过程和走向。

（三）卫生政策的功能

1. 卫生政策的功能定位　卫生政策是各层次的执政中心或决策中心，如国际组织、国家或地区用以引导卫生事业发展方向，调节卫生资源配置，协调各利益群体利益、矛盾等，以最终维护社会稳定、推动社会发展的手段或途径。为了优化卫生政策功能，必须对新形势下卫生政策研究的地位和角色有一个合理的定位。这就要求要在合理界定政府角色和职能、坚持政府适度干预的基础上，发挥各种政策工具的作用，促进卫生领域的变革。

首先，要转变观念，牢记卫生工作全心全意为人民服务的宗旨。实践证明，当改革把群众关注的基本医疗需求，改善服务态度，提高服务质量，降低医疗费用，方便群众就医作为出发点，改革就会受到群众的欢迎，卫生事业改革与发展就顺利；反之，则困难重重。转变观念，关键是要进一步解放思想。对经济体制转轨时期出现的一系列新情况、新问题，用过去的旧眼光、旧观念是无法认识和理解的。这些都要求首先确定卫生政策研究的基本出发点。

其次，要遵循市场经济规律。卫生政策研究必须以市场经济的发展规律作为自己行为的前提，以政策功能的发挥去弥补市场机制的缺陷，强化市场机制的积极效果，促进市场经济体制的提高和完善，而不是限制市场经济的发展。

最后，卫生政策过程本身必须不断改进、完善与发展。对卫生政策的制定来说，决策科学化、民主化、法制化是其必然要求。在卫生政策理论本身科学、正确的前提下，其功能的发挥必须遵循科学的程序。在政府管理过程中，卫生政策功能的发挥应遵循公正、公平的原则，同时其程序必须具有合法性、合理性和有效性，在市场经济下，能够约束政府的随意行为，提高卫生政策的实际执行效率。

2. 卫生政策的主要功能　政策功能是政策自身所具有的和政策在其运行过程中所表现出来的功用、效力、性能、效能、用途和目的的集合体。卫生政策作为公共政策的具体体现具有如下功能。

（1）导引功能：制定与实施公共政策是针对社会利益矛盾而引发出来的社会公共问题去确立一定的行为准则，规范和指导人们的行为，从而改变社会资源在空间的分布与时间流动上的配置，对社会过程的发展方向、速度、规模进行约束，使社会生活中基于利益的、复杂的、相互冲突的行为被有效地纳入到统一的轨道上来，保证社会形成合理的秩序，并依据某种既定的目标前进。

（2）控制功能：政策的制定往往是为了解决突出的社会问题或预防某些社会问题的发生，通过政策对所希望发生的行为给予鼓励、对不希望发生的行为给予惩罚，以达到政策所预期的目标。

（3）协调功能：卫生政策对于卫生事业内部的协调功能，主要表现为以卫生政策为行为准则，对卫生事业单位、卫生工作人员和卫生服务对象的相互关系进行协调和平衡，以达到卫生事业健康、有序发展。另外，卫生政策的协调功能还表现为对卫生事业与社会各个部门、各个方面的相互关系起着协调和一致作用。

（4）分配功能：公共政策之所以具有分配功能是由于政府具有参与社会再分配的职能。政府制定和实施卫生政策的目的就是要将社会卫生资源合理有效地在它所服务的对象中加以分配。

第二节　卫生政策制定与实施

视窗 11-1

城乡基本医疗保险制度部分整合性模式

部分整合型模式是指“两制”（即城镇居民基本医疗保险制度和新型农村合作医疗制度）仅仅是在医疗保障管理资源层面实现了部分整合，“两制”基金并没有并入一个账户，仍然维持各自的独立运行。

青海省互助县的“两制”衔接工作是在青海全省实施“两制”衔接大背景下推开的，2007 年青海省开始实施城镇居民医疗保险，省政府决定将 40 个县 48.2 万的城镇居民医疗保险交给卫生部门管理，卫生部门为此成立了居民医疗保险管理委员会，专门负责城镇居民医疗保险相关工作。2008 年，青海省卫生厅下发了《青海省新农合和城镇居民医保相衔接试点指导方案》决定整合城乡医疗保障管理资源，降低管理成本，将 40 个县的城镇居民医疗保险统一交由新农合办公室管理。作为青海省的试点县，互助县“两制”衔接工作在三个方面基本实现了衔接，即筹资方式、管理机构和补偿水平，但 2009 年，青海全省的“两制”衔接政策发生了重要变化，省政府又将 40 个县的城镇居民基本医疗保险交给社保部门管理，刚刚实现的医疗保险管理规模经济又将消失。

山西省襄汾县有农业人口 44.5 万人，城镇居民 3.9 万人。在 2008 年开展城镇居民医疗保险时，由县政府牵头，并组织卫生局和社保局分别提供城镇居民医疗保险的实施方案，由于卫生局的制度设计筹资标准低、补偿水平高，因此县政府将城镇居民医疗保险交由卫生局管理。不过，由于山西省在正式文件中没有明确规定城镇居民医疗保险交由卫生局管理，因此基于管理体制的问题，襄汾县“两制”衔接工作进展缓慢，目前在四个方面实现了统一，新型农村合作医疗和城镇居民基本医疗保险的基金并没有并入一个基金账户，基金支出仍然各自独立。在医疗保险管理资源整合方面，也只是将两个经办机构人员的办公地点进行了集合，并没有进行完全意义上的整合。因此，襄汾县的“两制”衔接没有实现管理成本的降低。

资料来源：苗艳青，王禄生.2010.城乡居民基本医疗保障制度案例研究：试点实践和主要发现.中国卫生政策研究，3（4）：9-16.

一、卫生政策问题确认

（一）政策问题及其性质

所谓问题（issues）是指在现实与期望之间客观存在的差距，以及对这些差距的主观认定。问题的存在会使相关人群产生心理紧张感，以及引发解决问题的期望和行动。

政策问题（policy issues）是指经过政府或其他公共权威机构认定，应该而且可以通过特定的公共政策加以解决的问题。因为政策问题的公共性质，所以有时也被称为公共政策问题。卫生政策问题归于公共政策问题范畴，属于该范畴的特定领域之一。

政策问题的性质包括：它是客观存在的社会问题；这些问题已被社会上多数人觉察、认同、感受出；这些问题显然是与既定的价值、规范、利益发生冲突；这些问题已经由社会中的团体与个人表达出来；这些问题属于政府管辖的范围并且能被列入政府的政策议程。

（二）卫生政策问题确认的影响因素

并不是所有的社会问题都能成为政策问题。因为任何一个社会的公共管理机构在一定的社会发展阶段都会有总体目标，公共机构所拥有的解决社会问题的资源、手段和能力是有限的。因此，任何一个社会的公共管理机构在一定的社会发展阶段只能将一部分社会问题确定为政策问题。一般地说，当公共权力主体意识到社会公共问题已经妨碍整体社会发展，充分了解并认同公众的政策诉求时，公共问题就变成为公共政策问题。政策问题确认，即国家权利机构或政府部门运用公认的科学方法和遵循合理的逻辑步骤，将社会问题进行梳理和解决纳入政策制定过程。卫生政策问题确认离不开社会和政治环境。它的影响因素包括以下几种。

1. 大众媒体 在现代社会中，大众传媒具有形式多样、传输迅捷、渗透面广的特点。媒体可以把个别人关注的问题变成群体关注的问题，提高大众和政治精英的注意力，引起社会对每个问题的讨论。

2. 问题解决的可能性 只有具备相应的解决手段，问题才有可能被提上议事日程，进入政策议程。最典型的例子就是当国家给予支持的时候，一些问题就会得到特别的重视，如口服补液、母乳喂养和计划免疫措施都是受到国家支持的项目。

3. 政策倡导者 组织中的个人经历会影响组织政策宗旨，使一些问题会有选择地进入政策倡导者的事业。例如，对于精神病的预防和控制问题，公共卫生工作者关注较多的是宏观社会环境的影响，如工作生活压力和下岗失业等；临床医生则更关注患者的内心世界，如心理卫生。因此，公共卫生工作者呼吁解决社会问题，而临床医生则呼吁解决心理卫生问题。

4. 自然灾害和突发事件 严重自然灾害和突发疾病流行等会引起人们对灾害卫生管理和预警系统的重视。例如，2003 年 SARS 流行后，突发公共卫生事件应急问题受到广泛关注，进而催生了我国的《突发公共卫生事件应急条例》的出台。

5. 政治时机 一些始终没有进入政府议事日程的重大问题，可能由于选举或者突发事件成为政府关注的焦点，进而进入政策议程。

6. 重要人物的影响及新的政治角色的进入 一个具有决定力量的领导者可能会使看上去不可能发生的事情成为现实。另外，政府人事更迭，可能会加快改革速度，从而使一些久拖未决的法规迅速出台。

7. 社会文化的影响 由于价值观和信仰的不同，对于问题解决方案也会有不同，如我国少数民族地区和汉族地区计划生育政策的差别。

（三）政策议程的建立

政策议程是有关公共问题受到政府及公共组织的高度重视，并被正式纳入其政策讨论以及确定为需要加以解决的政策问题的过程。政府面临的社会问题很多，社会问题能够进入政策议程，一般由问题的性质、政策方案的可行性及政治上的合法性等方面决定。只有那些被决策者所关注并感受到必须加以解决的问题才被提上议事日程。

（四）政策问题确认过程

政策问题确认过程就是在发现政策问题后，政策主体选择某个或某几个政策问题作为急需解决的政策问题进入政策议程的整个过程。首先，要系统收集和分析各种信息，对问题进行界定，使政策制定者对卫生领域内存在的问题有总体性的认识和把握。其次，根据问题的严重性、重要性和可解决性进行综合分析，确定问题的优先顺序，明确关键问题尤其是焦点问题。最后对关键问题进行多方论证，确定急需解决的政策问题，进入政策议程。

二、卫生政策制定

（一）确定政策目标

政策制定是对政策方案的选择，政策方案是围绕一定的政策目标来创设和拟定的。政策问题规定着政策目标，政策目标又规定着政策方案。因此，拟定与选择政策方案的基础是依据政策问题确定合理的政策目标，政策目标是政策方案的灵魂。为保证政策目标的正确性，确定政策目标应注意以下几点。

1. 政策目标要有针对性，且具体明确 政策目标必须针对政策问题具体明确地进行表述，要明确目标的时间性、可测量性及可考核性，并采用科学的方法确定指标值。目标明确，有助于明确政策目标所需要的各种资源，明确制约目标实现的各种可控和不可控条件，也有利于各个利益相关集团表示自己的态度和立场。

2. 政策目标要协调一致 一项政策往往是多目标，这些目标有主要和次要目标，近期和远期目标，相互补充和相互对立目标。政策目标的协调，就是要尽量强调它们之间的一致性、同向性，克服它们之间的冲突性，使之相互配合、协调一致。

3. 政策目标与手段要统一 政策系统往往是多层次的，由总目标和子目标构成。子目标是总目标实现的手段，下一级目标是上一级目标的手段。例如，初级卫生保健是实现“人人享有卫生保健”这个全球健康总目标的手段，它又是改水改厕、健康教育、计划免疫等手段的目标。

（二）设计政策方案

有了政策目标，就可以围绕该目标设计多种旨在实现目标的政策方案。政策方案的设计可以分两步走，第一步是进行政策方案的轮廓设想，第二步是对政策方案加以细化。

1. 政策方案的轮廓设想 政策方案的轮廓设想主要解决两个问题：一是大致确定可能的方案数量；二是对可能想到的方案进行初步设计，内容包括行动原则、指导方针、发展阶段等方面。在轮廓设想过程中要注意遵循下列原则：一是方案整体上的完备性；二是方案个体上的互斥性；三是方案设想的创新性。

2. 政策方案的细化设计 政策方案的细化是指对初步设想的方案进行具体加工，使之成为决策时讨论的对象。在进行政策方案的细化时，要做两方面的工作：一是对在轮廓设想阶段初步提出的方案加以筛选；二是对初步选出的方案加工细化。细化设计阶段应当遵循的规则有：一是方案要有可操作性；二是方案要实事求是。

（三）政策方案的选择和可行性论证

政策方案的选择是指通过对备选方案的科学性、可行性及预期效果进行系统分析和综合评价，对各种方案进行比较和鉴别，最后决定出最优政策方案的过程。为了避免和减少决策失误，政策方案选择过程中可依据的原则包括：最大限度地实施政策目标；政策资源消耗最小；对多种风险具有最大地应变性；政策实施后的负面效应最小。

围绕政策目标，运用定性和定量相结合的方法对政策方案是否可行进行系统的分析和研究就是政策方案的可行性论证。内容一般包括政治、经济、技术、社会文化、伦理五个既相互联系又各自独立的领域，政策方案在这五个领域的可行与否，是衡量方案可行性的尺度。

（四）政策合法化

所谓政策合法化，是指为使选定的政策方案获得合法地位而依据法定的权限与程序对政策进行审查、通过、批准、签署和颁布的过程。所有的卫生政策，都必须经过合法化过程。政策的合法化是有目的的能动活动，它使政策方案的可选择性转化为合法性、权威性。政策合法化又是法定主体依据一定的权限与程序所进行的活动。

三、卫生政策实施与评价

（一）政策实施

1. 概念 政策实施是政策内容付诸实践的过程，也就是将观念形态的政策方案转化为现实形态的政策过程，目的在于实现政策目标，即运用科学方法，遵循合理的逻辑步骤，将政策目标按照政策方案所规定的范围和程度加以实现。

2. 实施过程分析模型 事物在不断发展变化，再好的政策也会有失效的时候。据此，西方政治学家提出了两个政策执行模型："浴盆模型"和"T.B.Smith 政策执行过程模型"。

"浴盆模型"认为政策"失效"出现于3个阶段（图 11-1）。

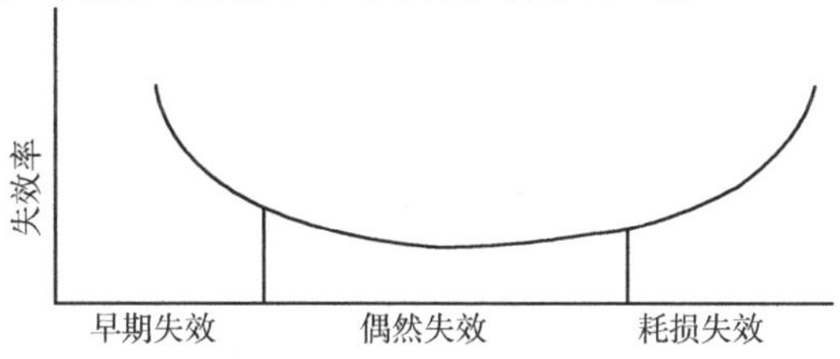

图 11-1 浴盆曲线图

（1）早期失效：人们对政策不了解或者是政策本身的缺陷导致失效，需要增加宣传并完善政策。

（2）偶然失效：政策功能相对充分发挥，失效率最低，要通过追踪检查、修改完善，尽可能延长这一时期。

（3）耗损失效：由于主客观条件变化，政策老化导致失效率持续上升，需要调整或废止原有政策。

"浴盆模型"具有一定的指导意义。它提醒人们：在政策早期失效时，不要为早期失效率一时较大的现象所迷惑，而应着重于失效原因的分析。切忌轻易地修改政策，造成政策不稳定。早期失效过程是难以避免的，除非确系政策本身错误，否则轻率改变政策必然引起振荡。在偶然失效时，要不断进行追踪检查，提出新措施，修正原方案，尽可能地使这一时期延长。而在耗损失效时，失效率反映政策老化的程度，要抓紧机会，做好政策创新，及时制定出新政策，取而代之。

"T.B. Smith 政策执行过程模型"是由美国学者 T.B.Smith 提出的。他认为，政策执行过程中所涉及的重大因素有4个方面。

（1）理想化的政策，指合理、正确的政策。

（2）执行机构，指政府机构中负责政策执行的单位。

（3）目标群体，即政策对象，政策的直接影响者。

（4）环境因素，指影响政策实施或者受政策实施影响的要素，包括社会制度、经济、科学技术、文化、人口、自然资源和生态及心理因素等。

3. 实施过程 政策实施过程包括明确政策内涵、分析影响因素、制订执行计划、配置执行资源和控制政策实施。政策在实施过程中，会出现很多与设想不符合的结果，需要仔细考察，确定是政策目标本身的不足还是执行过程当中的偏差。在这个过程中，及时的信息反馈至关重要。一旦发现政策目标与方案需要大的调整，就要进行追踪决策，其目的是对原政策在实施过程中产生的偏差进行纠正，让所得出的方案比原来的更好。

（二）卫生政策评价

卫生政策评价是指依据一定的标准和程序，对卫生政策的效益、效率效果及价值进行判断，其目的在于取得有关信息，作为决定政策趋向、政策调整和制定新政策的依据。政策评价对于科学地总结和分析政策实践中的经验和教训，使政策不断完善，有效发挥政策的功能和作用具有重要意义。

卫生政策评价的环节主要包括：确定评价主体、明确评价目标、界定评价内容、选择评价标准、制定评价方案及实施政策评价。最终，完成对卫生政策的评价过程后，需进行卫生政策评价总结，将卫生政策评价中的发现与结论以合适的方式（通常是评价报告）传递给决策者及其他政策利益相关者。

第三节　卫生政策分析常用方法

案例 11-2

推进全科医师家庭责任制

新医改推进全科医师家庭责任制的建立，使医疗联合体协同服务机制的构建面临新的机遇和挑战。全科医师家庭责任制通过全科家庭医生为签约患者提供规范化的诊疗服务，进行服药安全性的指导、监测，将全科与专科、公共卫生服务与基本医疗相结合。因此，社区卫生服务中心的全科医生需要应对患者可能发生的各种疾病，而当前我国规范化的全科医生培训还处于起步阶段，全科家庭医生人才匮乏，服务能力较为薄弱，难以真正为居民提供有价值的服务，这需要一个强大的技术团队予以支持。同时，开展全科医师家庭责任制，需要全科家庭医生针对患者设计全面、系统、个性化的健康管理计划，为患者提供全面、连续的就医服务。而当出现疑难杂症等全科医生难以解决的问题时，需要转诊至上级医疗机构，保证患者就医链条的完整，增强患者对全科家庭医生的依从性，从而建立长期稳定的关系，保证全科医师家庭责任制的有效落实。由此可以看出，全科医师家庭责任制的有效开展，需要打破以往医疗资源的三级网络格局，建立社区卫生服务机构和二、三级医疗机构之间的合作关系，整合区域内的医疗资源，通过医疗联合体的协同服务引导患者下沉社区，推进全科医师家庭责任制的建设。全科医师家庭责任制的探索和建立对医疗联合体的开展提出了更高的要求，是新时期、新背景下推行全科医师家庭责任制所带来的挑战。

资料来源：梁鸿，芦炜，姜宁等.2013. 推进全科医师家庭责任制的医疗联合体协同服务机制案例分析.中国卫生政策研究 6（2）.

讨论：

全科医师家庭责任制中的利益相关集团有哪些？如何协调之间各集团之间的利益矛盾？

政策分析是一项技术性很强的工作，有关政策分析的技术和方法发展很快，在卫生政策分析方面，常用的方法有利益相关集团分析（stakeholder）政策图解法（political mapping）政策网络分析（policy network analysis）和 SWOT 分析（SWOT analysis）等。

一、利益相关集团分析

（一）利益相关集团

利益相关集团是指某些人、团体或者机构，能够改变某个政策的目标，影响政策目标的实现；或是当政策目标实现后，他们的利益会受到影响。也就是说，这些人或团体的利益与某个政策的目标密切相关，不管是现实的还是潜在的。例如，当一所医院打算降低某些医疗服务收费项目的价格时，政府部门也许会出面干预，因为这样做违反了政府的价格政策；其他医院也会反对，因为这样可能加剧医院之间的竞争；群众也许会欢迎，因为他们的医疗费用可能下降；媒体可能会大力炒作，因为他们发现了一个新闻亮点。这些团体都是利益相关集团。

制定政策，实现政策的目标，一定要考虑利益相关集团的利益，否则就会导致政策目标的削弱或者失败。一是某些利益相关集团所处地位非常有力，能够加强或者削弱决策者的自主权，如上例中的政府部门；二是某些集团持坚决的支持态度，决策者应当特别注意这些集团，与其保持密切联系，以获得足够的支持，如上例的群众团体；三是某些集团可能会影响决策的方向或者政策目标，如将降价改为价格不变或者提价，如上例的其他医院。

利益相关集团分析首先要认真识别出与政策目标相关的各方利益相关集团，并全面透彻分析各集团的利益及能够用来影响决策的力量。集团利益包括各利益集团的期望与需要的现状和发展变化趋势；影响决策的力量主要指他们所动用的资源，包括可见和不见的资源，其中可见的资源如人力、物力和财力，不可见的资源如政治影响力、信息及与关键人物的特殊关系。

（二）利益相关集团分析的步骤

1. 确定利益相关集团 这是利益相关集团分析的起点。收集与某政策相关的资料并进行分析，从某政策有关的大量机构和团体中寻找并列出所有可能的利益相关者清单。卫生政策的相关利益集团一般包括：卫生行政部门及相关行政部门、卫生服务提供者、卫生服务消费者、保险公司、医疗用品生产经营者。

2. 分析利益相关集团的利益及政策目标对其利益的可能影响 这是利益相关集团分析的关键步骤，可以采用定性和定量调查、专家咨询、小组谈论等方式收集并研究相关信息，通过回答以下问题进行分析：

（1）在政策目标实现后可能得到什么？

（2）可能得到的好处是什么？

（3）哪些方面的利益与政策目标相冲突？

（4）拥有哪些资源？

3. 评价利益相关集团动用资源的能力 当某一个集团的利益与政策目标相符合或者相冲突的时候，它有可能动用其资源来支持或者反对政策目标的实现。这些资源包括经济或者物质资源、社会地位或者威望、信息或获得信息的渠道、合法性和影响力等。例如，著名经济学家依靠其拥有的知识和信息，能够极大地影响一个国家的宏观经济政策；董事会拥有法定权力来影响总经理的经营决策。

4. 判断各个利益相关集团的立场 根据各利益集团的利益与政策目标的关系，确定它们是支持还是反对政策目标的实现。其程度大小，同样可以采用等级评分的方法进行评价。

二、宏观政策图解法

政策图解法是一种利用图解方式将某一特定政策场景的信息条理化的技术。宏观政策图解法、微观政策图解法和政策网络分析都属于政策图解法的范畴。

政策体系中有众多的参与者（团体和个人）和巨大的信息量。政策的制定者和研究者要想在这样复杂的体系中，使用如此浩大的信息量，分析每个参与者影响政策的能力，是十分困难的。地图图解法能够帮助我们确定主要方向，暂时忽略众多的分叉、小路。宏观政策图解法，就是借助地图图解，找出主要的利益相关集团，并在地图上标注出他们之间及它们和政策制定者之间的相互关系，以达到简化环境因素，精简信息量的目的。

1. 政策地图的含义 政策地图（图 11-2）和地理地图一样是一个二维图，其中央是政策制定者。纵轴表示各个可能的政策参与者，如政党、社会团体、外部参与者和其他施加压力的团体；横轴表示这些团体对政策制定者的支持程度，越靠近中央，支持程度越高，反之越低。支持者分为核心支持者和道义或观念支持者，反对者分为法律反对者和反抗者。核心支持者和反抗者的立场一般都比较坚定，几乎不可能改变，而道义支持者和法律反对者的立场则不是绝对的，他们可能左右漂移，所以是政策制定者需要关注的对象。例如，医院自主降低某些项目的收费价格，群众是坚决的拥护者，立场永远也不会改变。当然价格的降低应当是以保证原有服务形态和质量不变为前提的。某些政府部门往往是道义支持者和法律反对者，出于机构的性质，他们可能支持，但是出于部门自身的利益，他们可能不会真正动用资源来支持这个政策。所以，他们的实际立场可能是中立的，所谓的支持仅限于盖章签字、派代表出席会议而已。

	反对者		支持者			反对者	
外部参与者				世界银行 IMF USAID	私有银行 国际投资		
立场	反抗	法律反对	道义支持	核心支持	道义支持	法律反对	反抗
				政策制定者			
社会团体	城市中产阶级	城市工人 小农户		大农户	城市中产阶级 商人 企业家		
政党						自由党	
压力团体	社会劳工联合会	农业劳工联合会	议会雇工联合会	经贸委 军队 农协	商业会所 银行联合会	工业会所	

图 11-2 政策图解法图示

2. 参与者在政策地图上的定位及其分析 政策图解法更多关注的是各参与者作为一个整体及其相互关系对政策制定的影响。因此对各参与者在政策地图中的定位极为重要，需要考虑两个变量：参与者的态度，即对政策的制定是支持还是反对；参与者的位置，即位于制定者的左侧还是右侧。

（1）参与者的态度：通过 5 个方面来进行判断，但要注意符合第一条是必须条件，但仅仅符合第一条的团体不能占据中心位置。

1）该团体基本同意政策博弈的根本原则。

2）该团体同意政策的目标、目的和策略。

3）该团体对于政策制定者和执行者完成政策目标的权利至关重要。

4）该团体能够影响重大政策的实施。

5）该团体可以从中受益。

（2）参与者的位置：基本上依据主观判断，其目的是根据政策方向、价值观念或者意识形态等区分保守派和改革派。

政策地图分析的重点是将参与者对政策制定和实施的影响以图解的方式形象表示。政策地图分析可以通过回答下列问题来实现。

1）对政策支持程度：有多少支持团体？支持强度如何？关键参与者的态度怎样？支持是否平衡？是否过分依赖某个团体？

2）支持的凝聚程度：支持团体内部观点是否一致？有无分裂迹象？

3）支持的位置：要使所有支持者都位于核心位置，就要付出很大的代价。是否有道义支持者？其重要性如何？动员其全力支持的代价如何？

在对反对者进行分析时要注意：反对者的数量及其反对的强度大小及可投入反对的资源多少；在政策制定或实施过程中是否有新的联盟形成；反对派的力量能否被平衡？有无和反对派势均力敌的力量来中和反对力量？

三、SWOT 分析

（一）SWOT 分析的概念

SWOT 分析又称态势分析，是一种综合考虑组织内部能力和综合素质，结合外部环境，进行客观评价，弄清组织相对于竞争对手所处的优势（strengths）、弱势（weaknesses）、机会（opportunities）和威胁（threats），从而选择最佳经营战略的方法。

1. 优势 组织的优势是指该组织相对于竞争对手而言所具有的良好形象、完善的服务系统、先进的技术和设备、独特的管理经营技巧、稳定的市场地位、与有关方面之间良好的诚信协作关系等。界定优势的关键问题是：我们擅长什么？我们在竞争中做得如何？我们的资源如何等。

2. 劣势 组织的劣势是指影响该组织不利于组织目标实现、影响组织经营效果和效率的因素和特征，如形象较差、内部管理混乱、缺乏明确的战略目标、技术落后、设备陈旧、服务质量不高等，它们能使组织在竞争中处于弱势地位。界定劣势的关键问题是：我们哪里做得不好？我们的服务对象对哪里不满意（缺乏某种长处）等。

3. 机会 组织机会是指外部环境中可以获得的重大的有利形势，如新的市场需求、较快的市场增长、购买力的增强、竞争对手的重大决策失误、对本组织产品或服务有利的新技术开发成功、政府政策的变化等。界定机会的关键问题是：你希望看到若干年之后发生什么样的变化等。

4. 威胁 组织的威胁是指环境中存在的重大不利因素，构成了组织发展的约束和障碍，不利于组织目标的实现。例如，新的竞争对手的加入、市场发展速度的放缓、产业中买方或供应方的竞争地位的加强、政府政策的变化、关键技术的改变等都可以成为组织未来成功的威胁。与机会无处不在一样，组织中永远存在有对其发展具有威胁作用的因素。界定威胁的关键问题是：有什么东西是别人有而我们没有的？哪些未来变化会影响我们的组织等。

（二）SWOT 分析要解决的问题

（1）我们的目标是什么？

（2）我们的服务对象需要什么？

（3）我们与竞争对手的不同之处是什么？

（4）我们如何改善自己的服务？

（5）我们如何区分内部条件（优势和劣势）与外部环境（机会和挑战）？

第四节 社会卫生策略

案例 11-3

促进公卫政策与医改密切结合

2016 年 1 月 29 日，全国疾病预防控制工作座谈会在京召开。会议提出，疾控工作要努力实现由“以疾病为中心”向“以健康为中心”的转变；“十三五”期间，要从大健康、大卫生的高度，坚持将健康融入各项经济社会政策，促进公共卫生政策与深化医疗改革措施更密切结合，切实解决群众关注的公共卫生问题。

国家卫生与计划生育委员会主任李斌在会上充分肯定了“十二五”时期疾控工作取得的突出成效。她指出，“十三五”期间，疾控工作要着力在 4 个方面下工夫：健全完善疾病监测预警体系，重点完善疾病监测网络，增强监测预警能力，加强疾控信息化建设；创新体制机制，促进公共卫生政策与深化医疗改革措施更密切结合，鼓励开展“互联网+公共卫生”试点等；医防教研协同，为疾病防控提供强大支撑，进一步明确疾控机构、医疗机构、基层医疗卫生机构在疾病防治中的职责，增强自主创新能力；强基层补短板，狠抓防治工作薄弱环节，特别要关注学生群体健康，关注贫困地区疾控工作，切实解决群众关注的公共卫生问题。

国家卫生与计划生育委员会副主任王国强在会上指出，“十三五”期间，疾控机构要完善与其他医疗卫生机构的分工协作机制，构建全国疾控实验室网络；协调做好重大公共卫生服务项目与基本医疗保险等政策的衔接，增加艾滋病、结核病、严重精神障碍等重大疾病患者免费药物供给。2016 年，要调整脊髓灰质炎疫苗免疫策略，将一剂次脊髓灰质炎灭活疫苗纳入常规免疫程序，完成二价脊髓灰质炎减毒活疫苗替换三价脊髓灰质炎减毒活疫苗工作，继续开展脊髓灰质炎野病毒输入风险评估，维持无脊髓灰质炎状态。开展预防接种异常反应保险补偿试点，推动建立持续、高效的预防接种异常反应补偿机制。启动公共卫生医师规范化培训，在全国 1/3 的县开展人群碘营养监测等。

针对近年来个别地区疾控机构在第二类疫苗采购过程中收受企业回扣等腐败问题，王国强强调，2016 年，要建立以省为单位的疫苗集中采购制度，加强第二类疫苗管理，疾控机构向下级单位或接种单位供应疫苗，一律不得加价，第二类疫苗接种价格应当参照当地终端药品价格制订方式制订。

讨论：

结合对新型医疗改革的了解认识，阐述新型医疗改革的特点与主要任务。

一、社会卫生策略的概念及制定

（一）社会卫生策略的概念

1. 策略（strategy） 是政策的一种，指行为主体在一定时期为实现特定目标所采取的一系列方针政策、条例办法、目标体系、评价指标和具体措施的总称。

2. 社会卫生策略（social health strategy） 是指卫生发展的战略、政策、目标和指标、对策和措施，包括一系列相互联系的医学、公共卫生学和改善人群健康有关的措施和技术，是维护和促进人群健康的行动方针和方法。既包括卫生领域内的策略，如医疗保健制度、卫生服务体系、医疗卫生技术等，也包括卫生相关领域内的策略，即与保护人群健康相适应的政治、经济、法律和文化教育等。

（二）社会卫生策略的制定

社会卫生策略是卫生事业发展和繁荣的必要桥梁。制定社会卫生策略，其目的就是要充分利用有限的卫生资源，使用有效的卫生措施，最大限度地满足人群对健康的需求。从 20 世纪 70 年代开始，世界卫生组织制定了一系列全球性卫生策略，如“2000 年人人享有卫生保健”和初级卫生保健等。各国政府在世界卫生组织的指导下，积极制定和实施相应的社会卫生策略，有效地促进了全球卫生事业的共同发展。

社会卫生策略制定的基本程序如下。

1. 发现健康问题 对人群健康状况进行客观评价和分析是发现健康问题的根本途径，可分为 3 个层次。

（1）群体不健康状况评价：根据生物医学模式，评价患病和死亡，可以使用死亡率、患病率、减寿人年数等指标进行衡量。它所评价的是负向的、躯体的健康，是健康的极端状态，或者是明显的躯体不健康状态。

（2）躯体亚健康状态评价：根据现代医学模式和积极健康观，认为健康是连续的，在完全健康和完全不健康之间存在着尚未出现临床体征的不健康状态，评价目的是找出临床前期症状，及时进行预防。可以采用症状功能评价、日常生活活动能力评价等指标衡量。它所评价的是一种健康的中间状态。

（3）群体健康状况评价：依据现代医学模式和健康观，测量被评价者的躯体、心理、精神支持和社会方面的健康程度。主要评价方法有生命质量评价、健康危险因素评价等。

2. 寻找健康问题的根本原因 在健康问题影响因素中，比较容易找出的是直接原因，如传染源、传播途径和易感人群、行为和生活方式等。如果进行深入分析，不难发现在疾病的发生、发展、变化和流行过程中，表现出明显的人群特征，即不同的社会经济地位其健康状况显著不同。因此，由于体制、政策等影响所导致的贫困、不公平、社会经济地位才是影响健康的根本原因。

3. 确定优先解决的问题 健康问题多种多样，有轻重缓急，有些因素暂时还没有办法解决。因此，当对影响健康的诸多问题进行分析和研究之后，就要确定哪些问题需要优先解决。其基本原则是：要符合客观实际，即该问题确实是专家和群众认可的热点问题；要有解决的可能性，即社会环境和技术条件比较成熟；符合政治事件发展规律，即卫生策略的制定应与国家的发展方向、内外环境和大政方针相一致。

4. 制定策略 社会卫生策略的制定包括确定卫生目标和拟定卫生策略方案。卫生目标是政策制定者要实现的一种理想状态和衡量目标实现的一系列指标，它与要解决的卫生问题密切相关。卫生策略方案的拟订包括设计、论证和合法化三个阶段。

二、全球卫生策略

（一）21 世纪人人享有卫生保健

1. 含义 1998 年世界卫生组织召开第 51 届世界卫生大会，发表了题为“21 世纪人人享有卫生保健”宣言，通过了 21 世纪人人享有卫生保健的总目标和具体目标。“21 世纪人人享有卫生保健”是一个理想，即在人们的生存机会中最大限度地实现每个人的健康。“21 世纪人人享有卫生保健”重申健康是每个公民的一项基本人权，每个公民都有相同的权利、义务和责任，来获得最大可能的健康；人类的健康水平提高和幸福，是社会经济发展的终极目标。其社会基础是：①承认享有最大可能的健康是一项基本人权。②重视政策、研究和服务提供过程的伦理。③消除个人之间和群体之间的不公平、不合理现象。④消除性别歧视，强调性别平等。

“21 世纪人人享有卫生保健”仍然主要是呼唤社会公正。人人享有卫生保健是一种社会反应，是一个理想性目标，它是迈向逐步改善人类健康的战略过程，而不是一个单纯的时限目标。“2000 年人人享有卫生保健”只是这个过程的初级阶段，“21世纪人人享有卫生保健”是20世纪人人享有卫生保健的继续发展，它将为全世界人民在其整个人生实现并保持能获得的最高健康水平创造条件。

2. 总目标 是使全体人民提高期望寿命和生活质量；在国家之间和国家内部改善健康的公平程度；使全体人民获得可持续的卫生系统和服务。

3. 四项战略行动

（1）与贫困作斗争：各国政府和国际社会应共同努力，加速人类发展和经济增长，使贫困人口摆脱贫困。同时应加强对贫困人群的医疗救助，打破贫困与不健康的恶性循环。

（2）全方位促进健康：在家庭、学校、工作地、社区采取措施，促进健康的生活方式，创造有益于健康的生活和工作环境，通过健康教育和技能培训使人们能控制自己的健康。促进健康需要个人、家庭和社区共同努力。

（3）部门间协调：健康受国家政策影响很大，所有政府部门，如教育、财政、农业、能源、交通和环境等部门政策均可对健康造成直接或间接的影响。因此，各国家部门政策要以人类发展为基础做出适当调整，相互协调，实现在促进人类健康目标上的一致性。

（4）将卫生纳入可持续发展：健康是社会可持续发展的基础，在可持续发展计划中必须得到优先考虑。社会的发展不能以牺牲当代和后代的健康为代价，而应该保护环境和防止资源过度利用，实现人类的可持续发展。

（二）初级卫生保健

1. 概念 1978年9月，由世界卫生组织和联合国儿童基金会在哈萨克斯坦的阿拉木图联合主持召开了国际初级卫生保健会议，来自134个国家和67个国际机构的3000名代表通过了著名的《阿拉木图宣言》，正式提出了“初级卫生保健”的概念。

《阿拉木图宣言》指出：初级卫生保健是一种基本的卫生保健，它依靠切实可行、学术上可靠而又为社会所接受的方式与技术，通过群众个人及家庭的参与而得到普及，费用是国家和社会依靠自力更生和自觉精神在各个发展阶段上有能力负担的。它既是国家卫生体制的一个组成部分、一个功能的中心和活动的焦点，也是社会总体发展的一个组成部分；它是个人、家庭、群众与国家保健系统接触的第一环， 能使卫生保健尽可能接近于人民居住及工作场所；它还是卫生保健持续进程的起始一级。

2. 初级卫生保健的基本原则

（1）社会公正：初级卫生保健思想的核心是实现卫生服务提供和卫生服务资源分配与利用的公正性。要确保满足人民最基本的卫生需要所必需的资源上和服务上的可及性和覆盖面，有效地减少卫生服务“利用者”和“未利用者”之间的差别，尤其是应把有限的资源优先用于缺医少药、疾病多发或发病风险高的人群和地区。

（2）社区参与：在改善卫生状况和健康水平的过程中，社区和人民群众将发挥重要作用。因此，必须大力宣传和动员人民群众和社区，使他们充分了解初级卫生保健的意义和方法，充分认识必须依靠自己的力量促进健康。充分发挥社区和人民群众的作用，依靠群众的参与改变不良的卫生习惯和生活方式，提高自我保健能力。

（3）部门协同：健康与整个社会状况密切相关，卫生保健是社会经济发展的组成部分，达到“尽可能高的健康水平”只靠卫生部门是不能实现的，必须由政治、经济、文化、生产等各领域共同承担责任。因此，实行初级卫生保健不能只依靠卫生部门，而必须与各个相关部门共同行动和协作，并要有特殊机制建立和保持这种部门之间通力合作的协同性。

（4）成本效果（效益）：初级卫生保健是以最少的成本生产最大效益的模式分配资源，并且这种效益的衡量标准应以大多数人类健康需要的满足程度为依据。成本效果（效率）原则还要求变革资源分配的模式，使资源的投放方向从医院和专科服务为主转向社区卫生系统和基层卫生工作。

3. 初级卫生保健的任务和内容

（1）基本任务：包括四个方面的活动。①增进健康：通过健康教育、保护环境、合理营养、饮用水安全卫生、改善卫生设施、开展体育锻炼、促进心理卫生、养成良好的生活方式，以增强自我保健能力，保持心理和身体健康等活动；②预防疾病：在研究社会人群健康和疾病的客观规律及它们和人群所处的内外环境、人类社会活动相互关系的基础上，采取积极有效的措施，预防各种疾病的发生、发展和流行；③医治病伤：及早发现疾病，及时提供医疗服务和有效药品，以避免疾病的发展与恶化，促使早日好转痊愈，防止带菌（虫）和向慢性发展；④康复服务：对丧失了正常功能或功能上有缺陷的残疾者，通过医学的、教育的、职业的和社会的措施，尽可能恢复其功能，使他们重新获得生活、学习和参加社会活动的能力。

（2）具体内容：因不同的国家和居民团体可有所不同，但至少包括以下八项：①当前主要卫生问题及其预防和控制方法的宣传教育；②必要的营养和供应充足的安全饮用水；③提供基本的清洁卫生环境；④开展妇幼保健工作，包括计划生育；⑤主要传染病的预防接种；⑥地方病的预防和控制；⑦常见病和外伤的合理治疗；⑧供给基本药物。1981 年在第 34 届世界卫生大会上，除上述八项内容外，又增加了“使用一切可能的方法，通过影响生活方式和控制自然和社会心理环境来预防和控制非传染病和促进精神卫生”一项内容。

4. 初级卫生保健的特点

（1）社会性：开展初级卫生保健的目的就是促使全体社会成员达到与社会经济发展相适应的健康水平，这不仅是卫生系统的中心工作，也是社会经济总体发展目标的组成部分。影响居民健康的因素，不仅有生物性的、心理性的，也有社会性的。因此，初级卫生保健工作具有广泛的社会性，全社会和各个有关部门应积极参与初级卫生保健的实施。

（2）群众性：初级卫生保健实施的成功与否在于群众的参与程度。因此，要不断教育、组织群众，自行起来同不卫生习惯和各种疾病作斗争，采取合乎卫生要求的生活方式和行为习惯，提高自我保健与家庭保健能力，积极参与初级卫生保健的实施。

（3）艰巨性：卫生事业的发展和社会经济发展同步，初级卫生保健的实施也不例外。经费不足、人才短缺，卫生事业满足不了人们对卫生保健日益增长的需求。世界经济发展的地区差异，使得卫生事业发展也存在明显的地区差异；在一个国家内部也存在地区间的差异。而且，除急性传染病外，慢性非传染病和社会病也严重威胁人类的健康。

（4）长期性：随着社会经济的发展和人民群众生活水平的提高，人们对健康的需求呈多样化、高标准的趋势。工业化、城市化和全球化的发展，使人口生存、社区及个体健康的影响因素都在发生变化，健康与卫生问题持续快速增加，新的卫生问题不断涌现。因此，初级卫生保健将是一项长期的战略任务。

5. 初级卫生保健的意义

（1）是人人享有卫生保健的关键：人们在不断的实践和探索中认识到，只有通过初级卫生保健这条途径，才能真正做到人人享有社会所提供给他们的卫生资源，才能切实落实预防保健和促进健康的各项措施。初级卫生保健是作为实现“2000 年人人享有卫生保健”的基本途径和策略提出来的，是实现这一全球目标的关键。

（2）体现了社会公正原则：初级卫生保健理论强调卫生保健是面向全社会和全体人民的，任何人都有权利、有机会、平等地享有卫生服务和卫生资源。然而，在初级卫生保健提出之前，大部分国家的医学并没有为绝大多数人的健康服务。卫生资源集中于城市和发达地区现代化的医疗机构，将复杂、昂贵的技术集中在极少数人身上。初级卫生保健正是消除这些不平等现象的有效途径，改变了保健方向，把卫生保健转为面向社会、基层，为每个家庭、个人服务。

（3）体现了卫生保健是社会发展的组成部分：初级卫生保健解释了卫生发展与社会经济发展之间的关系。在 1981 年 WHO 通过的“人人享有卫生保健策略”中，第一次明确提出“卫生状况的改善不仅来自于社会经济的发展，还是对这种发展的一项基本投资”的观点。改善卫生状况与发展社会经济紧密相连、相辅相成，卫生状况的改善依赖于社会经济的发展；社会卫生状况的改善和人群健康状况的提高又将激发人们的认识和行动，支持社会发展进程，促进社会经济的发展。

（4）改变了卫生保健观念：初级卫生保健理论的基本观点适应现代医学模式和大卫生观念的要求。只有以全体居民为服务对象和范围、政府和社会各部门负责、人民群众充分参与、加强预防保健和健康教育、公平分配卫生资源，才能实现“人人享有卫生保健”。

（三）千年发展目标

在 2000 年联合国首脑会议上签署了《联合国千年宣言》，就消除贫穷、饥饿、疾病、文盲、环境恶化和对妇女的歧视，商定了一套有时限的目标和指标。这些目标和指标被置于全球议程的核心，统称为千年发展目标（millennium development goals，MDGs）。这是一幅由全世界所有国家和主要发展机构共同展现的蓝图，是一项旨在将全球贫困水平降低一半（以 1990 年的水平为标准）的行动计划，全力以赴地满足全世界最穷人的基本需求，所有目标完成的时间是 2015 年。

千年发展目标共有 8 个方面，包括：

1. 消灭极端贫穷和饥饿 ①靠每日不到 1 美元维生的人口比例减半；②使所有人包括妇女和青年人都享有充分的生产就业和体面工作；③挨饿的人口比例减半。

2. 普及小学教育 确保不论男童或女童都能完成全部初等教育课程。

3. 促进两性平等并赋予妇女权力 最好到 2005 年在小学教育和中学教育中消除两性差距，最迟于 2015 年在各级教育中消除此种差距。

4. 降低儿童死亡率 5 岁以下儿童的死亡率降低 2/3。

5. 改善产妇保健 ①产妇死亡率降低 3/4；②到 2015 年实现普遍享有生殖保健。

6. 对抗艾滋病病毒/艾滋病、疟疾及其他疾病 ①遏止并开始扭转艾滋病病毒/艾滋病的蔓延；②到 2010 年向所有需要者普遍提供艾滋病病毒/艾滋病治疗；③遏止并开始扭转疟疾和其他主要疾病的发病率增长。

7. 确保环境的可持续能力 ①将可持续发展原则纳入国家政策和方案，扭转环境资源的流失；②减少生物多样性的丧失，到 2010 年显著降低丧失率；③到 2015 年将无法持续获得安全饮用水和基本卫生设施的人口比例减半；④到 2020 年使至少 1 亿贫民窟居民的生活有明显改善。

8. 促进发展 全球合作促进发展。

三、中国社会卫生策略

（一）中国卫生方针

1. 卫生工作方针的沿革与发展 卫生工作方针是在总结卫生工作实践经验并吸收国际先进科学成就的基础上形成的，并随着政治、经济、文化和医学科学技术的发展而充实新的内容，使之不断地完善和提高。我国的卫生工作方针自 20 世纪 50 年代初形成，至 1996 年新时期卫生工作方针的确立，其内容不断丰富和完善。

新中国成立初期，国家经济落后，人民健康水平普遍低下，急、烈性传染病流行，人口死亡率为 20‰，婴儿死亡率高达 200‰，人均出生期望寿命只有 35 岁；卫生人员数量少，质量低，卫生机构少，分布不平衡，广大农民缺医少药。1950 年我国第一届全国卫生工作会议，总结了革命战争时期卫生工作的历史经验，结合当时人民对卫生保健的需要及社会经济和卫生服务情况，制定了“面向工农兵、预防为主、团结中西医”的卫生工作原则。1952 年 12 月第二届全国卫生工作会议上，总结了当时开展爱国卫生运动的经验，将“卫生工作与群众运动相结合”列入卫生工作原则，形成了我国卫生工作的四大方针，即“面向工农兵、预防为主、团结中西医、卫生工作与群众运动相结合”。

随着社会政治、经济、文化、科学技术的发展，卫生工作方针也在发生着变化，主要表现在农村卫生工作方针的变化。1965 年 6 月 26 日，毛泽东同志发出：“把医疗卫生工作的重点放到农村去”的指示。全国各地派出大批医疗队奔赴农村巡回医疗，开展防病治病工作，培养农村不脱产的卫生员、接生员和半农半医为基础的“赤脚医生”队伍，合作医疗保健制度得到了普及。这些农村卫生工作的经验曾得到了世界卫生组织的认可和好评。另外，中医中药方针也在不断发展和变化。1985 年 6 月 29 日，中共中央书记处在《关于卫生工作的决定》中指出：“根据‘发展现代医药和传统医药’的规定，要把中医和西医摆在同等重要的地位。”1988 年 5 月国务院常务会议决定成立国家中医药管理局，将原属医药管理局的中医部分划归国家中医药管理局，为了协调中西医工作，国家中医药管理局由卫生部归口管理。从此，中医工作走上了“把中医和西医摆在同等重要地位”的轨道，进入了新的发展时期。

1991 年，根据形势的发展和卫生工作改革的深化，在“八五”发展纲要中提出了“预防为主，依靠科技进步、动员全社会参与、中西医并重，为人民建设服务”的卫生工作方针。

2. 新时期的卫生工作方针 1996 年 12 月全国卫生工作会议通过的《中共中央、国务院关于卫生改革与发展的决定》中明确指出，我国新时期的卫生工作方针是：“以农村为重点，预防为主，中西医并重，依靠科技与教育，动员全社会参与，为人民健康服务，为社会主义现代化建设服务”。

（1）以农村为重点：农村卫生关系到保护农民健康和振兴农村经济大局，对于深化农村改革，推进农村经济和社会全面协调发展，加强农村物质文明和精神文明建设都具有十分重要的意义，做好农村卫生工作，保护和增进农民健康，是各级党和政府义不容辞的责任。

（2）预防为主：是新中国成立以来我国卫生工作的一条重要经验。坚持预防为主，加强预防保健，费用低、效果好，是卫生工作低投入、高效益的关键所在。无论是传染病、地方病或慢性非传染性疾病中任何一个或几个病种的大面积发生，对我国这样一个发展中的人口大国来说，其卫生资源的消耗和经济上的损失都将是灾难性的。

（3）中西医并重：中华民族在长期同疾病作斗争的实践中，创造了独具特色的中医药体系，是中华民族传统文化的瑰宝，在世界医药学发展史上独树一帜。新时期需要大力扶持、发展中医药事业，促进中西医结合，在继承中医特色和优势的基础上，积极利用先进科学技术和现代化手段发展中医药。

（4）依靠科技和教育：随着社会经济的发展和人民健康需求的增长，对科技进步提出了更为迫切的要求。医疗卫生是科技密集型、知识分子比较集中的行业，科学技术和教育对于卫生事业的发展极为重要。关于科技和教育的发展都有明确的方针政策，医药科技与医学教育必须结合自身特点，认真贯彻落实这些方针。

（5）动员全社会参与：爱国卫生运动是具有中国特色的一大创举，是全社会广泛参与的最好例证。群众性的爱国卫生运动，从初期的除四害、打扫卫生，发展到今天党政军民共同创建卫生城市、卫生村镇，发生了质的飞跃。爱国卫生运动在实践中积累了丰富的经验，概括为：政府组织，地方负责，部门协调，群众动手，科学治理，社会监督。在创建卫生城市中，由于重视城市卫生基础设施建设、卫生文明管理制度建设和市民文明素质的提高，日益得到群众的信任和维护，也成为党和政府为人民办实事、办好事的德政之一。

（6）为人民健康服务，为社会主义现代化建设服务：是卫生方针的核心，所有的一切都是围绕这个目的进行的，它既是卫生工作的出发点，又是落脚点，体现了全心全意为人民服务的宗旨。卫生事业发展既是经济发展的前提和保证，也是经济发展的直接体现。卫生事业只有通过为人民健康服务才能保护好社会生产力，为社会主义现代化建设服务。

（二）中国 21 世纪的初级卫生保健策略

1. 21 世纪的中国初级卫生保健 进入 21 世纪以后，中国政府仍然把初级卫生保健作为农村卫生工作的中心任务， 把人人享有初级卫生保健作为卫生改革和发展的目标。2001 年 5 月，国务院办公厅转发的《关于农村卫生改革与发展的指导意见》明确提出农村卫生改革和发展的目标，是“建立适应社会主义市场经济体制要求和农村经济社会发展状况、具有预防保健和基本医疗功能的农村卫生服务体系，实行多种形式的农村健康保障办法，使农民人人享有初级卫生保健”。

2002年4月，国家卫生部、计划委员会、财政部、农业部、环保总局、中医药管理局及全国爱卫会在总结前10年农村初级卫生保健工作的基础上，结合国家提出的全面建设小康社会的奋斗目标，制定下发了《中国农村初级卫生保健发展纲要（2001～2010年）》，提出的21世纪第一个10年农村初级卫生保健的总目标是：通过深化改革，健全农村卫生服务体系，完善服务功能，实行多种形式的农民医疗保障制度，解决农民基本医疗和预防保健问题，努力控制危害严重的传染病、地方病，使广大农村居民享受到与经济社会发展相适应的基本卫生保健服务，不断提高农民的健康水平和生活质量。到2010年，孕产妇死亡率、婴儿死亡率以2000年为基数分别下降1/4和1/5，平均期望寿命在2000年基础上增加1～2岁。提出了实现总目标的8项主要任务，明确了政府各部门的责任分工和分级管理、分步实施、分类指导、社会参与及协调发展5项实施策略。

2002年10月，中共中央国务院《关于进一步加强农村卫生工作的决定》，强调要“全面落实初级卫生保健发展纲要，满足农民不同层次的医疗卫生需求，从整体上提高农民的健康水平和生活质量”。国家卫生部2004年提出了对农村初级卫生保健评价的方式与方法。2006年6月，国家卫生部和中医药管理局着手组织开展农村初级卫生保健发展纲要中期评估，以全面了解实施进展，采取的新措施，积累的新经验，以及存在的突出问题，为全面落实规定的目标和任务提出切实可行的政策建议。

2007年，WHO总干事陈冯富珍在北京召开的中国农村初级卫生保健发展国际研讨会上表示，WHO将重振初级卫生保健。我国政府也在会议上明确承诺：①制定国家农村初级卫生保健发展纲要并纳入政府工作目标和经济社会发展目标中；②加大政府对农村和偏远地区卫生的投入，政府新增卫生支出主要用于农村和偏远地区的卫生事业，加大对贫困地区的转移支付力度，切实保证农村公共卫生机构和重大传染病防治经费；③建立覆盖全国农村县、乡、村三级的医疗卫生服务体系；④大力培养农村和偏远地区卫生事业人才；⑤全面推进农村医疗保障制度建设。

2008年，为积极应对我国主要健康问题和挑战，推动卫生事业全面协调可持续发展，国家卫生部启动了“健康中国2020”战略研究。“健康中国2020”战略是以提高人民群众健康为目标，坚持预防为主，防治结合的方向，采用适宜技术，坚持中西医并重，以危害城乡居民健康的主要问题和健康危险因素为重点，通过健康促进和健康教育，坚持政府主导，动员全社会参与，努力促进人人享有基本医疗卫生服务。实现战略目标要分三步走：第一步到2010年，制订和完善“健康中国2020”战略的规划，初步建立覆盖城乡居民的基本医疗卫生制度框架，实现《卫生事业发展“十一五”规划纲要》规定的各项目标；第二步到2015年，继续落实“健康中国2020”战略的各个行动计划，使我国医疗卫生服务和保健水平进一步提高，人民群众获得卫生服务的方便性和公平性得到持续改善；第三步到2020年，建立起比较完善、覆盖城乡居民的基本医疗卫生制度，人民群众获得基本医疗卫生服务的权利得到充分保障，全民健康水平接近中等发达国家。

2. 中国卫生事业发展“十二五”纲要 “十二五”期间（2011～2015年）是我国全面建成小康社会关键时期，卫生改革与发展面临良好机遇，也肩负着繁重的任务。根据《国民经济与社会发展第十二个五年规划纲要》、《中共中央国务院关于深化医药卫生体制改革的意见》和《国务院关于印发“十二五”期间深化医药卫生体制改革规划暨实施方案的通知》，“十二五”期间要初步建成基本卫生制度，使全体居民人人享有基本医疗保障和基本公共卫生服务。

（1）指导思想：以邓小平理论和“三个代表”重要思想为指导，深入贯彻落实科学发展观，以维护人民健康为中心，以深化医药卫生体制改革为动力，坚持卫生事业的公益性，坚持预防为主、以农村和基层为重点、中西医并重、依靠科技与人才，保基本、强基层、建机制，转变卫生发展方式，把基本医疗卫生制度作为公共产品向全民提供，促进卫生事业与经济社会协调发展，不断提高人民群众的健康水平。

（2）基本原则 包括：①坚持统筹兼顾。统筹公共卫生、医疗服务、医疗保障、药品供应保障四个体系，加快推进基本医疗卫生制度建设；统筹城乡、区域卫生事业发展，不断缩小人群之间卫生服务利用和健康水平差异。坚持中西医并重，充分发挥中医药特色优势。②坚持科学发展。平衡局部利益与整体利益、当前利益与长远利益，推动卫生发展方式从注重疾病治疗向注重健康促进转变，从注重个体服务向注重家庭和社会群体服务转变；优化资源配置，重点发展公共卫生、基层卫生等薄弱领域及医学模式转变要求的新领域，实现医疗卫生工作关口前移和重心下沉。③坚持政府主导、全社会参与。强化政府保障基本医疗卫生服务的主导地位，加大投入力度；广泛动员社会力量参与，加快形成多元化办医格局；切实调动医务人员的积极性，充分发挥其改革主力军作用；通过健康教育等多种方式积极引导广大群众形成健康的生活方式，促进健康产业发展。④坚持强化能力建设。以医药卫生人才队伍和信息化建设为战略重点，强化人才资源是第一资源的理念，加快实施人才强卫战略，改革人才培养和使用体制机制，优先培育高素质卫生人才；大力加强信息化建设，提升医疗卫生服务能力和管理水平。

（3）发展目标：到 2015 年，初步建立覆盖城乡居民的基本医疗卫生制度，使全体居民人人享有基本医疗保障，人人享有基本公共卫生服务，医疗卫生服务可及性、服务质量、服务效率和群众满意度显著提高，个人就医费用负担明显减轻，地区间卫生资源配置和人群间健康状况差异不断缩小，基本实现全体人民病有所医，人均预期寿命在 2010 年基础上提高 1 岁。具体指标见表 11-1。

表 11-1 “十二五”时期卫生事业发展指标

类别	指标	2015 年
健康状况	人均预期寿命（岁）	在 2010 年基础上提高 1 岁
	婴儿死亡率（‰）	≤12
	5 岁以下儿童死亡率（‰）	≤14
	孕产妇死亡率（/10 万）	≤22
疾病预防控制	法定传染病报告率（%）	≥95
	存活的艾滋病病毒感染者和病人数（人）	120 万左右
	全人群乙型肝炎表面抗原携带率（%）	≤6.5
	以乡（镇）为单位适龄儿童免疫规划疫苗接种率（%）	≥90
	重点慢性病防治核心信息人群知晓率（%）	≥50
	高血压和糖尿病患者规范化管理率（%）	≥40
妇幼卫生	3 岁以下儿童系统管理率（%）	≥80
	孕产妇系统管理率（%）	≥85
	孕产妇住院分娩率（%）	≥98
卫生监督	日供水 $1000m^3$ 以上的集中式供水单位卫生监督覆盖率（%）	≥90
医疗保障	城乡三项基本医疗保险参保率（%）	在 2010 年基础上提高 3 个百分点
	政策范围内住院费用医保基金支付比例（%）	75 左右
卫生资源	每千人口执业（助理）医师数（人）	1.88
	每千人口注册护士数（人）	2.07
	每千人口医疗机构床位数（张）	4
医疗服务	二级以上综合医院平均住院日（天）	≤9
	入出院诊断符合率（%）	≥95
卫生费用	个人卫生支出占卫生总费用的比重（%）	≤30
	人均基本公共卫生服务经费标准（元）	≥40

3. 卫生工作重点

（1）加强公共卫生服务工作：主要做好重大疾病防控工作；大力加强慢性病防治和精神卫生、

口腔卫生等工作；深入开展爱国卫生运动；做好妇幼卫生工作；广泛开展健康教育；做好卫生应急工作；做好流动人口公共卫生服务工作。

（2）强化食品安全和卫生监督工作：进一步完善食品安全工作机制，强化食品安全风险监测网络建设，建立统一的国家食品安全风险监测体系；加强对尘肺、职业中毒、职业性肿瘤等重点职业病的监测；加强城乡集中式供水、二次供水和学校饮用水卫生监测工作，形成全国饮用水卫生监测网络。

（3）全面加强医疗卫生服务管理：进一步加强医疗卫生质量管理；强化医疗服务监管；推行惠民便民措施；控制医疗费用不合理增长；推进公立医院改革，逐步形成基层首诊、分级医疗、上下联动、双向转诊的诊疗模式。

（4）积极发展中医药事业：进一步完善中医医疗服务体系，研究制定鼓励中医药服务的医疗保障和基本药物政策，完善中医药发展的保障机制。

（5）加强医药卫生人才队伍建设和医学科技发展：加强以全科医生为重点的基层医疗卫生队伍建设；加快推动医药卫生科技进步，大力推进医药卫生科技创新体系建设。

（6）推进医药卫生信息化建设：加强区域信息平台建设，推动医疗卫生信息资源共享，逐步实现医疗服务、公共卫生、医疗保障、药品供应保障和综合管理等应用系统信息互联互通；提高城乡居民规范化电子健康档案建档率，2015 年建档率达到 75%以上。

（7）加快健康产业发展：建立完善有利于健康服务业发展的体制和政策，鼓励社会资本大力发展健康服务业，满足群众多层次需求。

思 考 题

一、简答题

（1）卫生政策的主要功能是什么？

（2）简述卫生政策问题确认的影响因素。

（3）卫生政策的特征有哪些？

（4）卫生政策的评价包括哪些环节？

（5）简述利益相关集团分析的步骤。

二、案例分析题

2015 年，国务院办公厅转发卫生与计划生育委员会、民政部、发展改革委员会、财政部、人力资源社会保障部、国土资源部、住房城乡建设部、全国老龄办、中医药局《关于推进医疗卫生与养老服务相结合的指导意见》（以下简称《意见》），全面部署进一步推进医疗卫生与养老服务相结合，满足人民群众多层次、多样化的健康养老服务需求。

《意见》提出，到 2020 年，符合国情的医养结合体制机制和政策法规体系基本建立，医疗卫生和养老服务资源实现有序共享，覆盖城乡、规模适宜、功能合理、综合连续的医养结合服务网络基本形成，基层医疗卫生机构为居家老年人提供上门服务的能力明显提升。所有医疗机构开设为老年人提供挂号、就医等便利服务的绿色通道，所有养老机构能够以不同形式为入住老年人提供医疗卫生服务，基本适应老年人健康养老服务需求。

《意见》明确了五个方面重点任务。一是建立健全医疗卫生机构与养老机构合作机制。鼓励养老机构与周边的医疗卫生机构开展多种形式的协议合作。通过建设医疗养老联合体等多种方式，为老年人提供一体化的健康和养老服务。二是支持养老机构开展医疗服务。养老机构可根据服务需求和自身能力，按相关规定申请开办医疗机构，提高养老机构提供基本医疗服务的能力。三是推动医疗卫生服务延伸至社区、家庭。推进基层医疗卫生机构和医务人员与社区、居家养老结合，与老年人家庭建立签约服务关系，为老年人提供连续性的健康管理服务和医疗服务。四是鼓励社会力量兴办医养结合机构。在制定医疗卫生和养老相关规划时，要给社会力量举办医养结合机构留出空间，鼓励有条件的地方提供一站式便捷服务。五是鼓励社会力量兴办医养结合机构。统筹医疗卫生与养老服务资源布局，提高综合医院为老年患者服务的能力，提高基层医疗卫生机构康复、护理床位占比，全面落实老年医疗服务优待政策。

《意见》强调，要完善投融资和财税价格政策，加强规划布局和用地保障，探索建立多层次长期照护保障体系，加强人才队伍建设，强化信息支撑，为医养结合提供有力保障。要加强组织领导和部门协同，抓好试点示范，每个省（区、市）至少设 1 个省级试点地区。

医疗卫生与养老服务相结合，是社会各界普遍关注的重大民生问题，是积极应对人口老龄化的长久之计，是我国经济发展新常态下重要的经济增长点。加快推进医疗卫生与养老服务相结合，对稳增长、促改革、调结构、惠民生和全面建成小康社会具有重要意义。

问题：请运用社会医学的知识，分析该政策的特征及主要任务。

（汪　胜　张明珠）

第十二章　社区卫生服务

学习目标

掌握：社区卫生服务的特点、对象、项目与方式。

熟悉：社区卫生服务的组织结构、社区卫生服务发展过程中要处理的几个关系。

了解：发展社区卫生服务的意义、国内外社区卫生服务发展状况。

案例 12-1

社区里的片医

赵志勇曾经是河南省某医疗机构的一位主治医师，前两年，他来到郑州市花园路社区卫生服务中心做了一名片医。

得知赵志勇要做片医，不少同事很不理解。在社区当片医和在医院当医生有很大的区别：医院的医生可以坐等患者来上门求医；片医则需要自己主动上门服务，要帮助居民搞好健康，上班下班都有干不完的工作。

赵志勇也曾听到片医的抱怨：做片医忙些、累些不怕，最怕的是居民搞不清楚片医的服务，往往一个简单的问题耐心、细致地解释多遍他们还是不理解；上门服务更是一件很难干的工作，经常有人不买账；居民有病时，还要帮他们省时、省力、省钱地看好病。

赵志勇全面了解片医的工作情况后，偏偏不信这个邪，决心把片医工作做好。为了让居民能得到及时快捷的服务，赵志勇的手机 24 小时开机，他不管什么时候接到电话，都会立即上门服务。社区 18 号院有一位 101 岁的老人，由于年纪大、身体虚弱，时常发生室上性心动过速。疾病发作时，老人的家属就会给赵志勇打电话。赵志勇每次接到电话后都会立即带上心电图机等医疗设备，上门为老人量血压、测血糖、做心电图，制订出详细的治疗方案，并帮着家属将老人安置好。老人的家人逢人就夸赵志勇是个负责任的好片医。渐渐地，社区的居民有事都会主动与赵志勇联系，大家也都很配合他的工作。

有一次，居民在街头发现一位流浪者，浑身脏兮兮的，腐烂的双脚穿不上鞋子，还发出阵阵恶臭。赵志勇得知情况后二话不说，立即提上出诊箱赶过去，仔细为流浪者清洗伤口、消毒、包扎。围观的居民都对他竖起了大拇指，说他对一个身无分文的流浪者都能做到尽职尽责，对自己管辖的居民能差得了吗？

就这样，没多长时间，赵志勇的工作就步入正常的轨道，越来越多的居民信任他、支持他。他说，在社区这个大舞台上，只要真正扑下身子帮助居民防未病、治已病、保健康，自己将有更广阔的空间去体现片医的价值。

资料来源：《健康报》2015.9.6

讨论：

（1）社区卫生服务的模式是什么样的？

（2）社区卫生服务的对象是哪些人？

第一节　概　　述

一、社　　区

（一）社区的定义

“社区”一词源于拉丁语，原意是亲密的关系和共同的东西。1881 年，德国社会学家汤尼斯（Tonnies）第一个提出：社区（community）是指具有共同价值取向的同质人口组成的关系密切、出人相友、守望相助、疾病相抚、富有人情味的社会共同体。20 世纪 30 年代初，我国著名已故社会学家费孝通将社区定义为：由若干个社会群体（家族、氏族）或社会组织（机关、团体）聚集在某一地域里所形成的一个在生活上相互关联的大集体。1974 年，WHO 的社区定义是：“社区是指一种固定的地理区域范围内的社会团体，其成员有着共同的兴趣，彼此认识且互相来往，行使社会功能，创造社会规范，形成特有的价值体系和社会福利事业。每个成员均经由家庭、近邻、社区而融入更大的社区。”概括来说，社区就是在一定地域内，按照一定的社会制度和社会关系组织起来的、具有共同人口学特征的地域生活共同体。社区是人类社会的有机体组成部分，是宏观社会的缩影。

（二）社区的类型

社区不等于行政区划，社区可大可小，“大”可以大到一个省（市），甚至一个国家或若干个国家；“小”可以小到一个乡（镇）一个村、一个街道或一个单位。社区也不等于社会，它包括社会有机体最基本的内容，但是社会并非是众多社区的简单组合，社会具有超越各个具体社区的性质和特点。在我国，城市社区主要由两部分构成，一部分是功能社区，主要由机关、企事业单位等构成；另一部分是生活社区，即由居民家庭构成，也包括机关、企事业单位的家属区和居民生活区。WHO 对“社区”的解释是：一个有代表性的社区，其人口 10 万～ 30 万，面积在 0.5 万～5 万平方公里。

（三）社区的构成要素

社区一般具有五个构成要素。

1. 一定数量的人群　这些人群在共同的社会活动中，形成一定的社会关系。

2. 一定范围的地域条件和空间　人们共同进行生产和社会活动，需要一定的地域条件和空间为前提。

3. 一定规模的生活服务设施　社区是人们生活的基本场所，满足人群物资和精神需要的各种生活服务设施，是衡量社区发展程度的重要标志。

4. 一定特征的社区精神、文化氛围或背景　社区成员特有的精神和物质生活方式，使他们对所属社区在情感上和心理上具有认同感和归属感。

5. 一定管理机构和制度　为了保障社区生活秩序，保障社区成员的安全和发展，必须建立健全社区的生活制度和管理机构。

二、社区卫生服务

（一）社区卫生服务的定义

社区卫生服务（community health service，CHS）是卫生服务系统的枢纽和中心环节，是社区建设的重要组成部分，是在政府领导、社区参与、上级卫生机构指导下，以基层卫生机构为主体，全科医生为骨干，合理使用社区资源和适宜技术，以人的健康为中心、家庭为单位、社区为范围、需求为导向，以妇女、儿童、老年人、慢性患者、残疾人等为重点，以解决社区主要卫生问题、满足基本卫生服务需求为目的，融预防、医疗、保健、康复、健康教育、计划生育技术服务等为一体的，有效、经济、方便、综合、连续的基层卫生服务。社区卫生服务是一种基层卫生服务，是实现人人享有初级卫生保健目标的基础环节。我国将大力发展社区卫生服务作为深化城市医疗卫生体制改革、有效解决城市居民“看病难，看病贵”问题的重要举措，作为构建新型城市卫生服务体系的基础，为居民提供安全、有效、便捷、经济的公共卫生服务和基本医疗服务。

视窗 12-1

什么是适宜技术?

适宜技术是指医疗卫生成果中可用性强、适用面广、容易被广大基层医务人员接受的医疗卫生新技术、新产品和新方法等，是适合于多发病、常见病诊治和疾病预防的技术，群众在经济上也能承受。

目前，我国基层卫生适宜技术主要包括慢性病管理适宜技术（高血压、糖尿病、冠心病管理等）急救适宜技术（心脏复苏、急腹症治疗等）中医药适宜技术（针灸、火罐、耳针、推拿等）妇幼保健适宜技术（女性两癌筛查）康复适宜技术等。

（二）社区卫生服务的特点

社区卫生服务是推行以社区为定向的基层医疗，即在社区中同时发展初级卫生保健和社区医学的有关项目，并将两者有机地结合到基层医疗实践中。具有以下特点。

1. 系统性 社区卫生服务的实施是一项系统工程，包括医疗卫生保健的提供者——卫生部门与工、农、教育、社会福利等有关部门，也包括卫生服务的接受者——医疗卫生服务的受益者。两者相互联系、相互影响，构成了一个整体目标明确、层次分明、相互关联的系统。而社区卫生服务本身是医疗卫生工作的一个子系统，同时又是社区服务工作的一个子系统。

2. 连续性 社区卫生服务是“从摇篮到坟墓”的连续服务过程，这种连续性意味着：

（1）贯穿于人生的各个阶段，从围产期保健、婴幼儿保健、儿童期保健、青年保健、中老年保健等一直到濒死患者的临终关怀。

（2）健康-疾病-康复的各个阶段的服务，从健康危险因素的监测，到机体出现功能失调，疾病发生、发展、演变、康复等各个阶段。

（3）在任何时间地点对任何健康问题的服务。

3. 综合性 这一特点简明地体现了全科医学的“全方位或全主体”性，包括：

（1）服务对象不分年龄、性别和疾病类型，涉及生理、心理及社会文化等各个方面。

（2）服务内容包括医疗、预防、保健、康复和健康教育等。

（3）服务层面涵盖个人、家庭和社区，要照顾社区中所有的家庭和个人。

（4）服务方式可以利用一切对服务对象有利的方式和工具。

4. 协调性 社区卫生服务是整个卫生保健网络的枢纽，全科医生的职责是向患者提供广泛而综合的基层卫生保健，有些服务单靠全科医生是无法完成的，需要与其他医疗或非医疗机构配合。社区卫生服务是协调各有关部门，动用社会、社区及家庭的各种资源，通过会诊、转诊等协调性措施，调用其他医疗保健系统，共同完成对社区居民的医疗保健服务，因而它体现了一种协调性。

5. 可及性 社区卫生服务是可及的、方便的基本医疗照顾，可及性服务包括方便可靠的基本医疗设施、固定的医疗关系、有效的预约系统、下班后和节假日的服务、地理位置上接近、病情熟悉、医患关系亲密、经济上可接受等。这种可及性确保了社区居民在任何时间都能在所属社区内得到经济而周到的医疗保健服务。

6. 公益性　社区卫生服务强调“以人为本”，突出“生命至上”的宗旨，要把尊重人、关爱人、方便人、服务人的理念贯穿于社区卫生服务的全过程。社区卫生服务机构提供公共卫生服务和基本医疗服务，具有公益性质，不以营利为目的（表 12-1）。

表 12-1　社区卫生服务机构与医院区别

不同点	社区卫生服务机构	医院
服务理念	以人为本	以患者为中心
关注重点	人群健康管理	个体特殊健康问题（疾病诊治）
服务对象	全体社区人群	就医者
服务意识	医务人员主动服务	对就诊患者被动服务
服务范围	深入家庭、社区	医院内为主
服务内容	基本医疗与基本公共卫生服务	医疗为主
服务连续性	连续服务，关注生命全过程	时点（门诊）时段（住院）
服务参与性	服务双方共同参与	服务对象被动参与

三、发展社区卫生服务的意义

（一）适应疾病谱与死亡谱的改变

随着传染性疾病措施不断完善，以及社会经济发展带来的生活方式及环境的改变，疾病谱和死亡谱顺位已发生改变。据 WHO 预测，到 2020 年，非传染性疾病占死亡原因的比例将上升到 79%，慢性非传染性成为威胁人类健康与生命的头号杀手，而慢性病的发生与生活/工作方式密切相关，难以预防，并且病程长，容易伴发合并症，可危及生命可导致严重后果。因此，对高危人群及慢性病患者需要主动地、系统地、长期地管理，加之患者数量众多，以医院为主的医疗模式对慢性病难以奏效，需要开展社区管理。

（二）满足医学模式和健康观转变的需要

随着医学科技及哲学观的发展，健康观与医学模式已发生转变。无病即是健康的消极健康观已发展为生理、心理及社会三维“完好”状态的积极健康观，生物医学模式也已转变成生理-心理-社会医学模式。因此，对医疗服务提出了新的要求，如需要长期连续地提供生物、心理、社会等全方位服务；预防、护理、教育、咨询等服务应重于医疗服务；在服务方式上应医患共同参与、强调患者的自我调节等。而社区卫生服务的特点有利于符合现代医学模式的要求，从而满足居民的健康需求。

（三）应对人口老龄化

截止到 2014 年年底，中国 60 岁以上的老人占到总人口的 15.5%，达到了 2.12 亿。据预测，到 2050 年，全世界老年人口将达到 20.2 亿，其中中国老年人口将达到 4.8 亿，几乎占全球老年人口的 1/4。慢性病是威胁老年人群健康最主要的问题，此外伴随人口老龄化的预防、保健、康复、养老等健康问题也亟待解决，因此保障老年人群的健康需要持续、方便、经济的服务医疗卫生服务模式，社区卫生服务是应对人口老龄化健康需求的适宜方式。

（四）遏制医疗费用的过快增长

《中国社会保险发展年度报告（2014）》显示，2009～2014 年，职工基本医疗保险参保人员医疗费用年平均增长 19.9%，到 2014 年达为 7083 亿元，其增长水平超过 2013 年我国人均国内生产总值（GDP）8.97%的粗增长率。人均医疗费的过快增长，意味着看病负担逐年增加，不仅增加了患者负担，也给医疗保险基金造成巨大压力，侵害公共利益。因此，加强社区卫生服务，让社区卫生服务担负起“守门人”的角色，逐步构建起了“小病到社区，大病到医院，康复回社区”的新型诊疗模式，是降低医疗卫生服务成本，减轻费用负担，有效遏制不合理医疗费用的重要措施。

（五）调整卫生资源配置

一直以来我国卫生资源的配置都存在与需求不对称的问题，人群医疗保健需要呈“正三角”，即大部分需求仅在基层医疗机构即可解决，而极少部分需要到大医院就诊住院治疗；但卫生资源往往集中在城市大型医院，医疗供给呈现“倒三角”状态，这种不合理的医疗卫生资源配置不利于缓解“看病贵，看病难”的问题。因此根据卫生服务需求特点，大力发展基层医疗卫生机构势在必行。近年来，我国社区卫生机构总数增长迅速，大大超过了医院数量的增长，2005～2012 年，社区卫生服务中心从 1382 个增长到 8182 个，社区卫生服务站从 15 746 增长到 25 380，截止到 2015 年 9 月，全国社区卫生服务中心（站）达到了 3.5 万个，对于服务基层民众，提高医疗资源的可及性发挥了重要作用。

四、国内外社区卫生服务发展概况

（一）国外社区卫生服务发展概况

作为社区卫生服务发源地的英国，在第二次世界大战以后产生了强调家庭医学与健康促进的社区卫生服务制度，推行严格的社区首诊制度，规定除了急诊外，所有患者均必须先经过社区全科诊所或家庭医生诊的初级诊疗，从而有效地分流了患者，提高了社区卫生服务的利用率和卫生服务公平性，对控制医药费用的过快增长，起到了积极重要的作用。为提高服务效率，英国也在不断改革完善卫生服务体系中也经历了多次改革。2013 年英国卫生部公布了国民健康服务制度（NHS）体系中的改革方案，建立了新的卫生保健体系（HCS）。HCS 是以社区卫生服务为核心，包含了地方卫生服务合作组织、国家卫生服务合作组织、监管与维护机构及国家各相关部门，通过层层合作、共同运行以确保社区卫生服务的有效供给。该体系将权力下放到各地方或社区，设置了由 NHS 委托委员会授权的诊所委托团体，由医生、护士和其他专业人员组成，结合社区居民对卫生服务的需求运用其专业知识制订方案，为社区居民购买服务。

美国的社区卫生服务起源于 19 世纪末，社区卫生服务体系较为完善，形式多种多样。社区卫生资源的配置主要以市场调节为中心，以社区卫生服务需求为主要导向，强调以家庭为中心的服务模式。社区卫生服务机构与综合性医院关系密切，横纵向交织形成美国社区卫生服务机构的网状结构，包括：①社区医院（community hospital），主要由当地政府、慈善机构等出资兴建，作为专科医院与社区卫生服务中心的重要枢纽，在患者就诊、转诊中起到重要作用。②社区卫生服务中心（community health center，CHC），综合性的社区卫生服务机构，主要为社区居民提供以护理为主、较为细化的家庭式生活护理服务。此外还包含儿童健康与学校健康教育服务机构、工人健康服务中心等，以满足特殊群体不同的卫生需求。③长期护理机构，为需要长期护理的慢性病患者、老年人和生活无法自理的人提供理疗、健康护理、专业治疗等服务。

卫生服务的社区化成为澳大利亚卫生工作重点，推行将医院的急诊、专科及综合性服务同社区卫生服务有机结合起来，保障社区居民获得可及、连续性的优质服务。其社区卫生服务机构大致包括社区卫生服务中心、社区康复中心、护理之家和儿童保健中心等。基本任务是对社区居民开展健康教育、健康促进活动、进行疾病的早期干预，为出院后患者提供连续性健康保健和康复等服务。此外，还以需求为中心，提供全社会共同参与的卫生服务。包括安置服务（为行动不便或需要生活照顾的老人提供服务）家庭服务、家庭护理、老年健康评估和牙科保健等。

综合国外社区卫生服务的发展，一般都具有以下共同点。

1. 政府重视 如澳大利亚政府意识到社区卫生服务是减轻财政压力的重要手段，对社区卫生服务给予较大的政策倾斜，不仅从财政上给予支持，而且重点强调对社区卫生服务的组织和管理，以保证社区卫生服务的规范化和实施效果。

2. 资金到位 如英国政府每年至少有40%的卫生经费用于社区卫生服务，对社区保健和基层卫生服务的投入比例相当大。

3. 人员充足 如美国90%以上的医学院设有家庭医学系或科，有300多所医院作为家庭医生（全科医生）的进修学院。英国和德国的全科医生分别占全国医生总数的30%和40%。

4. 转诊方便 如美国根据疾病诊断治疗分类标准（diagnosis related groups， DRGs），明确规定某种疾病或手术到了一定的康复阶段或住院天数，患者必须转往社区卫生服务机构或回家接受社区卫生服务。否则，超出时间的住院费用由患者自己负担。

5. 布局合理 如英国卫生法规定，每名全科医生的服务对象为1800～3200人，全科医生服务饱和的地区限制其他社区卫生服务机构的设立。对条件较差、服务不足的地区，适当提高卫生服务的报酬，鼓励全科医生开业。

6. 利用率高 如英国的社区卫生服务占总卫生服务提供的90%，医院服务仅占10%；德国的医院一般不开设门诊部，只提供住院服务，一般的门诊服务由全科医生提供，全科医生与医院建立有转诊和其他业务合同。

7. 重视老年保健 如日本社区卫生的核心就是老年保健。日本专门实施了针对老年人的“促进老年保健，福利十年计划”，简称“黄金计划”，采取各种措施加强老年人的健康保健。

（二）我国社区卫生服务发展概况

社区卫生服务在我国已经得到了重视，1997年《中共中央、国务院关于卫生改革与发展的决定》已明确指出：“改革城市卫生服务体系，积极发展社区卫生服务，逐步形成功能合理、方便群众的卫生服务网络。”1999年原卫生部等十部委印发了《关于发展城市社区卫生服务的若干意见》，明确了社区卫生服务的基本原则、总体目标和相应配套措施。2005年10月和12月，原卫生部又相继出台了《城市社区卫生服务基本工作内容（试行）》和《关于2005年城市社区卫生服务发展目标的意见》，提出了城市社区卫生服务发展的总体目标。2006年又出台了《国务院关于发展城市社区卫生服务的指导意见》，更加明确了社区卫生服务在我国医疗卫生服务中的重要地位。可以说，经过近几年的努力，我国发展社区卫生服务的“国家级”的基本宏观政策已经形成，国家的宏观政策在各地也分别得到了细化和深化。

截止到2014年年底，全国绝大部分省、自治区、直辖市都印发了省级社区卫生服务的基本文件，共建有社区卫生服务中心（站）34 238个，床位195 913张，占全国医疗机构床位的3.0%。全国所有的地级城市都开展了社区卫生服务工作。城市社区卫生服务机构发展取得了巨大的进步，部分农村地区也在积极探讨发展社区卫生服务的策略和措施。目前，我国社区卫生服务发展比较好的城市有北京、上海、深圳、广州、济南等，它们以国家宏观政策为导向，结合本地实际情况，积极研究、探索发展社区卫生服务的思路，取得了不少成功的经验。

第二节 社区卫生服务对象、项目与方式

一、社区卫生服务对象

社区卫生服务机构以社区、家庭和居民为服务对象，以妇女、儿童、老年人、慢性病患者、

残疾人、贫困居民等为服务重点，包括辖区内所有居民。根据服务对象健康状况和服务重点，可将人群分为5类。

1. 健康人群 社区卫生服务以预防为主，通过健康教育等预防措施人保护健康状态的人群。

2. 亚健康人群 对于处于健康与疾病之间生理功能低下，但检查不出器质性病变的人群，通过社区卫生服务干预阻止亚健康人群变成患者。

3. 高危人群 一是高危家庭成员（凡具有以下任何一个或多个标志的家庭即为高危家庭：①单亲家庭；②吸毒、酗酒者家庭；③精神病患者、残疾者、长期重病者家庭；④功能失调濒于崩溃的家庭；⑤受社会歧视的家庭）。二是具有明显危险因素的人群。

4. 重点保健人群 如妇女、儿童、老年人、慢性病患者、残疾人、贫困居民等弱势群体。

5. 患者 包括各种疾病患者，提供门诊服务、慢性病管理、院前急救、家庭照顾、临床关怀等服务。

视窗 12-2

社区卫生服务标识

2007年卫生部启用社区卫生服务机构标识，以规范社区卫生服务机构管理，方便居民识别。该标识以人、房屋和医疗卫生机构标识形状为构成元素：三口之家代表健康家庭，家庭和房屋组成和谐社区，与医疗卫生机构的“十字”四心标识组合表示社区卫生服务机构，体现了社区卫生服务以人的健康为中心、家庭为单位、社区为范围的服务内涵及以人为本的服务理念。标识图形中还含有两个向上的箭头，一个代表社区居民健康水平不断提高，一个代表社区卫生服务质量不断改善，展示社区卫生服务永远追求健康的目标。标识的整体颜色为绿色，体现社区的健康与和谐。

为规范标识的使用和管理，卫生部制定了《社区卫生服务机构标识使用规定》，要求只有经政府卫生行政部门登记注册并取得《医疗机构执业许可证》的社区卫生服务机构才能使用该标识，其他任何机构不得使用。标识使用范围包括：社区卫生服务机构牌匾、灯箱、标牌、旗帜、文件、服饰、宣传栏、宣传材料、办公用品、网页等。

二、社区卫生服务项目

社区提供基本公共卫生和基本医疗两大类服务项目。

（一）基本公共卫生服务项目

1. 居民健康档案管理 为辖区常住人口建立统一、规范的居民健康档案，健康档案主要信息包括居民基本信息、主要健康问题及卫生服务记录等；健康档案要及时更新。服务项目和内容：①建立健康档案；②健康档案维护管理。

2. 健康教育 服务对象是辖区内居民。服务项目和内容：①提供健康教育资料；②设置健康教育宣传栏；③开展公众健康咨询服务；④举办健康知识讲座；⑤开展个体化健康教育。

3. 预防接种 服务对象是辖区内 0～6 岁儿童和其他重点人群。服务项目和内容：①预防接种管理；②实施预防接种；③疑似预防接种异常反应处理。

4. 0～6岁儿童健康管理 服务项目和内容：①新生儿家庭访视；②新生儿满月健康管理；③婴幼儿健康管理；④学龄前儿童健康管理。新生儿访视至少2次，儿童保健1岁以内至少4次，第2年和第3年每年至少2次。进行体格检查和生长发育监测及评价，开展心理行为发育、母乳喂养、辅食添加、意外伤害预防、常见疾病防治等健康指导。

5. 孕产妇健康管理　服务对象是辖区内居住的孕产妇。服务项目和内容：①妊娠早期健康管理；②妊娠中期健康管理；③妊娠晚期健康管理；④产后访视；⑤产后 42 天健康检查。具体而言为孕产妇建立保健手册，开展至少 5 次妊娠期保健服务和 2 次产后访视。进行一般体格检查及妊娠期营养、心理等健康指导，了解产后恢复情况并对产后常见问题进行指导。

6. 老年人健康管理　服务对象是辖区内 65 岁及以上常住居民。服务项目和内容：①生活方式和健康状况评估；②体格检查；③辅助检查；④健康指导。提供疾病预防、自我保健及伤害预防、自救等健康指导。

7. 高血压患者健康管理　对高血压高危人群进行指导。对 35 岁以上人群实行门诊首诊测血压。对确诊高血压患者进行登记管理，定期进行随访，每次随访要询问病情、进行体格检查及用药、饮食、运动、心理等健康指导。

8. 2 型糖尿病患者健康管理　服务项目和内容均为：①筛查；②随访评估和分类干预；③健康体检。

9. 重性精神病患者管理　服务对象是辖区内诊断明确、在家居住的重性精神疾病患者。服务项目和内容：①重性精神疾病患者信息管理；②随访评估和分类干预；③健康体检。

10. 传染病及突发公共卫生事件报告和处理　服务对象是辖区内服务人口。服务项目和内容：①传染病疫情和突发公共卫生事件风险管理；②传染病和突发公共卫生事件的发现和登记；③传染病和突发公共卫生事件相关信息报告；④传染病和突发公共卫生事件的处理。

11. 卫生监督协管服务　服务对象是辖区内居民。服务项目和内容：①食品安全信息报告；②职业卫生咨询指导；③饮用水卫生安全巡查；④学校卫生服务；⑤非法行医和非法采供血信息报告。

12. 中医药健康管理服务　在中医体质辨识的基础上对不同体质老年人从情志调摄、饮食调养、起居调摄、运动保健、经络穴位保健等方面进行相应的中医药保健指导；对辖区内居住的 0～36 个月龄儿童，应向家长提供儿童中医饮食调养、起居活动指导，并在儿童 6 月龄、12 月龄时给家长传授摩腹和捏脊方法，在 18 月龄、24 月龄时传授按揉迎香穴、足三里穴的方法，在 30 月龄、36 月龄时传授按揉四神聪穴的方法。

（二）基本医疗服务项目

（1）一般常见病、多发病诊疗、护理和诊断明确的慢性病治疗。
（2）社区现场应急救护。
（3）家庭出诊、家庭护理、家庭病床等家庭医疗服务。
（4）转诊服务。
（5）康复医疗服务。
（6）中医药服务。
（7）政府卫生行政部门批准的其他适宜医疗服务。

三、服务的提供者

下列人员构成了社区卫生服务的基本服务团队：
（1）全科医师、社区专科医师、社区助理医师、社区中医师。
（2）社区公共卫生人员与防保人员。
（3）社区护理人员。
（4）药剂师、检验师、康复治疗师及其他卫技人员。
（5）管理者、医学社会工作者、志愿者。

四、社区卫生服务的方式

社区卫生服务包括以人为中心的个体化服务及以社区人群服务需求为导向的群体性服务，其方式有别于综合性医院、专科医院及预防保健等专业机构的服务方式，它充分体现了积极主动的特点，提供贴近居民、防治结合的综合服务。

（一）以人为中心的个体化服务

以人为中心的照顾或者称之为以患者为中心的照顾是全科医疗的基本特征，也是社区卫生服务的主要方式。

1. 签约服务 近年来许多地区探索开展签约服务，居民按照自愿原则在所属辖区范围内自主选择家庭医生，通过签约建立稳定的服务关系。签约主体可以是全科医师团队或家庭医生，客体可以是居民个体或家庭，双方签订服务协议，建立契约式服务关系。由签约医生团队掌握签约对象主要健康问题，定期上门巡诊，开展健康教育和健康促进、及时发现并处理签约对象的健康问题，积极进行危险因素干预和疾病防治，实现综合、连续、有效的健康管理服务。例如，北京市西城区探索提供以“签约服务包”为载体的契约服务和服务导向的分配机制，制订了基本签约服务包、全科团队健康管理包和个性化服务包。上海浦东新区的社区卫生服务中心全面开展全科医师家庭责任制工作。

2. 门诊服务 是最主要的社区卫生服务方式，以提供基本卫生服务为主。

3. 主动上门服务 向社区居民公布联系电话，根据居民健康需要提供上门服务；对慢性非传染疾病患者连续的跟踪随访，及时主动进行分类干预；方便快捷地解决辖区一般常见病、多发病的诊疗需求。

4. 社区急救服务 依靠社区卫生服务中心为居民提供急诊服务、院前急救，帮助患者高效及时地利用急救网络系统。

5. 双向转诊服务 在社区卫生服务机构与综合性医院或专科医院建立起稳定的、通畅的双向转诊关系的基础上，为社区居民提供就医指导，帮助患者选择上级医生或医院，并提供转诊服务，同时接受综合性医院和专科医院转回的慢性病和康复期患者，进一步进行治疗和康复。

6. 家庭病床服务 根据居民的需求，选择适宜的病种，如脑卒中后遗症、行动不便慢性病患者、晚期肿瘤等，开设家庭病床，进行规范的管理和服务。

7. 临终关怀服务（hospice care） 又称作安宁照顾及姑息医学、缓和医学（palliative medicine）照顾。

8. 长期照顾（long-term care） 如对需要长期医疗护理的老年人开展护理院服务等。

（二）以社区人群服务需求为导向的群体性服务

社区卫生服务以社区内所有居民为服务对象，除提供个体服务外，还要为社区人群提供群体性服务，从而维护和促进社区人群的整体健康状况。以社区为基础的基层医疗（community-oriented primary care，COPC）是将以个人为单位、治疗为目的的基层医疗与以社区为单位、重视预防保健的社区医疗有机结合起来进行协调性、连续性的基层医疗实践，即在基层医疗中，重视影响社区人群健康的社区、环境、行为等相关因素，把医疗照顾的范围从单一的临床治疗扩大到社区层面上，用流行病学和社区医学的观点来提供相应的照顾。

社区卫生诊断是 COPC 实施过程中的重要环节。它以社区群体为诊断对象，针对社区人群主要健康问题，运用社会学、流行病与卫生统计学等方法开展调查，发现社区主要健康问题，分析影响因素，明确社区居民卫生服务需要与需求，提出需要优先解决的卫生问题，制订社区干预计划。

第三节　社区卫生服务组织、运行与管理

一、社区卫生服务的组织机构

（一）举办形式

我国社区卫生服务坚持政府主导，但在社区卫生服务发展早期，由于各地经济水平差别，政府财力有限，举办主体可以是多种形式。目前，我国社区卫生服务机构举办主体呈多元化特点，已经形成了以政府举办为主导，医疗机构、企业事业单位、社会力量举办并存的社区卫生服务网络体系。

1. 政府举办　为保证社区卫生服务有公益性，我国社区卫生服务坚持政府主导，可通过对现有一级、部分二级医转型或新建社区卫生服务中心。

2. 医疗机构举办　一般由二级以上综合性医院举办，少部分由专科医院或妇幼保健院举办。这类机构容易获得举办医院在软硬件及技术上的支持，且有利于双向转诊的实现。

3. 企业事业单位举办　政府鼓励企事业单位所属医疗机构转型为社区卫生服务中心，向居民提供基本卫生服务，充分发挥在城市卫生资源中占重要地位的企事业医疗卫生资源的作用。

4. 社会力量举办　按照平等、竞争、择优的原则，鼓励社会力量参与举办社区卫生服务中心（站），由于社区卫生服务中心、站属于非营利性医疗机构，需承担公共服务职能，因此，社会力量参与举办不能以营利为目的，所投入的资金和收支节余只能用于对居民的社区卫生服务。政府对社会力量举办的社区卫生服务机构所承担的公共卫生服务任务将予以合理补偿。

（二）设置原则

目前，我国社区卫生服务的组织形式多种多样，但其内容都是一致的，不管采取什么样的形式，最终都是为了实现社区卫生服务的功能。因此，尽管各地社区卫生服务的组织形式不一，但一般都遵循以下原则。

1. 政府领导，多部门参与　社区卫生服务的组织应在政府的领导下进行，其他各有关部门应分别给予支持。各级政府要成立社区卫生服务协调组织，卫生与计划生育、财政、人力资源与社会保障、物价、民政等有关部门应各尽其职，完善有关配套政策和措施，及时协调与解决社区卫生服务发展过程中遇到的问题和困难。

2. 合理设置社区卫生服务机构的布局　社区卫生服务机构的设置应根据本地区人口密度、卫生需求、地理位置等合理布局。有的专家提出，社区卫生服务半径以 0.7～1.0 公里为宜，而且应注意与社区医院和其他医疗机构要保持一定距离。

3. 合理配备医疗人员　在目前我国全科医师缺乏的情况下，应满足社区人员每万人至少配备 2 名全科医师，全科医生与社区护士的比例不低于 1:2，口腔医生、康复治疗技师、社会工作者等其他技术人员按实际需求配备。

4. 基本设施配备　社区卫生服务机构业务用房、床位、基本设备、常用药品和急救药品应根据社区卫生服务的功能、居民需求配置。

5. 健全各项管理制度　主要包括医疗人员的培训、管理、考核和奖惩制度；服务差错及事故防范制度；会诊及双向转诊制度；财务、药品、设备管理制度；档案、信息资料管理制度；社区卫生服务质量管理与考核评价制度等。《城市社区卫生服务机构设置和编制标准指导意见》中提出：政府原则上按照街道办事处范围或每 3～10 万居民规划设置社区卫生服务中心，根据需要可设置若干社区卫生服务站。新建社区，可由所在街道办事处范围的社区卫生服务中心就近增设社区卫

生服务站。

（三）社区卫生服务组织网络

社区卫生服务机构是指在城市范围内设置的、经区（市、县）级政府卫生行政部门登记注册并取得《医疗机构执业许可证》的社区卫生服务中心和社区卫生服务站。其中，以社区卫生服务中心和社区卫生服务站为主体，以诊所、医务所（室）护理院等其他基层医疗机构为补充，形成完整的社区卫生服务网络。在城市基层三级卫生服务网络中，县（区、市）级医疗院、公共卫生机构发挥龙头作用，社区卫生服务中心是网络的枢纽，社区卫生服务站则承担网底工作（图 12-1）。

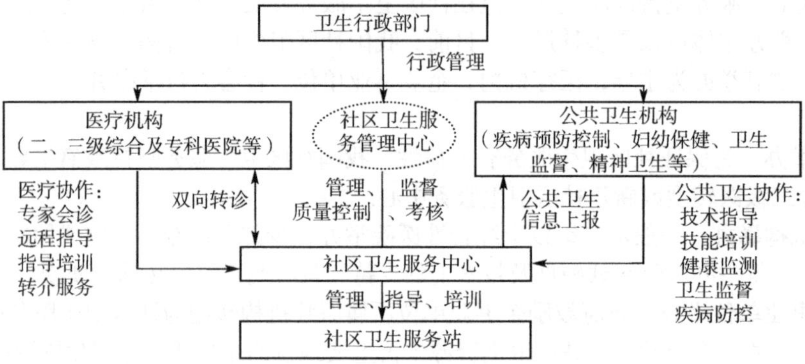

图 12-1 城市三级医疗卫生服务体系

二、社区卫生服务的运行

社区卫生服务不同于门诊部，其运作也不同于过去的“坐堂问诊”形式。社区卫生服务的运作是一个系统、复杂的过程，需要多个部门的配合，共同实现其服务功能。社区卫生服务运作一般应包括以下五个步骤。

（一）进行卫生服务需求评价

卫生服务需求评价是社区卫生服务运作的前提，也是配备卫生人员、配置卫生资源的重要依据。只有了解了社区居民的卫生服务需求，才能制订出有效的卫生服务计划。一般来说，卫生服务需求评价应达到以下目的：了解社区居民的一般健康状况；了解社区居民的卫生需要和需求；确定社区内的主要卫生问题及影响健康的主要危险因素等。

卫生服务需求的评价经常采用调查问卷的方法来收集资料，通过问卷形式一般可收集到丰富而可靠的资料。近年来，国内外不少学者采用人类学、社会学等学科的定性研究方法用于社区卫生服务需求评价，取得了良好效果，常用的定性方法有观察法、访谈法等。

（二）根据调查结果，配备相应卫生资源

根据社区居民的卫生服务需求，合理筹集资金、配备社区卫生服务人员及医疗设备等。

1. 资金筹集 社区卫生服务担负着大量的公共卫生服务项目，这些非个人受益的服务必须由政府来拨款。因此，社区卫生服务的资金筹集应以政府投入为主，兼之以社区卫生服务自身开展的医疗卫生保健等业务费用。

2. 社区卫生服务人员的配备 目前我国的全科医师较为缺乏，社区卫生服务机构不可能都招收到医学院校毕业的全科医师。更为快捷的方法是对基层卫生机构中学历较低但实践经验丰富的卫生人员进行培训，以适应社区卫生服务的需要。其他医护人员的上岗也都需接受全科医学和社

区护理等相关知识的培训。

3. 医疗设备配备　社区卫生服务机构至少应具有以下基本设备：听诊器、体温计、血压计、血糖仪、急救箱、抢救床、氧气瓶、氧气袋、气管插管、洗胃器、康复器材、健康教育设备、药品柜、档案柜、心电图机、紫外线灯、污物桶、出诊设备、出诊交通工具、电话；备有基本药物120 种以上，包括常用急救药品和中成药品。

（三）根据居民需求，利用卫生资源，对居民进行服务

社区卫生服务的形式多种多样，各地可根据本社区的具体情况，采取不同的服务形式，一般社区卫生服务形式有以下几种。

（1）在社区卫生服务中心和社区卫生服务站开展工作

（2）上门服务：通过电话预约、卫生服务小分队等形式服务上门。

（3）社区医生责任制：由一名医生专门负责几个居民区的卫生保健、健康教育、医疗服务等。

（4）医疗咨询热线服务：开通热线电话，提供各类服务包括就医指南、健康心理咨询、联系住院、建立家庭病床等服务。

（5）社区卫生服务合同制：居民与某一医疗人员签订合同，由此医生专门负责自己和家庭的卫生保健，医生则根据合同提供定期或不定期的医疗卫生服务。英国的通科医生一般就是采取这种形式提供服务。

（四）进行社区卫生服务项目评价

各种卫生保健服务的提供并不是社区卫生服务的终结，社区卫生服务人员还应开展随访工作，对提供的服务进行评价。评价的目的在于以下几点。

（1）确定社区卫生服务所开展的活动的种类、数量，确定所开展的活动是否适合社区居民。

（2）确定社区卫生服务是否达到了预期目标。

（3）发现社区卫生服务运作过程中存在的问题，需要在哪一方面进一步改进。

（4）向有关领导部门提供评价报告，总结所取得的成果及不足之处，提供经验或教训。

社区卫生服务的运作是一系列用于社区卫生服务的管理机制、制度和规范，相互联系、相互作用、共同构成的完整体系，主要包括机构外部环境条件和内部运作机制。外部环境条件是指社区卫生机构正常运作所需的经济环境和政策、法规等社会条件；内部运作机制包括领导制度、人事制度、劳动组织制度、分配制度、经济运行和补偿制度等。

（五）社区卫生服务的运行机制

为促进医疗资源的合理利用，降低群众就医费用，减轻医疗保险支付负担，我国推行基层首诊负责制，建立健全分级诊疗、双向转诊制度。

1. 实行社区卫生服务首诊制　社区首诊制包括以下几方面。

（1）居民与社区全科医生或团队签约，首诊医生负责签约居民的健康。

（2）居民看病应首先找到首诊医生，充分发挥首诊医生“守门人”的作用，如需转诊，必须通过首诊医生介绍到上一级医疗机构，否则医疗费用在医疗保险部门的报销将受到限制。

（3）签约的全科医生应对居民健康全面负责，应提供医疗、预防、保健、康复、计划生育技术指导等“六位一体”的服务。实行社区首诊制以后，大医院和社区卫生服务机构将各司其职，合理分流门诊患者。

2. 建立双向转诊制度　建立社区卫生服务的目的是为了实现结构调整、资源重组，合理配置和有效利用卫生资源，形成层次分明、职责明确、功能定位准确、各负其责、各行其是、相互配合、有机联系的卫生服务体系。做到大医院负责危、急、重症患者的诊断和治疗，而多数常见病、多发病、诊断明确的疾病和康复期患者由社区卫生服务集中负责。要做到这一点，关键是要按中

共中央、国务院《关于卫生改革与发展的决定》要求，“把社区卫生服务纳入职工医疗保险，建立双向转诊制度”。双向转诊有利于增强医疗服务的连续性和协调性，社区卫生服务机构建立与县级公立医院和城市大医院之间分工协作机制，有利于促进优质资源有序纵向流动。在与上级医院分工协作机制的研究中，许多地区探索医疗联合体模式，组建医院医疗联盟和医疗集团模式，如建立医院医疗联盟，建立了专科医生和全科医生的工作联动对接机制，畅通由全科医师直接转诊至专科医师的转诊渠道。还有医疗机构集团发展、协议服务等模式，逐步建立上下联动、分工协作的新机制，实现了分级诊疗、双向转诊。

（1）双向转诊的基本涵义：双向转诊是根据患者的病情而进行的上下级医院间、专科医院间或综合医院与专科医院间的转院诊治过程。它有纵向转诊和横向转诊两种方式。纵向转诊，包括上行转诊与下行转诊。上行转诊即当社区卫生服务机构受设备和技术条件方面的限制，对于超出本院诊治范围的患者或在本院确诊、治疗有困难的患者转移到上一级的医疗机构进行治疗。而下行转诊则是上一级医院对诊断明确、经过治疗病情得到控制后相对稳定的恢复期患者，在确认适宜的时候，重新让双向转诊患者返回所在辖区社区卫生机构进行继续治疗和康复。横向转诊，即综合医院的全科医生可根据患者的病情将患者转至同级专科医院，专科医院也可将出现其他症状的患者转至同级综合医院，同样，不同专科医院之间也可进行上述转诊活动。

（2）建立双向转诊制度的基本条件

1）合理的区域卫生规划和卫生机构设置规划。将一个地区的卫生机构和卫生技术力量进行统筹安排、合理配置、组成结构适宜的卫生服务体系。

2）对不同的卫生机构功能进行定位，分级分工，完善卫生服务体系。根据《医疗管理条例》及有关规定，医疗机构划分为医院（包括一级、二级、三级综合医院和专科医院）职业病院、防治所、保健院、门诊部、诊所、卫生院等。其功能和任务分别是：一级机构承担社区预防保健和常见病、多发病的诊疗工作，二、三级机构主要承担区域内的常见病、多发病和部分疑难危重患者的诊治任务，同时，还负担着高等医学院校的教学和科研活动。

3）完善的标准和程序。制订出各级各类医疗机构的诊治范围、诊治标准和诊治程序，如抢救成功标准、急性病出院标准、转院标准等。

（3）双向转诊的影响因素：目前，社区卫生服务机构在遇到危重患者时都会向相应的上级医院转诊，而大医院在接受普通常见患者或收住的危重患者进入康复期以后，却一般不会考虑向社区卫生服务机构转诊，结果造成卫生资源的很大浪费。其原因一是医院希望留住患者以追求更高的经济收入；二是医疗保障制度缺少规定；三是患者对大医院形成的依赖心理；四是社区卫生服务还不够完善和全科医生水平偏低。所以，双向转诊实际上只是单向转诊在进行，这既不利于社区卫生服务的发展，也不利于优化配置卫生资源。解决这个问题的可行途径要依靠医疗保障制度的改革，可对住院患者的急性期与康复期制订不同的自付比例，使患者自觉调整流向，积极实施双向转诊。

案例 12-2

孙大爷的转诊经历

孙大爷患有严重的高血压、冠心病和胃病，曾多地辗转求医治疗，病情时好时坏。最近，孙大爷来到其在郑州务工的儿子家暂住。一天下午，因为再次出现头晕、频繁呕吐、胸闷、乏力等症状，孙大爷来到某中心就诊。根据诊断结果，中心医生建议孙大爷应及时转诊至上级医院，做进一步的明确诊断。

但是，家属一听要去大医院，就犹豫起来，主动要求回家服药，不再继续治疗。经过沟通，原来多次看病后，孙大爷和其家人都觉得大医院看个病太困难，再加上经济条件有限，他们不太愿意去大医院看病了。了解情况后，中心医务人员告诉孙大爷他们，现在社区卫生服务中心和上级大医院建立了双向转诊机制，可以免费联系到大医院就诊，还不用挂号。等病情稳定后，又可以及时转回社区进行治疗和康复，经济负担也会减轻不少。孙大爷和家人带着半信半疑的目光说“试试吧”。

于是，中心为孙大爷联系了郑州市第三人民医院。经过 1 周的治疗，孙大爷的病情有了明显好转，郑州三医又安排孙大爷回社区进行后续治疗。在社区治疗期间，郑州三院的孙主任还不时地打电话进行指导，孙大爷的病情很快稳定了下来。

出院后，孙大爷感慨地说：“到社区卫生服务中心看病，真是不错。没想到那么容易就能联系到大医院的专家，看病方便了不少，还少花了很多钱。”

资料来源：《健康报》2014.5.15

讨论：

（1）建立双向转诊的基本条件有哪些？

（2）双向转诊的影响因素有哪些？

三、社区卫生服务机构的管理方式

社区卫生服务中心行政管理部门主要是县（区、市）级卫生行政部门，一些地区成立了区县级社区卫生服务管理（指导）中心，如北京西城区、北京平谷区、上海长宁区、上海浦东新区等，主要制订辖区内社区卫生的发展规划、管理措施及标准规范，对辖区内的社区卫生服务机构及其工作进行管理、监督、质量控制、考核；组织社区卫生服务机构从业人员培训工作等。

（一）社区卫生服务机构的收支两条线管理

社区卫生服务机构的收支两条线指将社区卫生服务机构所有收入（包括业务收入、其他收入及政府投入）上缴财政专户或国库，支出纳入预算，收支完全脱钩，坚持资金统筹、综合预算、量入为出、收支平衡的原则。其目的是切断社区卫生服务机构收入-科室收入-个人收入之间联系，机构所需的一切支出由财政核定，并实施全面预算以此作为经费下拨，杜绝社区卫生服务机构的逐利行为，以保证社区卫生服务的公益性，最终维护人群健康。实施社区卫生服务机构收支两条线管理依赖于政府的财政实力、本地社区卫生服务的发展水平等，目前没有一个标准的参考模板。

（二）社区卫生服务机构的人力资源管理

1. 社区卫生服务机构配置标准　原则上社区卫生服务中心按每万名居民配备 2～3 名全科医师，1 名公共卫生医师。每个社区卫生服务中心在医师总编制内配备一定比例的中医类别执业医师。全科医师与护士的比例，目前按 1:1 的标准配备。其他人员不超过社区卫生服务中心编制总数的 5%。具体某一社区卫生服务中心的编制，可根据该中心所承担的职责任务、服务人口、服务半径等因素核定。服务人口在 5 万居民以上的社区卫生服务中心，核编标准可适当降低。政府举办的社区卫生服务中心的人员编制由国家核定，社区卫生服务中心和综合性医院、专科医院举办的社区卫生服务站不再核定人员编制。

社区卫生服务中心采取定编不定人的办法，在核定的编制范围内，由社区卫生服务中心公开招聘所需人员，不得超编进人。受聘全科医师等卫生技术人员必须符合卫生行政部门确定的资质条件。社区卫生服务机构应建立和完善内部绩效考核制度，根据不同岗位职责和要求对工作人员实施分类考核，将考核结果作为工作人员绩效工资及人员聘用的重要依据。

2. 社区卫生人才培养　要实现社区卫生综合性服务，需要综合素质优良的复合型人才，人才队伍培养机制的建立和完善是基本保障。因此，人才队伍的培养工作应制度化、常规化。首先应规范社区医务人员培训管理体系；其次应明确医务人员的岗位设置，了解培训需求，针对性地制定社区医务人员培训规划。

（1）全科医生规范化培养：全科医生是综合程度较高的医学人才，主要在基层承担预防保健、常见病多发病诊疗和转诊、患者康复和慢性病管理、健康管理等一体化服务，是居民健康的“守门人”。建立统一规范的全科医生培养制度是满足人民群众基本医疗卫生服务需求的保障。我国全科医生培养将逐步规范为“5+3”模式，即先接受 5 年的临床医学（含中医学）本科教育，再接受 3 年的全科医生规范化培养。全科医生规范化培养以提高临床和公共卫生实践能力为主，在国家认定的全科医生规范化培养基地进行，实行导师制和学分制管理。在通过规范化培训满足基层全科医生需求之前的过渡时期，我国还采取基层在岗医生转岗培训加强符合全科医生队伍的培养。

（2）社区卫生人员学历教育与继续教育：为解决我国社区医务人员存在学历水平不高，专业技术不强、知识更新慢、观念落后、政策解读能力不足等问题，应在“分类指导、按需施教、讲求实效”的原则下，通过学历提升与在职继续教育等多种形式开展人才培养工作。

（3）社区卫生人力岗位培训：为提高社区卫生机构在岗人员的业务知识、服务态度，应根据不同岗位的职责和要求，有针对性地确定培训内容，对已经从事城市社区卫生服务工作的人员和由其他医疗机构转入社区开展卫生服务工作的有关专业人员采取脱产或半脱产的方式进行符合社区卫生服务要求的岗位培训，并于培训结束后，由省级卫生、中医药行政部门统一组织考试考核，并与岗位聘用相结合，从而提升社区卫生人员的服务能力。

（4）高等医学院校教育：在高等医学院校中开设全科医学、社区医学、社区护理学等课程，为社区卫生服务培养后续人才。

（三）社区卫生服务的药品管理

1. 一般药品管理 社区卫生服务机构按时编制药品分期采购计划，经有关领导研究和批准后进行采购，保证药品具有一定的库存量；严格验收购进、调进或退库药品；按相关规定严格保管药品，储备一定数量的急救药品，并及时更新；执行查对制度，经核对后进行药品调配。

2. 特殊药品管理 购用麻醉药品、精神药品、放射性药品必须经药品监督部门批准；特殊药品的采购和保管应当由专人负责；建立完善的特殊药品报废销毁制度。

3. 基本药物配备 为消除以药补医、以药养医问题，解决群众用药负担，通过合理使用基本药物确，我国建立了国家基本药物制度，社区卫生服务机构应按照地方规定，全部配备基本药物；推行零差率销售，建立基本药物使用财政补偿机制。

（四）社区卫生服务的信息管理

社区卫生服务信息管理是对社区卫生机构可用的数据、信息和知识资源进行有效开发的过程。社区卫生服务管理包括信息公开与信息化建设。其中信息化建设能将社区卫生服务的流程和资源与绩效管理有机融合，促进社区卫生服务的信息传递和规范化管理，应建立并运用社区卫生服务与管理综合信息系统，从而实现以下功能：居民健康档案服务与管理、基本公共卫生服务项目管理、基本医疗服务管理、社区卫生统计信息服务和管理。

（五）社区卫生服务的绩效管理

绩效管理作为一种先进的管理工具，可以规范社区卫生服务机构管理，完善服务功能，充分调动工作人员积极性，提高服务质量和工作效率，促进社区卫生服务的可持续发展。绩效管理体系的基本构成要素包括绩效计划、绩效实施、绩效考核、绩效评估、绩效反馈及绩效考核结果的运用。

1. 绩效计划与实施 绩效管理的起点是制订计划，社区卫生服务管理部门应根据工作重点和发展方向制订绩效计划、目标、内容、实施及考核方案等，然后加以贯彻落实。

2. 绩效考核　指卫生行政部门依据绩效考核指标体系，运用科学适宜的方法，对社区卫生服务机构的运行管理、功能实现、服务模式和服务效果等进行客观、公正的综合评价，它是绩效管理的核心。绩效考核的内容包括以下几个方面。

（1）机构管理，包括机构环境、人力资源管理、财务资产管理、药品管理、文化建设、信息管理和服务模式等。

（2）公共卫生服务，包括居民健康档案管理、健康教育、预防接种，妇女、儿童和老年人健康管理，高血压、2 型糖尿病和重性精神疾病患者管理，传染病和突发公共卫生事件报告和处理、卫生监督协管，计划生育技术指导等。

（3）基本医疗服务，包括医疗工作效率、医疗质量、合理用药、医疗费用、康复服务等。

（4）中医药服务，包括中医治未病、中医医疗服务。

（5）满意度，包括服务对象和卫生技术人员满意度。

绩效考核的方式可采取日常考核与年终考核相结合、定性考核与定量考核相结合、内部考核与外部考核相结合、综合考核与专业考核相结合的方式，遵循科学性、重要性和可获得性原则制订绩效考核指标体系，通过现场查看、资料查阅、现场访谈与问卷调查等方法进行考核。

3. 绩效评估　是发现问题、督促解决的依据。评估单位根据设定的绩效目标，运用科学、合理的评价方法、指标体系和评价标准，对社区卫生服务支出产出和效果进行客观、公正的评价。考核指标分体系分为一级指标、二级指标和三级指标，明确考核指标内容、权重、标准及评分办法。其中一级目录包括机构管理、公共卫生服务、基本医疗服务、中医药服务、满意度等。

4. 绩效反馈　绩效考核领导小组以适当形式公示公布考核结果，同时对被考核机构取得的成绩和存在的问题进行反馈，提出改进建议。

5. 绩效考核结果的应用　绩效结果的有效利用是激励社区卫生服务机构及工作人员积极性，提高服务质量和工作效率，促进绩效改进的关键。绩效结果的应用体现在以下几个方面。

（1）可作为卫生行政部门向社区卫生服务机构拨付财政经费的依据，即结合成本根据社区卫生服务机构辖区内的经济发展水平、服务人口数量及年龄结构、提供的公共卫生服务项目、数量、质量，在相关指标绩效考核的基础上核定补助经费。

（2）通过分析比较绩效结果，了解社区卫生服务工作现状，督促社区卫生服务机构找出不足，改进工作方法。

（3）通过分析绩效结果数据中的趋势，挖掘业务和管理数据中隐含的内在规律。

（4）对绩效考核方法的科学性和准确性进行验证。

（六）社区卫生服务中心（站）一体化管理

社区卫生服务中心在所辖范围设置社区卫生服务站，按要求开展社区卫生服务工作。社区卫生服务站行政、业务、财务、人员等方面归中心统一管理，由中心依据经营情况和绩效考核决定人员的报酬和奖惩。这种管理模式有利于发展社区卫生服务，拓展医疗业务，激励工作人员，提高服务效率。社区卫生服务中心对非所属的辖区内社区卫生服务站进行指导，及时、全面地收集汇总辖区内有关社区卫生服务信息。

四、我国社区卫生服务发展过程中存在的问题

尽管我国社区卫生服务的发展取得了不少经验成果，但同时也暴露出了一些问题。这些问题严重制约着我国社区卫生服务的可持续发展。

1. 思想认识上存在偏差　目前我国对社区卫生服务的性质还未明确定位，一些地方政府对发展社区卫生服务的重要性、紧迫性认识不足，组织领导和推动力度不够，有的地方甚至还没有将社区卫生服务发展提到议事日程。

2. 资金落实不到位 我国现有卫生事业经费的投入主要着力于大型医院建设上，而对社区卫生服务方面的投入不足。尽管国家一再宣传社区卫生服务的重要性，但社区卫生服务的实际发展却不尽如人意。

3. 社区卫生服务人员不足 许多医学院校毕业生不愿到基层卫生单位工作，而目前对全科医师的培养又显得不足，致使基层卫生技术人员尤其是全科医生极为缺乏。

4. 功能不到位 社区卫生服务应以健康教育和社区预防为主，但实际上许多地区的社区卫生服务仍仅限于社区医疗功能，预防保健工作缺乏经费保障，只能靠医疗收入来补偿，出现预防保健工作无人愿做的情况。

5. 布局不合理 有的地区把社区卫生服务当成一种时髦，一哄而起，一、二、三级医院都在进行；有的地区的社区卫生服务站则单纯是医疗机构“伸腿设点”。这些情况致使社区卫生服务机构林立，卫生资源设置重复，效率不高。

6. 居民利用少 有的居民缺乏对社区卫生服务具体内容的认知；有的居民是由于费用得不到报销而不愿意利用社区卫生服务；有的居民则对健康和疾病意识淡薄，宁愿把钱花费在烟酒方面，而不愿意接受社区医护人员的健康服务等种种原因导致社区卫生服务利用率低下。

视窗 12-3

基本公共卫生服务均等化

国家基本公共卫生服务均等化是指每位中华人民共和国的公民，无论性别、年龄、种族、居住地、职业、收入，都能平等地获得基本公共卫生服务。包括三方面含义：一是人人享有服务的权利是相同的，居民在获取相关的基本公共卫生服务时，机会是均等的；二是服务内容不是一成不变，而是将随着国力改善、财政支出增加而不断扩大，三是服务内容贯彻预防为主的服务原则与核心理念。基本公共卫生服务均等化并不是平均化，即不是每个人都必须得到完全相同、没有任何差异的基本公共卫生服务。目前国家提供的基本公共卫生服务中不同的服务项目有不同的服务对象，更多的是针对重点人群，如老年人、孕产妇、0～6岁儿童、高血压等慢性病患者健康管理等。

国家基本公共卫生服务项目，是促进基本公共卫生服务逐步均等化的重要内容，是深化医药卫生体制改革的重要工作。

根据国外社区卫生服务发展经验，结合我国社区卫生服务发展过程中暴露出来的一些问题，在新形势下我国社区卫生服务要想可持续发展，应做到：①政府重视：政府应制定相应的法规政策及配套措施，将社区卫生服务作为社区建设的重要组成部分，纳入社区规划，建立起政府领导、部门协作、街道负责、居委会参与的社区卫生行政管理体制。②给予合理的经济补偿：各级政府应设立社区卫生服务的专项基金，纳入政府年度财政预算，并明确政府补助的数量。各级卫生行政部门应调整卫生费用的支出结构，对社区卫生服务的预防保健经费一定要落实到位。此外，社区卫生服务可从其他渠道筹集资金，如接受社会团体、慈善机构等的援助，向国际有关组织争取社区卫生服务的项目贷款等。③建立合理的社区卫生人员队伍：要加强对全科医师的培养，积极引进预防保健、健康教育等人才，并保证其生活待遇水平。④合理设置社区卫生服务机构：社区卫生服务机构的设置应纳入区域卫生规划，由政府和卫生行政部门统一规划布局。⑤将社区卫生服务纳入基本医疗保险范围：把符合基本医疗保险有关规定的社区卫生服务项目纳入基本医疗保险支付范围，明确规定接受社区卫生服务的费用允许报销。引导居民到社区卫生服务机构就诊，真正实现“小病进社区”的服务宗旨，并逐渐发展形成社区医师首诊制度。⑥加强对社区卫生服务的宣传，引导居民建立健康的生活方式：利用广播、报纸、电视等宣传媒体向居民宣传社区卫生服务的目的、功能等，使居民增加对健康的投入，主动关注健康，寻求健康。

五、社区卫生服务发展过程中要处理的几个关系

社区卫生服务的发展不是孤立的，在发展过程中要处理好以下几方面的关系。

（一）社区卫生服务机构与大医院的关系

首先，社区卫生服务机构与大医院是相互依存、相互合作的关系。其次，两者又是有区别的。社区卫生服务机构的医生，不仅要让社区居民相信，也要让一线的医生和护士相信社区医生就是专家，特别是在健康管理和维护、与社区居民的沟通、健康咨询、对常见病和多发病的诊治，尤其是规范化治疗方面更是专家。

（二）社区卫生服务机构与公共卫生机构的关系

国务院《关于发展城市社区卫生服务的指导意见》的文件明确提出，要改革现有预防保健机构的职能，适宜在社区开展的公共卫生和预防保健任务，将由社区卫生服务机构承担。这也意味着今后的公共卫生体系乃至传统公共卫生的职能要做出相应的调整。发展社区卫生服务，不仅要把着力点放在医疗服务上，更重要的是要把公共卫生的体系进一步理顺，重新定位职能。

（三）基本医疗与公共卫生的关系

基本医疗是开展社区公共卫生服务的载体，只有在基本医疗的辅助作用下才能顺利地开展社区公共卫生服务；社区公共卫生服务也是基本医疗开展的载体，社区基本医疗需要依托社区公共卫生服务，为居民提供更多的医疗卫生信息，在此前提下治疗好患者、防范病情蔓延扩散和恶化等。因此，政府应重视公共卫生服务和基本医疗卫生服务的共同发展。

（四）全科医生与社区团队的关系

社区卫生服务机构的核心人员是全科医生、预防保健人员和社区护士，另外还有其他的辅助人员，包括其他的专科医生。在现阶段，全科医生必须起骨干和带头作用，促进社区卫生服务的可持续发展。

（五）标准化和差异化的关系

社区卫生服务机构的建设、标准的配置及社区卫生工作上的要求，均要考虑需方和供方之间的差异，遵循个性化服务，遵循服务模式的差异性，在达到国务院、卫生部最基本要求的同时，要积极探索符合本地区实际状况的服务模式，从而更好地为社区居民服务。

（六）社区卫生服务与科学研究、教育的关系

在发展社区卫生服务时，要关注社区卫生服务的研究和教育问题、学科发展问题，一定要把全科医学作为社区卫生的骨干科学，如果没有学科支撑，今后很容易被其他的专科和亚专科分走。因此，强化教育、强化学科建设、强化科学研究是社区卫生服务可持续发展必需的。

思　考　题

一、简答题

（1）社区卫生服务的特点是什么？

（2）发展社区卫生服务的意义是什么？

（3）社区卫生服务的项目有哪些？

二、案例分析题

李奶奶 3 岁的小孙女生病了，但孩子父母均出差在外。李奶奶十分着急，一大早就带着孙女赶到某三甲医院就诊，医生诊断为“上呼吸道感染”，开具相应处方，孩子渐渐好转，李奶奶终于放下心来。但经历了排除挂号、候诊、就诊一系列过程后，已过大半天时间，李奶奶也十分疲惫。虽然我国社区卫生服务已快速发展，一定程度上实现了“大病进医院，小病回社区”的愿望，但许多居民不论大病、小病，都会首选到大医院看病。长此以往，很多社区居民都已经不太信任社区卫生服务机构，对其技术水平和医疗条件持怀疑态度，甚至有些居民会认为在社区首诊会耽误病情。

问题：请分析这种情况产生的原因及对策。

（汪俊华　周　令）

第十三章　弱势人群的卫生服务

学习目标

掌握：弱势群体的概念、社会影响因素及社会卫生保健措施。

熟悉：妇女、儿童青少年及老年人、残疾人、流动人口四类弱势群体的生理、心理状况，相关健康保健措施及卫生政策。

了解：残疾的概念和分类。

案例 13-1

广西留守儿童被炸死调查：孩子舍命挣钱买笔

2009 年 11 月 12 日 8 点左右，广西贺州平桂管理区公会镇杨会村的绝大多数村民正在酣睡，突然“轰”的一声巨响将他们从梦中惊醒，一个非法鞭炮生产点发生了爆炸，现场一片火海。

当地派出所的干警随后赶到现场。然而，令派出所的干警惊讶的是，现场有 13 位伤者都是孩子。一些被全身烧黑、面目全非的小孩被一个个从着火的楼房中抱出来，小孩的哭声、大人的喊叫声响成一片。鞭炮爆炸事故发生后，当地警方迅速以非法危险物品肇事罪和雇用童工罪立案，犯罪嫌疑人杨万文和谢庆岁先后向警方自首。据了解，事发当时，谢庆岁正在用摩托车装运货物，摩托车发动打火引燃爆竹，酿成了这幕悲剧。正上六年级的杨小丽曾在那家黑作坊里面打过工，每插好一千多个引信，她能赚到 3 角钱，上学前的 2、3 个小时内，她能做好大约 3000 个引信，可以赚到 1 元多钱，放假的时候，一天的时间能赚到 3 元钱左右。广西贺州市卫生局曾局长说：“抢救治疗费就是 40 万，每个人平均大概 40 万，整个后面的康复肯定还需要一笔不小的费用，那么除了政府和有关制度给补偿之外，现在还有一定的缺口。”虽然贺州市市政府紧急拨款 100 万元作为抢救费用，可是这对 12 个孩子的抢救工作来说无异于杯水车薪，资金存在着巨大的缺口，抢救过来之后孩子的生活将非常的困难。对于这些家庭而言，以后的费用将会是个天文数字。

讨论：

（1）为什么会出现这种现象？

（2）影响儿童健康的社会因素有哪些？

（3）我们应采取的社会卫生措施有哪些？

社会弱势人群（social vulnerable group），也称社会弱势群体。学界一般认为弱势群体由两种原因产生，一是生理原因，如老年人、残疾人、儿童、青少年、孕产妇；二是社会原因，如流动人口、下岗职工、失业人员、低保贫困人群等，前者被称为生理性弱势群体，后者则为社会性弱势群体。也有学者补充提出了自然性社会弱势群体，主要包括自然灾害的灾民、生态脆弱地区的人口。

第一节　妇幼卫生服务

一、妇女、儿童青少年的生理、心理特点

（一）妇女生理、心理特点

妇女是指 15 岁及以上的女性人口，约占人口总数的 50%。自古以来，妇女都与社会经济发展

和人类进步息息相关，因为她们承载着人丁繁衍和劳动生产的双重任务，她们的健康不仅影响着下一代，对于民族素质的提高和人类社会的发展进步更是至关重要。妇女一生中经历几个阶段，即青春期、性成熟期（生育期）围绝经期（更年期）和老年期。妇女自身在不同的生命周期中有着特殊的卫生保健需要，而且妇女健康状况及其受教育水平等也是影响下一代健康的重要决定因素，关系到民族素质的提高和社会的发展进步。

1. 青春期（adolescence） 女性青春期一般为10～18岁，是个体从童年向性成熟期逐渐过渡的时期。此时期女性的生理特点为月经初潮、乳房增大、卵巢和子宫逐渐发育至成年人水平。青春期也是个体最叛逆的时期，可能产生一系列生理、心理及社会问题，如月经不调、痛经、闭经、肥胖、早恋、意外妊娠、感染性病或艾滋病、抑郁、自杀、吸烟、吸毒、酗酒等。因此，处于此时期女性的家长和老师应给予正确的引导，不能一味的呵斥，否则会因为她们的叛逆心理而适得其反。

2. 性成熟期（latency period） 也称生育期，女性从18岁开始到绝经前均属于此时期。生育期的女性生理特点为月经及生育能力，从恋爱到步入婚姻生活。此时期的女性生理和心理均已成熟，知道如何保护自己。但仍然存在一些生理和心理问题，甚至是社会问题，如妇科疾病、性生活不和谐、焦虑、婚姻不幸福、家庭内部矛盾等。女性在此阶段会由女儿转变为儿媳、妻子和母亲，这种身份的转变会让她们产生压力，另外，在月经来潮、妊娠、生育等不同阶段，女性均经历着生理上的变化，这也是她们产生心理问题的自身因素。总之，此时期女性的身心健康直接关系到下一代的健康。

3. 更年期（climacteric） 也称围绝经期，女性年龄一般在45～55岁进入更年期。此时期出现的主要原因是卵巢功能衰退，生理特点为生殖器官功能衰退、月经周期长且不规则直至绝经、气血亏虚、浑身乏力、失眠、盗汗等；心理特点为神经衰弱、忧郁、健忘、烦躁、易怒、情绪不稳定等，这些症状统称为更年期综合征。此时期的女性需要关怀和理解，否则很容易患上抑郁症、被害妄想、精神分裂症等精神疾病，甚至自杀，危及生命。

4. 老年期（senility） 年龄段一般为60岁以上。此时期的女性在生理上表现为生殖器官萎缩、雌激素和孕激素水平不断下降。心理上最突出的特点就是孤独感，由于家庭结构的变化和生活节奏的加快，老年女性容易被忽视而产生不安全感，渴望被关注和照顾。

（二）儿童青少年的生理、心理特点

儿童青少年（children and adolescents）是处于生长发育时期的一组特殊人群，儿童（≤14周岁）是个体成年后身心是否健康的关键阶段，青少年是指 14～20 周岁的人群，他们占总人口的30%，包括婴儿期（0～1周岁）幼儿期（1～3周岁）学龄前期（3～6周岁）学龄期（6～13周岁）和青春期（10～20 岁）。儿童青少年的心理发展主要指从不成熟到成熟的过程，即指反应活动不断得到改善、日趋完善和复杂的过程。儿童青少年正处于生长发育的旺盛阶段，不同年龄段生理特点不同及学习、生活条件上存在差异，对外界环境的适应能力及对某些疾病的免疫能力较差，因此在不同年龄段所患疾病的种类、特点均不相同，易患一些疾病。

1. 婴儿期 婴儿出生后一段时间内仍处于大脑的迅速发育期，脑神经细胞数目还在继续增加，需要充足均衡合理的营养素（特别是优质蛋白）的支持，所以对热量、蛋白质及其他营养素的需求特别旺盛，若缺乏，容易发生营养不良和发育迟缓。

2. 幼儿期 体格生长速度减慢仍稳定增长：体重稳定在每年增长2kg左右，身高稳定在每年 5～7cm。比婴儿时期旺盛的食欲相对略为下降。从会走、会跳、会跑开始，接触外界环境相对增多。神经心理发展迅速：语言、记忆及思维想象力、精细运动等发展增快，对外界环境产生好奇心，好模仿，趋向智能发展过渡。以患感染性疾病为主，有呼吸道疾病（急性呼吸道感染、肺炎等）消化道疾病（腹泻等）、寄生虫病（蛲虫病等），另外，小儿佝偻病、营养不良也较常见。

3. 学龄前期　体格生长发育处于稳步增长状态，智能发育较幼儿期更加迅速，与同龄儿童和社会事物有了广泛的接触，知识面能够得以扩大，自理能力和初步社交能力能够得到锻炼。仍以感染性疾病为主，急性呼吸道传染病，上呼吸道感染仍多见，消化道疾病有所减少，而与生活习惯有关的疾病，如龋齿、沙眼等发病有所增加。

4. 学龄期　又称儿童期或童年期，是介于幼儿期和青春期之间的一个重要的发展时期，这一时期正值进入小学，开始正规的学习。在这个时期学习逐步取代游戏而成为儿童的主要活动形式，并对儿童的心理产生重大影响。主要表现为：①学龄期开始，注意力、观察力、记忆力全面发展，有意注意开始延长，观察力提高，具有强烈的好奇心。此期是儿童思维发展的一个重大转折时期，思维逐步过渡到以抽象逻辑思维为主要形式，但仍带有很大的具体性。②模仿性想象仍占主导地位，但在绘画、手工、游戏中都有大量创造性想象力的发展。③社会化的丰富性促使儿童进一步加深对自我、对他人的认识和了解，使其个性和社会性有了新的发展，对自己表面行为的认识开始转向对自己内部品质更深入的评价。④在情绪发展方面，高年级小学生的一些高级情感，如责任感、正义感、集体荣誉感、社会道德感等开始落实在行为表现上，而且远比低年级时深化。⑤性心理发育开始萌发，比如开始注意自己的性别。

从缺课原因来看，呼吸系统和消化道疾病仍占主要位置，有明显自觉症状的疾病患病率较低。与卫生习惯和生活条件有密切关系的蛔虫感染和沙眼在这一时期较为常见。近年来沙眼和蛔虫感染率在大城市已有较大幅度的下降，视力不良、龋齿率和意外事故则有上升趋势。

5. 青春期（puberty）　是生理和心理发生巨变的时期，是由儿童期转向成年期的过渡阶段，是独立性和依赖性、自觉性和幼稚性错综复杂的矛盾时期，因此人们也常称这个时期为“多事之秋”。此期的心理特点主要表现为：①自我意识增强。青春期是自我意识发生突变的时期，它的特点是成熟感和独立意向的发展、自我的分化、自我意识的强度和深度不断增加、自我评价趋于成熟。②心理发展的矛盾性特点。青春期青少年的生理发育十分迅速，但心理发展相对缓慢，使得身心处在非平衡状态，引起种种心理发展上的矛盾，常见的心理问题主要表现为学业问题、情绪问题、不良习惯等。③青少年好奇心及模仿性强。这种心理使他们很容易受别人的影响，如吸烟，饮酒等。④人际关系出现变化。随着观察力及批判力的增强，对周围事物有了自己独到的见解，但往往显得片面偏激，因此也就影响到了人际关系。⑤情感发展日益丰富、稳定，独立意向显著，具有闭锁性。⑥性意识的逐渐成熟，促使青少年的性意识急剧发展。他们开始意识到两性的差别，从对异性的好奇逐渐转化到一种朦胧的对异性的眷恋、向往。性意识有力地影响着青少年的心理内容和结构，但同时又受社会生活条件及环境的制约和影响。

此时期与学习负担密切相关的近视患病率增多，月经异常（包括痛经）痤疮较为多见。风湿病、肾炎、肝炎、结核病、胃病等比学龄期有所增多。另外，值得注意的是青春期心理卫生问题较为突出，应引起高度重视。

二、影响妇女、儿童青少年健康的社会因素

（一）影响妇女健康的社会因素

1. 社会地位　由于长期的历史原因和传统文化陋习的影响，妇女在社会、家庭、经济、就业、受教育、文化等方面一直处于受歧视的地位，这些因素均对妇女一生的健康产生了巨大的影响。由于妇女在社会和家庭参与决策方面受到很大限制，使得她们不能平等地得到良好的医疗保健服务，在健康方面也处于不利境况，受到的健康威胁和伤害也相对较大。

2. 经济因素　经济状况与妇女的健康有着密切的联系。发达国家和发展中国家的孕产妇死亡率和发病率相差极为悬殊。在家庭经济方面的研究显示，家庭年收入越低的，孕产妇死亡的危险越高。个人经济方面的研究还反映出，有独立经济收入的妇女，在家庭和社会的地位较高，对健

康有保护作用，孕产妇死亡率较低。

3. 教育与就业 据统计资料，全世界文盲男女之比为 1：2。这说明女性受教育程度明显低于男性。教育水平低又影响到女性的就业和经济收入，以及她们接受保健知识的能力，进而影响妇女一生的健康。

据报道，在就业人口中，15～19 岁以女性为多，此后女性终身就业率低于男性。一般情况下，15～19 岁为受教育的年龄，女性在这一年龄段就业率高，表明她们失去读书机会多。由于文化程度较低，成年妇女难以获得就业机会；由于没有独立的经济收入，造成在家庭和社会中的附属地位。因此，女性早婚早育无法避免，为生活所迫卖淫也很常见。

4. 文化习俗 在当今的社会，尤其是发展中国家，重男轻女现象仍然普遍存在，遗弃女婴现象屡见不鲜。女性一出生就受到各方面的歧视，这对她们的身心健康产生了巨大影响，这种影响可能会伴随她们的一生。例如，在许多国家和地区，尤其是农村，女婴得不到与男婴同样抚养的待遇。

5. 地域因素 居住在不同地理区域的人群，其健康状况有着极大的差异。我国许多研究资料显示，农村及偏远地区妇女的健康状况较差。例如，城市的孕产妇死亡率一般为 30/10 万～40/10 万，而农村为 50/10 万～150/10 万。其他与妊娠分娩有关的疾病如贫血、产后出血、产褥感染及产伤等均在农村尤其偏远地区发病率较高。

（二）影响儿童青少年健康的社会因素

儿童青少年是人类一生中生长、发育的重要阶段，此过程既受遗传因素影响，又与外界环境密切相关。遗传决定了个体生长发育的可能性，但是遗传素质不能单一地决定其发展，只有与社会环境等因素互相作用时，才能实现对儿童青少年发展的影响。

1. 社会经济因素 世界各国研究表明，儿童健康状况与其社会经济发展密切相关。从 19 世纪以来，随着全球经济迅速发展，大多数国家儿童生长速度加快、生长水平提高及性发育提前。但生长的变化是有一定限度的，达到最大限度的生长与经济、卫生及教育文化水平等因素密切相关。目前，发达国家的部分儿童中，身高增长已呈停滞现象，月经初潮年龄无明显提前。

2. 家庭因素 家庭是社会的重要组成部分，也是儿童青少年生长发育的单元。从生物学角度看，家庭为儿童青少年提供遗传基础；从社会学角度看，儿童青少年的心理发育和学习过程取决于家庭父母的技能、经济状况和家庭成员之间的关系。因此父母的受教育程度、职业、性格和育儿方式，家庭的经济状况，生活方式等的变化都会潜移默化的作用于儿童青少年，影响他们的身心发育。

3. 生活作息方式 合理安排儿童青少年的生活作息方式，使其有规律、有节奏地进行，保证足够的户外活动和适当的学习时间，定时就餐，合理营养，膳食平衡，睡眠充足，可以促进儿童青少年健康。

4. 体育锻炼 对于处在生长发育期的儿童青少年来说，体育锻炼可以全面加强各器官、系统的功能，改善大脑的控制和指挥能力，促进生长发育，使儿童青少年长得更健壮。同时，锻炼又能对紧张的学习生活进行调节，它有助于消除疲劳，改善注意力和记忆力，大大提高学习效率，而且能够促进新陈代谢，消化、吸收功能，呼吸、循环功能，神经-体液调节功能及肌肉、关节和骨骼的发育。

5. 环境因素 环境污染不仅影响儿童健康，还会阻碍其生长发育。WHO 报告称影响人类健康导致疾病的因素中，30%由环境因素导致，这些疾病 40%会发生于儿童，每年 500 万以上儿童死于跟他们生活、学习、游戏等环境相关的疾病。

视窗 13-1

国家卫生计生委强调做好妇幼健康服务 保障全面两孩政策实施

国家卫生计生委副主任王国强在 2016 年全国妇幼健康工作会议上强调，各地要将保障全面两孩政策顺利实施作为 2016 年妇幼健康工作的重中之重。

王国强指出，为积极应对调整完善生育政策后妇幼健康服务需求的增加，国家卫生与计划生育委员会正在加快研究制订《关于加强妇幼健康服务能力的若干意见》，着重突出供给侧的改革与发展，力求从加快体系建设、强化优质服务、加强人才队伍建设、创新服务模式和管理机制 5 个方面综合提升妇幼健康服务能力。要求各地本着“调整存量、做优增量、补齐短板、提升能力”的则，抓紧做好 4 项工作。

一是摸清妇幼健康服务资源底数，准确掌握产儿科床位数和医护人员数，做好资源调配预案，有效应对服务资源紧张状况，防止出现“一床难求”“一号难求”等现象。

二是强化风险管理，加快建立区域孕产妇与新生儿危急重症救治中心，加强妊娠风险评估和高危孕产妇专案管理，健全会诊、转诊救治机制，加强专业人员培训，不断提高救治能力，坚决守住母婴安全底线。

三是提供精准服务，在提供优生优育全程服务基础上，为符合条件准备再生育的计划生育人群提供取环、复通等计划生育基本技术服务。

四是提供便民服务，推行“互联网+妇幼健康”服务模式，逐步开展预约诊疗、便民门诊、远程会诊等服务。有条件的地区要动态公布孕产妇保健建册（卡）和产科床位使用情况，引导群众合理有序就诊，提高广大妇女儿童的感受度和满意度。

三、提高妇女、儿童青少年的社会卫生保健措施

妇女儿童健康是人类持续发展的前提和基础，也是我们社会和谐、家庭幸福的基础。妇女儿童健康指标是国际上公认最基础的健康指标，也是衡量经济社会发展和人类发展的综合性指标。中国现有 8.8 亿妇女儿童，拥有世界上规模最大的妇女儿童的群体。做好妇幼健康工作，对于提高出生人口素质，提升全民的健康水平，推动经济社会可持续发展，构建和谐社会，都具有十分重要的意义。

（一）妇女的社会卫生保健措施

妇女占全国人口的半数，妇女保健工作是我国人民卫生保健事业的重要组成部分。做好妇女保健工作，保障妇女的身心健康，保障妇女权益，关系到优生优育工作的贯彻落实，关系到中华民族素质的提高，对促进国家经济社会发展和社会文明进步具有重要意义。

1. 重视妇女保健体系的建设　明确妇女保健卫生服务体系的功能定位，应坚持以保健为中心、保健与临床相结合的发展方向，以群体保健工作为基础，面向基层、预防为主，依法为妇女提供健康教育、婚前保健、围生保健、常见病筛查、卫生信息管理等卫生服务。在现阶段，妇女保健工作需进行下列部署：①提高产科质量，普及科学接生并开展围产期保健；②定期进行妇女常见病、多发病的普查普治，留守妇女心理疏导，及时发现问题并解决，制订防治措施；③开展妇女保健心理咨询工作，以达到宣教的目的，同时也帮助妇女正确认识和对待本身的生理性或病理性问题，促进身心健康发展。

2. 加大力度，提倡全社会参与　强化政治承诺，保障妇女卫生事业持续健康发展。各级妇女保健机构是由政府举办、不以营利为目的、具有公共卫生性质的公益性单位，是为妇女提供公共

卫生和基本医疗服务的专业机构。坚持妇女保健机构的公益性质，不得以各种形式改变保健机构所有权性质，保持妇幼保健机构的稳定。妇女卫生关系千家万户，是政府履行社会管理和公共服务职能的重要内容。要切实加大对妇女卫生工作的宣传力度，积极争取相关部门的配合。

3. 加强妇女人才培养和队伍建设 充分发挥高等学校学科建设和人才培养方面的优势，加强妇女卫生师资队伍建设和学科建设，加强妇幼保健管理人员的培养，不断提高妇女卫生管理水平。

4. 建立健全妇女卫生信息系统 加强对妇女卫生信息的监督管理，逐步建立健全各级妇女卫生信息网络。要积极利用现代信息技术创新妇女卫生信息管理，充分发挥信息资源的作用，了解妇女对健康资讯、卫生服务等需求，科学建立妇女健康信息库，评估健康状况，为出台政策提供依据。

5. 提高妇女的地位和权力 妇女地位的改善与健康水平的提高有着密切的联系。妇女地位的体现包括：受教育权、政治地位、经济地位、法律权利、婚姻地位等方面。社会应采取更多措施，给予妇女应有的权力，提高妇女地位，如建立社会救助机构，设立妇女庇护中心，反家庭暴力维权机构，构建社会支持网络，鼓励和支持妇女走出家庭，参与社会，经济独立。妇女只有在经济上获得独立，才能提高在社会和家庭中所处的地位，实现男女真正意义平等。

（二）儿童青少年的社会卫生保健措施

儿童时期是人生发展的关键时期。为儿童提供必要的生存、发展、受保护和参与的机会和条件，全社会儿童优先意识有待进一步加强，最大限度地满足儿童的发展需要，开发、发挥儿童潜能，将为儿童一生的发展奠定重要基础。儿童是人类的未来，是社会可持续发展的重要资源。儿童发展是国家经济社会发展与文明进步的重要组成部分，促进儿童发展，对于全面提高中华民族素质，建设人力资源强国具有重要战略意义。

1. 儿童青少年社会卫生保健 通过采取儿童青少年社会卫生保健措施，关爱农村留守儿童，关注孤儿成长，预防和避免儿童营养性疾病、儿童意外伤害问题、网瘾问题、儿童虐待等问题的发生，加强对儿童的健康指导和干预，主要采取三级预防：一级预防为设法从根本上消除社会问题的原因，防病于未然。具体做法包括社会性宣教、优生优育、学校心理卫生教育与咨询、举办家长学校、专业人员培训等。二级预防为早期发现、早期干预、祛病于萌芽，包括建立筛查技术方法和规程、问题儿童的指导等。三级预防为治疗疾病，减轻损害，促进康复。

2. 儿童青少年心理卫生保健 儿童青少年心理卫生工作的目的是运用医学、心理学、社会学、教育学等多学科的理论方法，根据儿童青少年的身心发育规律及特点，有针对性地进行教育和训练，培养他们健康的心理和良好的社会适应能力，为成年期的身心健康奠定良好基础。因此心理卫生保健的内容主要包括以下几个方面。

（1）营造安定而愉快的家庭和学校环境：提高儿童身心健康素养水平，帮助儿童养成健康行为和生活方式。普及心理卫生知识，为教师、家长提供心理咨询，早期发现儿童青少年中的心理卫生问题，查明原因，及时采取干预措施，以获得最佳效果。

（2）改变对儿童有害的教育方式：尊重儿童、培养儿童自己解决问题的能力。使家长充分认识到溺爱、放纵、强制教育等对孩子带来的危害。

（3）开展心理行为指导：构建儿童心理健康公共服务网络。建立相应的心理咨询机构，培训学校专职心理指导教师、建立基层心理卫生服务队伍，使学校、家庭、社区密切协作，做好心理保健工作。

3. 学校健康教育 儿童青少年是学校健康教育的重点人群，应重视提高儿童身体素质，全面实施国家学生体质健康标准。合理安排学生学习、休息和娱乐时间，保证学生睡眠时间和每天一小时校园体育活动。鼓励和支持学校体育场馆设施在课余和节假日向学生开放。完善并落实学生健康体检制度和体质监测制度，并建立学生体质健康档案。

具体内容主要包括：①传播与健康相关的知识信息；②提供各种训练机会，帮助受教育者确立有利于机体健康的行为和习惯；③培养受教育者良好的心理品质和社会适应能力。

学校健康教育的目标就是帮助学生认识自己，认识和掌握周围环境，去除不适的心理症状，改善不良行为，指导学生做出正确的选择和决策，鼓励学生过健康的、有意义的、自我满足的生活。其中包括：①养成良好的生活习惯，建立健康的生活方式，为终身的健康奠定良好基础；②预防各种心理卫生问题，促进心理发展；③开展青春期教育；④提高学生卫生科学知识水平，提高生长发育水平，使儿童青少年生长发育水平随着经济和生活条件的改善而逐年提高；⑤改变学生对待个人和公共卫生的态度；⑥培养学生的自我保健意识和能力；⑦降低常见病的患病率及各种危险因素。

我们要深入贯彻男女平等基本国策，重视妇女儿童的健康，发展妇女儿童事业，以保护妇女儿童健康权益、提高妇女儿童健康水平为目标，以贯彻实施《母婴保健法》《人口与计划生育法》和《中国妇女儿童发展纲要》为核心，实现《中国妇女发展纲要（2011～2020年）》目标，促进妇女全面发展，实现男女平等。逐步完善妇幼健康法律法规，不断健全妇幼健康服务体系，持续提高妇幼健康服务质量，着力解决妇女儿童健康突出问题，努力促进公平性和可及性。

视窗 13-2

农村留守儿童营养健康状况令人担忧

最近，笔者赴湖北省竹山县宝丰镇新茶小学进行了调查，发现农村留守儿童的营养健康状况令人担忧。调查中发现，不少留守儿童喜欢买零食，不爱吃早餐。在受访的50名监护人中，48%的留守儿童为单亲监护，其余均为隔代监护。大多数受访者的文化程度较低，这在一定程度上影响了留守儿童的成长。笔者在调查中发现，只有56%的儿童能坚持天天吃早餐，有24%的孩子偶尔吃或者很少吃早餐。绝大多数的孩子午餐都回家吃。92%的孩子天天能吃到蔬菜，62%的孩子只是每天偶尔吃一点水果或者从来不吃水果。此外，超过半数的孩子偶尔能吃一点肉类食品。同时，数据显示有一半的孩子有挑食的习惯，80%的孩子都拿着为数不多的零花钱去买零食，零食大多为垃圾食品。走访中笔者还了解到，留守儿童一般都是住在爷爷奶奶家，而这些老人往往没有科学的饮食观念。不规律的饮食时间也直接影响了孩子的健康。

资料来源：小精灵儿童网站《农村留守儿童营养健康状况令人担忧》

第二节　老年人卫生服务

一、概　　述

目前，全球60岁以上人口约9.01亿，占世界人口12.3%，到2030年，这一比例将达到16.5%。在全球范围内，60岁以上人口现已超过5岁以下儿童的人口数，到2050年，60岁以上人口数将超过15岁以下人口数。我国2014年末60岁及以上人口占总人口的比例达15.5%，65岁及以上人口占10.1%。预计今后50年，老年人口还将以年均3.3%的速度递增，成为世界上人口老龄化最快的国家之一。

（一）人口老龄化概念

老化（aging）有个体老化和群体老化双重含义。群体老化又称人口老龄化，个体老化又称衰老。人口老龄化是指年龄结构中老年人口在总人口中所占比重的变化。联合国规定：一个国家或地区，年满65岁及以上人口占总人口的7%以上或年满60岁及以上人口占总人口数的10%以上，则标志这个国家或地区的人口进入老年型。我国于1999年即进入了老龄化，随着老龄化的深入，对经济与社会的负面冲击也愈发明显，因劳动人口比例减少，人口红利不再甚至变成累赘，中国未富先老，将带来劳动力短缺、养老负担沉重、国家竞争力下降等诸多社会问题。

（二）我国人口老龄化的特点

1. 老龄化发展迅速 65岁以上老年人占总人口的比例从7%提升到14%，发达国家大多用了45年以上的时间，其中法国130年，瑞典85年，澳大利亚和美国79年左右。中国只用27年就可以完成这个历程，并且在今后一个很长的时期内都保持着很高的递增速度，属于老龄化速度最快国家之列。

2. 老年人口规模巨大 据统计，2014年末中国60岁及以上老年人口为21 242万人，其中65岁及以上老年人口为13 755万人；预计2051年将达到最大值4.37亿，之后将一直维持在3亿～4亿人的规模。

3. 地区发展不平衡 中国人口老龄化发展具有明显的由东向西的区域梯次特征，东部沿海经济发达地区明显快于西部经济欠发达地区，以最早进入人口老年型行列的上海（1979年）和最迟进入人口老年型行列的宁夏（2012年）比较，时间跨度长达33年。

4. 城乡倒置显著 发达国家人口老龄化的历程表明，城市人口老龄化水平一般高于农村，中国的情况则不同。目前，农村的老龄化水平高于城镇1.24个百分点，这种城乡倒置的状况预计将一直持续到2040年。到21世纪后半叶，城镇的老龄化水平才将超过农村，并逐渐拉开差距。这是中国人口老龄化不同于发达国家的重要特征之一。

5. 女性老年人口数量多于男性 目前，老年人口中女性比男性多出464万人，2049年预计将达到峰值，多出2645万人。21世纪下半叶，预计多出的女性老年人口将基本稳定在1700万～1900万人。

6. 中国老年人口呈现高龄化趋势 伴随着人口老龄化过程的是老年人口的高龄化，老年人口中80岁以上的高龄老年人所占比重将会逐步提高。到2023年，预计中国高龄老年人口将增长到3000万人，到2053年左右预计将超过1亿人，占中国全部老年人总数的23%。

7. 老龄化超前于经济发展水平 发达国家是在基本实现现代化的条件下进入老龄化社会的，属于“先富后老”或“富老同步”，而中国则是在经济尚不发达的情况下提前进入老龄化社会，属于未富先老。应对人口老龄化的经济实力还比较薄弱，应对人口老龄化的思想、物质、制度等各项准备也均不足。

二、老年人生理、心理特点及其健康问题

衡量老年人的健康状况应从多方面综合考虑，公认的综合健康状况应包括躯体健康，日常生活能力，心理、社会健康等。

（一）老年人生理、心理特点

1. 老年人生理特点 随着年龄的增长，老年人生理功能出现衰退，表现为体表外形改变，器官功能下降，机体调节控制作用降低。主要表现为全身各系统如皮肤感官、呼吸系统、循环系统、消化系统、泌尿系统、内分泌系统、生殖系统、神经系统、免疫系统、肌肉骨骼系统等全面生理性老化，免疫功能逐渐下降，出现诸多障碍和病变。因此，患病率及疾病的严重程度也日益增高。

2. 老年人心理特点 根据国内心理学研究机构进行调查发现，我国60岁以上老年人群中患有认知功能减退和痴呆、心理障碍、焦虑障碍的分别占到10%、5%和4%。人老了，包括大脑在内的诸器官的功能逐渐下降，这是自然规律，所以老年人的认知功能减退是难以逆转的。

若在现实生活中遇到了“消极事件”，如配偶去世，子女分离，晚辈对自己不孝顺，儿孙在外

地谋生不能和自己朝夕相处，退休后昔日的同事、下属对自己日渐疏远等原因，加上对老年人的陪伴等心理健康关注不够，老人找不到自己的价值所在，认为自己对社会已经没有贡献，而自己也被社会抛弃了一样，导致很多老年人会情绪低沉、心情郁闷，从而心理健康状态更加不良，容易出现失落、孤僻、怀旧、自卑、焦虑、抑郁等心理。

（二）老年人健康状况

1. 两周患病率、慢性病患病率　衰老是百病之源，老年人是各种慢性病的高罹患群体。各地老年人健康普查表明，无重要器官病变的健康老人仅占老年人群的 20%～25%。2008 年第四次卫生服务总调查显示，全国 65 岁及以上老年人口两周患病率平均为 465.9‰，与 2003 年相比，呈明显上升趋势。慢性病患病率平均为 645.4‰，且往往多病共存，人均患有 2～3 种慢性病。

2. 老年人患病模式　老年人易患的疾病称为“老年病”，是指人在老年期所患的与衰老有关的，并且有自身特点的疾病。通常包括以下三类。

（1）老年人特有的疾病：这类疾病只有老年人才得，并带有老年人的特征。在老年人变老过程中，功能衰退和障碍发生，如老年性痴呆、老年性精神病、老年性耳聋、脑动脉硬化及由此引致的脑卒中等。这类与衰老退化变性有关的疾病随着年龄的增加而增多。

（2）老年人常见的疾病：这类疾病既可在中老年期（老年前期）发生，也可能在老年期发生。但以老年期更为常见，或变得更为严重。它与老年人的病理性老化、机体免疫功能下降、长期劳损或青中年期患病使体质下降有关，如原发性高血压、恶性肿瘤、老年性变性骨关节病、老年性慢性支气管炎、老年性白内障、前列腺肥大等。

（3）青中老年皆可发生的疾病：但在老年期发病则有其特点，这类疾病在各年龄层都有发生，但因老年人功能衰退，同样的病变，在老年人则有其特殊性。例如，各个年龄的人都可能发生肺炎，在老年人则具有症状不典型、病情较严重的特点。

3. 日常生活能力　老年人在听力、语言、行走、视力等日常生活能力随着年龄的增长呈日益下降的趋势。其中所患慢性病是影响老年人日常生活能力的重要因素，白内障、脑血管意外及骨关节肌肉运动系统等疾病对日常生活能力的损害尤为严重。卫生部公布的第四次国家卫生服务调查结果显示：60 岁及以上人群长期失能率（活动受限）为 31.1%，其中城市为 26.0%，农村为 33.8%。

视窗 13-3

空巢老人去世一周无人知 尸体遭家中十条狗啃咬

2014 年 11 月，蚌埠市发生一起惨剧，家住在市区的王师傅是一名退休职工，今年已经 60 多岁了，独自住在国强街的一幢居民楼的顶楼。老王早年离婚，独自将两个女儿抚养大，两个女儿都已嫁人，但都不在身边，老人嗜好养犬，家里曾养了近十条狗。近日，楼下的马师傅终于发现了一些不对劲的地方，“我看到楼上的灯整天整天地亮着，也没关过，家里的狗一开始还汪汪叫，这几天也不叫了”。楼下卖米的大妈也看不到老王出来买狗粮和遛狗了，马师傅怀疑老王出了什么意外，赶紧找来了警方。结果发现老王死了，而且已经死了有一周左右时间，由于无人喂狗，群狗饿急了，分食了老王的尸体。老人死后，这些狗都已经被处理。惨剧为何会发生？

资料来源：http：//js.ifeng.com/news/world/detail_2014_11/24/3189345_1.shtml

4. 心理、社会健康状况　心理、社会健康是全面衡量老年人健康状况的一个不可忽视的方面。随着年龄的增长，躯体健康的弱化，收入的减少，家庭、社会关系的改变，生活圈的缩小及社会支持的减少，老年人的心理、社会健康问题日益突出。有的家庭子女在外无法满足老年人日常生活照料与精神慰藉，出现许多“空巢老人”，甚至出现孤独老人家中死亡多日未被发现的悲剧。因此，提高老年人心理、社会健康水平应注意到其躯体健康状况、生活自理能力、家庭和社会支持等各层面的因素，家庭、社会应给予老年人更多的尊重、关心和良好的生活照顾，尤其是高龄、女性及丧偶的老人。

三、影响老年人健康的社会因素

1. 社会支持 传统观念认为老年期是“丧失期”，被视为家庭的包袱、社会的累赘。新观念则认为老年期是生长与衰老同时发生变化的时期。到了晚年，老年人在体力上虽然减退，智力和性格也发生改变，但在学识、经验和技术等方面却趋于成熟，有专长的老年人能发挥一般年轻人不能发挥的作用。研究表明，大脑的衰老与身体其他部分的衰老并不同步，积极思考的老人，其大脑萎缩不明显。老年人在退休后有相当一段时间可以从事一些力所能及的劳动。因此要改变对老年人的消极态度（如年龄歧视、角色偏见）和老年人自己对老化的态度，积极开发、支持、鼓励和利用老年人力资源，使他们老有所为，老有所乐，增强自信，发挥潜力，再做贡献，从而提高身心健康水平。

2. 社会交往 老年人的社会交往直接影响到他们的身心健康。劳动职业活动和社会政治活动明显减少，相应的是与社会接触减少，人际交往的频率显著降低，严重的甚至可能产生与社会的脱离，于是容易产生孤独感和失落感。积极的社交活动能帮助或诱导参加者满足自己的兴趣和爱好，丰富精神文化生活，并使之保持愉悦的心理状态及较为广泛的人际关系，减少患病的机会。

3. 生活方式 随着老年人生理、心理的老化，逐渐从劳动职业生活活动中退出，这是老年人生活方式最突出、最根本的特点，其必然导致产生各种不同于其他年龄群体的特殊需求，满足其需求的生活活动模式随之发生变化。生活方式与健康的关系极为密切，许多老年慢性疾病都是由不良的生活方式造成的，这些疾病导致老年人死亡占老年人致死病因的 50%以上。吸烟、饮酒行为是老年人常见的不良生活习惯，吸烟者比不吸烟者患慢性支气管炎的危险性高 2～8 倍，肺气肿高 4.2 倍，恶性高血压高 3 倍。饮酒的老年人易患肾炎、胃溃疡、肝炎、肝硬化等消化系统疾病。因此，倡导和鼓励健康的生活方式如不吸烟、不饮酒、平衡膳食、锻炼身体等，有助于消除由不良生活方式引起的致病因素。

4. 经济收入 经济收入的满意度是影响老年人生活幸福感的最直接因素。劳动收入的丧失或减少，需要依靠年金、保险、社会救济或个人资产等作为自己的收入保障。其数额一般都比以前有所降低，因而将使消费受到一定的限制。经济满足程度低下，使老年人的经济独立性减少，而对家庭和社会的依赖性增强，对生活失去信心，增强其孤独感和对生活不幸福的感受。而受教育程度的高低在一定程度上制约着经济收入的高低。

5. 家庭生活 完整的家庭结构、和睦的家庭气氛有利于老年人的身心健康。家庭成为老年人生活活动的主要空间，家庭成员成了老年人人际交往的主要对象。因此，家庭生活活动的好坏，直接影响着老年生活的质量。老年人的婚姻状况、夫妻关系与健康状况关系密切。进入老年期后会发生一些人生大事，如退休、丧偶、父母好友去世、严重病伤等。生活中的负性事件常导致老年人强烈的情绪反应。疾病本身不仅给老年人带来躯体的痛苦，而且影响老年人的心理状态。

三、老年人的社会卫生保健措施

《中共中央关于制定国民经济和社会发展第十三个五年规划的建议》指出，“十三五”时期应对人口老龄化危机将从两方面发力：一是放松计划生育政策，提高人口出生率，降低底部老龄化压力；二是增加与养老相关的服务业供给，满足老年人生活与精神层面的需求。全面建成以居家为基础、社区为依托、机构为补充的多层次养老服务体系。完善养老信息服务网络，建设居家养老服务信息平台。

1. 提高对健康老龄化的认识　老龄化社会的到来，将带来人口结构、家庭结构、经济结构、产业结构等一系列变化，需要全社会共同面对。要加强舆论宣传和引导，强调中国人口老龄化趋势加快的严峻性，对社会经济发展影响的紧迫性，以及实施健康老龄化战略的重要性，提高各级政府和领导对老龄化问题的思想认识，增强全社会的老龄化意识。

健康老龄化社会是一项具有战略意义的系统工程。“健康老龄化”就是使多数老年人保持良好的身心健康，并拥有良好的智力、心理、躯体、社会和经济功能与状态，让这 5 大功能的潜力得到充分的发挥。将实施健康老龄化战略纳入国民经济和社会发展中的长期规划。我们提出健康老龄化战略内涵，主要包括“老有所养、老有所医、老有所为、老有所学、老有所教、老有所乐”内容，这是促使经济社会可持续发展的重要内容，是解决好中国人口老龄化问题的主体思路。健康老龄化的发展对国家、对社会、对家庭、对老年人自身都有积极的意义。

2. 完善城乡老年人医疗保障制度　国家增加对医疗卫生服务的投入，加大普及老年人基本医疗保障水平的力度，积极推进城乡养老、医疗方面的社会保险和商业保险，逐步建立起城乡老年人的社会保障体系，加快推进城乡统筹一体化进程。实现老年人与其他人共同享受经济社会发展成果，建立和完善老年社会福利保障体系，养老保险、医疗保险、老年社会福利、老年社会救济。健全完善农村养老服务体系，探索建立长期护理保险制度。培育发展为老年人服务的社会组织，加大困难老年人社会救助力度。针对老年常见病、多发病、慢性病等大额医疗费用纳入社会统筹基金支付范围，提供更有效的保障，进而提高老年人的健康状况。

3. 发展老年人医疗卫生服务　国家鼓励有条件的大中型医疗机构开设老年病专科或老年病门诊，积极为老年人提供专项服务。根据区域卫生规划，建立能够提供老年病防治、老年康复和临终关怀等服务的医疗卫生服务机构。各地医疗机构普遍为 70 岁以上老年人提供了挂号、就诊、取药、住院等方面的优先优惠服务。把实施爱心护理工程，加快发展面向高龄病残老年人的护理服务设施纳入规划重点。

4. 开展老年人社区卫生服务　老年人社区卫生服务的战略重点应该是倡导健康行为，加大慢性病防控。推动各地把老年医疗保健纳入社区卫生工作重点，建立健全老年保健网络，建立以家庭养老为基础，社区养老服务网络为辅助，公共福利设施养老手段为补充，社会保险制度为保障的居家养老体系，推进医疗卫生与养老服务相结合，开展老年保健、医疗护理和康复等养老健康服务，努力为老年人提供安全、有效、便捷、经济的卫生服务。

5. 开展老年人健康教育　老年人健康教育的内容包括卫生常识、食品卫生、中毒抢救、外伤护理、自身保健、性知识等，通过健康教育促使老年人自觉地采取有益于健康的行为和生活方式，增强老年人自我保健意识，提高心理调适能力，消除或减轻影响健康的危险因素，预防疾病、促进健康，改善老年群体的预期寿命，从精神、身体、社会交往等方面保持健康良好的状态，从而实现健康老龄化。

第三节　残疾人卫生服务

目前全世界残疾人的总数约为 6.5 亿人，占世界人口的 1/10，其中 1/3 为儿童，4/5 在发展中国家。根据第六次全国人口普查我国总人口数及第二次全国残疾人抽样调查我国残疾人占全国总人口的比例和各类残疾人占残疾人总人数的比例，推算了 2010 年末我国残疾人总人数及各类、不同等级的残疾人数，具体数据为：全国残疾人总数为 8502 万人；各类残疾人的人数分别为：视力残疾 1263 万人，听力残疾 2054 万人，言语残疾 130 万人，肢体残疾 2472 万人，智力残疾 568 万人，精神残疾 629 万人，多重残疾 1386 万人；各残疾等级人数分别为：重度残疾 2518 万人，中度和轻度残疾 5984 万人。随着人口的继续增长，我国残疾人总数以每年 80 万人的速度递增。

一、概　述

(一)残疾的概念及分类

1. 残疾(disability)　指人的身心功能缺陷，包括不同程度的肢体残缺、活动障碍、体内器官功能不全、精神和行为异常、智能缺陷等。

2. 残疾的分类　WHO 将残疾根据严重程度分为三类。

(1)缺损(impairment)：是指由于损伤、疾病或发育上的缺陷，造成身体组织或功能不同程度的缺损，身体、精神和智力活动受到不同程度的限制，对独立生活有不同程度的影响，但生活上仍能自理。缺损是有关器官结构和系统功能异常的生物医学概念，被认为是一种在器官水平上的障碍。

(2)残疾(disabilities)：当缺损严重至不能独立进行日常生活的主要活动(如穿衣、洗漱、进食、行动、语言交流)时，称为残疾。残疾是以功能为导向的概念，根据活动的完成情况反映缺损的后果，被认为是一种在个体水平上的障碍。

(3)残障(handicaps)：由于残疾程度严重，身心功能严重障碍，不但个人生活不能自理，而且影响到参加社会活动和工作，称为残障。残障是一个社会学的概念，反映个人与周围环境和社区的相互作用及对上述情况的适应。除了在社会范围努力外，残障本身难以通过医疗康复减轻，也难以像残疾那样定量测量。

(二)残疾人的概念和特点

1. 概念　残疾人(the disabled persons)是指在心理、生理、人体结构上，某种组织、功能丧失或者不正常，全部或者部分丧失以正常方式从事某种活动能力的人(《中华人民共和国残疾人保障法》第二条的规定)。残疾人包括视力残疾、听力残疾、言语残疾、肢体残疾、智力残疾、精神残疾、多重残疾和其他残疾的人。

2. 我国残疾人群的特点　根据第二次全国残疾人抽样调查资料显示：①有残疾人的家庭户人口比例不低。全国有残疾人的家庭户共 7050 万户，占全国家庭户总户数的 17.80%，有残疾人的家庭户的总人口占全国总人口的 19.98%。有残疾人的家庭户户规模为 3.51 人；②城乡现残率差异明显。从城乡分布来看，城镇残疾人口为 2071 万人，占 24.96%；农村残疾人口为 6225 万人，占 75.04%。③老年残疾人比重大。全国残疾人口中，0～14 岁的残疾人口为 387 万人，占 4.66%；15～59 岁的人口为 3493 万人，占 42.10%；60 岁及以上的人口为 4416 万人，占 53.24%(65 岁及以上的人口为 3755 万人，占 45.26%)。④多数残疾人为中度和轻度残疾。残疾等级为一、二级的重度残疾人为 2457 万人，占 29.62%；残疾等级为三、四级的中度和轻度残疾人为 5839 万人，占 70.38%。⑤残疾人口的受教育程度较低。15 岁及以上残疾人文盲人口(不识字或识字很少的人)为 3591 万人，文盲率为 43.29%。

视窗 13-4

上海市残疾人健康状况评估报告

2014 年，复旦大学公共卫生学院和上海市残联康复处联合发布了《上海市残疾人健康状况评估报告》，旨在反映上海市残疾人的整体健康状况，为进一步开展残疾人健康干预和管理提供决策支持。这份报告指出，近 90%残疾人患有一种以上疾病，残疾人健康状况不容乐观。

该报告对上海市 93267 名残疾人 2011～2014 年的健康体检数据进行了系统分析。99.91%的残疾人存在实验室指标异常，超过半数检出 5 项以上异常；89.09%的残疾人检出了疾病，超过70%患有2种以上疾病。尿比重偏高、嗜酸粒细胞计数偏低、总胆固醇偏高、平均血小板体积偏低、三酰甘油偏高，是残疾人最常检出异常的实验室指标，检出率均超过20.00%。

高血压（43.84%）脂肪肝（37.70%）眼底动脉硬化（30.19%）则成为残疾人群体最普遍的疾病，咽炎、痔疮、屈光不正、肥胖、白内障、子宫颈糜烂、肝囊肿、脊柱侧弯等影响残疾人健康的主要疾病，检出率均达到了10.00%以上。此外，肺纹理增多增粗、超重、主动脉结钙化、心影增大是检出率达到10.00%以上的阳性体征异常情况。

报告显示，残疾人健康状况差，患病风险高。评估团队推测，高血压、脂肪肝等患病率较高的疾病，可能与大部分残疾人不愿意或无法参与社会活动而导致的运动量不足有关；生活自理能力较差、难以进行有效的个人卫生清洁，可能是女性残疾人妇科异常检出率高的主要原因。

传统助残往往视残疾为病患、需要医疗和救济，这种"残疾医疗模式"仅考察局部及短期的状况，而缺乏对残疾人生命质量及长期健康的关注。随着社会经济的发展，由残疾人健康体检、动态信息建立、个性化康复治疗等多阶段组成的"健康管理模式"逐渐发展起来，这种模式基于长期的、持续的和综合的健康干预，能有效弥补"残疾医疗模式"的不足。

二、影响残疾人健康的社会因素

1. 经济来源及就业情况 一方面生产力水平和受教育程度限制了残疾人的职业范围，另一方面残疾人对福利和保障的要求高于常人，这些因素都影响着残疾人的就业。就业困难，势必影响其经济来源，从而进一步影响其健康状况。全国城镇残疾人口中，在业的残疾人为297万人，不在业的残疾人为470万人。全国有残疾人的家庭户2005年人均全部收入，城镇为4864元，农村为2260元。城镇残疾人口中，有275万人享受到当地居民最低生活保障，占城镇残疾人口总数的13.28%，9.75%的城镇残疾人领取定期或不定期的救济。农村残疾人口中，有319万人享受到当地居民最低生活保障，占农村残疾人口总数的5.12%，11.68%的农村残疾人领取过定期或不定期的救济。

2. 家庭与婚姻 家庭的幸福和谐是社会安定团结和繁荣发展的基石。由于残疾人的特殊性，他们的婚恋、生育、家庭生活，都较健全人更为困难。一方面，他们的配偶、父母和子女，都不同程度地承担着残疾人所造成的精神和经济压力；另一方面，残疾人作为家庭中的一员，在完成其家庭职能（如生育子女、抚养孩子、赡养老人）等方面存在一些客观的困难，导致他们在家庭中的地位低下，这些都在一定程度上影响了残疾人群的健康状况和生活质量。

2006年全国残疾人抽样调查统计显示，全国15岁及以上残疾人口中，未婚人口982万人，占12.42%；已婚人口4811万人，占60.82%；离婚及丧偶人口2116万人，占26.76%。

3. 社会环境 影响残疾人健康状况的社会环境因素主要是指有无障碍环境。无障碍环境是残疾人参与社会生活的基本条件，无障碍环境包括物质环境、信息和交流的无障碍。现实生活中，生活环境的障碍，尤其是物理性障碍，给各类残疾人造成了极大的困难，同时在一定程度上也影响了残疾人的健康状况。

2006年全国残疾人抽样调查显示：残疾人所在的社区（村、居委会）中，68.13%的社区距离最近的法律服务所（司法所）在5公里以内，21.86%的社区距离最近的特殊教育学校（班）在5公里以内，47.35%的社区建有文化活动站（室），71.95%的社区设有卫生室（所、站）。

4. 法律保障 联合国和其他国际组织长期以来都十分重视残疾人的权利问题。先后制定了《关于残疾人的世界行动纲领》《残疾人权利国际公约》，该公约保护全世界6.5亿残疾人人权。

我国有关残疾人的专门立法有《中华人民共和国残疾人保障法》（1990年颁发、1991年实施）《残疾人教育条例》（1994年颁布并实施）。此外，在宪法、选举法、民法、刑法、教育法、婚姻法、劳动法等35部法律法规中都有对于残疾人给予特殊保护的规定。

我国“十三五”时期全面推进《加快推进残疾人小康进程规划纲要（2016～2020年》，已于2016年1月1日起全面实施困难残疾人生活补贴和重度残疾人护理补贴制度。两项补贴制度将成为首个全国性残疾人专项福利补贴制度，预计可以使2000万人次的困难和重度残疾人受益，有效改善5000多万残疾家庭的生活质量。这项制度的实施对加快推进残疾人同步进入小康社会具有重要意义。

三、残疾人的社会卫生保健措施

2006年全国残疾人抽样调查表明，残疾人需求的前四项及比例分别为：有医疗服务与救助需求的有72.78%；有救助或扶持需求的有67.78%；有辅助器具需求的有38.56%；有康复训练与服务需求的有27.69%。为了实现残疾人享有平等机会和重返社会的目标，必须采取多种康复和社会保健服务，促进残疾人群健康，实现残疾人“平等、参与、共享”的崇高目标。

（一）残疾人保健的目标和策略

1. WHO 对残疾问题的主要策略方针 在卫生部门内外，通过采取减少缺损发生的各种措施来预防残疾。如果出现缺损，应采取措施减轻缺损的严重程度，或推迟伤残和残障的发生；根据初级卫生保健的原则，积极开展康复治疗。以基层医疗卫生机构为基础的康复服务，能为残疾人提供最基本的保健，要成为国家社会经济发展规划的一个组成部分。

上述策略方针，阐明了解决残疾问题的关键是预防和康复。其目的在于改善社会和家庭对残疾人的态度，预防环境中各种致残因素的危害，减少残疾发生率；积极提供康复治疗，减轻或消除残疾人的功能障碍，最大限度地恢复他们的生活和劳动能力，并使之重新参加社会活动。

2. 我国残疾人工作的目标 创造良好的物质和精神条件，使残疾人成为社会平等的一员，享有全面参与社会生活的权利，履行公民义务，共享经济发展所带来的物质文化成果。

为了实现这一目标，首先必须发挥残疾人的潜能，采取必要的社会措施，通过医疗的、教育的、心理的、社会的及其他手段，使残疾人的功能和能力得到补偿，以健康的心态和良好的素质适应社会的需求。其次，社会必须在医疗领域、教育领域、职业领域或社会领域通过具体的政策、法规和措施，对残疾人提供帮助，使残疾人能平等地参与社会活动。

（二）残疾的预防措施

1. 一级预防 其目的在于减少各种缺损的发生。主要措施有：①努力促进社会经济的发展，改善人群卫生状况，提供合理营养与食物结构，提高残疾人文化教育水平；②推行优生教育和围产期保健服务，注意妊娠期营养和避免药物滥用；③普遍实行儿童预防接种，减少脊髓灰质炎、乙型脑炎等传染病后遗症；④通过公共教育、安全措施和立法，减少家庭、交通、职业、暴力等事故发生；⑤注意精神卫生，开展心理保健咨询服务；⑥提倡自我保健。

2. 二级预防 其目的在于限制或逆转由缺损造成的伤残。主要措施有：①提供适当药物，积极治疗各种可能导致伤残的疾病；②提供最基本的外科治疗；③在有可能造成伤残的阶段尽快提供治疗。

3. 三级预防 其目的在于防止伤残转变为残障，或者减少残疾的影响。主要措施有：①通过家庭或各种形式康复机构的作业训练，提高残疾人的生活自理能力和参加社会活动的能力；②对盲聋哑人、智力迟钝者和肢体残疾者，应根据他们的不同情况，提供小学、中学或其他特殊教育，有条件的应当给予享受高等教育的机会；③在职业训练的基础上进行能力评价，并做出最合适的就业安排；④提供合适的假肢、矫形支配装备，以弥补特殊需要者的感官缺陷，提高生活能力。

（三）残疾人康复服务

1. 专业康复（institute based rehabilitation，IBR）　是指集中专门的康复专业人才和利用较复杂、先进的设备，通过临床治疗和康复功能评估及各种康复方法，在康复医学研究所、康复医学中心、综合医院中的康复医学科、大型职业康复中心、特殊教育部门等机构进行的康复工作。通过医学专业康复可以使功能障碍者最大限度地改善并补偿其功能，获得最大限度的自理能力，为入学就业、参与社会生活打下良好的基础。

2. 家庭康复（family based rehabilitation，FBR）　残疾人经常需要别人帮助其施行日常行为功能，加之许多残疾人多是独居或大部分时间被单独留在家中，因此进行家庭功能训练是十分重要的。有证据表明，在专业人员的监督下，由家属或其他非专业人员在家里训练残疾人的自我保健及康复，其身体效果与专业人员直接训练一样，而心理效果则更佳。

3. 社区康复（community based rehabilitation，CBR）　是一种在一定社区范围内对各类残疾人提供服务的新途径，是包括医疗、社会、职业、教育和心理的综合服务。社区康复能调动社会各个方面（包括残疾人家属的积极参与）来共同关爱、帮助残疾人，是残疾人社会保健的重要组成部分，是实现残疾人基本康复的重要途径。

4. 社会康复（social based rehabilitation，SBR）　残疾问题不仅仅是卫生保健问题，更重要的是全社会的保障与服务问题。康复的目的不仅局限于残疾人生理功能恢复这一方面，而且包括在心理、社会、职业和经济能力等方面得到最大限度的恢复。社会康复包括：职业康复（vocational rehabilitation）教育康复（educational rehabilitation）社会康复（social rehabilitation）

残疾人事业是建设有中国特色社会主义事业的重要组成部分，发展残疾人事业，深化“量体裁衣”式残疾人服务，逐步实现“精准化了解、精细化服务”，健全残疾人权益保障制度，提高残疾人基本保障水平。健全扶残助残服务体系，扶持助残社会组织发展。加大残疾人社会救助力度，建立完善残疾人福利补贴制度，实施困难残疾人生活补贴制度、重度残疾人护理补贴制度，努力改善残疾人状况。全社会要伸出友爱之手，提高残疾人受教育水平，丰富残疾人精神文化生活。理解、尊重、关心、帮助残疾人，支持残疾人事业，为国分忧，为残疾人解难。广大残疾人更要热爱生活、乐观进取，自尊、自信、自强、自立，积极投身于改革开放和社会主义现代化建设的伟大实践中。

第四节　流动人口卫生服务

一、概　　述

（一）流动人口的概念

流动人口是在中国户籍制度条件下的一个概念，但目前尚无明确、准确和统一的定义。随着工业化、城镇化的快速发展，中国已经进入了人口流动迁移最为活跃的时期。流动人口（floating population）是指人们在没有改变原居住地户口的情况下，到户口所在地以外的地方从事务工、经商、社会服务等各种经济活动，但排除了旅游、上学、访友、探亲、从军等情形。至于在多大的空间、时间范围的人户分离才算流动人口，则要根据实际工作来确定标准。

国际上，类似的群体被称为“国内移民”（internal migration）。国外一般称为人口流动。流动与迁移是两种相似但又有区别的现象，流动人口与迁移人口虽然都进行空间的位移，但迁移是在永久变更居住地意向指导下的一种活动。流动人口根据流动性可以分为常住流动人口和短期流动人口，常住流动人口一般指在该地区居住较长的一段时间（如 5 年）。中国流动人口分布仍向沿海、沿江集中，新兴都市圈、中西部中心城市成为新的人口聚集区，是新增城镇人口的主要来源；新生代流动人口成为主体，人口流动由生存型向发展型转变。

（二）流动人口的特征

1. 规模特征 国家卫生和计划生育委员会发布的《中国流动人口发展报告 2015》（以下简称《报告》）介绍了中国流动人口现状。“十二五”时期，我国流动人口平均每年增长约 800 万人，2014 年年末达到 2.52 亿人，中国流动人口呈持续增长态势。预测到 2020 年，我国流动迁移人口将逐步增长到 2.91 亿，每年约增长 600 万人左右。

2. 年龄结构 2014 年，15～59 岁劳动年龄人口约占流动人口总量的 78%。流动人口的平均年龄在不断上升，45 岁以上的流动人口占全部流动人口的比重由 2010 年的 9.7%上升到 2014 年的 12.9%。流动人口的平均年龄不断上升，其中老人的数量有增多趋势。

3. 性别结构 性别构成与城市产业结构有关，男性（特别是中青壮年男性）多于女性。在工矿业城市中，流动人口以青壮年男性为主；而在轻型化的产业城市中，男女比例基本平衡。女性则多是有联姻、升学等方式流入城市，所占比例较小。

4. 文化结构 在流动人口中一小部分是大学毕业后进入大城市，但绝大多数外来人口文化层次较低，流动人口文化程度以初中毕业为主，占流动人口的 1/2 以上，相对于流入地文化层次较低，但远远高于流出地农村人口的文化水平。

5. 就业结构 流动人口一般是在城市非正规部门就业，以务工、经商和社会服务为主要职业。流动男性大部分工作在建筑工地或工厂；流动女性（更多的是单身女性）大部分工作在私营企业的娱乐场所或商业部门。高中及以上学历失业比例高，小学及以下学历失业时间长，就业技能培训针对性不强，两者在城市产业升级过程中，难以找到合适的工作。

6. 家庭结构 调查表明，近 90%已婚新生代流动人口是夫妻双方一起流动，而且是配偶、子女共同流动占 60%，越来越多的流动家庭开始携带老人流动。流动人口子女在现居住地出生的比例不断上升。与 2010 年相比，2013 年流动人口子女现居住地出生的比例上升了 23%，达到 58%。相应地，在户籍地出生的比例明显下降。全面两孩政策实施后，一孩二孩生育都已经不再审批了，而是采取更加简便易行的登记制，流动人口在现居住地生育的数量会大幅度上升。

7. 经济基础 与流入地劳动力收入相比，流动人口以低收入人群为主。此外，流动人口收入存在明显的区域差异。经济发达地区流动人口月均收入略高于中西部欠发达省份流动人口收入。因工资较低，限制其社会保险参保率，约束其在城市消费。流动人口的主要居住方式为自租房或临时搭建的工棚。住处内人员拥挤、房屋建筑布局不合理、外环境污染严重，加上流动人口自身卫生保健知识缺乏，极容易引起传染病的暴发和流行。

8. 权益保障 由于户籍与教育、医疗、社会保障等挂钩，离开了户籍所在地流动人口的权益得不到保障，如流动人口中学龄少年儿童的义务教育问题。在城市社会的政治话语体系中，流动人口的政治话语权是缺失的，就连最起码的公民选举权与被选举权也因远离户口所在地而被剥夺了。绝大部分流动劳动力没有养老、工伤、医疗、失业等基本的社会保障，劳动权益维护能力差，对劳动保障政策知晓程度低，这在与城市社会交往的过程中，直接导致他们在维护自己权利上处于弱势地位。

9. 居留稳定 根据最新的调查，流动人口的居留稳定性增强，融入城市的愿望强烈。2014 年，流动人口在现居住地居住的平均时间超过 3 年以上的占 55%，5 年以上的占 37%，半数以上流动人口有今后在现居住地长期居留的意愿，打算在现居住地继续居住 5 年及以上的占 56%。

二、流动人口的健康问题

（一）妇幼健康

由于受经济状况及医疗保障制度的制约，流动人口卫生保健服务利用低于常住人口，孕产妇死亡率及围生儿死亡率都明显高于常住人口，流动儿童计划免疫率低，大部分在85%以下，“单苗”及“四苗”覆盖率不足50%，易造成传染病的流行。

（二）精神健康

流动人口常面临生存环境恶劣、工作压力大、流水线单调紧张的节奏、就业难、子女入学难、精神生活匮乏、恋爱婚姻等诸多难题，缺乏社会支持，导致各种负面心理情绪，可能成为精神疾患诱发的原因，在流动人口中出现自杀、心理障碍、犯罪事件等问题越来越多。

（三）传染病

目前，人类的疾病谱已由传染病转向慢性非传染病为主，但近年来，城市中如结核、性病、疟疾等传染病死灰复燃，流动人口作为一个特殊人群，是传染病暴发流行的高危人群。因人口流动与传染病病毒传播因素相结合，导致了传染病的加速传播。通常传染病的流行从外来人员中开始，然后导致当地居民的发病，并波及市区、郊县，加重流行强度。

1. 肠道传染病　流动人口缺乏基本的卫生设施，容易导致各类肠道传染病的发生和流行。特别是部分流动人口未经健康体检合格，用十分简陋的设备在不符合卫生条件的场所中加工、销售食品，使肠道传染病通过不洁食物传播。病种以细菌性痢疾、病毒性肝炎为主。

2. 呼吸道传染病　流动人口居住工作环境通风不良，是造成或加剧肺结核、麻疹、流感、水痘等呼吸道疾病传播的重要因素。特别是流动人口卡介苗接种率较低，机体对结核病缺乏特异性免疫力，使肺结核的发病率和患病率长时间处于较高水平。2003～2008年，广州市共发现登记活动性肺结核患者约7.5万例，其中户籍人口肺结核患者4.7万例，流动人口肺结核患者2.8万例。2008年广州新增肺结核患者共11 951人，其中一半人数是流动人口。另外，流动人口结核患者不规则治疗，导致继发耐药比例增高，也成为结核病控制效果趋缓的重要因素。同时，结核病是艾滋病的机会性感染，流动人口艾滋病的迅猛增加也使结核病的发病急剧上升。

3. 虫媒传染病　流动人口的居住场所蚊虫孳生地多，加上有些外来民工本身来自疫区，又缺乏自我保护意识，不备蚊帐等防蚊用品，容易引起疟疾暴发。由于人口的大量流动，疟原虫等媒介按蚊抗药性的产生与扩散，使全国疟疾流行最严重的云南和海南两省的疟疾流行态势趋向回升，向内地输入的病例也日益增多。

4. 性传播疾病　流动人口是性传播疾病的主要传媒。男性流动人口，大多正值青壮年性活跃期，因处于独身或夫妻两地分居状态，精神文化生活单调，导致不安全性行为较为活跃，成为性传播疾病的重要群体。女性流动人口经济来源不稳定，容易在经济利益驱动下，沦为暗娼，间接成为性传播疾病的高危人群。此外，流动人口文化程度较低，缺乏相关性传播疾病的防治知识，使经性途径传播性病和艾滋病处于较高危险的水平。据一项厦门市和东莞市调查结果显示，艾滋病新发感染者中外来流动人口占77.5%和90%。

三、流动人口的社会卫生保健措施

（一）政府重视，政策支持

目前，中国没有制定流动人口管理的法规，流动人口管理的法规主要是省市。提高流动人口的健康水平，需要全社会参与，并采取有效的社会卫生措施，包括立法、提高流动人口经济、政治地位，改善流动人口生活条件，特别是对流动人口妇女儿童应给予特别关注。

近年来，国家站在了解决三农问题的高度上对待流动人口问题，提出了合理引导农民工流动；强调公平合理对待务工、经商人员，一视同仁；强调人权意识，对流动人口的管理要尊重人权。国务院颁布的《中国妇女发展纲要（2011～2020年）》中针对流动人口妇女提出的主要措施是："加强流动妇女卫生保健服务，完善流动妇女管理机制和保障制度，逐步实现流动妇女享有与流入地妇女同等的卫生保健服务。加大对流动妇女卫生保健知识的宣传力度"。《中国儿童发展纲要（2011～2020年）》中针对流动人口儿童提出的主要措施为："采取有效措施，努力解决流动儿童入园问题。确保受人口流动影响儿童平等接受义务教育"。政府工作报告中提出，要加快推进户籍制度改革，有序推进农业转移人口市民化，逐步实现城镇基本公共服务覆盖常住人口，"为人们自由迁徙、安居乐业创造公平的制度环境"。

（二）提供相应的保健服务

将流动人口纳入社区卫生服务范围，一方面为流动人口提供和城镇居民相同的卫生待遇，另一方面结合流动人口的特征和健康状况，提供有针对性的保健服务。服务的主要内容应该包括以下几个方面。

1. 健康教育 流入地的社区卫生服务中心（站）应有计划、有针对地开展宣传教育工作。把传染病与职业病防治的宣传和普及作为科普知识宣传的重要内容。通过教育，使流动人口掌握基本的预防保健常识、掌握适合自己的保健方法。

2. 传染病的健康保健 为流动人口建立健康档案，严格执行《传染病防治法》，发现法定病例及时上报，防止疾病的扩散，特别要注意性传播疾病。社区卫生服务中心（站）协助流动人口做好传染病的防护，尤其要做好高危人群（特殊服务行业的人及药瘾者等）的健康保健。

3. 职业病的健康保健 督促用人单位为劳动者建立职业健康监护档案，定期进行职业病相关检查，做到早发现、早诊断、早治疗，如督促粉尘工人定期进行胸片检查，指导职业病患者的康复治疗。

4. 妇幼健康与计划生育 社区卫生服务中心（站）应平等地对待流动人口中的妇女儿童，做好妇女的生殖健康保健及外来儿童的免疫规划工作。同时，为流动人口育龄群众提供基本的生殖保健服务和避孕节育措施的"知情选择"。

（三）完善流动人口的社会保障制度

现阶段国家公共卫生服务提供不足，流动人口预防保健需求无法得到满足。需要将流动人口的预防保健需求纳入社会保障制度。同时完善流动人口的大病保障，有助于提高流动人口抵抗大病风险的能力，避免流动人口因病致贫、因贫不治的现象。

（四）开展疾病监测、加大卫生监督力度

辖区卫生部门定期在流动人口中开展流行病学调查研究，掌握流动人口卫生防疫管理中的薄弱环节和影响疾病流行的危险因素，及时采取切实可行的措施。在流动人口集中的地方增设传染病监测点，及时掌握疫情动态。建立流动人口疫情报告系统，及时开展疫点处理。掌握流动人口中的儿童计划免疫基本情况，及时给予补种或常规接种。按照《传染病防治法》《食品卫生法》和《职业病防治法》开展经常性的监督执法工作，有效控制和消除传染病及职业病的发生和流行的隐患。

思　考　题

一、简答题

（1）简述一般学术界把社会弱势群体分为几类？

（2）影响儿童健康的社会因素有哪些？

（3）简述保护妇女健康的主要社会卫生措施。

二、案例分析题

堪称2011年兔年春晚最大一道亮色的草根群体，让全国的电视观众为之眼前一亮。这其中的代表就是 “旭日阳刚”组合、深圳“民工街舞团”和西单女孩。“旭日阳刚”是一个由流浪歌手组成的音乐组合，吉他手刘刚，主唱王旭。两人都在农村长大、进城打工、生活在社会的底层，尝过太多艰辛。“民工街舞团”是由9个来自深圳的小伙子组成，他们站在舞台上，让人很难猜出他们的职业就是建筑工人、保安、洗车工。在了解了春晚草根群体这一现象后，决定召开一次讨论课，请回答下列问题：

（1）请你写出本讨论课的主题。

（2）你怎样看待当今农民工的社会处境？

（3）你认为弱势群体产生的原因有哪些？

（4）以“弱势群体随想”为题写一篇小论文。

（金　喆）

第十四章　社会病防治

学习目标

掌握：社会病的概念、特点，社会病的预防控制基本措施。

熟悉：自杀、吸毒、伤害、性传播疾病、精神障碍等几种典型社会病产生的社会根源。

了解：自杀、吸毒、伤害、性传播疾病、精神障碍等几种典型社会病的流行病学特征。

案例 14-1

全球各地区新增人类免疫缺陷病毒（HIV）感染数据一览

撒哈拉以南非洲地区：在撒哈拉以南非洲，2014 年约有 1 400 000 例新增 HIV 感染案例。相比 2000 年下降了 41%。

加勒比地区：自 2000 年以来至 2014 年，新增 HIV 感染案例的数量下降了一半。

中东和北非：自 2000 年以来至 2014 年，预计感染 HIV 的人数上升了 26%。

拉丁美洲：　2014 年新增 HIV 感染案例数量较 2000 年下降了 17%。

西欧、中欧及北美：2000 年以来，新增感染数量基本维持稳定而无大的变化。

东欧和中亚：在东欧和中亚地区，2014 年新增感染数量较 2000 年增加了 30%。

亚洲和太平洋地区：在亚洲和太平洋地区，HIV 感染数量下降了 31%。

讨论：

（1）你是如何看待艾滋病新增感染数在全球不同地区所呈现的不同变化特征的？

（2）艾滋病属于是社会病吗？

人类现代化的历史，是一部不断取得社会进步，同时又不断付出社会代价的历史。当今世界，现代化和全球化在世界范围内进行得如火如荼，社会财富快速增长，人民生活丰富便利，人均期望寿命也在不断增加。与此同时，各个层面的社会问题却仍然存在，其中很多还有继续恶化的趋势。战乱、自然灾害、恐怖活动、宗教和种族冲突、贫困与社会不平等、自杀、吸毒、违法犯罪、酗酒、失业、卖淫嫖娼等各种社会问题层出不穷。所有这些都直接或间接地与健康相关。在过去短短的 1/4 世纪里，中国已从贫穷弱国发展成为世界第二大经济体，创造了人类经济发展史上前所未有的奇迹。但是各种社会问题的改善却不尽人意，研究与健康相关的社会问题，处理好健康财富与经济可持续发展的关系显得尤为重要。

第一节　概　　述

社会病（sociopathy）这一概念使用频繁，但是至今仍没有明确的定义。在不同领域使用这个概念时，其内涵和外延也不同。在社会学领域中，与“社会病”相关的术语主要是“社会问题（social problem）”和“越轨行为（deviant behavior）”。社会问题是指社会中发生的被多数人认为是不合需要或不能容忍的事件或情况，而需要运用社会群体的力量加以解决的问题。社会问题不是少数人或个别人遇到的问题，而是在一定范围内大多数人遇到的问题。社会问题涉及的范围很广，包括了社会构成要素（人口问题、环境问题、民族问题等）社会关系（婚姻家庭问题、独生子女问题、社会养老问题等）制度和体制（物价问题、教育问题、社会保障问题等）等众多方面。越轨行为是个人或群体违反其所应遵守的行为规范的行为，按照越轨行为对社会行为规范的破坏类型和程度，越轨行为有不从俗行为、不道德行为、违纪行为、违法行为和犯罪行为。我国正处于快速的社会转型期，社会结构失调在所难免，社会问题和越轨行为也会明显增加。

“社会病”是介于“社会问题”和“越轨行为”之间的一个概念，更接近“社会问题”，也可以说是某些社会问题的集合。因此，可以将“社会病”定义为“主要由社会原因造成的，与社会发展和进步方向相违背的社会性现象，这与人群健康有着密切的联系”。社会病是在社会因素的作用下，与个人的生活方式、行为习惯密切相关，影响范围扩展到整个社会的公共卫生问题。例如，吸毒、卖淫嫖娼等行为从个人的角度看是越轨行为，但从社会看，如果这些行为的产生根源在于社会，而且其影响范围扩展到了整个社会则可以看做是社会病，当然也可以看做是社会问题。然而，不是所有的社会问题都是社会病，更不是所有的社会问题都与个人行为越轨有关。例如，人口流动、人口老龄化是标准的社会问题，需要全社会共同努力加以解决，却不能被称作社会病，这些现象是社会发展的结果，与社会进步方向一致。

因此，社会病应该具备以下五个方面的特点。

1. 公共性　个人或者少数人的不良生活方式或者行为，一般不会对社会发展和社会稳定造成重大影响，我们只需从个人的身心状态及生活的局部环境予以考虑，不能称之为社会病。而社会病往往是某个区域或者某个阶层的人群，广泛存在这种不良生活方式或者行为，并对社会有了较大影响，那就需要我们从该区域和阶层的政治、经济和社会体制方面进行分析。在一个社区中，当只有个别人吸毒，且没有严重影响社会其他成员的生活时，可以将其看作是个人的问题加以解决。但如果该社区中相当比例的成年人吸毒，引发自我伤害和伤人行为，消耗大量社会资源，那就不得不对这个社会的政治、经济和社会体制等进行分析了。

2. 产生根源的复杂性　社会病的产生有个人行为的原因，也有社会制度、社会文化等方面的原因，不是单一的因果关系，如性传播疾病，与个人的不良行为、社会的性开放、性道德观念、社会人口的流动都密不可分。但是，如果说结核病是社会病，恐怕很少有人接受得了，人们通常认为结核病与个人不良的卫生习惯或个人身体素质差有关，却不了解结核病与社会不平等、贫穷等社会原因联系密切。

视窗 14-1

全球结核病疫情

自20世纪90年代以来，由于流动人口增加、不少国家对结核病的忽视等多种因素，结核病再度在全球范围内流行。

1993年4月，世界卫生组织宣布全球处于结核病紧急状态。1995年年底，世界卫生组织与其他国际组织一起倡议，提高世界防治结核病日（每年的影响力，以引起公众对结核病问题的关注。

非洲是全球结核病感染率最高的地区，而亚洲则是结核病患者最多的地区。全球结核病防治工作受到多种因素制约而进展缓慢，其中包括耐多药结核病患者正在增多、结核病与艾滋病相互作用、防治资金不足等。

据世界卫生组织报道，全球已有近1/3的人口已经感染了结核菌，每年新发生结核病患者870万例，每年死于结核病达200万例。全球目前有结核病患者2000万例。引起结核病疫情回升的主要原因有以下四种。

1. 政府的忽视　发达国家结核病控制的效果较好，盲目乐观地认为消除结核病在望。放松控制工作，削减机构、人员和经费。发展中国家无力支持结核病防治工作。

2. 移民和难民增加　来自结核病流行严重地区的大量移民和难民，这些移民和难民大多数已经感染了结核菌，发病率很高，他们的发病加重了当地的结核病的流行。

3. 人类免疫缺陷病毒（HIV）感染和艾滋病（AIDS）的流行 HIV 感染降低了人体对结核菌的免疫力，HIV 感染合并结核菌感染的人最容易迅速发生结核病。

4. 多药耐药病例增加 由于患者的不规律治疗，患者肺内的结核菌对多种抗结核药物发生耐药。这些患者不但治疗无效，病死率高，而且在社会播散多药耐药性结核菌给他人，将导致无可救药的严重结核病流行。

资料来源：http//baike.baidu.com/link?url=prZ7QFQ5nD1ZDZx3bX-kJZTf9ZySfZTplksU4 GdMpdGB76KRD4M2c- M7tl65II-0_PK43b589T4LwOzmzJ-MXa

3. 严重危害性 社会病可以直接影响国民身体素质，阻碍社会经济发展，破坏社会稳定，影响社会生活质量。从社会医学的角度看，随着人类健康状况的转变，在全世界范围内，社会病对人群健康状况的影响已经越来越重要了。例如，吸毒先是导致了吸毒者身体发生疾病，而最终完全丧失了劳动力；继而迫害自己的家庭，使家庭陷入经济破产、亲属离散甚至家破人亡的困难境地；更重要的是，他们的行为还造成了社会财富的巨大损失和浪费，同时吸毒活动还造成了社会环境恶化、诱发了各种违法犯罪活动，扰乱了社会治安，给社会安定带来巨大威胁。

4. 社会病的防治需要全社会共同努力 社会病的防治是一项社会系统工程，单靠卫生部门很难取得良好的效果，需要政府和其他部门齐抓共管，包括完善公共政策，健康社会文化，提高公民素质、开展法制教育和健康教育等各方面的努力，才能取得较好的效果。

5. 社会病既是社会问题，也是健康问题或公共卫生问题 这一方面是因为社会病会直接或间接地影响人群健康，而另一方面，社会病是导致其他健康问题的重要根源之一，需要从医学特别是公共卫生的角度进行干预。社会医学对社会病研究的主要目的在于揭示社会病产生的根源，为降低社会病的发生、减少社会病的危害提供依据和政策建议。

第二节 自 杀

一、自杀的概念与分类

案例 14-2

学生自杀事件 背后的隐痛

事件：进入新年，不少关于学生自杀的校园新闻令人叹惋：安徽合肥师范学院一名大四女生因考试不理想，从 20 楼跃下；陕西澄城县一女生因学习压力服敌敌畏自杀，后经抢救脱离危险；山东济南一初二女生因作业问题跳楼自杀；浙江杭州主城区一小学四年级男生因作业未完成跳楼……

点评：成长的质量并非由“成功的数量”所决定。

众多悲剧的产生，固然有个体的特殊因素，但不能回避其中的共性问题。长期以来，家庭、社会、学校到学生自身，都过多地关注成功而忽略了成长过程。北京大学校长林建华教授曾说过：“千万不要忘记，学生的成长才是一所大学声誉的最重要、最长远的根源。”让学生明白学习只是成长的过程，而不是在不断的测验中看到自己是成功还是失败，这很重要。成功本来只是外在形式，一种单向的评价方式；而成长包涵着由内而外的诸多变化，最根本的在于身心健康。让学生的学习快乐起来，其实是让学生的成长快乐起来。我想，这应当成为家庭、社会和教育机构的共识。

资料来源：http：//mzrb.meizhou.cn/html/2016-02-29-content_93638.《梅州日报》

讨论：

（1）你认为学生自杀的社会根源是什么？

（2）如何预防学生的自杀？

个人在意识清楚的情况下，自愿地（而不是被别人所逼迫）采取伤害、结束自己生命的行为，称为自杀（suicide）。自杀作为一种复杂的社会现象，不同的学者对其有不同的看法。国际上一般按自杀的结局将其分为自杀死亡（committed suicide）自杀未遂（attempted suicide）和自杀意念（idea suicide）三类。法国著名社会学家 Durkheim 从社会整合的角度将自杀分为失范性自杀（anomie suicide）利他性自杀（altruistic suicide）利己性自杀（egoistic suicide）和宿命性自杀（fatalistic suicide）四类。我国学者提出将自杀行为分为如下五类，这对指导自杀危险性评估和自杀预防具有一定的实际意义。

1. 自杀死亡　基本特征是采取了伤害自己生命的行动，该行动直接导致死亡的结局。死者在采取行动时，必须有明确的死亡愿望，才能认为是自杀死亡。但死亡愿望的强烈程度不作为判断是否自杀的主要依据。

2. 自杀未遂　基本特征是采取了伤害自己生命的行动，但该行动没有直接导致死亡的结局。自杀未遂者通常存在躯体损伤，但躯体损害不是自杀未遂的必备条件。必须将自杀未遂与蓄意自伤、类自杀、自杀姿势之类的术语区别开来，因为一定强度的死亡愿望是自杀未遂的必备条件。

3. 自杀准备　基本特征是做了自杀行动的准备，但没有采取导致伤害生命的行动。这一类包括实际准备了用于自我伤害的物质、工具、方法，如购买了用于自杀的毒物、药物，或者枪支、弹药，或者到自杀现场做了实际的考察。

4. 自杀计划　基本特征是有了明确的伤害自己的计划，但没有进行任何实际的准备，更没有采取任何实际的行动。如一个人考虑用安眠药自杀，但还没有购买或积存安眠药。

5. 自杀意念　基本特征是有了明确的伤害自己的意愿，但没有形成自杀的计划，没有行动准备，更没有实际的伤害自己的行动。

研究表明，自杀死亡者与自杀未遂者两类人群具有许多不同的特征，自杀者多为抑郁症、精神分裂症偏执性障碍、脑器质性精神障碍等重性精神病，而自杀未遂者多为神经症、人格障碍、性变态等，自杀和自杀未遂有时也可以重叠。跟踪研究发现，自杀未遂者后来自杀死亡约占 10%。此外，必须指出的是，绝大多数自杀者在面对死亡时，其心理活动都是矛盾的，因而很难从死亡意愿的角度区分自杀死亡者和自杀未遂者。

蓄意自伤，或称为类自杀、准自杀，是一类与自杀相关的行为，指在个人意识清楚的情况下，自愿地采取自我致伤、致残的行为，试图以摆脱困境，有自我伤害的意愿，但完全没有死亡意愿，采取的行为导致死亡可能性很小，通常不造成死亡。常见的自我损伤形式包括切伤皮肤、用锋利的东西刺伤自己的身体、吞食异物或将异物塞入阴道、尿道或肛门等。有些患者知道不应该这样做，但控制不住进行自我伤害的冲动，伤害自己后有一种轻松的感觉。另有少数患者希望通过这种行为来求得同情和理解，或解决自己的人际关系问题。虽然自伤行为的目的不是死亡，但统计表明，蓄意自伤者的自杀死亡率比普通人群高数倍。而且，如果自伤后得不到及时的医疗救助，也会导致死亡。因此，在自杀预防工作中，一般把自伤行为视为“准自杀行为”而予以重视。

二、自杀的流行病学概况

自杀既是一个重要的健康问题，又是一个严重的社会问题。自杀不仅对人类健康和生命带来严重的损害，而且给自杀者家属造成严重的心理影响，对国家经济造成巨大的损失。据 WHO 报告，2012 年全球自杀率为 16/10 万，即每 40 秒就会发生一例自杀身亡者，而且在过去的 45 年中，全球自杀率的涨幅高达 60%。自 1987 年以来，我国就开始向 WHO 上报自杀死亡数字，在所有上报的 39 个国家中，中国自杀率位列第四。1990 年有关报告显示 ，我国自杀率为 30.3/10 万，费立鹏等学者提出 1999～2002 年我国自杀率由 28.7/10 万变为 23/10 万，这说明我国自杀率开始呈下降趋势，尽管如此，我国自杀率仍高于高自杀率国家的界定值 20/10 万。据估计 2009 年我国自杀率为 7.95/10 万（数据经过漏报率调整），这已经低于全球平均水平（据国际自杀预防协会报告，2009 年全球自杀率 16/10 万，这意味着全球每年大约有 100 万人死于自杀。）目前，在很多国家，自杀是前十位的死亡原因，在 15～34 岁的人群中，自杀甚至是前三位的死亡原因，而且在全世界范围内，自杀者的年龄出现越来越小的趋势。

目前，在自杀行为的流行病学研究方面还存在一些重要的方法学问题，使不同研究之间缺乏可比性，各家研究结果的差异较大。第一，有关自杀行为的定义尚未统一，尤其对于自杀未遂和自杀意念，各研究者采用的判断标准不一致。第二，我国还没有可靠的全国性死因登记系统，很难利用二手资料进行自杀率分析；第三，我国幅员广大，不同地区、不同人群自杀率差异较大，致使估计全人口自杀率存在困难；第四，自杀仍然是一个在政治、文化上有一定敏感性的问题，对自杀死亡及其家人的社会歧视仍然比较严重，导致自杀死亡的漏报率较高；第五，自杀死亡是一种“事后推断”，如果死亡者生前没有留下遗书、遗言等线索，很难在自杀死亡与意外死亡之间做出判断。

自杀死亡流行病学的特点，主要表现在以下几个方面。

1. 性别分布 国外，发达国家女性企图自杀者是男性的 3 倍，男性自杀死亡率至少是女性的 3 倍。人们认为这种差异可能是与女性获得社会心理支持的机会少，比较容易产生挫折感有关；而男性采取的自杀手段往往比较激烈，因此自杀致死的可能性较大。而在中国，根据徐慧兰等学者的研究结果显示，2000 年自杀死亡率的性别比约为 1∶1，杨功焕和 Phillips MR 等的报告则是女性高于男性，周海滨等研究显示深圳人群中自杀性别比为 0.48∶1，郑红等的研究显示自杀比例女性约占 77.56%，这些研究结果是一致的，印证了女性高于男性是我国的自杀死亡特征之一。但是，随着时代的发展，人口结构的改变、城市化的加速，早期研究可能由于调查方法不够完善，数据来源较少等原因致使数据产生偏差，所以仅由以前的自杀死亡数字，我们尚不能断定当今中国的女性比男性及世界上其他国家女性更容易自杀。有学者提出女性高于男性的自杀模式已经逆转为男性高于女性，性别比为 1.22∶1。我国自杀率以前之所以女性高于男性，是因为我国农村女性自杀率高。而且我国的女性自杀死亡者的自杀方式大多采用服剧毒农药，特别是农村地区，这种农药毒性强、起效快，而且农村地区不具备抢救农药中毒的基础设施设备，最终导致一部分本应为自杀未遂者变为了自杀死亡者。但近年来我国每年大约有 4000 万的农村女性涌入到城市务工，一定程度上规避了自杀的风险，如原来在农村所遭遇的家庭纠纷、从属地位和农药易得等高危因素。

2. 年龄分布 在世界上大多数国家和地区，自杀死亡率有随着年龄的增加而升高的趋势。近 20 年间，虽然我国自杀死亡率在青少年呈增高趋势，尤其是留守儿童，但是在各年龄段当中，60 岁以上的老年人自杀死亡率仍位居最高位。另外，有关统计数字显示，我国自杀死亡者的年龄分布呈两个高峰：一是 25～34 岁青年人自杀死亡率较高，女性尤为突出；二是老年人自杀死亡率最高，这和世界大多数国家及地区的年龄分布基本一致。呈双峰年龄的分布可能与很多原因有关，但截至目前尚无可靠的资料及相关的研究做出对这种现象的合理解释。

3. 种族分布 在美国，白人的自杀率几乎是少数民族的 2 倍。1989 年统计资料显示，白人男性的自杀率为 19.6/10 万，黑人为 12.5/10 万，为黑人男性的 1.6 倍，白人女性（4.8/10 万）的 4 倍，黑人女性的 8.2 倍。美国原住民、因纽特人（北美爱斯基摩人）的自杀率大大高于全国平均水平。在我国，尽管有学者对个别少数民族居民的自杀行为进行了研究，但到目前为止还没有不同民族自杀率的比较资料。

4. 城乡分布 在发达国家，农村人口的自杀死亡率远低于城市人口。国内研究发现，农村居民的自杀死亡率比城市居民高 3～5 倍（50 岁以下人群中农村是城市的 2.8 倍，50 岁以上人群中农村是城市的 4.9 倍），农村与城市的巨大差别提示这是两组相对不同的亚群。实际上，与世界上大多数国家比较，我国城市居民的自杀死亡率是很低的（10/10 万），而农村居民的自杀死亡率则相对比较高，一般超过 25/10 万。但是当今，随着城市化进程的加快、人口结构的改变等，我国自杀城乡分布结构也将会发生改变。

5. 婚姻状况分布 婚姻状况与自杀率之间的相关性在绝大多数研究中都得到了证实。已婚者的自杀率大大低于离婚者、丧偶者和适龄未婚者。统计表明，适龄未婚者的自杀率是已婚者的 2 倍，离婚者、丧偶者、分居者的自杀率是已婚者的 4～5 倍。

6. 就业状况与职业分布 一般说来，失业者的自杀率高于有稳定职业者。关于不同职业人群的自杀行为分布，曾有研究表明，医务人员的自杀率高于其他职业人群，但目前已有的资料还不足以得出肯定的结论。

7. 精神障碍与自杀 精神障碍是自杀死亡的重要原因之一，主要为抑郁症——与自杀密切相关的精神疾病。到目前为止，在中国，家庭矛盾是与自杀相关的最重要的社会因素，这与国外研究结果相似。西方国家的许多研究表明，自杀者中精神障碍的患病率高达 90%以上。然而，以我国死亡登记资料为依据的研究表明，自杀死亡人群中精神障碍的患病率为 30%～40%。这可能与我国死亡登记资料有关数据的可靠性相对较低有关。最近，有学者对 519 名自杀者进行较为严谨的回顾性诊断，发现该样本中，40%有抑郁症诊断，7%有精神分裂症诊断，7%有酒精依赖诊断。

8. 自杀方式 在不同的社会和文化背景中，可见到各种各样的自杀方式。一般来说，自杀死亡者特别是男性多采用暴力性自杀方式，如枪击、炸药、刀伤、自焚、从高处跳下、投水等，而自杀未遂特别是女性自杀未遂者多采用非暴力性方式，如服毒、服药等。但在我国，约 2/3 的自杀死亡是服毒导致的，特别是在农村地区，服剧毒农药自杀是一种最常见的自杀方式。中国不同地区自杀方式的选择也是不同的，大陆地区以服毒为主，而台湾地区则主要是烧炭自杀。自杀方式是通过其致死性影响自杀死亡率的，因男性自杀采取的方式比女性致死性强，因此自杀死亡率亦高于女性。

三、自杀的社会根源

自杀行为的产生有很多根本性原因，这些原因非常复杂并且相互关联。自杀行为在个体层面上与个人性格、价值观念、人际关系、个人所遭受的社会心理压力、个人的应对方式、获得的社会支持及精神、躯体健康状况等多种因素有密切的联系。自杀家族史是一个被认为与社会和遗传均相关的危险因素。但是，个体层面的影响因素无法解释为什么在不同的国家和地区自杀率差别很大，为什么在同一个国家和地区不同历史时期的自杀率存在变化。世界各地的研究表明，自杀率随人口结构、文化信念、对自杀的态度、医疗保健制度、社会动荡、社会经济状况的变化等诸多宏观因素的变化而变化。

自杀法国社会学家 Emile Durkheim 1897 年出版《论自杀》一书以来，人们提出了多种理论来解释自杀行为的产生及不同人群自杀率的差异。这些理论涉及多个学科，有的从宏观社会文化角度进行解释，有的从微观心理学、生物医学角度进行解释；有的对一个社会、一种文化中的自杀现象进行解释，有的对个体的自杀行为进行解释。总的看来，每一个理论都有一定的解释价值，但没有一个理论能够解释所有的自杀现象。这里简要介绍关于自杀原因的社会文化理论。

1. 社会关系 Durkheim根据一个团体或社会中社会整合（social integration）的程度与社会规范对个人的影响，将自杀死亡分为如下四大类。

（1）自我性自杀（egoistic suicide）：在社会整合程度低，个人取向强、情感淡薄的社会中多出现这种类型的自杀。典型的例子是为了使自己从痛苦中解脱出来而自杀。

（2）利他性自杀（altruistic suicide）：在社会整合程度高、集体取向强的社会中多出现这种类型的自杀，如为宗教利益、国家利益、集体利益、家庭利益而牺牲自我。典型的例子如日本军人在第二次世界大战中剖腹自杀。

（3）失范性自杀（anomic suicide）：见于在高度动荡的社会中，旧的社会规范被打破，新的社会规范还没有建立起来的情况下，个人由于突然失去社会规范的引领和控制而自杀。在我国文化大革命期间，很多知识分子的自杀属于这种类型。

（4）宿命性自杀（fatalistic suicide）：Durkheim只在他的《论自杀》的一个脚注中提到这种自杀的类型，指的是在社会规范力量过强的情况下出现的自杀，如监狱中犯人的自杀。

2. 应激 既被学术界也被民间用于解释自杀行为的发生。在中国文化背景下，常常有人说某某自杀了，那是因为他（她）受了刺激。应激理论认为，自杀行为被自杀者当做一种应付精神紧张状况、心理冲突的一种手段，是一种危害健康和生命的应对方式（coping style）。应激机制也被许多学者看做是其他社会、文化和心理因素导致自杀行为的中介机制。

3. 文化 人与动物最大的一个区别是人类拥有文化。文化对人类行为的影响可以说是无所不在的，因此很多学者很自然地会将文化因素与自杀行为联系起来。相关的假说主要涉及三个方面。

第一个方面是文化对自杀行为、对自杀者的态度问题。至少在许多东方国家，传统上对特定情况下的自杀行为持默许甚至鼓励的态度。例如，在我国，儒家文化就鼓励“杀身成仁”。在封建社会中，丈夫死后妻子的自杀被认为是一种“贞节”的表现，上级、主人死后，下属、家奴的自杀被认为是一种忠诚的表现。在日本，当集体荣誉受到威胁的时候，个体的剖腹自杀被认为是一种英雄主义的解决方式。相反，在西方基督教国家，自杀一直被认为是一种罪恶而受到谴责和处罚，英国一直到20世纪初才取消有关处罚自杀行为的法律条文。但应当注意到，一种文化并不会对所有的自杀都持同样的态度，如在我国，儒家在鼓励杀身成仁的同时，也反对糟践自己的身体，对待自己的身体要“如临深渊，如履薄冰”。在现代中国社会中，对有利集体和国家的自我牺牲行为，被认为是“重于泰山”的，因个人原因的自杀，则被认为轻于鸿毛，为人们所不齿。

第二个方面是所谓的文化源性应激，即与某一特定文化因素相关的应激。在解释我国自杀死亡性别比不同于世界上大多数国家这一事实时，就有学者将我国农村对已婚妇女“生男孩”的文化压力与农村妇女较高的自杀率联系起来。

第三个方面涉及社会文化变迁。社会学和人类学认为，社会文化变迁必然带来对社会关系、生活方式和个人行为产生重大的影响。在有关自杀的研究中，人们已经发现经济动荡，例如，在1929年开始的美国经济萧条期间、2008年金融危机期间都观察到了自杀率的增加，战争时期的自杀率则会下降。虽然缺乏可靠的研究证据，但各种历史文献提示我国文化大革命时期的自杀现象也有明显的增多。我国农村较高的自杀率和近年来农村自杀率的下降，均可能与农村的社会文化变迁有一定的关联。

4. 自杀手段的可及性 是自杀研究领域广受关注的一个重要问题。有关自杀方法的统计表明，自杀者一般倾向于采取容易获得的自杀手段实施自杀。例如，与世界上大多数国家比较，美国的枪支管制不是很严厉，民众通过一定的手续可以获得枪支，所以枪伤就成为一种重要的自杀手段。相反，在我国，由于对枪支的管理非常严格，用火器自杀的情况就比较少见。在我国农村地区，由于缺乏对剧毒农药、鼠药的严格管制，所以服毒自杀是我国农村地区最主要的自杀手段，有关研究表明，大约2/3的农村自杀死亡是通过口服农药或鼠药实现的。与此同时，在我国、印度、斯里兰卡等国家的研究表明，控制农药的可及性可以有效地降低自杀率。

5. 医疗卫生服务及其可及性　医疗卫生服务主要可以从两个方面影响自杀行为的发生及其结局。第一个方面是基本的精神卫生服务。国外的研究表明，自杀死亡者中，90%以上患有各种精神障碍；近年对我国自杀死亡者进行心理学解剖，也发现半数以上的自杀死亡者可以诊断为精神障碍患者。因此，可及的精神卫生服务有可能预防精神障碍患者自杀。第二个方面是对自杀者的急救服务。可及的急救服务可以挽救死亡意愿非常强烈的自杀者的生命，而缺乏这样的条件可能使本来死亡意愿并不强烈的自杀者，甚至没有死亡意愿的自我伤害者死亡。

四、自杀的预防

对自杀的研究，其最终目的在于预防自杀。然而，到目前为止，尽管在个别项目上已经有一些成功的经验，但从总体上看，世界各国在自杀预防方面还没有取得突破性的进展，自杀预防措施不能充分地解释世界各国自杀率的变化。主要原因有三个方面：第一，自杀是一类极为复杂的社会行为，许多因素还没有弄清楚或者不能有效地控制；第二，自杀率相对较低，即人群中自杀者与非自杀者比例差别太大，一方面使得一般性的自杀预防措施针对性不强，另一方面又难于寻找高危人群采取重点措施预防；第三，有效的干预措施还有待发展。一般认为，必须根据不同人群的不同情况，采取综合性的自杀预防措施。

（一）自杀预防的一般措施

1. 建立国家自杀预防战略　自杀预防是一项系统的工程。联合国呼吁世界各国重视自杀预防工作，倡议成员国建立国家层面的自杀预防战略，以统领、规划和组织社会各个部门共同努力，预防自杀。到目前为止，全世界已有几十个国家建立了自杀预防战略，

2. 提高人们的心理健康素质　尽管从宏观的层面上看，影响自杀率的主要因素是社会、经济和文化因素，但具体到个案来看，自杀者总是存在某些医学或心理学问题。换句话说，宏观因素总要通过个体的反映才能导致自杀。因此，应该把提高社区人群的心理健康水平作为预防自杀的第一个层次。其措施具体如下。

（1）普及心理卫生常识，采用广播、电视、报纸、科普小册子、墙报、公众讲座等形式广泛地向社区人群宣传心理卫生知识。

（2）对于中小学生，开设针对性较强的心理卫生课，使学生初步了解自己的心理，学会各种生活技能，即分析和解决问题、应付挫折、表达思维和情绪的能力。英国、美国等发达国家已经把生活技能训练列为中小学生的必修课。

（3）建立社区心理咨询和心理保健系统，在每一个社区内均应设立相应的机构，配置相应的人员，开展心理咨询和心理保健工作，使有心理障碍的患者得到及时有效的治疗，使处于心理危机的个体及时得到专业性的支持和帮助。

3. 普及有关自杀的知识　目前，社会上对自杀存在许多危险的误解，这些误解甚至在医务工作中也广泛存在，主要如下。

（1）认为想自杀的人不会向别人暴露自己的自杀企图，向别人谈起自杀不过是想威胁别人。事实上，国外研究显示大约 50%的自杀死亡者在自杀前清楚地表达过自己的自杀意念。尽管不是所有表露过自杀意念的人最终都会自杀死亡，但表露自杀意念是心理处于困境、需要寻求心理支持的重要信号。从自杀预防的角度看，即使仅仅是威胁要自杀，也应给予足够的重视，因为对别人威胁说要自杀仍是自杀意念的表现。

（2）认为不能与有自杀可能性的人谈自杀。包括一些医务人员也认为，和患者讨论自杀问题可能会诱导患者自杀，因此，在治疗和咨询的过程中应尽量避免涉及这个问题。实际上，和可能自杀的人讨论自杀问题，可以及时发现患者的自杀意念，对其自杀的危险性进行正确的评估，使患者感觉到自己得到了他人的关心、理解、同情和支持，在自杀预防工作中具有重要的意义。当

然，这种讨论不应涉及自杀的方法，更不要评述哪种自杀方法容易致死，哪种方法痛苦较轻之类的问题，在没有必要的情况，不应该向患者介绍自杀的例子，尤其是影响较大的知名人物自杀的例子。

（3）认为自杀是一种疯狂的行为。事实上，并不是所有的自杀者均患有精神障碍，而精神障碍患者的自杀也不是都没有现实的困境。给自杀未遂者贴上精神障碍患者的标签，会使他们觉得受到了歧视和侮辱，是造成他们再自杀的重要原因。

（4）认为有自杀意念、自杀未遂的人不需要精神医学干预，特别是不需要使用精神药物。这种危险的观点广泛存在于患者家属和部分非医学、精神医学专业出身的心理咨询工作者中，他们认为患者自杀有其现实的理由，没有可以诊断的精神障碍。事实上，自杀者即使不能被诊断为精神障碍患者，但其心理状态也是极为不稳定的，在进行危机干预和心理治疗的同时，适当地使用一些精神药物是有益的。

（5）认为危机的度过意味着自杀危险的消失。事实是，如果现实问题仍然存在，则仍要提高警惕性，因为患者表面上的“平静”，正是自杀最危险的时机。

（6）认为自杀未遂者并没有真正的死亡愿望。事实上，这些人当中有一部分死亡愿望非常强烈，只是自杀方法不足以致死或者被及时救起。即使死亡愿望不强烈的患者，今后自杀的可能性也比一般人群高得多。

因此，要采取各种形式开展关于自杀知识的宣传和教育，使人们了解自杀，懂得识别基本的自杀危险信号，对有自杀意念或自杀未遂史的患者，能够采取一种同情，而不是歧视的态度。

4. 规范有关自杀事件的媒体报道 近几年来，媒体报道与人群自杀的关系得到了人们的广泛关注。在发达国家，已有资料表明，媒体对自杀事件不合适的报道将导致一定时间、一定范围内自杀率的上升，而在规范媒体对自杀的报道后，自杀率会下降。目前媒体报道影响人群自杀率的机制仍不十分清楚，推测可能与模仿和社会学习机制有关。WHO 要求媒体平衡报道自杀问题，积极宣传自杀预防知识，减少对自杀案例（特别是名人自杀案例）的渲染，避免对自杀方法进行详细的报告和对自杀的原因进行简单的推断。

5. 减少自杀机会 在自杀意念出现到实施自杀行为之间，还有一个准备自杀的阶段。因此，很多学者提出加强对常见自杀手段的管理，以达到减少自杀的目的。不过，这方面的努力存在很多现实的困难，其对自杀率的影响到目前为止还没有得到大样本研究的证实。

（1）加强武器管理，特别是枪支管理。对个人持枪进行严格的法律管理可以有效地减少以枪击为手段的自杀。对处于自杀危机中的持枪者应暂时剥夺其使用枪支的权力。

（2）加强有毒物质的管理。不应发展和推广有高度人类毒性的化学杀虫剂、灭鼠剂等。对工业生产必需的有毒化学物质要进行严格的管理。加强对药品的管理，特别是对镇静药和抗精神病药、抗抑郁药的管理。首先，必须严格的实行处方用药制度，没有处方，药房、药店不得出售这类药物；其次，对医生每次处方的量要有严格规定，对抑郁症、精神分裂症和有自杀意念的患者，每次处方的量必须限制在一定的范围内，并由家属负责保管。

（3）加强对危险场所的防护和管理。对多发自杀行为的大桥、高楼、风景名胜地进行针对性强的管理。

6. 建立预防自杀的专门机构 世界上许多国家成立了各种专门的预防自杀机构，如自杀预防中心、危机干预中心、救难中心、生命线等，利用便利的电话、互联网络进行危机干预和自杀预防。据台湾资料报道，在 1997 年向生命线求助的个案中，有 0.1%的人自杀死亡（远高于一般人群），1.7%的人曾有自杀未遂，2.2%的人有过自杀念头。虽然没有足够的证据表明这些机构的工作降低了当地的自杀率，但对于处于危机状况的人提供支持和帮助的作用是肯定的。国内南京、北京、上海、广州等大城市也有类似的机构或组织，但由于种种原因，大多面临经费紧张、人员缺乏等诸多问题，而全国大多数地区连机构都还没有建立起来。

7. 对医务工作者和心理咨询工作者进行培训 大量研究表明，自杀患者常首先求助于初级卫生保健机构或综合性医院，发展中国家的情况尤其如此。然而，大多数医务人员对自杀行为缺乏必要的了解，甚至对与自杀有关的精神障碍，如抑郁症等也缺乏认识，更谈不上进行危机干预和心理治疗。对自杀未遂的处理模式，也是以躯体治疗为主，部分医务人员甚至在抢救和治疗自杀未遂者的过程中，用语言表示对自杀者的厌恶和鄙视，成为医源性自杀的重要原因之一。在我国广大农村地区，自杀的手段以服有机磷农药最为普遍，但许多基层医生缺乏救治有机磷农药中毒的必要技术培训。此外，由于我国心理咨询专业发展较晚，专业队伍结构不合理，许多从事心理咨询工作的人员同样缺乏关于自杀的必要知识，尤其是非医学专业出身的心理咨询者对与自杀有关的精神障碍缺乏必要的认识。因此，加强对相关医务工作者和心理咨询工作者的培训已成为预防自杀的当务之急。

（二）特殊人群的自杀预防

1. 精神病患者　精神障碍（特别是抑郁症、精神分裂症恢复期、酒瘾、药瘾）患者是自杀的高危人群之一，是自杀预防的重点对象。有证据表明，在英格兰和威尔士，随着 20 世纪 80 年代抗精神病处方用药的增加，因服毒自杀而住院的人数已成比例地下降。相对来说，对精神病患者的自杀预防可操作性较强。

（1）治疗决策：对每一个精神障碍患者，不管是门诊患者还是住院患者，都应该进行系统的自杀危险性评估。对于有严重自杀意念者，特别是严重的抑郁症患者，应劝其住院治疗，必要时可在国家法律、政策支持下强制住院。由于社会对精神障碍患者存在强烈的歧视，目前仍有许多精神病患者的家属、亲人讳疾忌医，尽管患者有严重的自杀意念，甚至数次自杀未遂，仍不肯将患者送到精神病院进行治疗，造成许多惨痛的教训。因此，医务人员应将患者的情况，特别是自杀危险性与患者家属进行沟通。对抑郁情绪不是非常严重且有一定抵御自杀冲动的患者，可以在家属的配合下进行院外治疗。但要注意控制每次抗抑郁剂的处方量，由患者家属而不是患者管理药品，安排随访进行继续治疗，包括心理治疗。

（2）住院精神病患者：除常规治疗外，住院精神病患者的自杀预防应注意如下几个方面：①病房安全措施：包括清除可能用于自杀的工具，建立及时发现自伤和自杀患者的机制，严格有关管理制度等；②对每一个住院患者进行连续的自杀危险性评估；③与患者讨论自杀问题；④严格的住院探视、假出院管理制度。国内曾报道，住院精神病患者的自杀行为主要发生在假出院期间；⑤取得家属、亲人和朋友的重视和支持；⑥出院时对今后的自杀预防做出计划，安排早期随访。

（3）社区精神病患者：在国外，由于社区精神病患者的自杀率较高，且有增加的趋势，所以有学者提出应将精神病患者自杀预防的重点放在社区。预防的原则包括：①系统评估自杀的危险性并记入档案；②组织适当的社会支持体系；③定期监测患者的自杀危险性；④选择毒性较小的治疗药物，限制每次的处方量，药物不能由患者保管；⑤为患者及其家属安排 24 小时支持体系。

2. 大中学生的自杀预防　大中学生是一个特殊的群体，在心理方面，大多数处于从不成熟向成熟发展的过程，加之学习、就业压力、经济压力突显，近年来大学生的自杀问题有增加的趋势，且其自杀现象社会影响较大，已引起社会各界的重视。主要的预防措施有：①改革教育和管理体制，合理安排学习负担，尽量缓解学生经济压力；②培养学生积极向上的人生观和价值观；③开展心理健康教育，提高学生心理健康素质，包括分析问题和解决问题的能力；④从入校开始即建立心理健康档案，并进行定期复查；⑤建立心理咨询机构，由经过专业培训的工作人员提供咨询，有条件的学校应建立危机干预热线；⑥建立合适的专业咨询和转诊机制；⑦培训学生管理干部，建立自杀行为的监测体系。

第三节 吸 毒

案例 14-3

涉世未深，误入歧途，毒品让年轻人陷入痛苦的泥潭

小江是云南省第一强制隔离戒毒所未成年人大队中年龄最小的学员。对他来说，吸毒的噩梦是从 11 岁开始的。在小江 2 岁的时候，父亲因抢劫入狱，生母抛下小江离开了家。长大后他常常受到父亲毒打，在一次离家出走之后，小江被一个社会上的“叔叔”带进了灯红酒绿的场所。从那之后，尚未成年的小江就陷入了毒品的泥潭。他的胳膊，上面是一道道小刀划出的瘢痕，每当毒瘾发作，全身难受得像虫子啃骨头一样时，他就会自残。与小江的经历类似的，还有 16 岁的小龙，他家在云南红河州红河县的小山村。小龙的妈妈离家出走，爸爸病逝，由爷爷奶奶抚养长大。这样的家境，让小龙迫切希望自己能够早日独立，去闯荡外面的世界。15 岁的时候，小龙去矿上打工时。尚未成年的他无法分辨是非，他学着警匪片的样子，视周围的人为“大哥”，和他们在一起开始吸毒。第一次吸食毒品之后，就开始上瘾，并且一发不可收拾，从早到晚，什么事都不做，就是吸毒。深陷毒品深渊的小龙和小江终于得到了解救。2014 年 8 月 6 日，小江购买海洛因时被警方当场查获，送进强制隔离戒毒所戒毒。小江说，进到戒毒所是他的解脱。小江说，如果不来，他可能已经死在外面，因为那时候他只有 38kg，只剩下点骨头。

资料来源：http: //jingji.cntv.cn/2015/11/25/VIDE1448461976065411.shtml.央视网《经济半小时》

讨论：

（1）小江和小龙是怎样开始吸毒的？

（2）吸毒后小江和小龙的健康状况、生活状况如何？

根据《2014 年世界毒品报告》， 2012 年全球的毒品相关死亡人数估计超过 18 万，相当于每一百万 15～64 岁的人口中就有 40 人因毒品死亡。联合国毒品和犯罪问题办公室统计和调查司司长表示，全球吸毒人群相对稳定，其中常规吸毒者和吸毒致病、致瘾者的人数介为 1600 万～3900 万，但偶尔使用毒品和问题药物的人数则很多。在毒品滥用的类别上，鸦片、吗啡和海洛因等阿片剂和类阿片是世界上引起疾病负担最重、毒品相关死亡最多的毒品。《2014 年世界毒品报告》还特别关注注射吸毒者的健康，据估计，全球注射吸毒者中平均有 13% 的人携带艾滋病毒，在西南亚和东欧/东南欧，这一比例分别高达近 29%和 23%；此外，报告估计，注射吸毒者中半数以上患有丙型肝炎。20 世纪 70 年代以来，国际毒潮不断侵袭我国，过境贩毒引发的毒品违法犯罪活动骤增，吸毒人数持续上升。国家禁毒委员会公布的数据显示，截至 2015 年 6 月份，我国的登记在册的吸毒人口已经超过了 300 万，但实际吸毒人数远不止于此。自 2008 年 6 月 1 日我国禁毒法实施以来，全国司法行政强制隔离戒毒所已累计收治戒毒人员 80 余万人，2015 年，司法行政戒毒系统 334 家强制隔离戒毒所，现有戒毒学员近 25 万人。这一庞大的吸毒人群给我国的经济发展、社会稳定和人民群众健康带来了极大危害。因此，如何帮助吸毒人群摆脱毒魔的控制，减少新吸毒人员的滋生、有效地减少毒品危害已成为当前戒毒康复工作的重要课题。

一、概 述

毒品和吸毒都不是科学术语，而是一种通俗说法。通常所说的吸毒，是指通过各种途径（包括吸食、注射等）使用能够影响人的精神状况，但为法律所禁止拥有和使用的化学物质的行为。在医学上，能够影响人类心境、情绪、行为，或者改变意识状态，并具有致依赖（成瘾）作用的物质被称为精神活性物质（psychoactive substances），也称为成瘾物质（substances）药物（drugs）。人们使用这些物质的目的在于获得或保持某种特殊的心理、生理状态。

精神活性物质一般可以分为如下 7 类。

1. 中枢神经系统抑制剂（depressants）　能够抑制中枢神经系统，如巴比妥类、苯二氮䓬类、乙醇（酒精）等。这类物质具有广泛的可获得性，容易成瘾。

2. 中枢神经系统兴奋剂（stimulants）　能兴奋中枢神经系统，如咖啡因、苯丙胺、可卡因等，临床主要用于振奋精神，可减少疲劳感，并可致欣快感，此类药物反复使用极易形成心理信赖。

3. 大麻（cannabis marijuana）　世界上最古老、最有名的致幻剂，适量吸入或食用可使人欣快，增加剂量可使人进入梦幻状况，陷入深沉而爽快的睡眠之中。

4. 致幻剂（hallucinogen）　如麦角酸二乙酰胺（LSD）、仙人掌毒素等。此类物质使用后能改变意识状况或感知觉，产生类似精神病的表现，如生动的幻觉、片断的妄想及相应的情绪、行为改变，造成中等程度的心理信赖。

5. 阿片类（opioids）　包括天然和人工合成阿片类物质，如海洛因、吗啡、鸦片、美沙酮、二氢埃托啡、哌替啶、丁丙诺啡等。这类药物在临床上用作镇痛剂，可引起欣快感，常用剂量连续使用 2 周便会成瘾，是当今最严重的成瘾物质之一。

6. 挥发性溶剂（solvents）　如丙酮等。

7. 烟草（tobacco）　世界上成瘾最为广泛的物质。

毒品是指法律所禁止 拥有和使用的精神活性物质，主要是指阿片类、大麻、苯丙胺、可卡因等，又称为非法药物（illicit drug）。

精神活性物质最重要的一个特点就是其依赖性，或者称为成瘾性。依赖（dependence）是一组认知、行为和生理综合征，使用者尽管明白使用精神活性物质会带来明显的问题，但无法自控，不断使用导致耐受性增加、戒断症状和强制性觅药行为。依赖包括心理依赖（psychological dependence）和生理依赖（physical dependence），前者是指患者对成瘾物质的渴求，以期获得服用成瘾药后的特殊快感；后者是指反复服用成瘾物质后，中枢神经系统发生了某种生理生化改变，以至需要这些物质长期存在于体内，以避免特殊戒断综合征的出现。依赖综合征的主要特征是渴望得到精神活性物质成为患者生活中压倒一切的、优先考虑的行为，达到难以克制的程度，对个体的社会功能造成严重妨碍（强制性觅药行为）。停止使用这些物质就会出现戒断症状（withdrawal symptoms），表现为躯体和精神功能的紊乱，严重时可导致死亡。与此同时，经常使用某一物质，往往使机体对该物质的反应性降低，患者对该物质的信赖程度，形成恶性循环，戒断非常困难。不同类型的精神活性物质的心理依赖、躯体依赖和耐受性并不一致（表 14-1）。

表 14-1　不同类型的精神活性物质的依赖性和耐受性

类型	心理依赖性	躯体依赖性	耐受性	种类
吗啡型	强	强	强	海洛因、阿片、哌替啶、可待因、美沙酮、喷他佐辛
酒精和巴比妥型	较强	强	较强	各类酒类、巴比妥类和其他安眠药、苯二氮䓬类
可卡因型	强	不明显	不明显	古柯叶、可卡因
大麻型	较强	不明显	不明显	大麻、四氢大麻酚
苯丙胺型	强	次强	较强	苯丙胺及其衍生物等
Khat 型	有	不明显	不明显	卡塔页及其制剂
致幻剂型	有	不明显	较强	LSD、仙人掌毒素等

吸毒的危害主要表现在以下几个方面：第一，吸毒严重损害吸毒者的健康。除了吸毒导致的依赖性和耐受性之外，有资料表明，海洛因使用者的死亡率比同年龄组高20倍，自杀、过量中毒、各种严重的并发症（如注射使用毒品者感染的艾滋病、慢性肝炎等传染性疾病，营养不良等）是导致吸毒者死亡的重要原因。第二，吸毒已经成为艾滋病的重要传播途径，在我国，过去约2/3的阳性者是吸毒者，目前接近一半的HIV感染与吸毒有关。由于注射使用毒品者常常共用注射器和针头，导致这些血行传播性疾病在吸毒者同伴之间的蔓延；由于吸毒者的性行为通常比较混乱，很多女性吸毒者甚至通过卖淫来获取毒资，又通过性传播途径将这些疾病传播到非吸毒人群。第三，吸毒破坏社会稳定。吸毒者开始的时候使用自己的积蓄购买毒品，在很短的时间内，就会将自己的积蓄耗尽。然后，他们可能会千方百计地向亲人、朋友借、骗，最后发展到偷、抢，或者参与贩毒、制毒。第四，与吸毒密切相关的种毒、制毒、贩毒行为常常以有组织犯罪的形式存在，不仅对社会稳定，而且对局部经济甚至对全球经济产生不可估量的损害作用。

二、吸毒的流行特征

从全球来看，2012年，估计15～64岁的世界人口中有3.5%～7.0%，即1.62亿～3.24亿的人至少使用过非法毒品一次，主要使用属于大麻、类阿片、可卡因或苯丙胺类兴奋剂的物质，其中常规吸毒者和吸毒致病、致瘾者的人数为1600万～3900万。我国1998年吸毒人数约为5万，而到2015年内地累计登记在册的吸毒人数已超过300万，加上估算隐性吸毒人数，共计1000万以上。其增长速度增长之快，令人震惊。

1. 人群分布 我国对6个吸毒严重的地区近10年的调查显示，男性吸毒人数高于女性；吸毒者文化程度较低，初中以下者占78.95%；流动性职业是吸毒最重要的危险因素，下岗、无业、个体户、司机等人群吸毒率比干部、教师、农民、工人等有固定职业的人群和学生高11倍。近几年吸毒人群趋于低龄化，来自国家禁毒委员会办公室的数字表明，我国最近几年青少年吸毒占吸毒总人数的比例始终为80%左右。

2. 地区分布 吸毒现象从边境向内地，从农村向城市蔓延。20世纪90年代初，我国的吸毒现象还仅限于云南边境地区的少数村寨，随着国际毒品贩子向我国境内的加紧渗透和国际吸毒通道的开辟，吸毒现象迅速蔓延，目前已祸及全国大部分省、市、自治区。

三、吸毒的社会根源

一般认为，吸毒的原因不能用单一的模式来解释，生物因素、心理因素和社会文化因素都与吸毒行为的产生、维持、戒断以后的复发有着密切的关系。近年来，神经科学家已经在中枢神经系统发现了一些与吸毒相关的神经生物学机制。这里主要讨论社会文化因素的影响和作用。

1. 毒品的可获得性 不能想象没有毒品的地区会有吸毒者。从所有的精神活性物质的使用情况来看，合法的、广泛可以获得的精神活性物质的使用是最广泛的，如烟草的广泛可获得性与我国有超过30%的烟民是密切相关的。新中国成立初期，我国政府对种毒、吸毒、贩毒采取了一系列打击措施，使吸毒现象在20世纪50年代到70年代几近绝迹。20世纪70年代末以来，随着金三角成为国际海洛因类毒品生产的重要基地，国际毒品贩子千方百计利用我国开放国门的机会，开辟了毒品走私的所谓“中国通道”，首先吸毒现象沿毒品走私路线死灰复燃，然后逐渐向周边地区扩散，目前已几乎扩展到全国所有的地区。尽管我国政府在打击毒品方面做出了巨大的努力，但毒品危害依然十分严峻。

国外对吸毒者的职业调查也说明了毒品可获得性对吸毒的重要影响。目前被定义成为毒品的很多化学物质，过去或现在仍然是一种药品，医务工作者比其他职业者有更多的机会接触这些物质，导致医生成为吸毒的高危人群之一。有人估计，美国医生中吸毒上瘾者达 1%以上，而同期官方的数据是，吸毒者大约占整个人口的 0.1%，只有医生吸毒率的 1/10。

2. 同伴影响和团伙压力　青少年通常受到同伴的引诱和影响，出于好奇、追求刺激等动机而开始第一次吸毒。在一些亚文化的青少年团伙中，吸毒行为是成为团伙成员的一个标志，团伙对其成员保持一种社会压力，使其成员维持吸毒行为。同样，一个人在戒毒以后，如果仍然回到戒毒前所在社会环境，没有戒毒的同伴会继续给他形成一种压力，使他在很短的时间内即重新吸毒，这是目前脱毒治疗后复发率居高不下（90%以上）的一个非常重要的原因。

3. 成长环境的影响　成长环境是否良好，是影响青少年能否走上吸毒道路的又一个重要的社会因素。研究表明，吸毒者多出身于社会的底层，其家庭常常存在各种各样的缺陷，如单亲家庭、家庭成员中有吸毒者、酗酒者，家庭成员之间缺乏交流，家庭经济条件差，父母文化程度低等。

4. 社会文化对毒品的容忍程度　世界上所有的国家都制定了控制毒品生产、销售和消费的法律、法规。但由于种种原因，并非所有的国家都以严厉的态度对待毒品犯罪。阿富汗塔利班政权就曾经被指责容忍甚至鼓励鸦片的种植和生产，1999 年，阿富汗生产的鸦片占全世界鸦片的 3/4。金三角地区的占据者将种植鸦片作为收入的主要手段之一。

在文化层面上，更是存在对毒品很多容忍的观点。在西方国家，不少人认为吸毒既不是一种疾病，也不是一种犯罪，而是一种生活方式，对吸毒行为的严厉惩罚被认为是对个人自由的干涉。美国有学者认为，吸毒的危害与其说是毒品本身造成的，不如说是将吸毒定义为非法造成的。因此，有人主张将毒品的使用逐渐合法化。在北美和欧洲，曾经就有人推动大麻使用的合法化。在这种思想的影响下，普通民众更能宽容别人的吸毒行为。从吸毒者的性别分布上看，在全世界范围内都是男性多于女性，其重要原因之一就是各地文化更能够容忍男性的越轨行为，鼓励男性的冒险行为，包括吸毒。

四、吸毒的控制与预防

视窗 14-2

青少年防范毒品　“十个不要”

不要吸烟；不要因好奇而吸毒；不要盲目追星、赶时髦、贪图享受去吸毒；不要结交有吸、贩毒行为的人；不要为寻刺激、冒险去吸毒；不要相信毒品能治病（胃病、痛经）的谎言；不要为了摆脱烦恼而吸毒；不要听信吸毒者的话；不要随便接受他人递送的香烟、水果、药物、饮料等物品；不要在吸毒场所内停留。

人类与吸毒作斗争的历史已有几百年之久。但人类离根除毒品危害的目标仍遥遥无期。吸毒的控制与预防主要包括三个方面：第一，减少供给，其主要措施是通过法律，禁止和打击毒品的生产、运输和销售；第二，减少需求，其主要措施是通过各种措施预防吸毒，脱毒治疗和治疗之后的康复；第三，降低危害，对于难以戒除毒瘾的个体，用替代治疗、针头交换、安全套推广等措施，降低吸毒对个人和社会的危害。在不同国家和同一国家的不同时期，对这三方面措施的侧重点会有所不同，但目前公认，应该从减少供给、减少需求和降低危险三个方面采取综合性措施。

（一）禁毒政策和法律

2007 年 12 月 29 日，十届全国人大常委会第三十一次会议审议通过了《中华人民共和国禁毒法》（以下简称《禁毒法》），并于 2008 年 6 月 1 日起施行。这是为应对毒品违法犯罪形势、适应禁毒工作发展需要，在总结多年来禁毒斗争实践经验、吸收国内外已有法律规定、广泛听取各方意见的基础上，制定的第一部全面规范中国禁毒工作的重要法律，是指导中国禁毒工作的基本法规。它的颁布实施，进一步彰显了中国政府厉行禁毒的一贯立场和坚定决心，完善了中国预防和惩治毒品违法犯罪的法律体系，对于依法全面推进中国禁毒事业具有重要意义，是中国禁毒史上的重要里程碑。《禁毒法》共7章71条。遵循“专群结合”、预防与惩治相结合、教育与救治相结合的原则，明确了禁毒工作方针、领导体制、工作机制、保障机制、法律责任，规范了禁毒宣传教育、毒品管制、戒毒措施、国际合作等业务工作，主要包括六个方面内容。

（1）依法规定了禁毒工作领导体制、工作机制和保障机制。《禁毒法》规定，国务院设立国家禁毒委员会，负责组织、协调、指导全国的禁毒工作；县级以上地方各级人民政府根据禁毒工作的需要，可以设立禁毒委员会，负责组织、协调、指导本行政区域内的禁毒工作。依法明确了禁毒委员会的法律地位和职责，确立了禁毒工作的领导体制。同时规定禁毒是全社会的共同责任；国家机关、社会团体、企业事业单位及其他组织和公民，应当依法履行禁毒职责或者义务。明确了“政府统一领导，有关部门各负其责，社会广泛参与”的禁毒工作机制。规定县级以上各级人民政府应当将禁毒工作纳入国民经济和社会发展规划，并将禁毒经费列入本级财政预算，依法确定了禁毒工作保障机制。

（2）依法规定了“预防为主，综合治理，禁种、禁制、禁贩、禁吸并举”的禁毒工作方针。这一方针更加强调把预防教育作为禁毒工作的治本之策，更加强调运用多种手段综合治理毒品问题，更加强调禁种、禁制、禁贩、禁吸工作同步推进，符合毒品问题发展规律、中国毒情和综合平衡的国际禁毒战略。在禁毒宣传教育中，《禁毒法》规定国家采取各种形式开展全民禁毒宣传教育，普及毒品预防知识，增强公民的禁毒意识，提高公民自觉抵制毒品的能力。明确了国家机关、社会团体、企业事业单位和有关组织及学校、父母和监护人针对不同对象开展禁毒宣传教育的法律义务。

（3）依法规定了麻醉药品、精神药品和易制毒化学品管制的种类、范围、措施和办法。《禁毒法》规定，国家对麻醉药品药用原植物种植实行管制，对麻醉药品和精神药品实行管制，对麻醉药品和精神药品的实验研究、生产、经营、使用、储存、运输实行许可和查验制度，对易制毒化学品的生产、经营、购买、运输实行许可制度，对麻醉药品、精神药品和易制毒化学品的进口、出口实行许可制度。同时，对公安机关和有关部门开展毒品查缉、可疑毒品犯罪资金监测、娱乐场所巡查制度、禁毒情报信息等做了规定。

（4）依法规定了戒毒体制和措施。《禁毒法》坚持以人为本的理念，立足吸毒人员具有患者、违法者、受害者三重属性，对其既要惩罚、更要教育和救治，对戒毒工作做出了重大改革，规定国家采取各种措施帮助吸毒人员戒除毒瘾，教育和挽救吸毒人员；废除了强制戒毒、劳教戒毒制度，将二者整合为强制隔离戒毒；将社区戒毒、社区康复、自愿戒毒、戒毒药物维持治疗立法，增设了戒毒康复场所等相关内容。这些改革，一是遵循科学戒毒原则和戒毒疗程规律，从法律层面保障了戒毒治疗必经的生理脱毒、身心康复、融入社会三个阶段，健全了戒毒康复制度，为建立集生理脱毒、身心康复和融入社会于一体的戒毒康复模式提供了法律保障。二是适应戒毒疗程需要，延长法定戒毒期限，规定社区戒毒期限不超过3年；强制隔离戒毒期限为2年，期满后仍未戒除毒瘾的，可以延长1年；社区康复期限不超过3年。特别是将社区戒毒、社区康复纳入法定戒毒期限，有利于帮助吸毒成瘾人员戒除毒瘾，巩固戒毒效果。三是规定社区戒毒、强制隔离戒毒、社区康复三项措施紧密衔接，使戒毒人员始终受到法定戒毒措施的管束；对拒绝接受社区戒毒、严重违反社区戒毒协议和脱管失控的，不论其是否吸毒，可以直接实行强制隔离戒毒。这些制度保障了对戒毒人员的有效管理，有助于解决吸毒人员屡戒屡吸和脱管失控的问题。四是确定了政府主导、部门协同、社会参与的戒毒工作格局，规定了城市街道办事处、乡镇人民政府和公安机关、司法行政、卫生行政、民政、人力资源、劳动保障等部门及企业事业单位、戒毒人员家庭、社会工作者、禁毒志愿者等社会力量开展戒毒工作的规定，有利于从法律上保障各项戒毒措施的落实。

（5）依法规定了加强禁毒国际合作的措施。以专章将禁毒公约要求的国际合作义务法律化，规定根据缔结或者参加的国际公约或者按照对等原则，开展禁毒国际合作；国家禁毒委员会根据国务院授权，负责组织开展禁毒国际合作，履行国际禁毒公约义务；国务院有关部门应当按照各自职责，加强与有关国家或者地区执法机关及国家组织的禁毒情报信息交流，依法开展禁毒执法合作；国务院有关部门根据国务院授权，可以通过对外援助等渠道，支持有关国家实施毒品原植物替代种植、发展替代产业；并第一次将“分享犯罪所得资产”写入法律。

（6）规定了违反《禁毒法》及相关法律、法规的法律责任。

《戒毒条例》于 2011 年 6 月 22 日国务院第 160 次常务会议通过，并自公布之日起施行。《戒毒条例》是禁毒法的配套行政法规，共 7 章 46 条，确立了政府统一领导，禁毒委员会组织、协调、指导，有关部门各负其责，社会力量广泛参与的戒毒工作体制及戒毒治疗、康复指导、救助服务兼备的工作体系；明确规定戒毒工作坚持以人为本、科学戒毒、综合矫治、关怀救助的原则。

（二）吸毒的三级预防

一级预防是针对普通人群的预防，其主要目的是提高普通公众对毒品及其危害的认识，采取的主要手段包括利用各种传播媒介，如广播、电视、报纸、标语口号、招贴画等。在中小学生中，进行有关毒品和毒品危害的课堂教育是一级预防的重要手段。二级预防是针对易感人群的预防，主要针对高危人群，包括促进预防对象健康的生活方式，帮助他们形成抵制毒品的能力。三级预防是针对已经吸毒的人群，主要目的在于降低毒品需求，包括为吸毒者提供脱毒（戒毒治疗）康复、重返社会、善后照顾等一系列的服务，以期减少吸毒人数，降低吸毒者对毒品的需求，预防吸毒的各种并发症。

预防复吸和降低吸毒的危害是吸毒预防工作中两个非常特殊的问题。现在已经非常清楚，单纯的脱毒（detoxification）治疗对于戒除毒瘾的作用有限，如果没有适当的措施预防复吸，脱毒治疗后复吸率很高。我国和世界其他国家的经验证明，吸毒者在脱毒治疗后，必须接受综合性的社区康复，才能取得较好的效果。社会康复的主要措施包括：心理康复、善后照顾、重返社会、生活和社会技能训练、职业培训等。匿名戒毒协会（narcotic anonymous）作为戒毒者的互助组织，对于其成员之间的相互帮助、相互支持和相互监督具有一定的作用。

降低吸毒危害（harm reduction）的目的在于预防吸毒带来的各种危害，包括健康方面的和社会方面的。其基本思想是，希望吸毒者能够解除毒瘾，如果实在做不到，希望吸毒者采取安全的吸毒行为和性行为，通过合法的途径获得毒品的替代品，以减少艾滋病等疾病的传染，预防过量中毒，降低吸毒者对社会的危害。目前，世界各国使用的降低吸毒危害的措施主要有美沙酮维持治疗项目（定期为吸毒者提供美沙酮替代毒品）针具交换项目（为注射使用毒品者提供清洁的注射器，主要目的在于预防血行性传播疾病的传播，特别是艾滋病的传播）安全套项目（为吸毒者免费或低价提供安全套）和自我保护技能训练（消毒注射器具、使用安全套）等。

视窗 14-3

国际禁毒日主题

1992 年：毒品，全球问题，需要全球解决。
1998 年：无毒世界我们能做到。
1999 年：亲近音乐，远离毒品。
2001 年：体育拒绝毒品。
2002 年：吸毒与艾滋病。
2003 年：让我们讨论毒品问题。
2004 年：抵制毒品，参与禁毒。

2005 年：珍惜自我，健康抉择。
2006 年：毒品非儿戏。
2007 年：毒品种植与生产。
2008 年：药物滥用。
2009 年：毒品控制了你的生活吗？你的生活，你的社区，拒绝毒品。
2010 年：考虑健康，而非毒品。
2011 年：对毒品说“不”。
2012 年：全球行动共建无毒品安全社区。
2013 年：让健康而不是毒品成为你生命中“新的快感”。
2014 年：希望的信息——药物使用障碍是可以预防和治疗的。
2015 年：让我们的生活、我们的社区和我们自身在没有毒品的环境下得以发展。

第四节 意外伤害

一、概 述

随着人类社会的发展，医学科学技术的进步，人类传染性疾病的发生与流行得到有效的控制，人们在享受现代文明带来的丰盈与富庶的同时，随之而来的伤害，如死亡发生率高，潜在寿命损失率大，造成总体损失和社会代价高而越来越为人们所关注。据世界卫生组织对 58 个国家资料统计，无论在发达国家，还是在发展中国家，意外伤害都是前五位的死亡原因之一，而青少年约占半数，是 1～14 岁儿童的首位死因。世界各地每年每 3～4 个人当中就有 1 人发生伤害，其中有 3％～5％遗留躯体功能障碍，1％～3％致残。我国每年发生伤害 7000 万人，死亡 80 万，200 万人遗留功能障碍，190 万人终生残疾。意外伤害给患者带来病痛、伤残和昂贵的医疗费用，不仅严重影响生活质量，而且带来不堪重负的社会经济负担，已成为影响居民健康的主要公共卫生问题。

（一）意外伤害的概念

美国疾病控制中心给伤害（injury）下的定义是“由于运动、热量、化学、电或放射线的能量交换，在机体组织无法耐受的水平上，所造成的组织损伤或由于窒息而引起的缺氧”。伤害包括故意伤害（intentional injury）和意外伤害（unintentional injury）两类。故意伤害是指有意识地加害于自己或他人，并常伴有暴力行为、他杀、自杀等。意外伤害则是指无意识的、意料之外的突发事件造成的人体损伤。意外伤害除了引起人体损伤外，也可能造成精神创伤或心理障碍。

意外伤害是人类社会与自然环境有关的各种变量之间互相作用的结果。意外伤害的先驱 William Haddon 医生套用传染病流行病学的理论，提出意外伤害是由宿主、环境和致伤害因子三个相互作用的因素导致的。其中，宿主是受伤害的人，某些人口学、心理、行为特征使个体或群体更容易遭到伤害；环境是伤害发生的背景，包括社会环境、自然环境、生产环境、生活环境等；致伤害因子指的是导致伤害的能量，包括动能（或称机械能）热能、电能、辐射能、化学能等，其中机械能的不正常传递导致的伤害超过 2/3。

（二）意外伤害的分类

对于意外伤害，有两种常用的分类方法。第一种是根据伤害发生的地点分为机动车伤害、发生在工作场所的伤害、发生在家庭的伤害及发生在公共场所的伤害。第二种是根据伤害的性质分类，目前，通用的方法是国际疾病分类系统（ICD-10）和中国疾病分类。

引起意外伤害的因素较多，包括车祸、溺水、窒息、中毒、烧伤、烫伤、虐待、跌落、动物咬伤、自残、自害、被害、机械能、化学能、热能、电能及放射能等伤害。超过肌体的耐受能力而导致肌体的损伤，包括窒息导致的缺氧和刺激引起的精神损伤。从患者职业分布来看，工人、农民、儿童、干部、老年人、无业人员等意外伤害相对较多。从外部原因统计，工伤、交通事故、环境因素、暴力等造成的意外伤害相对较多。

（三）意外伤害的研究

从人类社会存在开始，便有意外伤害的发生。但人们重视意外伤害对人类健康和生命的威胁则是最近几十年的事情。目前，世界各国都对伤害开展多学科的研究，这些研究可以大致概括为如下 3 个方面。

1. 流行病学研究 流行病学方法强调研究伤害的类型、在人群中的分布、受伤者的特征、伤害的环境、伤害的原因等。例如，对伤害类型的流行病学研究发现，道路交通事故是意外伤害的主要原因；对伤害的年龄分布研究发现，学龄前儿童伤害的主要原因是跌到和吸入毒物，学龄儿童伤害的主要原因是步行被机动车撞伤，青少年伤害的主要原因是作为驾驶者或行人遭受道路交通事故，老年伤害的主要原因是跌倒等。这些研究为制订伤害控制策略和具体控制措施具有指导性意义。

2. 行为分析 心理学利用行为分析技术研究前因-行为-后果链以确定伤害是如何产生的。例如，通过行为分析，可通过对儿童的安全行为予以奖励或对不安全的行为加以惩罚以强化儿童的安全行为。对伤害发生的认知心理学研究则侧重于人们如何认识、分析和评估伤害危险性，指导人们重视和注意安全标志等。

3. 个性特征分析 虽然研究和常识都表明某些类型的人比其他人更容易遭受伤害，但有关个性特征和行为类型的分析没有发现“事故倾向”的特定类型。一般认为，儿童、青少年和男性更容易受到某些类型的伤害。某些性格特征也可能与更高的伤害危险性相关。从预防策略的角度，可以考虑对具有某些易受伤害的人群作为重点，但这不能也不应取代对全人群预防伤害的努力。

（四）意外伤害的预防

意外伤害的发生不是偶然的，有其自身的规律，了解这些易发因素，意外伤害是可以预防的。儿童性别、性格特征、生活能力等因素均是影响儿童意外伤害发生的要素，伤害的发生会长期严重影响儿童的生理及心理健康。有必要建立系统的儿童意外伤害监测网络，借以加强预防、减少伤害的发生。其中家庭安全预防方面的作用更为重要，我们认为应在以下几个方面开展工作。

意外伤害的控制与预防的根本在于设计、装备、立法、监督和教育。目前，比较成熟的干预理论为“四 E 干预”，即工程干预（engineering intervention）经济干预（economic intervention）强制干预（enforcement intervention）和教育干预（educational intervention）。工程干预是指通过对环境与产品的设计和革新，使其伤害风险减少或无风险，如汽车安全气囊可减少碰撞引起的伤亡。经济干预是指通过经济鼓励手段或罚款来影响人们的行为。强制干预是指国家通过法律措施对增加伤害危险的行为进行干预，如美国的《摩托车安全帽法》。教育干预是指通过健康教育增强人们对伤害危险的认识，改变人们的行为方式。在我国资源十分有限、经济尚欠发达的今天，在特殊人群中开展积极的健康教育是一种十分有效的干预手段。与意外伤害有关的部门涉及卫生、公安、政法、工业、农业、交通、铁道、公路、运输、教育、文化、宣传、体育、技术监督、社会保险、消费委员会、旅游、残联等，这些部门和单位与意外伤害的发生、死亡、善后及预防和控制密切相关。同时，还需要社会各界群众的积极参与，因此，伤害的预防与控制是一项复杂的、大范围的社会系统工程。

意外伤害一般分三个阶段：伤害前阶段、伤害阶段、结局阶段。因此，意外伤害的预防措施应包括预防伤害发生（一级预防）院前急救与医院治疗（二级预防）社区康复（三级预防）。只有把健康促进、自救互救、临床救护、功能恢复和基础研究结合起来，建立起地区间和学科间的合作，才能使意外伤害得到有效控制。

视窗 14-4

Haddon 伤害预防的十大策略

（1）预防危险因素的形成，如禁止生产剧毒、致癌性杀虫剂。

（2）减少危险因素的含量，如为了预防车祸，限制车速。

（3）预防已有危险因素的释放或减少其释放的可能性，如浴盆不要太滑，以防跌倒。

（4）改变危险因素的释放率及其空间分布，如儿童误穿易燃衣料缝制的衣物，防止火灾烫伤。

（5）将危险因素从时间、空间上与被保护者分开，如行人走人行道，戴安全帽。

（6）用屏障将危险因素与受保护者分开，如用绝缘物把电缆与行人隔开。

（7）改变危险因素的基本性质，如加固油箱防止撞车时油箱破裂、漏油引起火灾。

（8）加强人体对危险因素的抵抗力。

（9）对造成的损伤提出针对性控制与预防措施，如高速公路边设置报警求救电话。

（10）使伤害患者保持稳定，采取有效治疗及康复措施。

二、道路交通伤害

随着社会机动化程度的提高，人们出行更加方便快捷，然而由机动化引起的道路交通伤害却日益严重。世界卫生组织发布的《2015 年全球道路安全现状报告》显示，2010～2013 年，全球每年有约 125 万人死于道路交通事故。报告强调，死于道路交通事故的风险很大程度上仍与人们的生活环境和出行方式有关。在全球道路交通事故死亡者中，中低收入国家的居民约占 90%，而这些国家只拥有全世界约 54%的车辆。欧洲是道路交通事故致死率最低的地区，非洲则最高。报告还显示，在所有道路交通事故死亡者中，骑摩托车者约占 23%。在东南亚和西太平洋地区，这一比例更是高达 1/3。此外，行人和骑自行车者也属于缺乏保护的人群。在全球道路交通事故死亡者中，行人和骑自行车者所占比例分别为 22%和 4%。

中国公安部交管局的数据显示，截至 2014 年 11 月，中国机动车驾驶人数量已突破 3 亿，其中汽车驾驶人 2.44 亿，中国驾驶人数量位居世界第一；中国民用机动车保有量已达 2.64 亿辆，其中汽车 1.54 亿辆，汽车数量仅次于美国居世界第二位，目前中国汽车保有量占世界汽车总量的 15%。来自中国公安部交通管理科学研究所的数据显示，我国每年大概的道路交通伤亡事故数大概在 20 多万，其中死亡人数占死亡和交通事故受伤人数的比例大概是 21%。

（一）影响道路交通伤害发生的因素

道路交通伤害的发生是由生物、心理、社会等多种因素结合作用的结果，其中心理、社会因素对道路交通伤害的发生、发展起着决定性的作用。

1. 自然环境因素 包括气候、地理、地域等方面。北欧国家在冬秋季节交通伤害发生较多，可能与冬天雨雪冰冻导致冰雪盖道，车轮打滑及秋天旅游人数多，交通拥挤有关。我国主要集中在 6～8 月份高温季节，可能与气候炎热，驾驶员易疲劳，注意力不集中有关。据统计，多数发达国家的交通伤害事件发生地点主要集中在郊区，城区内车祸相对较少。这可能是与郊区的交通不如城市发达，交通管理也较城市薄弱有关。我国道路交通伤害发生地段多在城市与郊区交界处和公路干线。国内研究发现公路等级越高，交通事故死亡人数越多，原因是路况越好车速越快，从而导致驾驶员的视野窄、应激反应不良，而且与相应的安全设备没有跟上有关。

2. 生物因素

（1）年龄与性别：一些资料显示，道路交通伤害死亡的高发年龄在15～44岁年龄组，且男性道路交通伤害致死率是女性的15倍。男性驾驶员的道路交通伤害密度较女性稍低，但男性驾驶员发生致死性道路交通伤害的危险性是女性的3倍，这是由于男性的暴露程度高。

（2）生理条件：驾驶员的健康状况如体力、耐力、反应速度、视力和判断能力对道路交通伤害的发生影响很大。

（3）生物周期：Thonmen 对动物和人类的生理与行为周期进行了大量研究，认为人体生物周期分为体力周期、情感周期和智力周期。体力周期为23天，正半期以对疾病痛苦的抵抗增加、应激能力增强、身体的耐受性和力量增强为特征；负半期则相反，主要表现为体能的衰减、耐力的下降、对外界应激反应的减弱等。情感周期为28天，正半期情绪高涨、乐观；负半期易怒、烦躁、情绪低落、态度消极。智力周期为33天，正半期记忆力增强、反应灵敏、思维清晰；负半期记忆力下降，反应迟钝。这三个周期从出生时开始，持续一辈子而没有很大变化。从正半期过渡到负半期，以及从负半期过渡到正半期时，情绪极不稳定，过渡期一般为1天，被称为危险期，是车祸的高发时期。人类生物周期对道路交通伤害的发生有明显的影响。按照随机模型计算，如果不受生物周期的影响，只有 20.3%的道路交通伤害发生在危险期，而实际上，发生在危险期的道路交通伤害占 37.7%，情感周期和智力周期的危险期发生的道路交通伤害显著增加。如果两个周期的危险期重合，则发生道路交通伤害的危险性进一步增大。有资料表明，月经周期与道路交通伤害的发生也存在很强的关联性。

（4）驾驶技术：驾驶员技术水平低、经验不足是道路交通伤害发生的重要原因之一。驾驶员驾龄越短，经验越不丰富，应急能力越低，因此，其道路交通伤害发生率相对高一些。

3. 心理、行为因素

（1）个性心理特征：个人带有倾向性的、本质的、比较稳定的心理特征（兴趣、爱好、能力、气质、性格等）。有研究发现，发生道路交通伤害的司机的性格特征、心理反应类型与其他司机存在显著性差异，道路交通伤害的发生与好胜、铤而走险的个性心理有很大的关系。

（2）生活事件：Holt 曾研究过应激性生活事件与道路交通伤害的关系。将因道路交通伤害而住院的司机分为两组，一组是道路交通伤害的责任者，另一组是道路交通伤害的非责任者，然后进行生活事件量表测试和一般健康调查。结果表明，责任组经历的应激性生活事件比非责任组多，差异具有显著性。特别是在道路交通伤害发生前3个月内，责任组比非责任组经历的应激性生活事件明显要多。调查湖南省某市 150 名责任事故驾驶员事故发生前 65 个生活事件，结果表明责任司机所发生的生活事件主要与夫妻感情破裂、失恋、离婚、丧偶等家庭、婚姻问题有关。可见，重大生活事件的刺激是引起道路交通伤害发生的重要原因之一。

（3）不良行为的影响：酗酒对司机的操作能力有决定性的影响，这一点在许多实验室和现场的研究中都得到了证实。血中乙醇浓度（BAC）达到50mg%，司机出现注意力不集中，刹车和回避的准确性下降，驶向公路边缘的趋势性增加。在疲劳状况下，即使少量的乙醇也可以引起司机操作能力的明显下降。即使在BAC较低的司机中，发生道路交通伤害的相对危险性也显著增高。司机的BAC为 40mg%时，发生道路交通伤害的可能性比 BAC为6mg%时高2倍；BAC为150mg%时，发生道路交通伤害的可能性比BAC为6mg%时高3倍。乙醇对司机操作能力的影响主要表现为：①司机对信息的接受和感知能力下降；②司机的视野变窄，认识的准确性降低；③司机的自我控制和综合定向能力下降；④司机的反应时间延长，操作和判断能力下降。酗酒对道路交通伤害的影响程度在不同国家和地区有较大的差别，美国死于道路交通伤害的司机中，BAC达到或超过100mg%者占40%～50%，澳大利亚约为50%，加拿大约为38%，法国和日本约占20%。美国的菲尼克斯市在 1997 年实施了一项乙醇安全行动计划，在这个计划实施后的第 1 年里，因酗酒行车而被拘留的司机人数增加 36%，对控制酒后驾驶车起了关键性的作用。药物的滥用引起道路交通伤害，国外曾有很多报道，部分肇事驾驶员在道路交通伤害发生前使用过兴奋剂或麻醉剂。

吸烟对道路交通伤害也有影响。配对调查结果表明，有吸烟习惯的司机夜间道路交通伤害发生率明显高于对照组。这主要是由于司机吸烟时，驾驶室内充满了烟雾，司机视力受到影响所致。

4. 社会经济因素 由于经济发展水平的不同，不同国家和地区道路交通伤害发生率存在明显的差异，发达国家每千人口机动车车辆数远高于发展中国家，机动车道路交通伤害发生率也高于发展中国家，但发展中国家机动车道路交通伤害死亡率远高于发达国家，几乎为发达国家的10倍以上。在发展中国家，不同国家道路交通伤害发生水平的明显的差异反映了公路条件、交通管理及社会经济状况对道路交通伤害的影响。目前，发达国家交通管理水平相当高，有严格的交通管理制度，先进的交通管理体系和交通管理设施，对防止道路交通伤害的发生起了一定的作用。发展中国家交通管理制度不健全，管理设施差，管理人员严重不足，这是造成道路交通伤害的直接原因。

（二）道路交通伤害的控制和预防

（1）建立健全交通安全管理机构（如交通安全委员会），按照“谁主管、谁负责”的原则，对本单位所有的车辆、船只和驾驶人员进行安全管理和安全教育。交通安全应与安全生产同布置、同考核、同奖惩。

（2）建立健全交通安全监督、考核、保障制约机制，必须实行“准驾证”制度，无本企业准驾证人员，严禁驾驶本企业车辆。落实责任制，对所管辖车辆和驾驶员能够起到安全有效的制约。

（3）各级行政领导，必须要经常督促检查所属单位车船交通安全情况，把车船交通安全作为重要工作纳入议事日程，并及时总结，解决存在的问题，严肃查处事故责任者。

（4）必须认真执行国家交通法规和本企业有关车船交通管理规章制度，逐渐完善车船交通安全管理制度，严密安全管理措施（含场内车辆和驾驶员），做到不失控、不漏管、不留死角，监督、检查、考核工作到位，保障车船运输安全。

（5）各种车辆、船只的技术状况必须符合国家规定，安全装置完善可靠。对车辆、船只必须定期进行检修维护，在行驶前、行驶中、行驶后对安全装置进行检查，发现危及交通安全问题，必须及时处理，严禁带病行驶。

（6）驾驶对驾驶员的管理，提高驾驶员队伍素质。定期组织驾驶员进行安全技术培训，提高驾驶员的行车意识和驾驶技术水平。对考试、考核不合格或经常违章肇事的应不准从事驾驶员的工作。

（7）严禁酒后驾车，私自驾车，无证驾车，疲劳驾车，超速行驶，超载行驶。严禁领导干部迫使驾驶员违章驾车。

（8）在装运整体重物时，严禁人货混载。

（9）在厂（局）内的车辆速度应有明确的限制。

（10）叉车、翻斗车、起重车、除驾驶员、副驾驶员座位以外，任何位置在行驶中不得有人坐立。

（11）吊车、翻斗车在架空高压线附近作业时，必须划定明确的作业范围，并设专人监护。

综上所述，为减少交通事故所致的伤亡，我们应借鉴发达国家先进的道路交通管理经验，加强道路设计和监管能力；加强机动车辆检修、检查和管理，确保车辆性能良好，以保障道路交通安全；禁止酒后驾车或驾车时使用手机等。同时，大力宣传交通法规，增强包括驾驶员在内的交通参与人的法规意识和安全意识，并在道路设施上进行有针对性的改造，设立行人专用过街通道（人行横道、天桥和地下通道），减少冲突；对道路交通环境进行综合治理，调节好“人-车-路”系统间的平衡，最大限度地减少交通事故的发生。同时，建立健全医疗急救网络，以最大限度地减少事故的致死率和致残率。

第五节 性传播性疾病

性传播性疾病（sexually transmitted diseases，STD）是主要由性行为接触或类似性行为接触为主要传播途径的一组疾病，过去称为性病（venereal disease），列入性病的有梅毒、淋病、软下疳、性病性淋巴肉芽肿及腹股沟肉芽肿，称经典性病。1975 年，世界卫生组织常任理事会确定改用现名。近年来，国际上对性病的概念有所改变，性病范围明显扩大，把与性行为有关的各种传染病均列入性病范畴。由于通过性行为传播的疾病很多并无自觉症状，故有学者建议使用性传播性感染（sexualy transmitted infections， STI）这一术语。美国性传播性疾病问题委员会主席 Morrow 指出，全世界至少有 1/8 的人受到性传播性疾病的侵害。尽管在最近几十年间，人类了解了更多的控制性传播性疾病的手段，然而，性传播性疾病对人类的危害仍然是非常严重的，被认为是当今危害人群健康的重要疾病。尤其的 20 世纪 80 年代的获得性免疫缺陷综合征（acquired immunodeficiency syndrome，ATDS），即艾滋病的出现，更使性传播性疾病成为备受关注的全球性问题。目前已经发现，能通过性行为途径传播的疾病多达 30 余种。性传播性疾病的主要受害者是成年人和女性患者生产的婴儿。

案例 14-4

不良性行为惹来梅毒缠身

来泉州打工的小赵最近感到肛门疼痛异常，原以为是痔疮发作没有当回事，不过几天来患处疼痛加剧，还有溃疡，于是他经朋友介绍来到一家医院就诊。接诊医生检查后发现小赵肛门裂口呈火山口状，且肛门周围的溃疡面很大，有些异常，不是痔疮，也不像是普通的肛裂，倒像是梅毒的不典型症状，于是建议小赵去做病理检查和病毒等相关检查。检查结果证实了医生的判断，小赵患上了梅毒！在医生的进一步询问下，小赵不好意思地承认了自己曾有过不洁的性行为，没想到真的“中了招”。

资料来源：http：//www.99.com.cn/xingbing/xbal/559519.htm　2015 年 5 月 28 日

讨论：

（1）你认为该青年患性病的根本原因是什么？

（2）如何防制性传播性疾病在人群中的蔓延？

一、概　述

关于性传播性疾病发病率和患病率的准确资料很难获得。这主要有以下几个方面的原因：第一，许多性传播性疾病是无症状的，或者症状缺乏特异性，如感染了沙眼衣原体的妇女 70%～75%是没有症状的；第二，由于存在对性传播性疾病的较为严重社会歧视，很多人在患病后秘密求医于非专业性治疗机构，甚至根本不求医；第三，在很多发展中国家，性传播性疾病的监测和报告系统不完整。这三方面的原因都会导致报告的性传播性疾病低于实际发生情况，根据报告病例估计的发病率和患病率自然就会偏低。

1996 年，世界卫生组织从世界各国发表及未发表的资料中，估计出 4 种主要的性传播性疾病的患病率。资料显示，1995 年，全世界有超过 3.33 亿的梅毒、淋病、衣原体病和滴虫病患者。从发展水平上看，绝大多数新发病例在发展中国家；从地区上看，大多数新发病例在南亚和东南亚，其次是撒哈拉以南的非洲、拉丁美洲和加勒比海区。流行病学调查资料表明，在国家与国家之间、同一个国家的不同地区之间，性传播性疾病的发病率和患病率差别很大。性传播性疾病发病率和患病率的差别反映了一些社会、文化和经济因素的影响。一般说来，性传播性疾病的患病率在城市居民、未婚人群和年轻成人中较高。目前从我国来看，性传播性疾病主要是在部分思想意识不健康、贪图安逸、追求生活享受的人群中发生流行。在这部分人中，性关系混乱是造成性传播性疾病传播的主要原因。据有关部门调查，在性犯罪人群中的性传播性疾病发病率最高；其次，个体经营者和供销人员等流动性较大的职业者发病率也较高。1993 年世界发展报告估计，在 1990 年，15～45 岁年龄组中女性 8.9%和男性 1.5%的疾病负担（disease burden）是由性传播性疾病造成的，这个数字还不包括艾滋病。

新中国成立前，我国性传播性疾病流行情况非常严重。1949 年，估计全国有性传播性疾病患者1000万左右。新中国成立后，党和政府十分重视性传播性疾病的防治工作，采取了一系列综合性措施对性传播性疾病进行防治，并取得了举世瞩目的成就。经过15年的努力，1964年我国正式宣布基本上消灭了性传播性疾病。进入20世纪80年代以来，随着我国对外开放及旅游事业的迅速发展，国内外人员交往频繁，人口流动性大，大城市人口增加，尤其是青少年受黄色书刊、录像的毒害，伦理道理观念改变，受西方性自由、性解放的影响，使性传播性疾病在我国又死灰复燃，且发病率迅速上升。例如，1980年全国仅报告48例性传播性疾病，2000年全国报告性传播性疾病859 040例。由于各种原因，存在着大量的漏诊和漏报，所以实际上性传播性疾病患者要比报告的数多得多。中国疾病预防控制中心发布的数据显示，1985年，全国疾病预防控制部门统计的性传播性疾病发病人数为0.58万；到2003年，这个数字已上升到75万。2015年新发现梅毒、淋病和艾滋病例数分别为458 682例、101 630例和51 556例，梅毒、淋病和艾滋病死亡人数分别为73人、1人和13 008人。据估计，上报至疾病预防控制部门的性传播性疾病发病数字只占实际数字的10%左右，另外90%（约700万）患者因为未就诊而没有列入统计。性传播性疾病流行已对人们健康和社会发展构成了严重威胁。

二、性传播性疾病的社会根源

性传播性疾病作为一类传染性疾病，其发病的直接原因当然是通过各种形式的性行为传播的病原体感染的。然而，社会医学认为，决定性传播性疾病传播和流行的主要因素是社会原因。

（一）性禁锢

性行为作为高级动物的一种本能行为，其最基本、最原始的功能是种族保存。在人类社会长期的发展过程中，性行为被赋予了更多的作用和意义，包括追求欢娱、固定配偶关系等。人类社会上的有权有势者获得更多的性交机会，并掌握性交的主动权。有权有势者为了巩固自己在性行为方面的特权，利用各种各样的性禁锢观念来对被统治者的性行为进行控制。

一般认为，现代社会中的性禁锢观念最初起源于原始社会中的种种禁忌。原始人类实行群体的社会生活，为了整体的生存发展，必然要求每个个体的行为都符合一定的社会规范，以维护群体的稳定和繁荣。这就决定了人类社会必须建立在个体和群体行为都受到必要约束的基础上，其中对性行为的约束更是极为重要的一个方面。原始人类对疾病、流血、死亡等现象极为恐惧，而这些现象又与性交、月经、分娩、生殖器炎症有着紧密的联系，这样就逐渐形成了对某些性行为的恐惧，进而发展成对与性行为有关的某些现象的禁忌。这些禁忌有些是合理的，如禁止近亲之间的性行为和月经期间性交；而另一些则是不合理的，如基于月经血是不干净的，禁忌处于月经期的妇女与人交谈，甚至禁忌她们与别人见面。这就是人类对性的禁锢的开始。直到今天，主张与反对性禁锢的斗争已经持续了几千年，但性禁锢的现象还远远没有绝迹。人们忌讳一个“性”字，视性活动为羞耻之事，谈性色变。

性禁锢与性传播性疾病传播的关系，首先在于性禁锢会阻碍人们获得必要的、正确的性知识和性传播性疾病防治知识。到目前为止，还有许多年轻人，特别是性行为活跃的年轻人，仍然不懂得采取合适的措施来进行自我保护。科学研究证明，安全套能够有效地隔离性传播性疾病的一些病原体，从而预防或减少性传播性疾病的传播机会，如淋病、梅毒、艾滋病等，但安全套的推广和使用仍然存在不少的阻力。其次，对性的禁忌和神秘化，导致对性功能障碍和性传播性疾病的严重社会歧视，这种社会歧视使得很多人在得了性传播性疾病之后，羞于去医院就诊，结果又把它传染给了别人。

（二）性放纵

性放纵是对性禁锢的反动，具有相反的文化观念和行为取向。性放纵者在观念上主张完全的性自由，在行为上表现为随时随意地进行性活动。自中世纪性禁锢过去以后，许多西方人的性观念逐渐开放，至20世纪30年代和60年代，兴起了两次大规模的“性解放”运动，这种运动一方面对打破性的禁锢起了积极的作用；另一方面也为主张性放纵的人提供了保护伞，很多人在“性解放”的旗帜下，要求打破现代的家庭婚姻制度，实行群婚、试婚、未婚同居、夫妻互换、卖淫嫖娼等淫乱行为。性行为的放纵是性传播性疾病如梅毒、淋病、生殖器疱疹、艾滋病等严重危害健康的疾病流行的主要根源。随着经济的发展、对外交往的增多，西方“性开放”思想传入，对我国传统的伦理道德观念产生了一定的冲击。我国20世纪80年代以来，逐渐出现“性解放”趋势，在年轻人中尤其如此，西方社会各种形式的性乱行为已开始在某些“前卫”人群中流传。卖淫、嫖娼、一夜情、包二奶、多性伴行为等非婚性行为大幅度增加。这是目前我国性传播性疾病传播和流行的主要社会文化基础。

（三）人口流动

从国际上看，经济的全球化和交通事业的发展，导致了世界范围内的大规模人口流动；从国内看，我国目前正处在社会转型时期，商业、服务行业、旅游行业快速发展，使国内流动人口的规模每年都大幅度扩大，从国内每年的“十一”和春节长假期间拥挤的交通情况就可见一斑。我国每年有0.8亿～1.2亿流动人口集中于密集地区，这些人多为性活跃人群。人口的高度集中和大量迁移、流动，为性传播性疾病的传播提供了机会。主要由血液和性行为传播的艾滋病能够在较短的时间内遍及世界的每一个角落，这与大规模的人口流动密切相关。

（四）医疗条件

在很多发展中国家，性传播性疾病患者因为医疗条件的限制，在患病后得不到及时的治疗。例如，在一些农村地区，由于乡村医务人员技术水平的限制，不能正确诊断和治疗性传播性疾病；而到具有诊断和治疗技术的大医院则路途遥远，费用昂贵。此外，各地都有不少打着治疗性传播性疾病招牌的无照行医者、个体游医，他们的技术和卫生条件差，又不报告病情，对性传播性疾病进行误诊、误治。一些患者碍于颜面怕暴露身份，求助于这些非法行医者。结果性传播性疾病长期不愈，这些患者又作为传染源而长期蔓延，在性传播性疾病的传播中具有重要的影响。

三、性传播性疾病的预防和控制

视窗 14-5

性传播性疾病有哪些流行特征

现代性传播疾病均具有以下特征：

（1）流行范围广，传播速度快。

（2）各种性传播性疾病的发病率有所变化，过去是以梅毒为主，目前是非淋菌性尿道炎、淋病成为发病率最高的性传播性疾病。

（3）多种感染。

（4）生殖器外感染。

（5）无症状带菌者的传播。

性传播疾病的预防要点具体如下。

1. 健康性观念和安全性行为是预防性传播性疾病最有效的措施　目前，防治性传播性疾病（包括感染）已经成为了一项重要的公共卫生课题，世界各国都投入了大量的人力、物力和财力。但性传播性疾病的传播主要与性行为有关，对于行为的根本性干预措施是树立健康性观念，提倡安全的性行为。所谓健康性观念，既不是对性的禁锢，也不是对性的放纵。健康的性观念基本可以概括为节制性欲、忠于配偶及正确使用避孕套三个方面。安全的性行为应以如下四点为基本条件：①对自己的性欲望，既不过于压制，也不无限地、过分地追求满足；人的性欲望的强弱存在很大的个体差异，不能硬性地规定只能有多少性行为或必须有多少性活动。②对性行为造成的社会后果，要有充分的心理准备；在不能担负其社会责任时，对性行为要采取谨慎克制的态度。③个人的性行为要符合社会法律和道德规范；虽然在许多社会中，并不是所有的法律和道德对性行为的要求都是合理的，但违反这些法律和道德仍然对个体健康的发展不利。④健康的性行为必须以正确的性卫生知识为基础，要防止疾病的产生与传播，其中使用安全套被认为是预防性传播性疾病及艾滋病感染的有效途径。

2. 采取适当的形式，广泛宣传性病防治知识 让人们了解各种常见性传播性疾病的传播途径、临床表现、危害性及其防治方法，推荐正规的治疗机构为患者服务。通过宣传，使社会公众对性传播性疾病有充分的认识和了解，预防为主，群体预防，提高公众的自我保护意识，消除社会公众对性传播性疾病的各种错误认识，改变社会公众对性传播性疾病患者的歧视，使患者能够正视自己的疾病，接受及时有效的治疗，是目前预防和控制性传播性疾病最有效的方法之一；对于 HIV 感染者和艾滋病患者，尤其需要给予充分的关爱，使他们融入社会、接受治疗，预防传播。健康教育内容应包括性道德教育、性生理知识和健康性心理的自我培养，正确使用避孕套等避孕工具，洁身自好、认清性乱等异常性行为方式的危害等。青少年应是宣传教育的重点对象，青少年的性教育是全社会都应重视的问题。

3. 加强对性传播性疾病的监测 监测是防治工作的一个重要组成部分，其目的在于及时掌握性传播性疾病的流行动态，了解其传染源，调查各方面的影响因素，考核防治效果，为制订社会性的干预措施提供依据。对性传播性疾病的监测的内容至少要包括如下几个方面：①针对重点人群的监测，根据流行病学研究资料，对高危人群进行重点监测；②针对重点疾病如梅毒、淋病、艾滋病进行重点监测；③对性传播性疾病的治疗情况进行监测。

4. 对性传播性疾病高危人群进行有针对性的预防工作 性传播性疾病高危人群，如商业性工作者、同性恋者、吸毒者、特殊服务行业人员、流动人口等常常与主流社会存在一定的社会和心理距离，各种常规传播媒介难以介入到他们中间去。因此，要采取特殊的措施，向他们介绍性传播性疾病的预防知识，使他们能够自觉地接受监测，主动使用预防性传播性疾病的安全措施，拒绝不安全的性行为。

第六节 精神障碍

一、概 述

精神障碍（mental disorders）是一类具有临床意义的行为或心理综合征，伴随痛苦体验和（或）功能障碍，对人们的健康造成极大的危害，并影响整个社会经济的发展。精神障碍是一类严重危害人民身心健康的疾病。关于精神障碍的发病率和患病率，因为分类体系、诊断标准和研究方法不一致而存在较大的差异。按照国际疾病诊断与分类第十版（ICD-10）中的精神与行为障碍分类，共分为 10 大类 78 个小类别，有近 400 种疾病，包括严重精神障碍和常见精神障碍。我国目前将精神分裂症、偏执性精神病、分裂情感性障碍、双相情感障碍癫痫所致精神障碍和精神发育迟滞伴发精神障碍等 6 种疾病列为严重精神障碍进行管理。常见精神障碍即人们通常所说的抑郁症、焦虑症、强迫症及酒精和药物依赖等。

一般估计，精神障碍的人群患病率在 15%左右。世界卫生组织 2012 年疾病负担研究报告显示，在全球 15 岁以上成年人中，单向情感障碍占伤残损失健康生命年（YLD）的 10.3%，在前十位的伤残损失健康生命年中占第 1 位，酒精滥用障碍、焦虑症、偏头痛分别占第五、第六和第十位（表 14-2）。以伤残调整寿命年（DALY）计算疾病负担，单向情感障碍占全部疾病负担的 2.8%，位列第九位（表 14-3）。

表 14-2 2012 年全球伤残损失健康生命年前十位疾病

疾病	占总 YLD 的比例（%）
单向情感障碍	10.3
颈背痛	7.3
缺铁性贫血	5.9
慢性阻塞性肺病	4.2
酒精滥用障碍	3.8
焦虑症	3.7
糖尿病	3.0
听力丧失	3.0
falls	2.8
偏头痛	2.5

表 14-3 2012 年全球伤残调整寿命年前十位疾病及其疾病负担

疾病与伤残	占总 DALY 的比例（%）
缺血性心脏病	6.0
下呼吸道感染	5.4
脑卒中	5.2
早产并发症	3.9
腹泻	3.6
慢性阻塞性肺病	3.4
HIV/AIDS	3.4
道路交通事故	2.9
单项情感障碍	2.8
出生窒息与出生创伤	2.7

2015 年 6 月 4 日，国家卫生与计划生育委员会、中央综治办、发展和改革委员会、教育部、公安部、民政部、司法部、财政部、人力资源社会保障部、中国残联共同发布了《全国精神卫生工作规划（2015～2020 年）》（以下简称《规划》）。《规划》中报告，截至 2014 年年底，全国已登记在册的严重精神障碍患者 430 万人，其中 73.2%的患者接受了基层医疗卫生机构提供的随访管理及康复指导服务。《规划》中指出，目前，我国精神卫生服务资源十分短缺且分布不均，全国共有精神卫生专业机构 1650 家，精神科床位 22.8 万张，精神科医师 2 万多名，主要分布在省级和地市级，精神障碍社区康复体系尚未建立。部分地区严重精神障碍患者发现、随访、管理工作仍不到位，监护责任难以落实，部分贫困患者得不到有效救治，依法被决定强制医疗和有肇事、肇祸行为的患者收治困难。公众对焦虑症、抑郁症等常见精神障碍和心理行为问题认知率低，社会偏见和歧视广泛存在，讳疾忌医多，科学就诊少。总体上看，我国现有精神卫生服务能力和水平远不能满足人民群众的健康需求及国家经济建设和社会管理的需要。世界卫生组织《2013～2020 年精神卫生综合行动计划》提出，心理行为问题在世界范围内还将持续增多，应当引起各国政府的高度重视。

二、精神障碍产生的社会根源

广义来说，无论是传染性疾病，还是慢性非传染性疾病都有其自身的社会根源。但与其他疾病比较，精神障碍的发生、发展、转归与社会因素有着更为密切的联系。

（一）社会文化因素与精神障碍的确定

1. 文化信念的影响 所有社会都对正常与异常、健康与疾病有一套范围广泛的社会规范，它是由人们共同拥有的文化信念所决定的。在不同的文化背景中，这些社会规范并不统一，即使在同一文化背景中，在不同的场合、对不同的人群也不尽一致。例如，在中世纪，医学为神学所掌握，人们用祷告、驱鬼等方法进行治疗；而附体、着魔等现象，在现代世俗社会中会被看做妄想、幻觉之类的症状，成为诊断精神障碍的依据。另一个典型的例子是，虽然同性性行为具有明确的生物学异常背景（违背人类的种族保存本能），但是否认定为异常则因社会文化背景的不同而不同。在中国明清时期的某些亚文化中，同性性行为是一种优雅的、时髦的行为；拉丁美洲三大文明之一的玛雅文明、4000 年前的古埃及都认为同性恋是人的一种天性；美国在 20 世纪 70 年代以前的很长时间内，一直将同性恋列入精神障碍的诊断范围，但在此后，由于受到同性恋团体的压力，逐渐把同性恋看作一种正常人的不同生活方式。

2. 社会发展的影响 纵观精神病学的发展历史，不难发现精神障碍的界定是一个随社会进步而逐渐发展的过程。总趋势是被定义的精神障碍种类越来越多，分类越来越细。当然，这一过程反映了精神病学知识的扩展和深入，但也与社会经济的发展和人们生活水平的提高有密切的联系。在经济收入低、社会发展落后的人群中，一些轻微的情绪和躯体障碍算不上是“疾病”现象，而在生活较为宽裕、社会发展水平较高的社会中，则会被认为是需要治疗的疾病表现。典型的例子是，老年期大脑退行性变化所导致的人格改变和认知能力下降，曾长期被认为是生命周期的正常表现，而现在则越来越多地认为属于精神不正常的疾病范畴。

3. 医学化的影响 近年来，不断被提及的“医学化”，它主要是指医学界将原来不属于医学问题的现象纳入自己研究和服务范畴的倾向。现代医疗体系有一种逐渐将社会问题导致的心理疾病进行技术化处理的倾向。这其实就是将社会问题医学化（medicalization）。在这种趋势影响下，人们不是试图去除造成精神健康问题的社会来源，而是简单地将这些社会问题所导致的精神健康问题一股脑地交给技术人员来处理。

医学化实际上已经起到了正面作用。一些精神疾病可以得到有效的治疗，而有效的治疗要求早期诊断。抑郁症患者的高自杀率使抑郁症成为一种致命的疾病，而对此种临床抑郁我们已经拥有了有效的治疗手段。精神卫生服务行业及其利益相关行业的利益驱使，是社会和行为问题医学化的重要原因之一。抑郁症、焦虑症等精神障碍诊断标准的放松和范围的扩大，就是这方面的典型表现。将社会问题医学化的另一个例子是创伤后紧张综合征（post-traumatic stress disorder，PTSD），在美国精神病学会制定的《精神疾病诊断和统计手册》第3版（DSM-Ⅲ）中，PTSD被定义为经历过超出一般忍受范围的剧烈（心理的）创伤性事件，这些事件对所有人都具有强烈的刺激作用，而且人们在经历这些事件时会有恐惧、恐怖和绝望的体验。精神病学家克雷曼认为PTSD的出现是美国精神卫生专业人员争夺有限社会资源的结果。从这个角度看，医学化倾向是导致现代精神障碍诊断增加的重要原因。

（二）社会结构因素与精神障碍的分布

在社会学里，社会结构指一个群体或一个社会中的各要素相互关联的方式，或是个人或群体之间相互作用的模式。大量研究表明，在不同的社会结构群体（如不同的社会阶层、种族、婚姻状况、文化程度等）中，精神障碍的分布是不同的。其中，关于精神障碍与社会阶层和婚姻状况关系的研究结果是最一致的。一般地说，处于社会劣势的群体（如低社会阶层）精神障碍患病率较高，而处于社会优势的群体（如高社会阶层）精神障碍患病率较低，尽管在个别精神障碍的分布方面存在相反的表现。因此，目前倾向于用多元的理论来进行阐释，主要有以下几个方面。

1. 不同群体对应激的耐受性，或者说对应激致病的易感性存在差异 影响耐受性或易感性的因素主要有生活经历、躯体和心理素质、应对方式、经济状况和社会支持等方面，其中社会支持受到了特别的重视。不管文化背景如何，没有家庭支持的孤立的母亲是产后抑郁障碍发生的危险因素。

2. 社会分层与社会流动的影响 一般说来，经济水平低，社会阶层低的人群，社会生活环境差、生活动荡、职业无保障等心理社会应激的负荷大，在遗传素质的基础上容易发病。例如，精神分裂症多发生在经济水平低或社会阶层低的人群，为国内外本病患病率调查的地区分布特点所证实。

3. 不同社会结构群体对精神卫生服务的利用不同 随着社会经济的发展和利益格局的变化，分化后的不同群体在卫生服务上的需求是不同的。下层群体对自己的精神健康状况缺乏必要的了解，对卫生资源占有和利用的问题比较突出，由于受到资源的限制，较少利用或难以利用精神卫生服务，导致失去疾病治疗的时机，使病程迁延，整个群体的精神障碍患病率较高。处于优势群体的情况则正好相反。

（三）社会动荡与精神障碍

社会变迁是关于一切社会现象，尤其是社会结构发生变化的动态过程及其结果的范畴。其主要内容包括自然环境的变迁、人口的变迁、经济的变迁、社会结构的变迁、社会价值的变迁等。相关研究一致表明，社会动荡对精神健康具有肯定的不良影响。社会的政治动荡、经济发展的不平衡、战争、灾难等面前感到恐惧、悲观、失望、对未来丧失信心，可造成人们的心理创伤，易产生心身疾病，影响身体健康。社会动荡和动荡导致精神健康损害的机制主要有三个方面。

1. 原有社会、经济、文化和心理基础的破坏 如原有价值观念、信仰系统和行为准则的破坏，新的系统短时间内又难以建立起来时，使人们产生一种价值失落感和精神沮丧；原有生活基础遭受破坏，失业导致经济安全感的缺乏；犯罪行为增加导致社会安全感的缺乏；原有社会支持系统遭到破坏，个人应对精神应激的能力下降；原有卫生保健系统遭到破坏，精神障碍患者不能得到及时有效的治疗。

2. 精神应激的增加 如遭遇动乱造成的个人财产、亲人健康和人际关系的损失、角色定位困难、人身自由失去保障、惊恐场面等强烈刺激都会导致应激水平的升高。

3. 被动移民和难民增加 历史上任何一次较大规模的社会动乱，总是伴随着大量的被动移民和难民，这些移民和难民在新的生活环境中，必须面对经济重压、价值观念冲突、语言沟通困难、适应障碍等导致的社会隔离、不安全感和焦虑。

（四）对精神病患者的歧视

不论在东方还是在西方社会，都有相当一部分人对精神病患者持歧视的态度。研究表明，男性和文化程度低者对精神病患者的歧视比女性和文化素质较高者更为强烈。对精神病患者的歧视主要有如下表现。

1. 不尊重精神病患者的人格，剥夺和压制精神病患者的基本权利 在许多社会中，对精神病患者进行围观、调笑、谩骂是一种普遍的现象，他们常常被赶出家门，成为无家可归者，过着悲惨的生活。这与社会的文化信念和价值观念有关。人们往往只看到了精神病患者的病态对社会的影响，看不到他们应享受的基本权利，对精神病患者缺乏基本的同情。近年来，一些心理障碍者和重症精神疾病患者伤人事件不断发生，因此合理建立精神病患者监控体系是有一定必要的。但从现代人权与法治的立场考虑，精神病患者作为公民，应当享有受到宪法规定和保护的基本人权，非经法律不得剥夺或者限制。

2. 将病态行为裁定为非道德的行为而加以歧视和谴责 在现代精神卫生运动开展以前，精神病患者常常被当做犯人关押和惩罚。即使在今天，还是有不少人认为精神障碍是思想问题和道德问题，酒瘾、药物滥用者普遍被人们认为是不负责任、道德品质低下的人。

3. 对精神病患者进行社会隔离 精神病患者住院的病房常常实行对外界的严格隔离。部分精神病患者在疾病影响下丧失理智，丧失对自身行为正当与否的辨认能力和控制能力，可能出现攻击行为。但并非所有的精神病患者都有这样的行为，对同一个患者，也只是在病程的某一个阶段会出现这样的反应。然而，由于缺乏对精神障碍的认识，大多数人害怕与精神病患者接触，尽量避免与他们进行交往。

视窗 14-6

反歧视精神疾病：病耻感阻碍精神病患者康复

据统计，每5个人中，就会有1个人在一生中受到某种心理或者精神疾患的困扰。因此，精神疾病离人们并不遥远。然而，人们对精神病患者往往避之不及。这种歧视导致精神病患者讳疾忌医，并增加了他们康复后回归社会的难度。

由上海精神卫生中心何燕玲教授主持的《减轻精神疾病病耻感的干预策略》研究显示，对精神病歧视源于无知和偏见。一项对 3891 名社区居民的调查显示，2/3 的人缺乏精神卫生知识。公众对精神病及其患者的误解主要包括：精神病患者是危险的、精神病永远无法康复、精神病患者无法胜任复杂工作、精神病会传染等。

社会歧视是导致精神障碍慢性化的一个重要原因。第一，社会歧视使他们感到自己是社会的异类，是社会的负担和包袱，比别人低一等，因而形成巨大的心理压力。第二，社会歧视使精神病患者不能有效地、及时地利用卫生服务资源和其他社会资源。这种歧视直接影响了精神病患者的防治。大多数轻性精神病患者宁愿自己承受病痛，也不愿冒被污蔑为“精神病”的危险到精神病院就诊。还有的精神病患者病情好转后出院，为了寻求正常人的感觉而不肯坚持吃药，以致病情反复发作。第三，社会歧视阻碍精神病患者的康复。在很多社会中，精神障碍治愈后，仍然存在对精神病患者的刻板印象，继续将他们当做社会和家庭的负担，拒绝接受他们的正常居民角色，不合理地否定他们的工作能力和社会功能。

三、精神障碍的预防与控制

目前我国正在建设精神障碍的预防和控制体系，重性精神障碍的治疗管理已列入基本公共卫生范畴，精神卫生立法也正在进行之中。预防和控制精神障碍是一项系统的社会工程，根据国际上的经验和我国的实际情况，需要解决的问题主要有：①精神障碍患者，特别是重性精神障碍患者是弱势人群，需要完善保障制度，发展社会救助机制，为他们的生活提供基本保障；②建立和完善精神卫生服务体系，完善医疗保障制度，使精神障碍患者能够接受基本的治疗和康复服务；③营造理解和接纳的社会氛围，降低社会歧视，使精神障碍患者有一个较好的社会生活环境；④大力开展社区精神卫生服务，促进精神障碍患者的社区康复；⑤采取有效措施，预防精神障碍患者的危险性行为，如暴力、自杀、意外伤害、走失等；⑥加强精神卫生知识的普及，提高公民的精神健康素养，预防精神障碍的发生，促进全民健身健康水平的提高。

思考题

一、简答题

（1）什么是社会病？其主要特点包括哪些？

（2）自杀的社会根源及预防措施是什么？

（3）吸毒的社会根源及预防措施有哪些？

（4）什么是意外伤害？发生意外伤害与哪些因素有关？如何预防？

（5）性传播性疾病的社会根源及预防措施是什么？

（6）简述社会动荡和动荡导致精神健康损害的机制？

二、案例分析题

2015年12月23日下午，平潭男子吴某在家吸食冰毒后产生幻觉，以为母亲和儿子被人绑架了，就拿了一把装饰刀冲到楼下。正巧，一辆奔驰车就停放在旁边，吴某认为该车就是绑架母亲和儿子的车辆，情绪越发激动，就用尖刀扎轮胎。路人见状报警。民警赶到劝说时，吴某依然情绪焦躁，捡起石头砸奔驰车的前挡风玻璃，又用刀在车身其他部位砍了几刀，随后跑回楼道与民警对峙。增援民警赶到后，将吴某制服带回派出所。吴某的尿液毒品检测结果呈阳性。吴某供述，除了砸车当天下午吸食过冰毒外，他此前两天还吸食了K粉。

问题：吸毒的危害有哪些？请分析吸毒作为一种社会病其产生的社会根源有哪些？对如吴某一样的吸毒者应采取怎样的预防控制措施？

（许　红）

第十五章　慢性病管理

学习目标

掌握：慢性病的概念，慢性病流行的社会因素，慢性病的三级预防措施，几种常见重要慢性病如恶性肿瘤、心血管疾病和糖尿病的预防与健康管理。

熟悉：慢性病的流行病学特征，慢性病防控的方针，慢性病筛查的原则。

了解：慢性病的社会危害，慢性病筛查的主要内容及对筛查异常结果的处理。

案例 15-1

警惕“夫妻癌”

童先生与仇女士是一对远近闻名的恩爱夫妻，夫唱妇随 30 余载。童先生在退休的那一年不幸病倒——肺癌！想不到祸不单行，半年后的一次体检中，仇女士也查出了癌症，还是肺癌。不仅童仇夫妇惊愕不已，也在同事与邻居间引起恐慌——难道癌症变成传染病了吗?

类似于童先生与仇女士这样的夫妻，或同时或先后得上癌症，癌症偷袭部位相同或不同，医学界称之为“夫妻癌”，近些年来增长趋势日渐明显。据调查，“夫妻癌”说各年龄段都有，但以 60 岁以上的老年夫妇最为多见，年龄越大发病率越高。100 对死亡夫妻中大约有 5 对丧命于“夫妻癌”，尤以肠道癌、肺癌、肝癌三种“夫妻癌”较为多见。

对此，医学专家提醒人们注意两点：一是迄今为止的大量研究证实，癌症不存在传染性，不要将“夫妻癌”归咎于传染而恐慌；二是“夫妻癌”现象亦非偶然，更非空穴来风，而是不争的事实，故弄清其真相，并设法防范才是硬道理。

众所周知，大部分癌症与不健康的生活方式有关。“夫妻癌”是共同的生活方式和生活环境不科学而致的。

一对祖居海边的夫妻进城看病，结果查出丈夫得了胃癌，而妻子则患上了乳腺癌。原来，夫妻俩沿袭当地的生活习惯，三餐不离海鲜，如咸鱼、咸蟹、咸菜，蔬菜与水果吃得很少，结果双双被癌症击倒。高脂、高盐、低纤维素这类食物已被医学界证实为肠癌、乳腺癌等癌症的重要诱发因素。

一对夫妻曾带着 11 岁的儿子到市中心医院治疗脑瘤，想不到几年后，他们自己居然也相继被脑瘤缠上，成了脑瘤的“专业户”。由于长期共同生活在有害的环境里，环境中潜伏的致癌因素最终导致“夫妻癌”，甚至是“家庭癌”悲剧的发生。

一位方姓中学教师，生性孤僻，房子与职称问题一直没能解决，长期沉甸甸地压在心头，吃睡不香。后来妻子下岗，他更承受不住，到医院一查，胰腺癌！妻子强忍悲痛，奔波于医院和家中照顾他。1 年后，她也查出了肝癌！医学专家早已发现，人在遭遇挫折、逆境时所产生的忧郁、绝望心态，会增加癌症的发生率。

总之，虽说癌症并不传染，但诱发癌症的某些因素却具有明显的传播特征。例如，易致胃癌的幽门螺杆菌，可通过接吻、进食等途径传染给对方；与肝癌密切相关的乙肝病毒，也可通过性接触传播；与宫颈癌有关的疱疹病毒，也可通过密切的接触、相同的生活方式或环境传播。同时，一旦丈夫或妻子得了癌症，另一方无论在精神上还是体力上，都要承受巨大的压力，经常处于焦虑、忧愁之中，必然会导致免疫功能下降，激活体内潜在的致癌因子而发展为癌症。

资料来源：http：//cancer.39.net

讨论：

（1）为什么会产生“夫妻癌”？

（2）如何有效预防“夫妻癌”？

第一节 概 述

随着社会经济的发展、人们生活方式的改变及生物医学防治技术水平的突破，一些传统的烈性传染病得到了有效地控制，人类的疾病谱和死因谱发生了重大变化。20世纪中叶以来，无论是发达国家还是发展中国家，慢性非传染性疾病（chronic non-communicable diseases，CNCDs），在疾病谱和死因谱中的位置逐年上升，恶性肿瘤、心脏病、脑血管病已占据主要位次，严重影响人类的健康。我国在不断与传染病斗争的同时，也同样面临着越来越严重的慢性病的挑战。

一、慢性病的概念

按照发病过程及其预后，疾病可分为“急性病”和“慢性病”。急性病发病过程一般是迅速而短暂的，经及时、适当治疗后能较快恢复正常，但也可能因病情恶化而死亡。慢性非传染性疾病简称“慢性病”或“慢病”，不是特指某种疾病，而是对一组起病时间长、缺乏明确的病因证据、一旦发病即病情迁延不愈的非传染性疾病的概括性总称。慢性病是多因素长期作用的结果，其病程缓慢，并逐渐加重，其病理变化常具有退行性与不可逆性，严重者可引起功能障碍而需要长期治疗、保健和康复，甚至导致死亡（表15-1）。

表15-1 慢性病与急性传染病的比较

区别点	慢性病	急性传染病
病因	病因不甚明确，与多种因素有关	有特异性的生物学病因
预防措施	必须采取综合性的预防措施，直接效果不明确，需要长时间评价、观察	特异性预防有效，直接效果明确、迅速、可测量
发病机制	复杂，不易阻断	相对单纯，容易阻断
病程及所需	长，甚至终生带病，需要连续性的预防、保健、康复服务	短，治愈或死亡，所需服务时间较短
传播	多无传染性，人群预防与个人预防相结合，人群预防正在有计划、有组织地开展，但效果尚不突出	具有传染性，人群预防的效果、效益极佳，预防手段以公共卫生人员和政府的行为为主
预后	多器官、多系统损害，需要连续性、综合性的康复服务	多数后遗症少，需要单一的躯体功能康复

1987年，美国慢性病委员会首先提出，具有以下一种或一种以上特征的疾病可视为慢性病：①患病时间是长期的；②病后常留下功能障碍；③疾病的原因常可引起不可逆的病理变化；④因病情不同，需要不同的医疗处置；⑤因病情差异需要不同的康复训练。

在我国，常见的慢性病：①恶性肿瘤，如胃癌；②心脑血管疾病，如冠心病、脑卒中；③营养代谢性疾病，如糖尿病；④慢性呼吸系统疾病，如慢性支气管炎；⑤慢性肝、肾疾病，如肝硬化；⑥心理障碍和精神病，如抑郁症；⑦慢性职业病，如矽肺；⑧其他各种器官的慢性、不可逆性损害。

通常所指的慢性病主要是指以恶性肿瘤、心脏病、脑血管病为主的疾病，呈高发病率、高死亡率、高致残率的特点，疾病负担大，对全球公共健康已经构成重大威胁。

二、慢性病的流行病学特征

（一）全球流行概况

世界卫生组织（WHO）在 2005 年 10 月发表的一个全球性报告《预防慢性病：一项至关重要的投资》中指出：目前，心脏病、脑血管病、癌症和糖尿病等慢性病已成为全球头号杀手。慢性病造成的死亡约占所有死亡的 60%，所有慢性病死亡的 80%发生在低收入和中等收入国家，并且其影响在稳步增大。报告预测，全球每年约有 1700 万人因慢性病过早死亡。

1. 发达国家流行发展趋势　在过去的一个世纪里，发达国家的慢性疾病，尤其是心血管疾病已成为主要的卫生问题。据 WHO 估算，1990 年心血管疾病引起死亡的人数占全世界总死亡人数的 1/4，为死因的首位。其中，发达国家心血管疾病死亡数占其总死亡数的 50%，而发展中国家只占 16%。1999 年，全世界总死亡人数为 5596.5 万，其中心脑血管疾病死亡占总死亡人数的 30.3%，而至 2005 年，慢性病死亡人数为 3500 万，占全球总死亡人数的 60%以上，发展速度剧增，是死于传染性疾病、妊娠与分娩等并发症和因饥饿死亡人数总和的两倍。

2. 发展中国家流行发展趋势　发展中国家的疾病构成正处于从以传染病为主向慢性病和传染病双重负担转变的过程中。因此，其流行发展趋势与发达国家截然不同。一方面，传染病、寄生虫病与自然疫源性疾病为发展中国家疾病负担的主要部分；另一方面，慢性病在发展中国家疾病负担中的比重越来越高。一些先进的发展中国家，随着经济的迅速发展与人民生活水平的不断提高，传染病的发病、死亡比重正在迅速下降，而慢性病在迅速上升。

（二）中国流行概况

当前，我国的疾病谱和死因谱已从以急性传染性疾病为主转向以慢性非传染性疾病为主。卫生部统计资料显示：2008 年中国慢性病患者达到 2 亿多人，占总人口的 15%以上，而慢性病死亡人数占因病死亡人数的 78.08%，并且每年以 150 万～200 万人的幅度递增。我国慢性病的发病与流行呈现出以下几个方面特点。

1. 慢性病在死亡中占绝大部分　2008 年卫生部统计中心发表的资料表明：前四位死因是恶性肿瘤、心脏病、脑血管病和呼吸系统疾病，但城乡顺位略有不同。城市依次是恶性肿瘤 166.97/10 万、心脏病 121.00/10 万、脑血管病 120.79/10 万和呼吸系统疾病 73.02/10 万；农村依次是恶性肿瘤 156.73/10 万、脑血管病 134.16/10 万、呼吸系统疾病 104.20/10 万和心脏病 87.10/10 万。2012 年全国居民慢性病死亡率已高达 533/10 万，占总死亡人数的 86.6%。其中，心脑血管病死亡率为 271.8/10 万，癌症死亡率为 144.3/10 万，慢性呼吸系统疾病死亡率为 68/10 万。

2. 发病人数多，发病增长速度快　由于我国人口基数大，加之慢性病的发病率和死亡率较高，因此其发病或死亡的绝对数很大。在 1993 年、1998 年、2003 年、2008 年的四次国家卫生服务调查结果显示，我国居民慢性病呈高患病率态势（表 15-2）。

表 15-2　四次国家卫生服务调查我国居民慢性病患病率（%）

	1993 年	1998 年	2003 年	2008 年
按人数计算	13.2	12.8	12.3	15.7
按例数计算	17.0	15.8	15.1	20.0

资料来源：2008 年中国卫生服务调查研究：第四次家庭健康咨询调查分析报告，2009.

第五次国家卫生服务调查发现，2012 年全国 18 岁及以上成人高血压患病率为 25.2%，糖尿病患病率为9.7%，与2002年相比，患病率呈上升趋势。根据2013年全国肿瘤登记结果分析，我国癌症发病率为235/10万，肺癌和乳腺癌分别位居男、女性发病的首位。

视窗 15-1

2015“中国肥胖指数”发布

中国的肥胖人群分布，由北向南呈逐步收紧趋势，尤其东北地区，更是成为中国胖子的重灾区。北方地区的肥胖率（BMI≥28.0）明显高于南方，北方地区肥胖率达35%以上，南方地区肥胖率则为27%左右。

3. 农村增长幅度大于城市 我国慢性病的发病率和死亡率城市虽然高于农村，但增长幅度农村却高于城市。与2003年相比，2008年糖尿病和高血压患病率城市分别上升了53%和32%，而农村分别上升了128%和36%。

4. 疾病谱正在发生变化 高血压、糖尿病、恶性肿瘤患病率明显增高。恶性肿瘤中与贫穷相关的肿瘤，如宫颈癌、食管癌等的发病率下降，而与生活方式密切相关的肺癌、乳腺癌等的发病率则明显上升。

5. 主要危险因素的暴露水平不断提高 主要表现在以下几个方面。①吸烟率上升：15岁以上人群吸烟率为28.1%，男性吸烟率高达52.9%，显著高于女性；30岁以前的人群吸烟率呈上升趋势；非吸烟者中暴露于二手烟的比例为72.4%。与12年前比较，每日平均吸烟量增加2支。②食物结构的改变：2002年城乡居民肉、蛋和奶的消费比1992年分别增加了33.4%、48.1%和77.9%，而谷类和薯类的消费分别下降了8.6%和43.3%。③体力活动减少：成人经常锻炼率仅为18.7%。④肥胖：2002年的城乡居民超重率和肥胖率比1992年分别增加了38.6%和80.6%。⑤人口老龄化现象严重：目前60岁以上人口已达1.6亿，预计2050年将达到4亿。

三、慢性病流行的社会因素

慢性病是多因素长期作用的结果，主要包括社会经济、人口因素、社会关系及其他社会因素等，并且这些危险因素具有潜伏期长、特异性弱、联合作用强及广泛存在等特点。

（一）社会经济对慢性病的作用

随着社会经济的发展，人们的健康水平得到了提高，期望寿命得到了延长；但另一方面，社会经济的发展也给人类带来了新的健康问题，加重了慢性病的发生和发展。主要表现在以下几个方面。

1. 环境的污染 科学技术的飞速发展和经济的迅速增长，使人类“征服”自然的活动正在改变着地球的生态系统，出现了一系列全球环境问题，如气候变化、臭氧层破坏、森林破坏与生物多样性减少、大气及酸雨污染、土地荒漠化、国际水域与海洋污染、有毒化学品污染和有害废物越境转移等。环境污染给人类带来了新的健康问题，表现为慢性病和多发病发病率增加，慢性病病情加重。

2. 不良的生活方式 实践证明，随着社会经济的发展，人类的主要健康问题主要是来自不良的生活方式。不良的生活方式是慢性病最重要的致病因素。WHO的专家们早在1993年就指出：“大约20年以后，发展中国家和发达国家的死亡方式将大致相同，生活方式疾病将成为世界头号杀手。”

3. 心理因素与慢性病 随着知识经济时代的到来，激烈的竞争、紧张的工作、快节奏的生活方式及复杂的人际关系，引起了人们持续的情绪紧张和精神压力，并且通过心理中介对人们的身心健康造成不利影响，成为慢性病的致病因素之一。

（二）人口因素对慢性病的影响

人口因素对慢性病的影响不容忽视。我国老龄化进程速度快，老年人患病的特点都将使我国慢性病问题更加突出。虽然现在慢性病主要患病人群是中、老年人，但年轻人的比例却呈上升趋势。在现代大城市中，许多青少年喜食高糖、高脂食品和快餐，从而导致肥胖；还有一些青少年有吸烟、酗酒等不良生活习惯；加之随着电脑的逐渐普及，许多孩子整天上网、玩游戏，缺乏运动。吸烟、酗酒、缺乏运动、肥胖，可大大增大高血压、心脏病、脑血管病、糖尿病等主要慢性病的患病率。

（三）社会关系与慢性病

人生活在由一定社会关系构成的社会群体之中。社会关系的好坏直接影响人的心理状态和情绪反应，因此与慢性病的发生有着密切关系。社会关系包括社会支持和家庭关系两个方面。社会支持主要受人际关系、社会网络和社会凝聚力三方面因素的影响，而家庭是以婚姻和血缘关系组成的社会基本单位，通常家庭成员之间有着相似的生活方式，家庭结构、功能和关系是否完好均与慢性病的发生、发展有着重要的联系。

（四）其他社会因素与慢性病

其他社会因素包括卫生政策法规和医疗保障制度、卫生服务水平、文化教育等因素。卫生政策法规是体现国家保障公民健康的目标、策略与行动，医疗保障制度是一个国家或地区按照保险原则为解决居民防病治病问题而筹集、分配和使用医疗保险基金的制度。公共政策和制度的实施、覆盖面、保障程度都对国民的健康产生重要影响。在现代社会，卫生服务主要是通过预防保健、健康教育、治疗和康复等措施，降低人群慢性病的发病率和死亡率，维护人群健康，提高生命质量。文化的各个方面直接影响着人们的生活环境、劳动条件、生活方式和心理状态，对人的生理健康和心理健康均产生广泛的影响，进而对人类控制慢性病起到积极作用。

第二节　慢性病的三级预防

WHO 在《预防慢性病：一项至关重要的投资》中指出，各国政府和民众应走出慢性病不可预防的误区，积极地投资和致力于预防慢性病。随着对慢性病防治研究的深入，认为仅仅停留在临床研究阶段已不能适应社会发展的需要。因此，需要从公共卫生角度开展研究，特别是应用社会医学的理论与方法，研究致病因素在个体及群体慢性病的发生、发展间的相互关系及其防治规律，制订合理有效的慢性病防制策略及措施，以减少和控制慢性病对人群健康的危害。

中国已确立慢性病防控的相关策略和方针，即明确政府责任，坚持预防为主，以社区为基础，关注农村地区，社会广泛参与，提高个人能力。卫生部门将进一步健全与慢性病预防控制形势相适应的防控体系和工作机制，推动形成“以家庭为基础、社区为依托、专业机构为指导、社会广泛参与”的预防控制格局。

预防策略及措施的制定应遵循 3 项原则。①有效性：从三级预防入手，对疾病进行综合防治。针对病因及危险因素，做到早期发现、早期诊断、早期治疗，同时积极改善患者的躯体和心理状况，减少疾病危害；②可行性：成本-效益达到最大化，在取得政府立法和经济支持的同时，又能被大部分居民与患者所认可；③适用性：卫生资源合理分配，能在社区中广泛应用，与社区中已经建立的行政、经济、卫生和安全等其他措施不冲突且能相互促进。

视窗 15-2

慢性病——10 种广泛存在的误解

误解 1　人总得死于某种疾病。
误解 2　"我的祖父吸烟、超重——他活到 96 岁"
误解 3　慢性病的预防和控制太贵
误解 4　慢性病无法预防
误解 5　慢性病是不健康的"生活方式"所致（自己应该负全责）
误解 6　慢性病主要危害男人
误解 7　慢性病主要危害老年人
误解 8　慢性病主要危害富人
误解 9　低收入和中等收入国家应该先控制传染病，然后再应对慢性病
误解 10　慢性病主要危害高收入国家

资料来源：世界卫生组织报告.

慢性病的预防不仅仅是阻止疾病的发生，还包括疾病发生后阻止或延缓其发展，最大限度地减少疾病造成的危害。根据慢性病的发病因素和疾病发生的各个阶段，在生物、心理、社会医学模式指导下实施三级预防，可有效控制和降低慢性病的发病率、致残率和死亡率，保护人民的健康，提高生命质量。三级预防原则是慢性病预防的核心，它可体现在个体或群体慢性病发生前后的各个阶段（图 15-1）。

一、一级预防

一级预防（primary prevention）又称病因预防，是在疾病尚未发生时针对病因而采取的措施。在慢性病的自然史中，处于接触危险因素或致病因素阶段，并无任何临床表现。一级预防的目的是消除危险因素，预防慢性病的发生和促进健康。主要内容有自我保健、健康教育、保护和改善环境等。具体包括：①认识和收集慢性病危险因素；②针对慢性病危险因素进行健康行为和生活方式的培养，以及不良行为的纠正；③中老年精神卫生辅导；④适度体育锻炼与控制体重；⑤普及科学合理膳食；⑥保护环境，改善居住条件；⑦开展老年和妇幼保健。

开展慢性病一级预防通常采取双向策略，是把对整个人群的普遍预防和对高危人群的重点预防结合起来，即全人群策略（population strategy）和高危人群策略（high risk strategy）。

（一）全人群策略

全人群策略是指针对人群中的每一个个体进行干预，旨在降低整个人群中暴露于危险因素的平均水平，从而预防和减少慢性病的发生。具体是：针对整个人群，通过健康教育与健康促进，开展社区卫生服务，动员社区群众广泛参与，各部门加强合作，政府制定相关卫生政策等途径，倡导有利于健康的环境，改善目前已知与慢性病的发生、发展有关的生活方式和环境因素，控制主要的危险因素，降低全人群暴露于慢性病危险因素的水平。

重视慢性病防制全人群策略，开展以健康教育和健康促进为主要手段的慢性病综合防治，争取公共政策的支持，以卫生部门为主协调各部门共同努力，加大经费的投入，注重人才的培养，加大防病知识的宣传力度，提高群众自我保健意识，降低危险因素的暴露水平，达到预防与控制慢性病的最终目标。

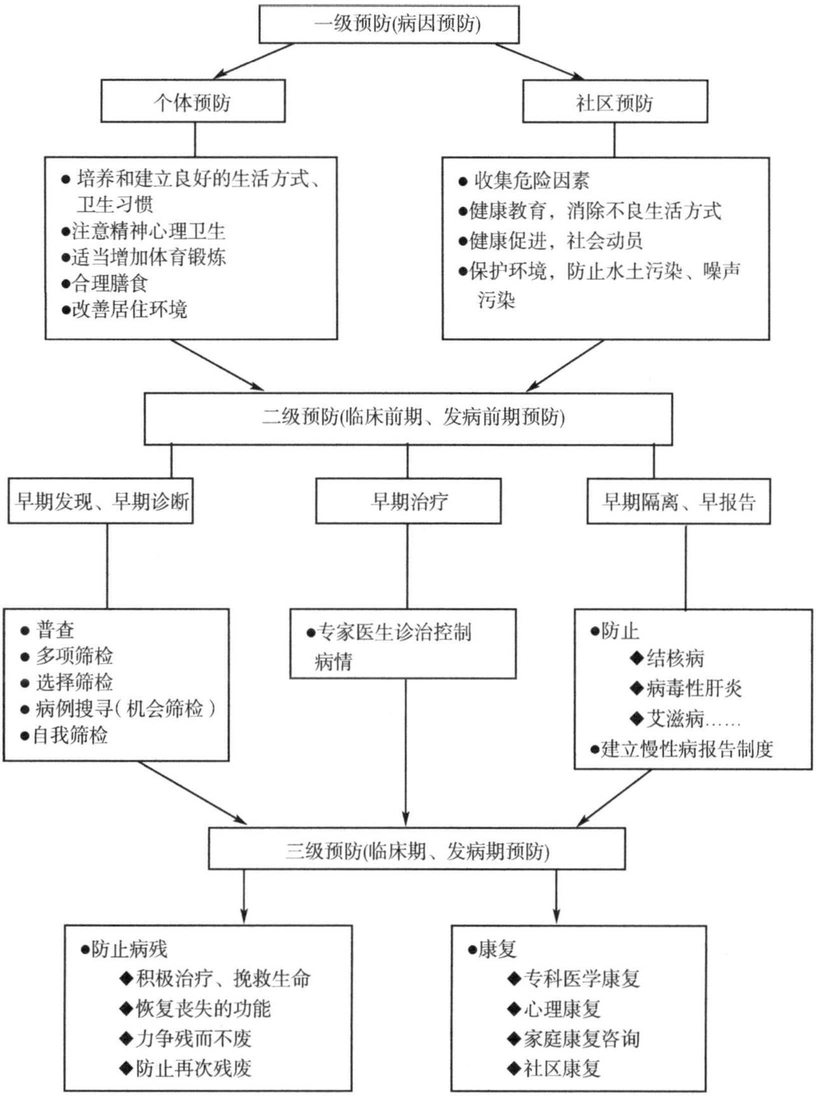

图 15-1　慢性病的三级预防

（二）高危人群策略

高危人群策略是指采用一定的技术和方法筛查出某种慢性病的高危险个体，然后采取有效干预措施，消除高危个体的特殊暴露。突出高危人群的预防有利于提高慢性病一级预防的效率。高危人群策略主要是针对高危人群的特点与有关疾病的特点，对主要危险因素实施干预和监测，进行人群筛检，早期发现患者，对患者实行规范化治疗和指导，提高痊愈率，减少并发症和伤残。

慢性病一级预防的主要手段是健康促进和健康保护。健康促进是通过创造促进健康的环境使人群避免或减少慢性病危险因素的暴露，改变机体的易感性。具体措施包括：健康教育、自我保健、环境保护、优生优育、卫生监督等。其中，通过健康教育提高全体居民的自我保健意识和能力是一级预防的核心。运用健康促进方法来控制慢性病成为疾病预防工作发展的必然，并已被国际成功经验所证实。国际研究表明，通过改变不良生活方式可预防 80%的冠心病和 90%的 2 型糖尿病的发生，通过合理的饮食、坚持体育锻炼和保持正常体重可以预防 1/3 的癌症。健康保护是对暴露于慢性病危险因素的高危易感人群实施特殊保护措施，以避免疾病的发生，其具体措施有劳动保护、戒烟限酒、控制饮食等。

二、二级预防

二级预防（secondary prevention）又称临床前期预防，在慢性病的自然史中，属于临床前期（又称亚临床期），是在疾病的潜伏期为了阻止或延缓疾病的发展而采取的措施，阻止疾病向临床阶段发展。此阶段虽无临床症状，但通过体检和实验室检查可以发现异常。二级预防的措施是“三早”，即早期发现、早期诊断和早期治疗。

普查、筛查、定期健康检查、高危人群重点项目检查及设立专科门诊等是慢性病早期发现的具体方法。例如，对接触致癌因素的人群进行普查和定期健康检查以早期发现癌前期病变；在糖尿病高危人群中进行糖尿病和 IGT 者的筛查；通过测血压、心电图检查、血脂检测等早期发现高血压、冠心病等。

早期诊断是二级预防的核心，尽可能采取方便、易行、高效而灵敏的方法，有利于更好地达到早期诊断的目的，如诊断呼吸道癌，除进行胸部 X 线检查外，还应考虑痰液细胞涂片检查。细胞学家认为支气管上皮细胞从纤毛柱状上皮过渡到鳞状上皮的改变，对支气管癌有预示作用，痰液的检查属无损伤性检查方法，有一定的早期诊断意义，有经验者还能鉴别出细胞类型，有时比 X 线及纤维支气管镜检查更敏感。

目前许多慢性病病因尚未完全明确，很难开展有效的一级预防，但大多数慢性病发生和发展时期较长，如能做到早期发现、早期诊断和早期治疗，可以明显改善预后。

做好慢性病二级预防的关键是：①向群众宣传慢性病防治知识，提高有病早治的意识；②培训与提高医务人员对慢性病“三早”的业务水平；③开发适宜慢性病筛查的检测技术。

三、三级预防

三级预防（tertiary prevention）又称临床期预防，在慢性病的自然史中，处于临床期（又称发病期），为了减少疾病的危害而采取的措施，其目的是防止伤残和促进功能恢复，延长寿命，提高生命质量，降低病死率。

慢性病三级预防一般由临床住院治疗（对症治疗）和社区康复治疗两个阶段组成。临床住院治疗的目的在于积极治疗慢性病，防止病情恶化，减少并发症，防止伤残，力争病而不残。康复治疗是在病情得到控制后，转入基层，在家庭病床或家庭护理后，促使患者躯体、心理、社会功能进一步康复，力争使患者残而不废，保存其创造精神价值和社会劳动价值的能力。

慢性病医疗服务必须与保健相结合，特别是与自我保健相结合。医务工作者要熟悉慢性病的医疗与保健，尤其是自我保健的内容和一般规律，针对慢性病患者开展深入浅出、形式多样、生动有趣的自我保健教育，使其能够从自我保健中真正体会到，通过自身的努力对慢性病防治带来的益处。上海在社区中对慢性病患者开展了“慢性病自我管理（chronic disease self-management）项目”的实践活动，使慢性病患者增强了自我管理意识，改善了疾病症状和情绪，树立了信心，积极面对未来，提高了生活质量。

第三节 慢性病筛查

慢性病的发生、发展和致残是危险因素长期综合作用于机体的结果，而对慢性病进行筛查是减少慢性病发生、发展的根本性措施。

一、筛查的概念

1. 筛查（screening）的定义 也称为筛检，起源于19世纪的结核病防治，然后开始应用于慢性病的早期发现、早期诊断和早期治疗，属于慢性病三级预防中的二级预防措施。1951年，美国慢性病委员会提出的筛查的定义是“通过快速的检验、检查或其他措施，将可能有病但表面上健康的人，同可能无病的人区分开来”。筛查试验不是诊断性试验，仅仅是一种初步检查，筛查试验阳性或可疑阳性者，需进行进一步就医，明确诊断和采取必要的治疗措施（图15-2）。

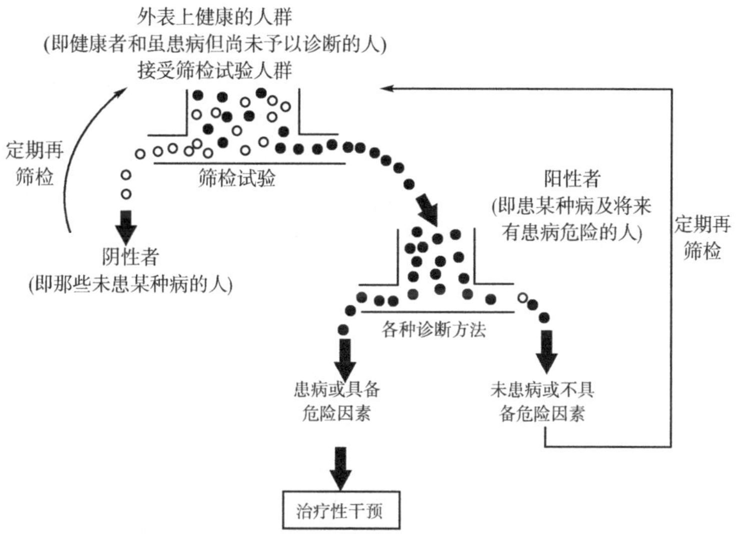

图15-2 筛查试验的流程

随着应用范围的逐步扩大，筛查在疾病防治中的作用也日益重要。筛查的目的最初是应用于早期发现处于临床前期或临床初期的患者，以提高治愈率，实现疾病的预防，如宫颈癌、乳腺癌的筛查。近些年来，筛查常应用于及时发现某种疾病的高危人群，以便实施相应的干预措施，降低减少发病率，如通过筛查高血压以预防脑卒中。

2. 筛查的原则 主要如下。

（1）对本地区危害较大的慢性病：一般要选择常见的、严重的、分布较广、影响较大，且发病率和死亡率均较高的健康问题，本着必要性的原则，如高血压、糖尿病等应入首选。

（2）选择高危人群为重点进行筛查，如肝癌的高危人群应包括肝硬化者、HBsAg阳性者及有肝癌家族史者。

（3）所筛查的疾病在无症状期诊治可有更好的效果，如体检查出乳腺肿块后确诊为乳腺癌，其治愈率很高。

（4）所筛查的疾病在无症状期诊治可以大大减少发病率和死亡率，如子宫颈刮片检查发现早期宫颈癌，可显著降低宫颈癌的发病率和死亡率。

（5）尽可能采用安全价廉的无创伤检查方法，如用大便潜血试验筛查40～50岁人群中的结肠癌。

此外，筛查试验还应符合安全、快速、简便、准确、可靠、经济、可行及群众易于接受的标准。从科学性上评价一项筛查试验时，要考虑到真实性（效度）可靠性（信度）和效益性（经济效益和社会效益）等方面。

3. 筛查的分类 根据筛查对象的范围，可分为整群筛查和选择性筛查。整群筛查是指当疾病的患病率很高时，需要对全体人群进行普遍筛查，而选择性筛查是指仅在高危人群中进行筛查，如筛查慢性病选择年龄在40岁以上的人群。根据筛查的目的，又可分为治疗性筛查和预防性筛查。治疗性筛查和的目的是为了早期发现、早期诊断和早期治疗某种疾病的患者所进行的筛查；如宫颈癌的筛查；而预防性筛查的目的是为了发现某病的高危人群，以便进行干预预防该疾病的发生所进行的筛查，如筛查高胆固醇血症可预防冠心病。

二、慢性病筛查的主要内容

（一）个人健康史

个人健康史的询问是以筛查慢性病危险因素或潜在的健康问题为目的，它耗费最少却能获得许多重要的健康信息。询问的内容应围绕位居我国死因谱前列的如恶性肿瘤、心脏病、脑血管病等慢性病的危险因素，或者是严重危害当地居民健康的慢性病危险因素。包括吸烟、酗酒、体力活动、日常饮食、职业与环境因素、精神卫生状况、家族疾病史、近期的体检结论或接受预防性检查的频率、本人疾病史及所采取的治疗和预防措施。值得一提的是，对于精神卫生状况、药物（毒品）依赖、意外伤害的危险因素可在易发生这类健康问题的人群中选择进行。

（二）体格检查

慢性病的临床预防中，体格检查侧重于发现重点防治的慢性病及一些可用体格检查发现的恶性肿瘤。本节主要介绍心脑血管疾病和体表肿瘤的一些简单、方便、有效的检查方法。

1. 测量血压 高血压是慢性病中最常见、最具普遍性和代表性的疾病，不仅患病率高，而且可引起严重的心、脑、肾并发症，是脑卒中和冠心病的主要危险因素。高血压的筛查主要是定期测量血压。①筛查对象：满18周岁的所有成年人；②血压水平的定义和分类（表15-3）；③诊断高血压：必须根据患者未服降压药时的血压，对照规定的高血压标准，且多次测量才能诊断；④发现高血压后需鉴别排除继发性高血压，如妊娠高血压综合征、肾脏疾病、内分泌疾病等引起的高血压；⑤凡遇到收缩压＞210mmHg或舒张压＞120mmHg者，必须怀疑急进型高血压，应立即处理。

表15-3 成年人血压水平的定义和分类（WHO/ISH，1999年）

类别	收缩压（mmHg）	关系	舒张压（mmHg）
理想血压	＜120	和	＜80
正常血压	＜130	和	＜85
正常高值	130～139	或	85～89
1级高血压（轻度）	140～159	或	90～99
亚组：临界高血压	140～149	或	90～94
2级高血压（中度）	160～179	或	100～109
3级高血压（重度）	≥180	或	≥110
单纯收缩期高血压	≥140	和	＜90
亚组：临界收缩期高血压	≥140	或	≥90

注：当收缩压和舒张压分别属于不同分级时，以较高级别作为标准

2. 测量体重和身高 超重和肥胖的筛查一般是依靠体重和身高的测量。超重和肥胖是高血压、糖尿病、冠心病、高脂血症、胆囊炎、脂肪肝等慢性病的重要危险因素。儿童期肥胖也可

为成人肥胖症、高血压、冠心病和糖尿病的先驱病。①筛查对象：所有人群；②判断标准有下列两种。方法一：体重指数法（body mass index，BMI），BMI= 体重（kg）/[身高（m）]^2。WHO 判定标准：当 BMI＞25，为超重，BMI＞30，为肥胖；我国及亚洲标准：当 BMI＞24，为超重，BMI＞28，为肥胖。方法二：通过查表或计算法计算标准体重，标准体重（kg）=[身高（cm）–100]×0.9 或标准体重（kg）= 身高（cm）–105。判定标准：当实际体重超过标准体重 10%则为超重，超过 20%则为肥胖。

3. 皮肤检查　目的是为了发现皮肤病、性病和皮肤癌。①筛查对象：皮肤癌高危人群，即有皮肤癌家族史、有预兆的皮肤损害（某些先天性痣、发育异常的痣、光化性角化病）及职业性或娱乐性阳光过度暴晒史者；②为确保检查的全面性，检查应按一定顺序进行，特别是易受太阳照射的部位及自我检查易遗漏的部位，如腋下、臀部、会阴、大腿后面及上内侧等；③良性痣如突然出现迅速增大、颜色、边缘不规则、高出皮肤、表面凸凹不平，溃疡或结痂等情况要警惕恶性黑色素痣的可能；④常规皮肤癌筛查要完全暴露皮肤，光线要充足，最好是自然光，配有放大镜和手电筒。

4. 乳腺检查　目的是为了发现乳腺癌。早期发现的乳腺癌一般没有淋巴结转移，治疗后有较高的生存率，因而早期诊断和治疗具有重要意义。①筛查对象：40 岁以上的妇女，特别是单侧乳腺癌术后、有乳腺癌家族史、30 岁以后生头胎、从未生育、55 岁后才绝经或单纯使用雌激素时间较长者等高危人群；②检查方法：提倡自我乳房检查，包括望诊（对镜自照观察双侧乳房的形状、大小、轮廓及乳头、乳晕有无异常等）和触诊（四个手指并拢从乳头部位开始环形地从内向外触摸整个乳房、再摸两侧腋窝、锁骨上，感觉有无结节、肿块、增厚、凹陷、肿胀、压痛等，同时注意乳头有无乳汁样、血性或淡黄色液体溢出）；③乳房检查以月经结束后 3～7 天为宜，无月经者可于每月初进行。

5. 睾丸检查　睾丸的肿块，恶性的可能性很大。睾丸肿瘤作为一种浅表的恶性肿瘤完全有条件被早期发现和早期诊断，而且治愈率很高。①筛查对象：青春期及性活跃的青壮年、隐睾及纠正后的隐睾患者；②自我检查：热浴后阴囊下垂时，双手托睾丸，感觉左右睾丸重量有无差异，阴囊大小有无不同；③医生复查：区分睾丸、附睾和精索，注意它们的位置关系；检查睾丸大小、质地有无异常、是否光滑、有无硬结块及压痛、对比两侧有无差异等；④鉴别排除急性附睾炎、睾丸炎、睾丸鞘膜积液等。

6. 直肠检查　目的在于发现肛管、直肠和前列腺肿瘤。①筛查对象：40 岁以上人群；②检查方法：受检者取左侧卧位，屈膝、屈髋，膝胸位或站立，并做深呼吸放松肛门，检查者应戴手套，手指涂有润滑剂，在肛门周围轻轻按摩几下，使肛门括约肌放松后插入肛门，沿直肠壁向前进行触诊检查，检查者应仔细感觉有无息肉、结节、肿块、狭窄或触痛，观察手套上粪便颜色、质地、有无浓血；③检查男性时，检查手指通过直肠前壁触诊前列腺，仔细感觉前列腺是否光滑、有无结节，以及前列腺的质地、形状、大小和活动度；④直肠癌呈结节状、环形或菜花样肿块表现，典型表现为无蒂、质地坚硬，边缘高起，中央有溃疡、结节状息肉样肿块；⑤前列腺癌可表现为一个或多个结节，质地坚硬如石，无压痛，中央沟消失。

（三）实验室检查

实验室检查可以获得体格检查所不能得到的危险因素信息，更能引起医务人员和人们的关注，但用于筛检的方法应不同于临床检验项目，至少应具备以下几个特点：①检测速度快、易于操作、耗费低和适用于人群筛查；②检测方法发现处于早期阶段的疾病灵敏度高；③较低的假阳性率和假阴性率。常见的主要慢性病临床筛查要求见表 15-4。

表 15-4 主要慢性病临床筛查要求

病种	对象	方法	频率
大肠癌	40～74 岁自然人群	初筛：粪便潜血试验 确诊：结肠镜检查	一般人群粪便潜血试验每年 1 次 高危人群结肠镜检查每年 1 次
乳腺癌	40～69 岁妇女	乳腺 X 线检查和临床体检	40～59 岁：每年 1 次 60～69 岁：每 2 年 1 次 高危人群：每 6～12 个月 1 次的乳腺临床体检和每年 1 次的乳腺 X 线检查
食管癌	40～69 岁自然人群	内镜下碘染色、多点活检筛查技术	筛查每 5 年 1 次
胃癌	35～69 岁自然人群	胃液内源性荧光光谱筛查或新鲜胃黏膜细胞筛查法	一般人群 3 年 1 次 癌前病变者每年 1 次
肝癌	35～64 岁的男性居民和 45～64 岁女性居民	初筛：血清乙型肝炎表面抗原检查 筛查：联合应用血清甲胎蛋白（AFP）和 B 超	血清乙型肝炎表面抗原阳性且 AFP 和 B 超检查阴性者，每半年复查 1 次
子宫颈癌	35～59 岁妇女	HPV 检测和阴道脱落细胞涂片	一般人群：每 3～5 年进行 1 次 高危人群：每 1～2 年筛查 1 次
高血压	35 岁以上人群	血压测量	每年 1 次或首诊测血压
糖尿病	45 岁以上人群	血糖测量	每年 1 次或首诊测血糖

三、周期性健康检查

周期性健康检查不同于一般的年度例行的身体检查，而是针对不同年龄、性别和可能的健康问题而设计的个体化健康检查。它着眼于一、二级预防，以无症状的个体为对象，以早期发现病患的危险因素进而加以防治为目的，检查的项目依据《临床预防服务指南》。《临床预防服务指南》是事先设计好的格式化表格，其所列检查项目充分考虑了不同性别、年龄对卫生保健的不同需求，注重以证据为依据来筛选和确定检查项目，不同个体健康检查内容不同。周期性并不是简单地等同于每半年 1 次或每 1 年 1 次等。不同的个体有不同的周期，同一个体针对不同项目也可能有不同的周期。结合国际经验和国内实际，我国已制定了《中国高血压防治指南》。

周期性健康检查比常规的体检更科学、更有针对性，它的实施会提高慢性病预防保健的服务质量和效率。根据我国慢性病发病趋势，有专家建议逐步开展成人周期性健康检查的慢性病和不良行为应包括：①冠心病；②脑血管病；③高血压；④高胆固醇血症；⑤癌症（肝癌、肺癌、乳腺癌、结肠癌、直肠癌等）；⑥糖尿病；⑦吸烟；⑧体力活动不足。

四、筛查异常结果的处理

通过慢性病的筛查，可以从表面“健康”的人群中筛查出一定量的异常结果，包括健康史、体征或实验室的异常。这可以是生物医学方面的，也可以是不良行为和生活方式方面的，乃至心理和社会适应方面的。针对这些异常结果，采取健康教育、健康咨询和进一步诊断、治疗可以达到临床预防的目的。

筛查异常结果的处理原则如下：①提供包括生物、心理和社会适应方面的全面咨询和支持；②根据需要和可能选择进一步的筛查项目，特别是实验室或仪器检查；③列入随访，对已确诊的患者要按医嘱要求进行随访；④分发与筛查疾病有关的健康教育资料，使人群充分认识疾病筛查的意义及早期处理的必要性和重要性；⑤根据需要和可能对一些有共性的异常结果实施临床预防项目。

第四节　慢性病管理

为了应对慢性病所带来的持续加重的疾病负担，WHO 制定了《预防和控制慢性非传染性疾病的全球战略》，明确了慢性病防控战略的总目标：减少过早死亡和改善生活质量。并在《预防和控制慢性非传染性疾病行动计划》中提出了三个具体目标：一是绘制慢性病的现况流行图，分析社会、经济等影响因素，为政策、规划、立法等提供依据；二是减少个人和人群的慢性病危险因素的暴露水平；三是制定成本效益好的慢性病干预措施，加强慢性病患者保健。

慢性病是可以预防和控制的疾病。目前，世界各国都在探索适合本地区的慢性病管理策略和措施。我国政府和相关部门也予以了高度重视和关注。中共中央、国务院在《关于深化医药卫生体制改革的意见》中明确指出，完善重大疾病防控体系和突发公共卫生事件应急机制，加强对严重威胁人们健康传染病、慢性病、地方病、职业病和出生缺陷等疾病的监测与预防控制。实践证明，贯彻三级预防策略，采取综合防控管理措施，加强慢性病的监测、干预、管理、评价等工作，可以有效提高防控效果。

一、慢性病监测

监测是指通过系统地收集有关资料，有序地汇总和管理资料，分析和评价资料，并快速地将资料分发给相关部门，尤其是决策层的人的过程。监测是公共卫生的重要内容，也是慢性病规范化管理的前提。开展慢性病监测，长期系统地收集和动态掌握慢性病发病、患病、死亡及其危险因素的流行情况和变化趋势，是评价人群健康水平、确定慢性病防控优先领域、制定政策和评价干预效果的重要基础。慢性病监测通常包括以下几个方面。

1. 慢性病危险因素监测　监测内容主要包括：①行为危险因素：吸烟、饮酒、膳食、体力活动等；②身体测量和生化指标：身高、体重、腰围、血压、血糖、血脂等；③社会因素：社会、经济、文化等。

2. 慢性病发病或患病监测　监测内容主要包括：①发病登记：以恶性肿瘤、脑卒中、心肌梗死等为主；②患病监测：以高血压、糖尿病、冠心病等为主。

3. 死因监测　各级各类医院和基层医疗卫生机构均为死因监测工作的责任报告单位。院内死亡，由临床医生填写死亡医学证明书，并由专人通过网络直报系统填报死亡个案信息；院外死亡，由村医或社区卫生服务站向乡镇卫生院或社区卫生服务中心防保人员报告死亡数，防保人员和临床医生开展死因流行病学调查，填写死亡医学证明书，并通过网络直报系统填报死亡个案信息。

二、慢性病危险因素干预

不良的行为和生活方式是慢性病发生的重要因素，通过各种干预措施可以降低人群中慢性病危险因素的水平，从而达到有效预防慢性病的发生和发展。

1. 烟草控制　加强政策倡导，出台禁止吸烟的法律、法规和制度。开展系统的烟草危害宣传和健康教育，提高公众烟草危害意识，改变吸烟风气。对于吸烟人群开展戒烟指导和干预，加强医生培训，促进医生对患者的戒烟教育。创建无烟环境，预防青少年、妇女、医务人员等重点人群吸烟，保护人们在公共场所和工作场所不受他人吸烟的危害。

2. 培养健康生活方式　倡导和促进政府制定有利于全民健康生活方式行动的政策、策略和措施，积极开始示范创建活动，营造全社会支持、参与健康生活方式的大环境。根据不同人群的特点，采取易于接受的方式，普及健康生活方式的知识。开发和推广适宜技术，支持社区、学校、单位和公共场所开展控烟、合理膳食和适当运动等活动，促进全民健康生活方式的培养。

3. 合理膳食 制定和落实有利于合理膳食的支持性政策，开展与合理膳食有关的健康教育和健康促进，广泛宣传合理膳食的知识，提高居民对合理膳食有益健康的认知，促进居民掌握相关技能，逐渐改变不合理的饮食行为。

4. 身体活动促进 建设居民方便、可及、安全的健身设施环境，推行鼓励步行或骑车出行的交通政策、单位员工参加身体活动和锻炼的政策。在单位、学校、社区等不同场所开展参与性强的大众健身活动。

5. 减少有害饮酒 倡导限酒或禁酒的支持性政策。开展饮酒危害的宣传，以及减少有害饮酒的社区行动，提高人们对酒的危害的认识，改变不良饮酒习惯。

三、慢性病高危人群管理

积极发现慢性病高危人群，提高健康管理和强化生活方式的干预，降低个体慢性病危险水平，可有效防止和延缓慢性病的发生。

（一）高危个体的发现

通过健康档案的建立、职工和居民的定期体检、从业人员体检、日常诊疗、大型流行病学研究项目等途径发现慢性病高风险人群。具有下列特征之一者即为高风险个体：①血压水平为130～139/85～89mmHg；②现在吸烟者；③空腹血糖水平为6.1≤FBG<7.0mmol/L；④血清总胆固醇水平为5.2≤TC<6.2mmol/L；⑤男性腰围≥90cm，女性腰围≥85cm。

（二）高危人群的健康管理

加强高危人群健康管理，定期监测危险因素水平，不断调整生活方式干预的强度，必要时进行药物预防，可防止或延缓高危人群发展为慢性病患者。具有任何一项高危人群特征者，可以通过公众群体的健康管理，促进其进行动态的自我监测和生活方式的自我调整。凡具有3项及以上高危人群特征者，应纳入个体健康管理范围。

1. 动态监测危险因素指标变化 血压在130～139/85～89mmHg者，每半年测量血压1次；空腹血糖水平为6.1≤FBG<7.0mmol/L者，每年测血糖1次；血清总胆固醇水平为5.2≤TC<6.2mmol/L者，每年测血清总胆固醇1次；男性腰围≥90cm，女性腰围≥85cm，每季度测量体重和腰围1次。对于具有3项及以上高危人群特征者，应定期随访其指标变化情况。对于吸烟者，每半年询问1次吸烟变化情况。对伴有多种危险因素和同时又有其他慢性病的患者，监测频率更需适当加强。

2. 生活方式自我调整和强化干预 对具有任何1项高危人群特征者通过健康教育，可促进其对生活方式进行自我调整，对具有3项及以上高危人群特征者，应对其开展强化干预。干预内容主要包括：合理膳食、减少钠盐摄入、适量运动、避免过量饮酒、缓解心理压力等。强化生活方式干预需遵守以下步骤：①确定个体存在的危险因素和水平，了解其知识、态度和行为改变状况；②分析开展各种危险因素对预防慢性病作用的大小，提出循证医学建议；③综合考虑各种危险因素控制的难度和可行性，制订危险因素控制优先顺序、阶段性目标和干预计划；④创造方便的危险因素监测、咨询和随访管理的支持性环境，鼓励高危个体争取亲朋的配合，积极参与有关活动组织；⑤结合经常性的监测与评价，适时调整干预策略和措施。

必须指出，高危个体在监测危险因素、生活方式自我调整和强化干预的同时，还需加强对体重、血糖和血脂等指标的控制。

视窗 15-3

世界卫生组织对慢性病的应对

在世界卫生组织领导下，190 多个会员国于 2011 年就减轻可避免的慢性非传染性疾病负担全球机制达成了一致意见，其中包括《世界卫生组织 2013 ~ 2020 年预防和控制非传染性疾病全球行动计划》(以下简称《计划》)。该《计划》旨在通过九项全球自愿目标，到 2025 年将由非传染性疾病造成的过早死亡数降低 25%。这九项目标的部分重点是解决烟草使用、有害使用酒精、不健康饮食和缺乏身体活动等可加大罹患这些疾病危险的因素。

该《计划》提出了用以实现九项自愿全球目标的具备成本效益、影响力大的干预措施，如禁止所有形式的烟草和酒精广告，用多不饱和脂肪替换反式脂肪，促进并保护母乳喂养，以及通过筛查预防宫颈癌。

在 2015 年，各国将根据《2014 年全球非传染性疾病现状报告》所报 2010 年基线数据开始设定国家目标并衡量进展情况。联合国大会将于 2018 年召开第三次非传染性疾病问题高级别会议，评估到 2025 年实现自愿性全球目标所取得的国家进展。

四、心血管疾病的健康管理

在多数西方发达国家人群心血管疾病及脑卒中发病率呈下降趋势时，我国人群心血管疾病及脑卒中发病率却呈增加趋势。我国人群心血管疾病的流行病学特征：①与高发国家相比我国流行率仍属较低水平：WHO 1985～1990 年多国人群监测结果显示，35～64 岁男性，发病率最高的是芬兰北卡莱利冠脉事件，平均年发病率为 818/10 万，中国北京最低，为 79/10 万；死亡率最高的仍是北卡莱利为 395/10 万，北京最低，仅为 45/10 万；女性死亡率最高的是英国格拉斯哥为 127/10 万，中国为 26/10 万，排序倒数第二；②发病率和死亡率逐年增加：我国部分监测人群，在 1984～1997 年 14 年内，男性冠心病事件年龄标化发病率增加 67%。卫生部全国卫生统计年报资料表明，1990～2000 年冠心病年龄调整死亡率在城乡均有增长，城市与农村冠心病死亡率年增长分别为 4.48%和 4.10%；③地区性差异较大：北方省市高于南方省市，最高为山东省青岛市，男性发病率 108.7/10 万，最低为安徽省滁县，发病率为 3.3/10 万，死亡率相差 17.6 倍；④危险因素水平在不断增高：吸烟、不健康饮食和缺乏体力活动是最重要的 3 个危险因素。因此，控制冠心病的最有效方法是针对多个危险因素进行综合干预。

（一）一级预防

心血管疾病一级预防旨在减少人群总体的行为危险因素，并积极治疗高危个体防止其发展为疾病，即改变不良生活习惯（戒烟限酒、合理饮食、坚持有氧运动、保持心理平衡）；定期检测血压、血糖、血脂、体重，发现异常及时纠正，将其控制在目标范围内。因此，预防策略应通过健康教育、环境干预或立法减少不利于健康的行为，促进危险因素的转变，冠心病危险因素中除性别与家族史外，其他危险因素都可以预防或治疗。

1. 改变不良生活习惯　①不吸烟：应采取各种措施向无烟社会迈进。例如，禁止青少年吸烟，提倡中年人戒烟，劝告老年人少吸或吸低毒烟等。尤其有高血压病家族史、肥胖、脑力劳动者更须严格戒烟，广大医务工作者应带头戒烟，并做戒烟的倡导者。②管住嘴：除尽量避免摄入过多的动物脂肪及胆固醇含量高的食物外，还要适当减少主食量，总量控制八分饱，不要暴饮、暴食。保持低盐和高纤维素，多食用蔬菜、水果和豆制品，避免体重增加和体内胆固醇的异常增高。③迈开腿：步行是很好的有氧代谢运动，减重瘦身利睡眠，对调节血脂、预防动脉粥样硬化有很好的作用。每天应坚持步行不少于 1h 或 6000 步。

2. 定期检测血压、血脂、血糖、体重，发现异常及时纠正 ①降低血压：由于血压升高易伴有高血脂、高血糖、纤维蛋白原升高及心电图不正常，所以强调在抗高血压治疗时，需同时注意控制其他危险因素。②降低血清胆固醇：实验表明，只有维持较长时间的理想胆固醇水平，才能达到预防冠心病的发病或不加重冠心病的目的。建议主要通过非药物途径在人群中预防血脂升高。首先，应广泛开展卫生宣传。血清总胆固醇水平与冠心病有极显著的相关性，当总胆固醇在 5.2～6.21mmol/L（200～239mg/dl）和（或）LDL-C 为 3.4～4.1mmol/L（130～159mg/dl）时，可采取非药物的干预，总胆固醇≥6.24mmol/L（240 mg/dl）的高胆固醇血症者，应在医生指导下采取药物和非药物两种降脂措施。③控制体重：主要是减少热量的摄入和增加运动量，超重和肥胖者应减少热量的摄入，但通过极低的热量摄入或完全饥饿以达到迅速减重的方法是不可取的。

由于冠状动脉粥样硬化始于儿童及青少年时期，故心血管疾病的预防应从儿童时期开始。重点应注意不使儿童过胖或超重，预防血压升高，阻止儿童成为烟民。对有血脂异常及早期心血管病家族史的儿童，每年检查血脂水平，培养儿童运动意识。

（二）二级预防

二级预防主要是针对已经患有心血管疾病的患者采取“三早”措施，以防止或减少心血管病的发展或急性复发及并发症的发生。目的是使患者能够早期诊断和早期进行合理治疗，预防病情恶化或复发，避免出现心肌梗死和猝死等严重事件及严重的并发症。主要措施有：①加强卫生宣传和健康教育，普及动脉粥样硬化、高血压、冠心病及脑卒中的预防知识，增强群众自我检查、早期发现疾病和就诊的意识；②培养专业的社区医务人员，能正确指导群众自我防病，帮助群众实现主动约束和调控自己，减少危险因素，增加有利于健康的因素，教育居民要经常性自我检查，便于早期发现疾病，帮助社区居民树立心脑血管疾病可以防治的信心，让患者能耐心接受长期的防治措施，主动配合治疗等；③提高社区医务人员医疗水平，使用科学规范的现代化诊治技术，严格掌握适应证和控制并发症，防止疾病的进一步发生、发展或复发。

（三）三级预防

三级预防主要是针对心血管疾病的患者采取的康复性措施，以防止病情恶化，减少伤残的发生，预防严重并发症。其目的是通过相关措施改善患者心血管功能，使其逐渐适应社会生活环境，并融入到所处的环境和社会中去，尽量延长健康期望寿命，最终提高患者的生存质量。对伤残和丧失劳动能力者，除了选择最佳的诊疗方案外，还应积极开展心理康复指导，减少患者的孤独感和社会隔离感及其心理负担，使患者尽量恢复生活和劳动能力，提高生活质量。

五、恶性肿瘤的健康管理

恶性肿瘤是全球主要的死亡原因，2012 年约有 1400 万新发癌症病例和 820 万例癌症死亡，预计今后 20 年新发病例数将增加约 70%。如果不采取紧急行动，到 2030 年恶性肿瘤新发病例将达 1550 万，死亡 1150 万。

我国的恶性肿瘤死亡率不但处于世界较高水平，而且呈持续的增长趋势，死亡率男性明显高于女性，城市明显高于农村。恶性肿瘤变化的趋势有 3 个特征：①食管癌、胃癌、宫颈癌、鼻咽癌死亡率及其构成呈明显下降趋势，其中宫颈癌下降幅度最大；②与环境、生活方式有关的肺癌、肝癌、结直肠癌、乳腺癌、膀胱癌死亡率及其构成呈明显上升趋势，其中肺癌和乳腺癌上升幅度最大，过去 30 年分别上升了 465%和 96%；③我国城市地区，呈现类似发达国家的变化趋势。

行为与生活方式的改变和环境暴露的控制是恶性肿瘤预防与控制最根本的措施。因此，WHO 于 2007 年启动了全球范围的抗癌行动计划。目标是：①预防可预防的疾病；②治愈可治愈的疾病；③为所有癌症患者提供姑息治疗；④管理和监测成果。

（一）一级预防

积极开展人群一级预防，能有效地控制和消除癌症的主要危险因素。恶性肿瘤的主要危险因素有吸烟、由不健康饮食和缺乏体力活动引起的超重和肥胖、感染及职业危害等，这些因素是可以避免的，通过改变行为与生活方式，提倡不吸烟，健康饮食、增加体力活动和控制体重，减少酒精摄入、针对人乳头瘤病毒（HPV）和乙型肝炎病毒（HBV）感染接种疫苗，控制职业危害等，可以避免40%以上的恶性肿瘤。

1. 控制吸烟　吸烟是全世界恶性肿瘤的单一最大可预防因素。一些国家及地区的控制吸烟实践已证实，控制吸烟可减少大约30%的总癌症和80%以上的肺癌死亡。同时，控制吸烟还可减少慢性肺病、脑卒中和缺血性心脏病等疾病的发生。因此，应加强防癌健康教育，控制吸烟应是恶性肿瘤预防与控制的主要策略。我国的控烟策略主要如下。

（1）加强烟草控制中的综合性立法建设：如提高烟草制品的税率；禁止各种直接或间接的烟草广告及赞助、促销活动；提高烟草警示程度；扩大禁烟的公共场所；禁止向未成年人销售香烟等。

（2）制订完整的传播策略：通过媒体开展强有力的控制吸烟健康教育。

（3）开展综合性社区干预活动：如创建无烟家庭、无烟学校及无烟单位，开展戒烟竞赛活动，开展社区健康促进项目等控制烟草流行。

2. 合理膳食、适量活动、控制体重　研究已经证实，饮食不合理、缺乏体力活动及由二者引起的超重和肥胖，是仅次于吸烟的第二个重要的、可避免的引起恶性肿瘤发生的危险因素。合理的饮食结构、良好的饮食习惯和合理的加工烹调方法是饮食防癌的重要内容。由于增加蔬菜和水果的摄入可降低食管、口腔、胃、结直肠、前列腺等部位的癌症风险，美国从1991年开始推行1天5份蔬菜和（或）水果计划。

营养干预具有综合防病效益。我国营养学会《中国居民膳食指南》(2008)，倡导健康生活方式。主要是：①食物多样，谷类为主，粗细搭配；②多吃蔬菜、水果和薯类；③常吃奶类、豆类及其制品；④经常吃适量鱼、禽、蛋、瘦肉，少食肥肉和荤油；⑤食量与体力活动要平衡，保持适宜体重；⑥保持清淡少盐的膳食；⑦饮酒应限量；⑧吃清洁卫生、不变质的食物。同时应特别注意对儿童及青少年的教育，养成良好的饮食习惯。

视窗 15-4

世界卫生组织饮食、身体活动与健康全球战略

2004年，世界卫生大会通过了《世界卫生组织饮食、身体活动与健康全球战略》(以下简称《战略》。该《战略》的目的是通过指导发展个人、社区、国家和全球各级可持续行动的实施环境，促进和保护健康。这些行动将导致减少与不健康饮食和缺乏身体活动有关的疾病的发病率和死亡率。

该《战略》就饮食对人群和个体的建议是：①实现能量平衡和健康体重；②限制来自总脂肪的能量摄入，将脂肪消耗从饱和脂肪转向不饱和脂肪并逐渐消除反式脂肪酸；③增加水果和蔬菜及豆类、未加工的谷物和果仁的摄入；④限制摄入游离糖；⑤限制所有来源的盐（钠）的摄入和确保食盐碘化。

3. 环境保护和职业防护　加强环境保护，减少和（或）消除环境中的致癌因素。对已经明确可引起肿瘤的物质的检测、控制和消除，是预防职业性肿瘤的重要措施。为此，我国于2001年颁布《中华人民共和国职业病防治法》，并于2002年印发的《职业病目录》中，将石棉所致的肺癌、间皮瘤；联苯胺所致的膀胱癌；苯所致的白血病；氯甲醚所致的肺癌；砷所致的肺癌、皮肤癌等明确为职业性恶性肿瘤。卫生部还于2002年发布了《国家职业卫生标准》，对已确认的致癌物质规定了职业接触限值。当前应禁止和控制致癌性物质的生产和使用；尽力用非致癌物质或危害较少的物质替代致癌物质；加强卫生监督和监测，使生产环境的暴露浓度控制在法定卫生标准以内。对经常接触致癌因素的职工，要定期检查，及时诊治。

4. 控制感染 感染因素与癌症关系密切，如幽门螺杆菌与胃癌，HBV感染与原发性肝癌等。目前大多数人认为：胃癌可能是幽门螺杆菌长期感染与其他因素共同作用的结果。在慢性胃炎-胃黏膜萎缩-肠化生-异型增生-胃癌这一癌变模式中，幽门螺杆菌可能起着先导作用。早在1994年幽门螺杆菌已经被WHO国际癌症研究机构列为I类致癌原。加强随访和根除幽门螺杆菌感染，继续寻找有效治疗慢性胃炎及促进肠化生逆转的新药物及开发新型疫苗将是今后的研究方向。此外，我国乙型肝炎的控制刻不容缓，感染HBV可使肝癌危险性增加10倍。我国HBV的感染率达60%，HBV的携带率大于10%，是造成慢性肝炎、肝硬化和肝癌的主要原因。控制乙型肝炎最确效的预防措施主要是为新生儿接种乙肝肝炎疫苗，切断母婴传播，并保证输血安全。

（二）二级预防

二级预防主要是应用可靠的筛检、诊断及有效的治疗方法，对高危人群进行预防性筛检，对早期患者进行积极治疗，阻断癌变发生发展。此举可使恶性肿瘤死亡率降低约1/3。人体所患的恶性肿瘤约75%以上发生在身体易于查出和易于发现的部位，因此，首先，要重视癌症十大危险信号：①体表或表浅可触及的肿块逐渐增大；②持续性消化异常，或食后上腹部饱胀感；③吞咽食物时胸骨不适感乃至哽噎感；④持续性咳嗽，痰中带血；⑤耳鸣、听力减退、鼻出血、鼻咽分泌物带血；⑥月经期外或绝经期后的不规则阴道出血，特别是接触性出血；⑦大便潜血、便血、血尿；⑧久治不愈的溃疡；⑨黑痣、疣短期内增大、色泽加深、脱毛、痒、破溃等；⑩原因不明的体重减轻。

其次，是对人群进行筛查。适合筛检的癌症要求：①高发病率、高死亡率，危害严重；②具有有效的筛检及诊断方法发现高危人群或早期病变；③具有有效的根治方法，早期治疗的预后明显优于中晚期治疗；④符合低成本——高效益原则：如WHO推荐通过子宫颈涂片开展子宫颈癌的细胞学检测，乳房X线照相筛检乳腺癌；胃镜及X线钡餐检查筛检胃癌；便潜血检查筛检结直肠癌；甲胎蛋白和B超检查筛检肝癌等。几种常见的恶性肿瘤的筛检方法见本章第三节表15-4。

再次，是治疗癌前病变。黏膜白斑、皮肤角化症、皮肤慢性溃疡、黑痣等皮肤和黏膜癌前病变；常发于肠、胃、食管子宫颈等部位的息肉；子宫颈糜烂；萎缩性胃炎；肝硬化的治疗等。

最后，应加强对易感人群的监测及防癌宣传。有癌症遗传易感性和癌症家族史的人群是癌症易感人群，这些人群需要定期接受监测。

（三）三级预防

三级预防，也称临床（期）预防或康复性预防，其目标是防止病情恶化，防止残疾。其任务是采取多学科综合诊断和治疗，正确选择最佳诊疗方案，以尽早扑灭癌症，尽力恢复患者的各种生理功能，延长生命和提高生活质量。三级预防主要涉及制订和完善癌症诊断、治疗和随访方案，提高诊治水平。应用多种手段进行综合治疗，解除疾病痛苦，减少并发症，防止致残，提高患者生命质量。对癌症晚期患者还应实施止痛和临终关怀等。

六、糖尿病的健康管理

2010年“中国糖尿病和代谢综合征研究组”关于我国糖尿病患病率调查结果显示：我国20岁以上成年人糖尿病患病率已达9.7%，同期糖尿病前期的患病率高达15.5%。由此推算我国糖尿病总患病人数达9200万以上，糖尿病前期人数达1.48亿以上。糖尿病患者中95%左右为2型糖尿病，其没有特定的病因，由遗传和不良生活习惯相互作用所引起，其中生活习惯起着主要的作用，主要包括：肥胖、体力活动和运动太少（即静态生活方式）长期精神紧张和高龄。因此，通过生活方式管理可以预防及改善 2 型糖尿病。

关于糖尿病的诊断见 1999 年 WHO 根据静脉血浆葡萄糖确定的糖尿病诊断标准（表 15-5）。

表 15-5　糖尿病的诊断标准（WHO 1999）

项目	空腹血糖（mmol/L 或 mg/dl）	75g 葡萄糖负荷后 2h 血糖（mmol/L 或 mg/dl）
正常	<6.1（110）	<7.8（140）
空腹血糖受损（IFG）	≥6.1（110）且<7.0（126）	<7.8（140）
糖耐量低速（IGT）	<7.0（126）	≥7.8（140）且<11.1（200）
糖尿病	≥7.0（126）*	≥11.1（200）*

注：*有症状者 1 次可诊断，无症状者需重复检查，2 次异常方能诊断。

（一）生活方式的管理

糖尿病管理应遵循健康管理的一般程序，即在全面调查、收集健康信息、进行健康风险评估的基础上，开展生活方式管理。主要包括下列 5 项内容。

1. 合理的营养与膳食指导　糖尿病的发生与能量摄入过多、动物性脂肪摄入过多等有密切关系。科学合理的营养与膳食指导是糖尿病预防及健康管理的基本手段。营养与膳食指导应遵循以下原则。

（1）合理控制总能量：控制总能量是糖尿病预防和膳食治疗的首要原则，能量的摄入以能够维持理想体重或略低于理想体重为宜。大量研究表明，体质指数的理想值是 22，在此数值附近，人体健康状态最佳，疾病最少。合理总能量摄入的参考标准是：

$$总能量摄入 = 理想体重 \times 生活强度$$

这里，理想体重 ＝22×身高（m^2）；如某人身高 1.65m，其理想体重 ＝22×1.65^2＝60kg；身高 1.75m 的人，理想体重 ＝22×1.75^2＝67kg。此外，还应考虑该个体现在的实际体重（肥胖、消瘦或正常体重）等，计算每日热能供给量（表 15-6）。每个人的基础代谢和胃肠的吸收率不同，因此，在评估摄入总能量时，除了参考营养计算的结果外，应重点观测体重的变化。

表 15-6　成人生活强度与每日能量供给量参考标准（kcal/kg 理想体重）

生活（劳动活动）	消瘦	正常体重	超重或肥胖
休息状态（如卧床）	25～30	20～25	15～20
轻体力活动（如司机及脑力劳动者）	30～35	25～30	20～25
中体力活动（如电工、木工）	35～35	30～35	25～30
重体力活动（如搬运工、建筑工）	35～40	35～40	30～35

如对于一个身高 1.75m、体重 70kg 的脑力劳动者，其理想体重为 67kg，实际体重在正常范围，能量供给为 25～30kcal/kg。

$$合理总能量摄入 = 67 \times 25（30）= 1700 \sim 2000kcal$$

（2）平衡膳食，合理分配糖类、脂肪和蛋白质的比例：在合理控制总能量的基础上，合理分配糖类、脂肪和蛋白质的比例。糖类应占总能量的 50%～60%，脂肪占总热能的 25%～30%，蛋白质的摄入量应占总热能的 15%～20%。提倡：①摄取多种多样的食物，以谷类为主，粗细搭配；②多吃蔬菜水果和薯类；③常吃大豆、豆制品和奶类；④常吃适量的鱼、禽、瘦肉和蛋类，总量大约每日 150g；⑤减少烹调油用量，吃清淡少盐膳食。

（3）谷类食物或主食摄取的选择：主食的摄取对维持神经系统和心脏的正常功能、增强耐力、提高工作效率等有重要意义。此外，糖类的摄取能刺激胰岛素的分泌，改善胰岛素抵抗，促进能量代谢平衡，长远看有利于控制血糖。以往医生在给糖尿病患者推荐的膳食中，糖类提供的能量仅占 20%，使患者长期处于半饥饿状态，大大降低了患者的生活质量，患者主要靠脂肪分解供能，这进一步增加了胰岛素的抵抗，反而使血糖难以控制。随着科学研究的深入，现在已改变了这种观点，对糖尿病患者逐步放宽糖类的摄入量，维持在 50%～60%的水平，只是强调要选择那些生糖指数低的食物，如粗加工的大米和全麦面粉、荞麦面、豆制品、大麦粉等。

（4）限制饮酒：饮酒常常伴随总能量摄入的增加，导致超重或肥胖，因此，糖尿病的预防及健康管理也应提倡限制饮酒。一般建议将饮酒量控制在每日 25g 酒精以内，大约相当于大瓶啤酒半瓶、50 度的白酒半两、葡萄酒 2 两。

2. 体力活动及运动 可消耗血糖、减少体内脂肪蓄积，增加全身肌肉组织和肝脏对胰岛素的敏感性，改善机体总的代谢功能，不仅是预防糖尿病的有效措施，且对控制血糖、血脂、血压及体重均有诸多益处。

对于糖尿病的高危人群和患者，不提倡剧烈运动，因其可引起血糖升高，增加运动风险，但太缓慢的体力活动，又达不到燃烧脂肪、改善机体代谢功能的目的。因此，科学的运动指导原则是：以每日散步等无氧运动为基础，加上每周 3 次以上的快走、慢跑等有氧运动。推荐每周消耗 2000kcal 左右能量，每天 200～300kcal。对体重为 60kg 的中年人，以 3.6km/h 的速度走 100min（约 1 万步）才能消耗 300kcal 能量。然而，对于上班族来说每天走 100min 是不太现实的。因此，现实目标为：以每天 30～40min 的散步为基础（约消耗 100kcal 能量），加上每周 3～4 次的快走或慢跑（有氧运动），每次用约 30min 走完 3km 左右（速度为 6km/h），一般会感到呼吸加快或微微出汗，脉搏数以每分钟 100～120 次为适宜。成年人进行体育锻炼，运动量要循序渐进，从轻度运动开始，逐渐加大运动量，但决不能勉强。

3. 减轻体重 超重（BMI 为 24～27.9）肥胖（BMI≥28）及向心性肥胖（成年人腰围男性≥85cm，女性≥80cm）是糖尿病最重要的危险因素。国内外各种大型研究都证明：超重和肥胖人群糖尿病发病风险高，患糖尿病的相对危险性随 BMI 增长而增长。肥胖被认为是代谢综合征的基础病变。因此，控制超重和肥胖、保持理想体重是糖尿病的预防及健康管理的关键。

能量过量和缺乏运动是造成肥胖的主要原因，因此，减轻体重的方法是减少能量的摄入和积极参加体育锻炼及适当的体力劳动。首先，应解决摄取过量的问题，改变相关的饮食习惯，如吃零食、吃夜宵、喜肥肉、吃甜点、吃饭快及吃饭过量等，均可能导致摄取过量。其次，为了加强体重管理，应提倡家中购买体重计，养成经常测量体重的习惯，随时控制体重。再次，减肥速度不宜过快，急速减肥容易反弹。合理的减肥应控制在每月 1～2kg 为宜，关键是要长期坚持。

4. 身心休养与心理辅导 近年来，经常有 40 岁左右的高层管理人士、商人、企业家，因日常生活节奏快、工作压力大，体检时才发现患有糖尿病。因此，在对生活节奏紧张人群开展健康教育时，要使他们正确认识事业、功名与健康的利害关系，除特殊情况外，保证每晚 12 点以前睡觉，每周至少休息 1 天，每年至少休 1 周以上的长假 1 次，以便身心得到最起码的休养。

糖尿病合并症多，损害多个重要器官，目前无有效的病因疗法，必须长期对症治疗，且治疗需要患者对每天每餐饮食的控制，往往要求患者改变多年的生活习惯，导致其生活质量下降。因此，一旦患上糖尿病后，患者都会产生不同程度的心理问题。常见的有过分焦虑和否认心理。焦虑情绪会加重患者的心理压力，引起血糖升高，血糖升高又会进一步增加焦虑情绪，形成恶性循环。此时，应向患者讲解糖尿病的科学知识：只有当血糖长期得不到有效的控制，才会出现合并症，若血糖控制得好，可大大地延缓合并症的发作，十几年甚至几十年不损害重要器官的功能。另一个心理问题是否认心理。患者在开始时因感受不到明显的症状，又不太了解其长远危害而产生。否认心理虽然开始对血糖控制没有直接影响，但它可以导致对健康管理和治疗的不依从，使血糖不能得到及早、有效的控制。对否认心理的人也应该用科学知识进行健康教育，并且推荐找专业临床心理医生，做认知心理辅导，使患者正确对待疾病，积极配合健康管理与临床治疗。

5. 高危人群定期检查 糖尿病的高危人群包括以下 7 类：①年龄≥45 岁者；②一级亲属有糖

尿病患者；③超重和肥胖者；④高血压患者；⑤高三酰甘油血症（TG≥1.7mmol/L）患者；⑥有巨大儿（4kg）分娩史或曾诊断有妊娠糖尿病者；⑦现在或曾是 IGT 或 IFG 者。对于高危人群，年龄>45 岁，若 FPG≥6.1 mmol/L（110mg/dl）需进一步做糖耐量试验（OGTT）；若正常，每年复查一次血糖。凡属高危人群者，每年做一次空腹血糖，必要时做 OGTT。

糖尿病患者治疗中一个不可缺少的环节是血糖监测，同时还要监测体重、血压、血脂等指标，了解病情的控制情况，以便根据病情调整治疗方案。

（二）糖尿病药物治疗

国际糖尿病联盟（IDF）提出了糖尿病现代治疗的 5 个要点。在我国，这 5 点被形象地称为糖尿病防治的“五驾马车”，分别为：饮食控制、运动疗法、血糖监测、药物治疗和糖尿病教育。糖尿病的防治策略强调全面治疗心血管危险因素，所以除积极控制高血糖外，还应纠正脂代谢紊乱、严格控制血压、抗血小板治疗、处理肥胖、戒烟和处理胰岛素抵抗等。具体的药物治疗措施是在以饮食治疗和合适的体育锻炼的基础上，根据病情选用药物治疗（略）。

（三）糖尿病高危人群及患者生活方式管理效果的监测与评价

对高危人群和糖尿病患者，健康管理的核心是长期将血糖控制在正常范围内。在控制血糖的同时，监测神经病变、肾功能、视网膜病变、冠心病和脑卒中等糖尿病的合并症，预防和延缓其发生。

生活方式管理如能将血糖控制在正常范围内，则不必用药；如不能有效地控制血糖，就应该使用降血糖药；如一般的降糖药仍不能控制血糖，则应该使用胰岛素。即使在药物治疗或使用胰岛素时，也应积极开展营养指导、减肥、运动干预和心理辅导，因为这些措施可加强与巩固药物治疗的效果。

血糖控制的指标主要有两个，即血糖和糖化血红蛋白（HBA1c）。

1. 血糖 血糖值受饮食、运动及应激等影响而有较大幅度的变化，一般以安静空腹时的检查值为标准，正常值为 6.1mmol/L（110mg/dl）以下（理想值为 5.6mmol/L 或 100mg/dl 以下）。餐后高血糖与糖尿病合并症的进展有关，因此，餐后 2 小时的血糖也是血糖管理的目标，正常值为 7.8 mmol/L（140m/dl）以下。低血糖的管理也比较重要，一般当血糖低于 3.3mmol/L（60 mg/dl）时，会出现饥饿感、头痛头晕、恶心、出汗等症状，这在节食减肥者、服用降糖药物和注射胰岛素的患者尤其常见。所以，在开展血糖管理时，高血糖和低血糖的管理同样重要。

2. 糖化血红蛋白（HBA1c） 是指与葡萄糖结合而糖化的血红蛋白占总血红蛋白的百分比。血糖值升高时，HBA1c 就会增多，而且一旦发生糖化就不会逆转，直到红细胞崩溃为止。因此，HBA1c 反映的是过去 1～2 个月血糖的平均水平，正常范围为 4.3%～5.8%，6.5%以上基本可以诊断为糖尿病。

血糖值很不稳定，且受诸多因素影响，需要频繁的测定，其上下波动常常引起患者情绪的波动和焦虑，而 HBA1c 反映的是过去 1～2 个月血糖的平均水平，测量一次可代表过去近 2 个月的血糖控制情况。因此，在已确诊的糖尿病患者的健康管理中，可使用 HBA1c 作为监测血糖控制的指标，测定次数少，患者的焦虑也轻，是方便而有效的方法。此外，HBA1c 也是人群糖尿病调查的较好指标，在先进国家已被广泛使用。目前在我国，由于对它的认识不足及价格较血糖测定高，还未被广泛使用。

糖尿病性神经病变和糖尿病肾病、糖尿病性视网膜病变，被称为糖尿病的三大并发症。对已确诊的糖尿病患者，应每年检测肾功能、眼底及末梢神经病变（尤其是足部的感觉），以便及早发现并发症并采取措施。

思考题

一、简答题

（1）简述当前我国慢性病的流行特点。

（2）简述慢性病流行的社会因素。

（3）慢性病筛查的原则和主要内容。

（4）试述慢性病的防控与健康管理措施。

二、案例分析题

展先生今年 45 岁，曾是一家世界知名跨国公司上海分部的总经理，但两年前那场突如其来的大病，不仅让他成了一个“药罐子”，还彻底断送了曾经属于他的美好前程。当时，作为一名高层管理人员的他，不仅工作忙，应酬也很多，隔三差五的山珍海味，使曾是大学足球队队长的他，变成了跑几步就气喘吁吁的“胖子”。一天，他在工作时突然感到胸口剧痛，被同事送去医院急救，确诊为心肌梗死，并在第一时间接受了冠状动脉介入治疗。他不明白为什么自己这么年轻，却得了老年人的病。医生告诉他，长期高脂、高蛋白质饮食加上久坐不动的生活方式，已经让他患上了高脂血症、高血压和动脉硬化。出院以后，展先生按照医嘱开始了新的健康的生活方式，感觉生活质量与健康人无异。

正当展先生为自己的奇迹康复感到庆幸时，医生却告诉他一个天大的坏消息，冠状动脉造影结果不妙！三支冠状血管中，两支狭窄超过 70%，一支狭窄接近 99%，有些地方狭窄虽不严重，但“绵延不尽”，去年新装支架的部位，再次出现了狭窄！

多支病变，重度狭窄，弥漫病变，支架内再狭窄！展先生被无情的事实彻底击垮，不禁潸然泪下。他不明白，为什么一年来的努力全都白费了!他饮食上严格遵照医生的要求，生活中积极体育锻炼，吃药更是成了每天必做的正事，为什么还是没能阻止病情的恶化?

为了寻找原因，心内科医生为展先生做了全面检查，甚至连他父母的情况也问得一清二楚。结果发现，除空腹血糖处于正常高限（6.1 mmol/L）外，其他各项指标均正常。一种不好的预感已在心内科医生头脑里浮现，糖尿病？不出所料，展先生的餐后 2 小时血糖为 11.2 mmol/L，很快，展先生被转至内分泌科，做了糖耐量试验，空腹血糖为 5.9 mmol/L，餐后 2 小时血糖为 11.8 mmol/L，确诊为 2 型糖尿病。难道糖尿病就是造成展先生病情恶化的“罪魁祸首”？

讨论：

（1）展先生的冠心病是否真的有何隐情?

（2）该案例给我们的启示有哪些?

（初 炜）

第十六章 卫生保健

☞ **学习目标**

掌握：卫生保健的概念、国内外卫生保健制度与策略。

熟悉：自我保健和家庭保健的定义、意义和方法。

了解：国际卫生保健机构的职责与作用。

案例 16-1

新加坡的全民健康覆盖

2015 年 2 月 10 日，世界卫生组织总干事陈冯富珍博士在全民健康覆盖问题部长级会议上的主旨发言：新加坡通过其高瞻远瞩的规划，实现了一流的卫生保健，卫生成果斐然可观，而费用则低于世界上任何其他高收入国家。在卫生保健最具成效的国家的第二次排名中，新加坡名列榜首，尤其在孕产妇和婴儿死亡率这两个最敏感指标，实现了真正意义的全民健康覆盖。新加坡的全民健康覆盖模式，很好地平衡了医疗卫生资源，充分发挥了市场竞争与国家调控的作用，形成终身健康保险，通过风险共担，建立家庭储蓄账户，形成了安全可靠的健康网络。新加坡的全民健康覆盖已经成为建设一个包容、关爱和进步社会的战略。

讨论：

（1）全民健康覆盖有何重大意义？

（2）从新加坡的经验，给我国的全民健康覆盖建设哪些深层次的启示？

健康已经成为新时期人类发展需求的基本目标，每个人都希望自己健康、长寿，有高质量的生活，追求健康已成为所有人的时尚。同时，人群健康状况也是衡量国家实力的重要标志，因此，推动世界范围内的卫生发展、保护和促进人群的健康，将是各国卫生保健的永恒主题。

初级卫生保健（primary health care，PHC）是指最基本的，人人都能得到的，体现社会平等权利的，人民群众和政府都负担得起的卫生保健服务。

阿拉木图会议报告和宣言认为：初级卫生保健是一种以切实可行、学术上可靠而又为社会所接受的方法和技术为基础的基本卫生保健，通过社区中个人或家庭的充分参与得到普及，其费用是由社会和国家以自力更生及自觉精神，在各个发展阶段所能承担的；它既是国家卫生体系和社会经济总体发展的一个组成部分，又是国家卫生体系接触的第一级，能使卫生保健尽可能接近人民的住所和工作场所；它是卫生保健持续不断进程中的起始环节。就国家而论，广泛实施初级卫生保健是每一个人的权利，人人有责任、义务参与初级卫生保健实施活动。就卫生服务发展方向而论，实施初级卫生保健是为全体公民提供最基本的卫生保健服务。

建立覆盖全民的医疗卫生保障体系，提高医疗服务质量和全民健康水平，控制医疗服务费用的不合理增长是世界各国的共同追求。据世界卫生组织 2015 年 12 月报道，目前，全球有 4 亿人无法获得一种或多种基本卫生服务；因自付卫生费用，每年有 1 亿人陷入贫困，有 1.5 亿人陷入经济困境；全球卫生总支出的 32%由人们自己支付；全民健康覆盖旨在让所有人都获得所需要的卫生服务，而在付费时不会陷入经济困境。为推进全民健康覆盖，世界卫生组织正协助各国加强本国的卫生系统，通过提供以人为本的高质量综合服务，满足重点卫生需求。在今后 20 年，为满足需求，将需要培训和部署 4000 万～5000 万名新的卫生工作者。

第一节 概 述

一、卫生保健制度的概念

卫生保健制度（health care system）是一个国家卫生事业的宏观反映，不同的政治、经济及文化，其卫生保健制度的特点不同。实际上卫生保健制度是国家和地区为解决百姓防病治病的综合性保障政策和措施，是政府对国家卫生事业实行宏观管理的一种形式，是通过卫生费用筹集、分配与支付及卫生服务提供途径实现的。

卫生保健制度分类方式有三种：①按照经济水平分为发达国家型、发展中国家型、不发达国家型三种卫生保健制度；②按照政治制度和经济水平共同分为自由企业型、福利国家型、不发达国家型、过渡型、社会主义国家型；③按照医疗费用的负担方式分为自费医疗、集资医疗、免费医疗三种卫生保健制度。卫生保健制度受社会政治制度、经济水平、历史条件、传统习惯、卫生服务的组织及现状等多种因素的影响，这些因素交互作用、不断变化，在不同时期影响不同。随着卫生体制改革的进一步深化，卫生保健制度要适应经济社会发展的需要，不断健全与完善。因此，卫生保健制度经历了自费医疗、自愿保险、社会保险、免费医疗逐层递进的发展模式。尽管卫生保健制度分类方式多种多样，但都是通过不同形式保障人群的健康，不是单一的形式，而是多种制度的融合，从而形成多维度、全方位的卫生保健制度及医疗保障体系。

二、卫生保健制度的基本模式

各国的卫生保健制度各具特色，没有完全一致的，但有许多共同的特点。依据世界卫生组织提出的卫生保健制度新分类方法（图 16-1），国家卫生保健制度主要模式为自费医疗模式、强制公共保险模式、商业医疗保险模式及储蓄医疗保险模式等，而真正意义的卫生保健制度是通过各种不同类型的医疗保险模式结合而成的混合体。

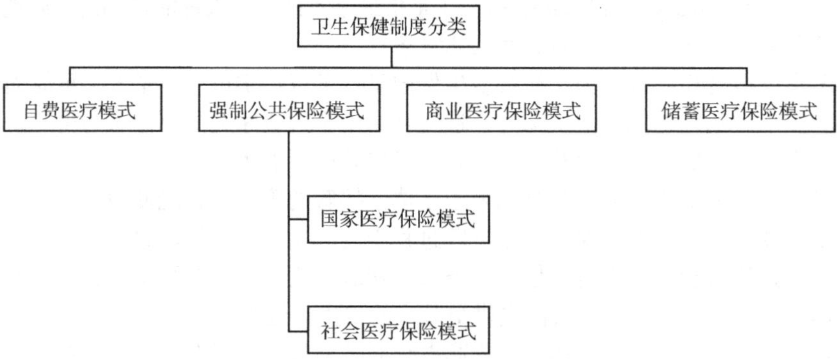

图 16-1 世界卫生组织保健制度分类

（一）自费医疗模式

自费医疗模式（medical expense），即患者完全依靠个人承担卫生费用，患者与医生之间完全是商品的交换，提供的卫生保健服务完全为盈利性质。目前，还没有一个国家是单一的自费医疗模式，我国在过去存在过这种模式，但也与公费医疗、农村合作医疗并存。在自费医疗模式下，低收入人群难以支付高额医疗费用，仅依靠政府的救助得到的卫生保健服务十分有限，而高收入人群相反会得到高质量、新技术、高层次的医疗保健服务。由于这种医疗模式造成医疗机构和医生是以营利为目的，会产生诱导需求，过分使用医疗技术、开大处方等，会造成资源的巨大浪费，导致卫生保健服务的公平性下降。

（二）强制公共保险模式

强制公共保险模式，即国家层面强制实行医疗保险模式，它包括国家医疗保险模式（national health insurance）和社会医疗保险模式（social health insurance）。国家医疗保险模式又称为国家卫生服务制度或政府医疗保险模式，是指国家或政府直接通过税收的形式筹集医疗保险资金，并由财政预算将资金拨付给有关部门或者医疗机构，对全体公民提供相应的卫生保健服务，公平性极好，因此，这种模式又称免费医疗保险模式，在欧洲的英国、瑞典、加拿大、澳大利亚、新西兰、爱尔兰、丹麦及北欧国家实行。社会医疗保险模式是指通过国家立法，按照强制性社会保险的原则和方法筹集、运用医疗保险资金，保证人群公平地获得适宜的医疗卫生保健服务的一种医疗保险制度。通过立法，强制实行，将社会与个人利益结合，促进卫生保健服务的公平性，保护弱势群体利益，在德国、法国、意大利、西班牙、日本、阿根廷、奥地利、比利时等国家实行。

1. 国家医疗保险模式 按照卫生费用支付方式不同可分为两种：一种是集成式，即卫生保健服务的提供者是国家的雇员；另一种是合同式，即卫生保健服务的提供者与政府之间是一种合同关系，卫生服务提供者是合同一方的当事人。

集成式是指医生为政府的雇员，医院为国家所有，医生和患者是在同一个集体中，由国家政府的职能部门进行管理。医生无论工作量多大，都是政府统一支付固定工资，医院的资金则是由政府每年按总额预算提供，依据预算资金进行卫生保健服务工作。无论医院提供服务量多少，都只能从政府拨付的资金中获得固定的收入，患者则获得免费的卫生保健服务。然而，患者是不能选择医生和卫生服务种类的，必须依照规定进行相关的保健服务。这种服务存在很多问题，一是卫生保健的提供方服务被动，因为医生和医院的工资及收入都与工作量没有关系，无论提供的卫生保健服务数量多少都不会增加薪资。二是患者要进行预约和排队，等待时间很长。三是总额预算是根据上一年的水平来进行测算，卫生保健服务的积极性和主动性差，工作效率很低，无法降低服务成本。

合同式则是为人群提供的卫生保健服务须与政府签订合同，在指定的医疗机构开展卫生保健服务。患者在接受卫生保健服务时，需要承担卫生服务中小部分费用或者不承担任何费用，政府与签约医疗机构是依据服务项目多少获得相应的经济补偿。提供的服务越多，获得的补偿越多。因此，这种合同式的卫生保健服务就会产生诱导需求，倘若让患者承担部分费用，会减少过度医疗情况发生，但患者会很难接受。

2. 社会医疗保险模式 社会医疗保险是通过法律手段，由企业和个人按照一定比例以税金形式缴纳保险费进行筹资。其本质是分摊疾病风险，一方面通过其成员的健康风险分担进行筹资，另一方面通过企业、家庭和政府筹资，筹资风险和不良健康状况风险由所有筹资者承担，也是实现全民覆盖的优选筹资机制，在公平性、互济性、约束性、效率性都具有很好的作用。

根据卫生费用的支付方式或者卫生保健服务的补偿方式不同，社会医疗保险又分为集成式、合同式、赔偿式。集成式和合同式与国家医疗保险模式相似，赔偿式的社会医疗保险模式下，患者已向卫生保健服务的提供者支付了费用，医疗保险基金应按相关规定核对费用明细后退赔给患者费用。这种方式管理成本过高，容易引起争议与诉讼，同时还会产生诱导需求现象发生。

（三）商业医疗保险模式

商业医疗保险模式（commercial medical insurance）是商业保险中人身保险的一个组成部分，是指商业保险机构根据医疗保险合同约定，以人的身体为保障对象，向投保人收取保险费，建立保险基金，对于合同约定的医疗事故因其发生所造成的医药费损失承担给付保险金责任的一种合同行为。商业医疗保险是营利性的、非强制性的、自愿性的，形式灵活多样，适合各种不同卫生保健服务需求。这种模式主要通过商业性自愿医疗保险方式来筹集卫生保健服务的费用，来自雇员和雇主的基金占商业医疗保险基金的大部分，且多数是由雇主承担大部分保险费。与社会医疗保险模式不同是，保险基金缴纳不是强制性，一般小雇主是不愿承担保险费的缴纳，因为相对其他保险模式的保险费用较高，没有雇主的雇员，可自行投保，但对于收入水平较低的雇员来说，商业医疗保险费用还是觉得很高，无力购买保险而导致无法得到相应的卫生保健服务。实行商业医疗保险模式的国家主要有美国和瑞士。按照卫生保健服务的补偿方式不同，商业医疗保险模式分为集成式、合同式和赔偿式三种。

近年来，商业医疗保险模式在私营的基础上将保险公司和卫生保健服务提供者的功能结合起来，形成新的统筹医疗服务模式，即管理型医疗保健（managed care）。集成式、合同式及赔偿式与上述国家医疗保险模式类似，区别在于强制性的程度不同而已。

（四）储蓄医疗保险模式

储蓄医疗保险模式（medisave health insurance）是依据法律规定，强制性地以家庭为单位储蓄医疗基金，通过纵向逐步积累，以解决患病就医所需要的医疗保险基金。新加坡、马来西亚、印度尼西亚采用这种卫生保健制度。法律上明文规定每个劳动者必须参加保健储蓄，依据年龄计算卫生保健费用的提取率，并以银行储蓄方式进行管理，筹资标准依据年龄来确定，35 岁以下者为本人工资总额的 6%，36～44 岁则为 7%，45 岁以上则为 8%，雇员和雇主各承担一半保险费。而储蓄账户只限于支付住院费用和少数门诊较为昂贵的费用，可以实行代际转移，家庭可共同使用一个账户。这种保险模式过分强调个人责任，缺乏横向积累，社会互助共济性差，公平性较低，效率性较高，对于低收入人群难以得到更好的卫生保健服务。

三、国外卫生保健制度

卫生保健制度是居民医疗保健事业的有效筹资机制，是构成社会保险制度的一种比较进步的制度，也是目前世界上应用相当普遍的一种卫生费用管理模式。纵观世界各国，每个国家都是依据自身的实际，结合复杂的健康需求，形成各具特色的卫生保健制度。很多国家不只是存在一种卫生保健制度，而是多种卫生保健制度并存，互为补充的医疗保障体系。现将英国、德国、美国、新加坡等代表性的国家的卫生保健制度做以简要介绍。

（一）英国卫生保健制度

1. 特点 英国实行的卫生保健制度是全民免费的国家卫生服务（National Health Service，NHS）制度，以健康需求为导向，为全体居民提供免费和医疗卫生保健服务，以其低成本、高效率著称世界。近年来，其支付制度也不断发生变革，目标是通过有效的经济激励提高服务效率和健康结果，鼓励服务提供者对服务模式进行完善和创新，提高资源配置效率，加强不同部门之间的合作以促进服务的整合，帮助服务委托方和服务提供方更好地进行财务规划以避免财务风险。

2. 卫生保健服务 英国政府要求每位居民需在一家诊所注册，注册后即可享受该诊所提供的免费初级医疗服务，经全科医生判定有转诊必要时可持转诊证明至相应机构继续接受相关免费医疗服务。居民可以自主选择在其住所周边的诊所（考虑到不便提供医疗服务，尤其是夜间服务，诊所可以拒绝接受距离较远的居民），且可随时更换诊所，但不可同时在多家诊所注册。当然，英国亦存在少量的私立医院，不在以上论述范畴内。

3. 支付系统 2011 年的英格兰新一轮医疗改革过程中，原来直接领导 NHS 的卫生部的管理职权下放给有关专业机构和地方政府，也不再直接负责对 NHS 的定价和支付。NHS England 作为全英格兰 NHS 服务委托的领导机构，通过将权力下放给各地的临床委托服务组织（Clinical Commissioning Groups，CCG）委托购买全国大部分的医疗卫生服务。NHS England 负责确定需要在国家的层面进行统一定价和支付的服务范围，而具体的价格制定原则、方法和过程则由 Monitor 负责，主要负责资金和财务监管，具体制定和调节医疗价格，制定医疗市场规则，促进医疗机构间的充分、公平竞争。

政府会定期与全科医生总会进行谈判协商，达成一份全国统一标准的合约，其内容主要包括全科诊所可获得的收入及获得收入的条件。其中第一部分收入称为总额预付（the global sum），约占全科诊所总收入的 65%，其数额与诊所注册居民数成正比（该比率可适当加权，加权计算公式全国统一，加权要素包括诊所所处区域经济状况、注册人群年龄、性别等）；而通过完成附加服务（additional service）达到绩效考核（quality and outcome frame，QOF）标准，全科医生将获得他们的附加服务奖励和绩效工资，分别约占总收入的 15%～20%。此外，CCG 由全科医师委派代表组成，属于地方团体，规模大小可自由搭配组合，CCG 负责管理用于向除全科诊所以外其他医疗机构采购医疗服务的财政资金。当转诊患者在医院接受检查和治疗后，所产生的费用由 CCG 支付，若其认为医院在操作过程中有过度医疗的嫌疑，可以拒绝支付该项费用。这在一定程度上起到了医疗监督作用。

4. 资金来源 主要以国家税收为主，其次是包括一定比例的国民保险、服务项目的收费及某些基金会、财团、宗教组织等捐赠的慈善经费等。

（二）德国卫生保健制度

1. 特点 主要分为法定医疗保险（statutory health insurance，SHI）和私人医疗保险（商业保险），两者相互补充。其中，SHI 为主干，属于社会医疗保险模式，SHI 强制性要求雇员参加，覆盖全国 91.5%的人群；私人医疗保险覆盖 8%左右的人群，主要是自由职业者和收入比较高的人参加，公务员因历史沿革等原因也参加私人医疗保险。按照德国法律规定，医疗保险基金征缴上体现共济性，年收入低于 53 550 欧元以下的雇员必须参加 SHI，超过这一收入标准的，可自主选择参加 SHI 或私人医疗保险。公务员由政府报销 60%～70%的医疗支出，其余部分可通过参保报销。医疗保险改革建立了不同人群间的医疗保险基金风险调节机制，医疗保险经办机构收取医疗保险资金后统一上缴到联邦医疗保险局，由医疗保险局根据风险平衡计算后将资金再分配给各医疗保险经办机构。SHI 全部实报实销，私人医疗保险一般来讲只报销 90%左右，不是全部。私立医疗保险对有些病必须缴纳一定期限后才能报销，而 SHI 的只要参保就可以报销了。

2. 卫生保健服务 德国医疗服务体系按功能大致划分为四类，各自的业务范围和分工比较明确。一是私人诊所，由开业医生自己筹资建立，大部分为全科医生，主要负责一般门诊检查、咨询等，通过提供医疗服务获得收入。私人诊所不提供住院服务，但允许借用医院的手术室和设备实施适宜的手术。二是医院，主要负责提供各种形式的住院治疗服务，除急诊外，不提供门诊服务，教学医院因研究和教学目的才设有门诊。三是康复机构，主要负责患者出院治疗后的康复工作。四是护理机构，主要负责老年人及残疾人士的护理工作。

3. 支付系统 德国医疗保险采取总额预算付费（diagnostic related group，DRG）的方式，具体而言：①对门诊的支付，分为两个环节：第一个环节是医疗保险疾病基金会对医师协会支付实行按人头总额预付；第二个环节是医师协会对诊所医师的劳务报酬支付采取服务项目积分法。②总额预算下的按病种付费（DRG）（为主）按床日付费和特殊项目付费。③对药品的支付，一般由保险机构与药店结算，住院用药采取 DRG 支付方式。

4. 资金来源 主要由投保人、雇主和国家共同承担交纳的保险费。企业雇员的投保，由雇主和雇员各交 50%的保险费，2014 年 SHI 保险费的缴纳标准为从业者个人收入的 14.6%，最高限额为每月 750 欧元，其中一半由个人承担、一半由雇主承担。雇主可自愿为员工增加保险费以获得更多的医疗卫生服务。有工作的人员若其配偶、子女无工作可不用额外缴纳保险费即享受同等保障。退休和失业人员个人继续缴费，雇主缴费部分分别从养老保险基金和失业保险基金中支付。对于小于 20 人的企业，当其雇员因病假或产假误工时，医疗保险经办机构可返还部分保险费，为小企业减负。

（三）美国卫生保健制度

1. 特点 是在高度自由的市场经济体制下建立的，大体可以分为公共医疗保险和私人医疗保险两大类型。美国的公共医疗保险制度主要包括老年和残障健康保险（medicare）医疗援助（medicaid）儿童健康保险（children's health insurance program，CHIP）其他保险（军人保险、印第安人健康保险）等。同时，美国的私人医疗保险制度非常发达，80%以上的美国人都购买了各种各样的私人健康保险产品，很大程度上弥补了公共医疗保险计划对特定人群享受医疗服务的限制，满足了不同人群不同层次的需要。私人医疗保险经常作为一种非工资福利，由雇主为雇员支付保险金（employer-provided insurance），也有人自行购买私人医疗保险。在美国，不少人同时参加公共医疗保险和私人医疗保险。

2. 卫生保健服务 美国于2009年通过可支付健康法案（Affordable Care Act，ACA），提出责任医疗组织（Accountable Care Organizations，ACOs）患者为中心医疗之家（The Patient-Centered Medical Home，PCMH）等新型卫生保健服务提供模式，促进卫生保健服务提供者内部整合。ACOs、PCMH 属于新型卫生保健服务提供模式，旨在提高医患信息的有效传递，加强医生间协同合作，建立病患责任制，避免重复医疗、错误医疗，控制医疗费用，为患者提供综合、协调、连续、安全、可及的卫生保健服务。

ACOs 由多个医生、医院及其他医疗机构自愿组建而成，在承担一定财政责任的前提下，为其负责的成员提供综合的卫生保健服务，最终达到降低医疗费用、提高服务质量、促进健康的目的。ACOs 中卫生保健服务提供者间畅通的信息传递，可以尽量避免错误医疗、重复医疗，杜绝医疗浪费。ACOs 在美国发展迅速，截止到2013年1月，美国已建立250多个 ACOs，为超过400万人提供高质、可及和协调的卫生保健服务。

PCMH 基于初级卫生保健和多学科合作的团队服务，结合电子信息系统、疾病管理、持续医疗质量提升、循证医学等理念，以患者为中心，为其提供预防、诊疗、慢病管理及心理疾病服务等综合医疗保健服务，促进患者健康。PCMH 虽然基于初级卫生保健模式，但是却区别于全科医生"守门人"制度，医生的诊疗推荐行为以医患双方信任为基础，即使患者的选择没有遵从医生意见，也不会受到医疗费用报销相关制约。PCMH 以患者为中心，强调患者体验、安全，越来越多地受到居民的青睐和欢迎，目前已经在美国30个州近50个项目中予以开展。

3. 支付系统 ACOs 建立医疗照顾资金结余共享项目（Medicare Shared Savings Program，MSSP），在 ACOs 绩效达到规定标准的前提下，如果项目资金有结余，则 ACOs 内的卫生保健服务提供方可以共同分享结余资金，如果出现赤字，也要共同分担。为降低 ACOs 成员的财政风险，美国医疗照顾和医疗补助服务中心（Center for Medicare and Medicaid Services，CMS）设立了5%～10%的财政损失封顶线。这种让服务提供方承担一定财政责任的激励模式，能够激发其控制医疗费用的主动性。PCMH 在传统按服务付费的基础上，增加以卫生保健服务协调度为导向的付费模式，促进了多元混合支付方式。ACOs 和 PCMH 在支付方式上做的改变，有利于精简不必要的卫生保健服务，控制医疗费用。

4. 资金来源 中央财政、雇主、雇员及居民个人承担保险费用。公共医疗保险费用主要由中央、州政府承担大部分，个人承担少部分或不承担。私人医疗保险费用由雇主及雇员承担，或者完全由个人承担。

（四）新加坡卫生保健制度

1. 特点 主要是在政府的主导下实行医疗储蓄（medisave）医疗保护（medishield）和医疗基金（medisfund）三种医疗保险形式，曾被誉为公私兼顾、公平有效的医疗保障制度。随着经济的迅速发展，人口老龄化加剧，政府在中央公积金制度的基础上，逐步使国民确立对自己健康负责的意识，而不是由国家和社会无条件地承担卫生保健服务费用，形成由个人、社会、政府共同承担医疗费用的机制。医疗储蓄是全国性并具有强制性的，由个人每月储蓄为自己及家人的卫生保健服务需求做好准备；医疗保护是通过保险方式由个人和社会共同分担重病医疗的风险；医疗基金则是由政府为贫穷和需要救助的人群提供医疗费用的一种保障制度。新加坡卫生保健系统形成了多元化且较为合理的筹资机制，促进资源的优化配置。

2. 卫生保健服务　新加坡实行双轨制卫生保健服务，政府提供非营利性卫生保健服务，私人医生提供营利性卫生保健服务，且分工明确。门诊主要在私立医院、开业医师、公立医院及社区卫生服务中心，而住院则主要在公立医院。公立医院需要预约，不能选择医生，等待时间较长且可以挑选不同等级的病房（A、B、C、D），政府给予由高到低的津贴；私立医院无需预约，便利服务，但住院时无政府补贴。基层卫生保健服务中80%由私立医院提供，20%由政府医疗机构提供。

3. 支付系统　医疗储蓄金只包括住院和选定的重大疾病门诊检查。住院的费用 80%由储蓄金支付，其余20%由雇主、保险公司或个人支付。保险的储蓄账户虽然属于个人所有，但有严格的提取限额和规定，超额部分由个人自理。同时也采用起付线、封顶线、共付比例等手段来遏制不合理的支付。

4. 资金来源　由政府、雇主及个人储蓄共同承担费用。储蓄的费用占工资收入的 6%～8%，雇主和雇员各占 50%，这项储蓄是免税的且按照平均利率增长。为避免医疗储蓄金余额过度积压，产生不必要的支出，医疗储蓄金的缴纳有最高限额。

视窗 16-1

西非的埃博拉疫情

截至 2016 年 1 月 14 日，受埃博拉疫情影响最严重的西非国家几内亚、塞拉利昂和利比里亚首次在至少 42 天内未报告任何病例。这意味着自 2014 年 3 月该组织获知并确认此次疫情以来，西非的疫情全部结束。数据显示，此次西非埃博拉疫情共计吞噬超过 1.13 万条生命，确诊和可能感染病例超过 2.85 万例。

世界卫生组织总干事陈冯富珍表示，发现和摧毁每条病毒传播链是西非里程碑式的成就，这取决于西非三国政府、英雄般的医护人员、地方和国际组织及慷慨合作伙伴的共同努力。

四、我国卫生保健制度

从新中国成立以来，卫生保健制度经历了早期的企业职工劳保医疗、党政机关事业单位公费医疗及 20 世纪 50～70 年代的农村合作医疗。这些卫生保健制度在计划经济条件下为全体居民健康提供了基本的医疗保障，起到积极的促进作用。但是，随着经济社会的发展，原有的制度存在很多弊端，中国一度出现居民看不起病的现象。因此，中国借鉴了发达国家及发展中国家的卫生保健制度，结合我国的实际，进行了多层次、全方位的卫生保健制度改革，使得中国的卫生事业取得了辉煌的佳绩，人群的健康水平得到了明显改善，人均寿命有了明显提高。根据世界卫生组织 2015 年《世界卫生统计报告》显示，全球人口平均寿命为 71 岁，其中男性 68 岁，女性 73 岁。而中国人口平均寿命为男性 74 岁，女性 77 岁，比 2010 年提高 1 岁。

1. 特点　中国基本医疗保险具有广泛性、共济性、强制性和自愿性相结合的特点。广泛性是指有单位和职工，不论是国家机关、企业单位，还是私营企业、个体劳动者，都在基本医疗保险的范围之内。共济性是指所有用人单位和职工按规定缴纳了医疗保险费用后，一旦生病住院或患长期慢性病，医疗费用由统筹基金按比例报销。医疗费用的风险由全部参保单位和人员共同分担。强制性是指按照法律规定，城镇职工必须参加医疗保险，城镇居民和农村居民采取自愿的形式，因此它不同于任何商业保险，既有强制性又有自愿性。

目前中国已经建立了由城镇职工基本医疗保险、城镇居民基本医疗保险、新型农村合作医疗、城乡医疗救助制度、补充医疗保险构成的多层次、全方位的完整卫生保健体系。2015年，我国城镇职工基本医疗保险、城镇居民基本医疗保险、新型农村合作医疗三项基本医疗保险参保人数超过13.2亿，参保率为96.5%。

2. 卫生保健服务 从目前我国医疗保障制度的发展情况来看，城镇居民基本医疗保险与新型农村合作医疗已经没有任何差异，城镇职工基本医疗保险与医疗之间还存在较大的制度差异。居民要按医疗保险规定的定点医疗机构就诊，实行逐级诊疗的方式，不同等级的医疗机构报销比例不同，医疗保险明确医疗定点机构的权利、责任和义务，简化审批手续，系统推进按人头付费、按病种付费、按床日付费、总额预付等多种付费方式相结合的复合支付方式改革，建立健全医疗保险经办机构与医疗机构及药品供应商的谈判协商机制和风险分担机制，推动形成合理的医疗保险支付标准，引导定点医疗机构规范服务行为，控制医疗费用不合理增长。

通过支持参保居民与基层医疗机构及全科医师开展签约服务、制定差别化的支付政策等措施，推进分级诊疗制度建设，逐步形成基层首诊、双向转诊、急慢分治、上下联动的就医新秩序。为了进一步实现健康中国的战略，中国政府健全医疗保险体系，继续加大力度实行分级诊疗，强基层、补短板，提高医疗服务质量，使人民群众有更多的获得感。

3. 支付系统 医疗保险基金重点用于参保居民的住院和门诊大病的医疗支出，有条件的地区可逐步试行门诊医疗费用的统筹。根据就医的机构不同，合理制订起付线、支付比例和最高限额。

4. 资金来源 由政府、单位及个人共同承担。城镇职工筹资标准为职工工资的8%（单位6%，个人2%），有些地方政府财政提供一定的补贴，单位缴费的60%纳入社会统筹基金，其余列入职工个人账户。同时城乡居民医疗保障水平明显提高，新型农村合作医疗和城镇居民基本医疗保险政府补助2015年每人380元，个人缴费为人均120元。

第二节 自 我 保 健

案例 16-2

广州城乡居民医疗保险制度

2015年，广州实行新医疗保险政策变化如下：①城镇居民和农村居民医疗保险统一。②缴费标准也统一缴纳152元。③居民医疗保险与大病保险相互融合，不用额外增加缴费。④医疗保险与大病保险的报销最高限额为36万元。⑤报销比例有所调整。门诊（药费）：在社区或基层就医可报销80%；转诊、急诊可报销50%，每年限额1000元；门诊慢病：基层报销70%，其他报销70%，每月限额一个病种50元（最多选3个病种）。住院检查费用限额：一级为500元、二级1000元、三级1500元。住院费：一级医院起付线300元，报销比例85%；二级医院起付线600元，未成年人、在校生可报销75%，其他居民为70%；三级医院起付线1000元，未成年人、在校生可报销65%，其他居民为55%。住院报销的封顶线为人均收入平均数的6倍，约20万元。若发生大病，个人支付费用全年累计超过1.8万元以上费用，由大病保险金支付50%；个人支付费用全年累积超过医疗保险统筹基金最高限额以上部分的费用，由大病医疗保险支付70%。医疗保险与大病保险2015年度最高可报销36万元。

讨论：

（1）依据上述制度，请你计算一个在校大学生年龄为20岁，2015年因患恶性肿瘤在广州市三级医院住院治疗费用为15万元，个人将承担多少费用？

（2）城乡统一医疗保险制度解决哪些关键问题？

一、自我保健的概念

世界卫生组织曾指出："自我保健是个人、家庭、邻里、亲友和同事自己进行的卫生活动。"自我保健中的"自我"，从狭义上讲是指自己，而从广义上讲不仅指个人，也包括家庭、邻里、亲友、同事和社区。自我保健就是自己运用一些医疗保健方法和措施，来维护和增进自身的健康，也就是利用自己所学习和掌握的医学知识、科学的保健养生方法、简便易行的治疗和康复手段（如心理卫生、营养、运动、生活调理、传统医学和药物等自我保健方法），在不住医院、不依赖医生和护士的情况下，依靠自己和家庭或周围的力量，对自身进行自我观察、判断、治疗、护理和预防，同危害自己身心健康的不良习惯、疾病和衰老进行斗争，逐步养成良好的生活方式，建立起一套适于自己身体健康状况的养生方法，达到健身祛病、预防疾病、推迟衰老和延年益寿的目的。

自我保健属于自我保健医学范畴，是在临床医学（第一医学）预防医学（第二医学）和康复医学（第三医学）的基础上，进行自我防护并倡导科学的自我保健，故将自我保健医学称为第四医学。实际上，自我保健是将"医疗、预防、康复和保健"合为一体的综合性保健措施。

祖国医学把一切增强体质、预防疾病、延缓衰老、增加寿命的措施称为"养生"，事实上养生保健是自我保健的一个重要组成部分。养生保健中提出的精神调摄、饮食有节、起居有常、不妄劳作、形体锻炼、保健按摩、药物养生等方法都是至今自我保健中所应倡导的保健措施。

二、自我保健的重要性

要想获得自身的健康，不仅患病时需要自我保健，就是健康时也需要重视和加强。

1. 自我保健是提高健康水平和实现健康长寿的一种有效手段 现代医学实践证明，自我保健是提高中老年人生活质量、健康水平和延长寿命最为理想的手段。影响人类的健康因素很多，除先天的遗传因素外，社会因素、自然条件、生活方式、营养、运动、医疗条件等后天因素都与之有重要的关系，正像世界卫生组织提出的，人类健康 60%取决于生活方式、15%遗传因素、10%社会因素、8%医疗因素、7%气候因素。

视窗 16-2

自我调理与保健

孙思邈主张："安身之本，以资于食。"《素问·上古天真论》："上古之人，其知道者，法于阴阳，和于术数，饮食有节，起居有常，不妄作劳，故能形与神俱，而尽终其天年，度百岁乃去。"从这段话可以了解到，自古以来，中医都很重视自我调理与保健。

2. 自我保健是预防疾病和早期发现疾病的主要措施 由于自我保健能充分发挥个人在保健中的作用，所以能够改变心理和环境等因素对健康的影响，尤其是不良的生活方式和行为。这种由于个人造成的危险因素，只有通过自我保健才能根本消除。自我保健还可以通过合理膳食、坚持运动、培养良好的心理素质、和谐的人际关系等措施，预防某些疾病的发生。因此，自我保健可以起到医疗技术或药物所不能起到的作用。自我保健可以利用自己掌握的医学常识，通过自我观察，可发现异常征兆和危险信号，可为医生诊断提供重要的线索，有利于早期发现疾病，为早期治疗创造良好的条件。

3. 自我保健是促进患者早日康复的重要方法 一个人一生中任何时间都可能生病就医而成为患者，患病后可根据医嘱制定一套自我康复保健计划，进行有针对性的治疗和康复锻炼，有利于疾病早日痊愈。患有某些慢性病（如冠心病、高血压、糖尿病等）的人群，可通过自我保健提高治疗效果，同时可以预防或推迟某些并发症的发生。在与疾病斗争中，通过自我保健又可增长医学知识，累积治病防病经验，并可形成一套适于自己健康状况的健身方法和养生之道，对防治疾病将起到重要的作用。

4. 自我保健是解决人体“第三状态”最佳的途径 经常饮酒、吸烟、大量饮用浓咖啡、不合理膳食习惯、不良的生活方式、夜班工作者、脑力劳动者、经常处于紧张繁忙状态的人，常会出现头晕、头痛、食欲缺乏、兴奋、疲倦、失眠、焦虑、皮肤干燥，还会有人表现为神经衰弱、低血压和低血糖，表现出头昏、抑郁、烦躁等症状，这种情况医学上称为“第三状态”，既不是健康，也不是患病，而是介于健康与疾病两者之间的过渡状态。这种人常有明显的症状，而检查时又无明显的器质性改变。自我保健是解决第三状态的关键性措施，可以阻止第三状态向疾病转化，促使第三状态者向健康方向转化。

5. 加强自我保健是防止英年早逝的重要措施之一 近年来，一些对国家有特殊贡献的专家和中年知识分子过早地离开人世，令人担忧。据调查了解，他们早逝的主要原因是工作繁忙、紧张、超负荷运转、缺少运动、不良的生活习惯、不善于科学的安排工作和生活、缺乏自我保健意识和知识，忽视一年一度的健康体查等。当身体出现异常危险信号时，不能加以识别和重视，从而贻误治疗时机，常会造成严重的后果。只有提高自我保健意识，重视和加强自我保健，配备必要的医疗物质条件，才能够预防某些疾病的发生发展。

6. 自我保健是实现“人人享有卫生保健”目标的必由之路 要提高全民健康素质，才能实现上述目标，使大多数老年人能“度百岁”“享天年”。实现健康长寿，只靠少数医院的医务人员是办不到的，必须从每个人和每个家庭做起，重视和加强自我保健，这也是社会发展和人民生活水平提高所必需的，这样才能提高全民的健康水平，实现大自然赐予人类的最高寿命。

三、自我保健的方法

为实现健康中国的战略，形成健康为人人、人人为健康的氛围，必须突出强调以人的健康为中心，通过综合措施、实现健康发展的目标，最重要环节就是学会自我保健。自我保健侧重于提高个人、家庭的自我心理调适，提高社会心理素质和社会适应能力，建立身体、心理和社会适应的全面健康意识和健康行为；侧重于致病因子出现之前的临床前预防，即三级预防中的第一级预防，以推动个人、家庭及社区消除不良卫生习惯和生活方式。

（一）更新健康观念，增强自我保健意识

疾病控制的关键在于预防，而预防的关键就在于自我保健。准确地领会健康的完整概念是进行自我保健的前提，只有真正理解其内涵，才能重视健康的价值，从而树立正确的健康观念，把健康当作全社会的共同责任和义务，才能做到对他人和自己的健康负责。更新健康观念、增强自我保健意识、开展自我保健是一项全社会的系统工程，它需要各级政府、部门、相关科研院所及高校积极倡导和参与支持，发挥卫生预防部门的主导作用，加大媒体、广播、电视宣传力度，组织各种健康知识宣传活动，通过丰富多彩的健康教育形式，更新人群的健康观念，增强自我保护意识。

（二）矫正不良习惯，养成良好生活方式

不良的行为习惯是健康的大敌，因此纠正不良行为习惯是自我保健的重要内容之一。不健康的生活方式具体表现有很多：①泡吧、卡拉 OK 等都市夜生活。酒吧和卡拉 OK 厅里由于吸烟、大量饮酒引起污浊的空气和噪声并不是养精蓄锐的好地方。如果经常夜半还在外面奔波，久而久之，不仅不能缓解压力，还会造成身体损害。②网络生活。由于现代人的工作大多需要电脑，长时间上网不光会对眼睛造成伤害，计算机射线经年累月地在身体里蓄积，同时久坐不动更有肥胖

的隐患，也会对血液系统造成伤害。③空调生活。空调病也是现代都市病之一，不少面部神经麻痹、脑血管病都是夏季的人造凉风惹的祸。即便是冬日的暖风，危害也不小，造成风湿性关节炎的恰恰是暖风而不是人们想象中的冷风。另外，忽冷忽热、封闭的环境，也为各种呼吸道疾病提供了土壤。④瘦身生活。瘦身衣的过度包裹，容易使腹腔内的肾、脾等器官受到压迫，使内脏及神经系统长期处于紧张状态，导致胃肠功能降低，消化系统功能减弱。⑤排毒生活。部分生活优越的爱美人士用断食的方法排毒，断食后会引起很多疾病。⑥防晒生活。很多人特别注意防晒，但是研究表明，适当的晒太阳会使人体内产生维生素 D，可以有效预防骨质疏松症等疾病。因此，要纠正上述的不良行为生活方式，就一定要戒烟、限酒、饮食起居要定时、定量，接受大自然给予的馈赠，少吹空调，经常晒太阳，计算机工作后经常做些户外运动，从而养成良好健康的生活习惯。

（三）注重膳食营养，形成科学进食习惯

很多疾病都与膳食有关，特别是随着人们生活条件的改善，物质生活水平不断丰富，由于饮食不当而导致的疾病的发病率呈现上升趋势。不良饮食习惯可以伤身致病，如饮食不足、过饥过饱、过冷过热、暴饮暴食、偏嗜偏废、饮食生冷、不良进食习惯、饮食不洁等，均可导致疾病的发生。饮食不足，特别是蛋白质和热能的缺乏，使机体处于负氮平衡，不断消耗体内蛋白质而转化为热能以供需要，这就会引起代谢紊乱、生长发育障碍、免疫功能低下，导致恶性营养不良的发生。饮食过量，不仅因胃肠负担过重而影响消化吸收功能，而且可导致营养过剩引发疾病。过食肥甘，营养失去平衡，某些营养素过剩，在体内堆积并造成代谢紊乱，可产生高脂血症、高血压病、糖尿病、肥胖症等。饮食偏废，由于某些营养素的不足，是造成各种营养素缺乏症的原因之一。饮食偏嗜，同样可以造成营养素缺乏症及某些营养素过剩或影响各器官功能。如爱吃零食的人，胃肠功能容易紊乱，而由于零食多含糖类和脂肪，缺少蛋白质和维生素，可造成营养不良或维生素缺乏症。又如偏嗜咸食的人，可引起高血压或因肾脏负担过重，而引起水肿。不洁食物是食物在生产、加工、储存、运输、销售中受污染，被细菌、霉菌、有毒化学物质及各种毒素污染的饮食，可引起各种食物中毒。所以合理营养和平衡膳食是预防疾病的重要措施，因此，合理的膳食结构为食物采取多样，谷类为主，粗细搭配；多吃蔬菜水果和薯类；坚持吃奶类、大豆或其制品；常吃适量的鱼、禽、蛋和瘦肉；减少烹调油用量，吃清淡少盐食物；三餐分配要合理，不要过量，也不能过少；保证足量饮水。

（四）坚持参与锻炼，提高身体健康状况

体育锻炼是一种非常具体的自我保健方法。体育运动能改善人体神经系统的生理功能，经常从事体育运动可使人体中枢神经系统的兴奋和抑制更加集中，从而改善神经反射过程的均衡和灵活性，提高大脑的分析、综合能力，使人体能够适应外界环境的变化，并能改善中枢神经系统对内脏器官的调节能力，增强人的体质和健康水平。

体育运动能提高人体心肺的生理功能。经常从事体育运动的人，其心肌细胞能获得更充足的氧气及营养物质的供应，因而使心脏细胞产生营养性肥大，使心脏重量增加，容积增大，搏动有力。

体育运动能改善体内物质代谢水平，减少脂质在血管壁的沉积，保持和增强血管壁的弹性，促使体内脂肪的消耗，并能使具有保护性作用的高密度脂蛋白增加，这些对预防心血管疾病都是十分有益的。对呼吸系统来说，从事体育运动时，由于肌肉活动需要更多的氧气，促使呼吸次数增加，呼吸加深，肺通气量大大增加。同时可以使呼吸肌的力量增大，胸廓的活动性增强，有助于预防呼吸道疾病的发生。

体育运动能增强人体运动系统的功能。体育运动可使骨骼的骨密质增多，骨壁增厚，骨松质排列有序，并能延长骨化时间，从而增加骨的抗压和抗扭曲的能力。体育运动能使肌肉力量增强，并能使关节变得灵活、坚固，使人体健壮、健美。

此外，体育运动对人体其他系统也有良好的作用。在体育运动过程中，消化系统由于增加了机械摩擦，能促使其消化吸收的能力增强；体育运动能使泌尿系统的吸收和排泄功能更为完善，营养物质吸收得更彻底，代谢废物排除得更干净；使内分泌系统的内分泌活动更旺盛等。因此，科学技术越进步、人类社会越文明，就越要提倡体育运动，体育运动是促进人类健康长寿的强大推动力。

（五）加强心理调适，增强应激反应能力

心理因素对健康的影响，已经得到了广泛的承认。现代生活的节奏，工作、就业、升学等竞争给人群带来极大的心理压力。过于强烈的心理刺激或持续较长时间的心理压力，很容易使身心健康产生障碍。因此，经常性思想教育容易形成健康心理意识。交流谈心内容可以涉及心理健康、安全防护和卫生常识等多个方面。心理健康常识较好，对自身的心理情况有较为准确的认识，面对挫折困难就能保证良好的心态。虽然应激是不可避免的，但做好思想准备，在应激面前就不会束手无策。主动地去应对、正确认识应激对自己的影响。建立正确的人生观价值观可以产生积极向上的应激反应。在社会支持网络中，就存在着个体与群体的关系。要真正发挥社会支持网络的作用，就必须摆正个体与群体与社会的关系，而这取决于一个人的人生观和价值观。增强心理应激能力要注重良好行为习惯的养成，培养广泛的兴趣爱好，与他人建立良好的人际关系，常以赞赏的眼光看待自己，不以过高的标准苛求身边的每一个人，学会忘记过去的失败和别人对自己的伤害，避免过分的自责。当不良情绪来袭时，尝试用其他事情来分散和转移注意力，不随意夸大事情的严重性，尽可能做到大事化小，小事化了，学会忽略某些对自己不利的事情，以避免因此而引起的不良情绪体验。学会利用社会支持网络减轻或缓解不良心理状况及压力，促进健康。

（六）注重社会支持，培养社会适应能力

个人的社会支持网就是指个人能借以获得各种资源支持（如金钱、情感、友谊等）的社会支持网络，通过社会支持网络的帮助，人们解决日常生活中的问题和危机，并维持日常生活的正常运行。良好的社会支持网被认为有益于减缓生活压力，有益于身心健康和个人幸福。社会支持网的缺乏，则会导致个人的身心疾病，使个人日常生活的维持出现困难。因此，协调个人周围的社会关系，对于适应社会起到重要作用。

四、自我保健的要求

通过自我保健，要达到三个方面的变化。

1. 生理调节 坚持适量运动、合理营养和有规律的生活制度，保持旺盛的生理功能，促进健康，预防疾病。

2. 心理调节 心理上能进行自我控制和自我调试，保持健康的心理和稳定乐观的情绪，适应外界环境变化，提高社会适应能力。

3. 行为矫正 不良生活行为有 70 多种，行为矫正就是改变危害健康的行为。从矫正策略而言，一是从小抓起；二是提高全社会的健康素养；三是采取积极的行为矫正措施。行为矫正可分为三个阶段：①行为动机阶段：依靠健康教育使人们认识到不良行为对健康的危害，产生对其矫正的意念，并主动掌握矫正方法；②行为改变阶段：采取措施，减少或停止不良行为，这一阶段存在着多次反复的可能，为一不稳定阶段；③维持阶段：不良行为不再复发，为一长期稳定阶段。

第三节 家庭保健

案例 16-3

儿童意外伤害——遗弃

2013 年 6 月 21 日上午，南京江宁泉水新村，民警发现两个女孩死在家里，尸体已经腐烂，两个女孩分别是 2 岁和 4 岁。据邻居透露，两个小孩的父亲犯罪被抓，警方每个月补助两个孩子 800 元钱，孩子母亲拿了钱不管孩子，两个孩子可能是被饿死的。

专家认为：我们能做的是，在呼吁细化和规范《未成年人保护法》的同时，尽快出台虐童罪的法律层面界定。同时不断呼吁社会加强对弱势群体的人道关怀，不要让危害孩子的任何犯罪一演再演。

国外条例：从中世纪开始，一些西方国家便开始确立儿童保护“国家家长”的原则，这种理念演变为近代以来“国家亲权”的法律原则，即国家才是儿童的最终监护人，如果父母不能监护好孩子，国家有权力也有责任接管父母的监护权。因此，在欧美国家的孤儿院，不但收留那些被父母遗弃的孤儿；那些因家庭暴力或父母被剥夺监护资格的儿童，也会被政府机构强制带到孤儿院。

资料来源：腾讯健康网，健康焦点 2013-07-01，第 22 期

讨论：

请你从家庭保健的角度分析如何预防儿童意外伤害的发生？

一、家庭保健的概念

家庭（family）是社会最基本的单位，是人们的主要生活场所。家庭是通过生物学关系、情感关系或法律关系联系在一起的一个群体。家庭保健（family care）则是以家庭为单位的护理，指社区保健人员为帮助家庭成员预防、应对、解决各发展周期的健康问题，适应家庭发展任务，获得健康的生活周期所提供的帮助。家庭在预防疾病、增进健康方面起着重要作用。

二、家庭保健的主要作用

1. 是提高家庭成员健康水平的重要手段 开展家庭保健，有利于促进家庭成员养成健康的生活方式、良好的卫生习惯、合理的饮食营养和健全的人格心理。

2. 是促进家庭功能完善的有效途径 家庭保健能发挥家庭在卫生保健方面的功能，包括生活方式、疾病预防、医疗行为、疾病照顾等方面，保护和增进家庭及其成员的健康。

3. 是落实卫生保健的基本措施 家庭保健在实现“人人健康”这一愿望和目标中，无论是初级卫生保健，还是开展社区卫生服务，均占有重要地位，必须把卫生保健落实到家庭。

三、家庭保健的方法

（一）建立家庭成员健康档案

家庭健康档案的建立不仅是社区卫生服务和家庭医生服务的依据，也是对社区居民进行动态

管理最好的工具。档案包括家庭成员的基本情况、家系图、卫生保健记录、家庭的主要问题及成员的相关健康资料。

（二）开展家庭健康教育活动

家庭健康教育的主要内容应包括家庭与健康的关系、家庭保健的意义、家庭环境卫生、心理卫生、卫生保健习惯、饮食营养卫生、衣着卫生、家用电器卫生、简单的防病治病知识等。提高家庭成员的卫生保健意识，培养良好的卫生保健习惯，改变不良生活行为方式，提高健康水平。为使家庭保健有效开展，理想的模式是每个家庭应有一名家庭保健员。家庭保健员的职责是担负整个家庭的健康教育和卫生保健工作。家庭保健员应经过培训，学习、掌握和运用相关家庭保健的知识，保健器械与常用药物的使用方法和注意事项及急救知识等。

1. 家庭环境卫生教育 整洁、安静、舒适的家庭环境，有利于保护和增进健康。健康的室内环境主要是指无污染、无公害、可持续、有助于消费者身体健康的室内环境。室内环境的建筑、设计和装饰，不仅要满足消费者生存和审美的需求，还要满足消费者的安全、健康需求。

（1）住宅建设方面：具体包括居民的选址，住宅周围的环境布局，给水与排水设置、住宅的通风、采暖卫生要求及室内的采光与照明要求，绿化美化要求，农村的厕所与畜禽圈所位置，庭院的布置等。

（2）住宅装修方面：涉及室内装饰材料的选择，家庭厨房、老年居室、儿童居室的布置，居室色调和灯具的选择，床位和家具的合理摆放等。

（3）家庭室内外卫生方面：具体包括居室空气消毒的物理、化学、生物等方法，测试和调整居室微小气候的方法；保证厨房、卫生间和庭院卫生的方法；警惕厨房污染、卧室污染、噪声污染、化妆品污染、吸烟污染等。

2. 生活方式教育 主要指人们日常家庭活动中，涉及经济、精神文化、社会交往等方面较稳定的行为模式，包括人的衣、食、住、行、娱乐等方面。

（1）饮食行为知识教育：平衡膳食是健康的重要环节，食品的种类、数量、质量、卫生状况及不同膳食方式都与健康紧密相关。而饮食行为知识教育是生活方式教育的重要内容，主要包括营养知识、食品卫生知识、烟、酒、茶及其他饮料知识教育等。

（2）生活起居习惯教育：合理地安排起居作息，妥善处理生活细节，保持良好习惯，建立符合自身生物节律的活动规律，早睡早起对学习、健康都有重要影响。起居教育包括：居室的卫生要求，起居时间，冷暖调节适度的床上用品，有利的睡姿，不同年龄人群起居注意事项及洗漱要求等。

（3）娱乐、休闲方式教育：娱乐、休闲活动不但对社会有影响，而且对人们的心理和情感也有影响。适当的娱乐活动能减轻压力、放松心态，有利于人群身心健康。休闲、娱乐教育的目标为培养休闲、娱乐行为价值判断的能力；选择和评估休闲、娱乐活动的能力；决定个体目标和休闲、娱乐行为标准的能力；合理运用闲暇时间重要性的理解能力。因此，家庭中不能忽视这方面的教育。

（4）体育活动教育：许多慢性非传染性疾病的发生与缺乏体育活动所导致的肥胖有关，因此，体育锻炼教育也是家庭健康教育的重要部分，是现代生活中重要保健方法之一。家庭体育活动要遵循因人而异、合理安排、循序渐进、持之以恒、科学安排、劳逸结合、勤做准备和整理活动、安全第一、讲究卫生的原则。可以进行跑步、慢走、爬山、游泳、各种球类、武术等活动。

3. 心理健康教育 心理健康是指个人能够充分发挥自己的最大潜能，以及妥善地处理和适应人与人之间、人与社会环境之间的相互关系。随着科技的进步、经济的发展，现代社会环境急剧变化、竞争激烈，人们普遍承受着比以往重得多的心理压力，各种心理障碍和心理疾病的出现也比过去频繁，威胁着人类的幸福和社会的发展。社会的现代化程度越高，发展速度越快，人类的心理健康问题也就越突出。在全社会进行心理健康教育势在必行。家庭，是社会最基本的细胞，除了具有生物功能、养育功能、生活功能、社会功能之外，还有一个主要功能就是满足家人的心理需要。父母保持健康的心理状态，并且对孩子进行心理健康教育是促进孩子健康发展的重要环节，是社会发展的必然要求。家庭心理健康教育对孩子的成长具有无可替代、特别重要的作用。

心理健康教育的总体目标就是培养人的良好心理素质，使人的发展达到最优化水平。而家庭心理健康教育的重点是培养孩子良好的认识世界、珍爱生命、关爱社会、感恩人生、创造生活的心理素养。教育内容可从以下几个方面进行：①心理健康的标准、心理咨询办法。②婴幼儿的心理卫生，独生子女的心理教育，中小学生心理教育，良好心理素质的培养方法，逆反心理问题的处理办法，青春期心理教育。③溺爱造成的心理危害，夫妻心理相容的条件，父母与子女心理相容的条件；女性月经期心理表现，妇女孕育期的心理状况。④中年人、老年人的心理特点及面对困难与挫折等对健康的危害等。

4. 疾病防治知识教育 疾病防治教育的目的是为了提高家庭成员自我保健的能力，预防疾病能力、急救处理能力及家庭护理能力。具体内容包括：①家庭护理常识：掌握一些基本家庭护理和用药知识，如慢性非传染性疾病、外伤等家庭护理方法，褥疮防护，冷热敷，体温测量，脉搏计数，血压计使用，小孩玩具、奶瓶、衣服及被褥消毒等相关知识的教育。②用药常识：药品批准文号及有效期，药物和各种剂型，药物不良反应，正确掌握用药剂量，失效药物的特征，常备药的收藏保管，旅游用药须知，服用补益、营养药的注意事项，中西药的服用方法，煎制中药的方法，忌乱用未经验证的秘方、偏方，注意药物搭配的禁忌，滥用药物的危害，烟、酒、茶对药物的影响等。

5. 生殖与性教育 家庭在对孩子的性教育中有着不可替代的作用。因为孩子一出生，首先接触的是父母、家庭。儿童大部分时间是在家庭度过的，是在父母的照顾、教育下成长的。因此，家庭环境及父母平日的言谈、举止、教育对子女有着潜移默化的影响。父母对于性问题既要成为学习者又要成为重要的教育者。

（1）孩子出生后，无论性别如何，在取名、着装、生活用品的选择上都不应混淆，以免孩子从小对自己和他人形成性朦胧意识，从而影响孩子的性取向。期望孩子是父母所盼求的性别，或双亲偏爱男孩或女孩，或有意地把女孩扮男装或将男孩扮女装，均会影响孩子的性自认，导致后来性格和行为上的改变。

（2）当孩子能听懂言语时，家长应把性教育贯穿在日常生活中，如在洗澡、着装、修整发型及玩具选择等方面要有明确的性别区分。还可通过书报、画册、影视、讲故事等去引导孩子观察动物、植物的生长和繁殖，使孩子对生殖产生一种自然的认识，从而使他们接受大自然，热爱人类，认识生命本质，使性自认得以完成。

（3）自由探索自己的身体是健康性教育的良好开端。父母在家庭生活中，要选择适当时机，如洗澡、睡前等，很自然地让孩子认识自己的身体，尤其是要孩子认识到生殖器官与人体其他器官一样并不神秘，而且引导孩子要保持自体清洁，养成良好的卫生习惯。

（4）当孩子提出有关性方面的疑问时，父母不应回避，宜用孩子能理解和接受的言语和方式予以解答，使孩子的好奇心和求知欲得到解决和满足。

（5）父母自身行为的模范也很重要。父母之间感情真挚、融洽，道德高尚，给孩子树立良好的榜样，就会使孩子热爱人生、热爱生活、正确对待性的问题。

（6）对常遇到的问题应恰当予以理解，如人是怎样出生的？可以从植物开花结果讲起，接着联系到人的性与生殖，也可以从动物的生殖活动进行示范性比喻。浅显地介绍人类生殖的生理，有助于孩子弄清问题。进行性教育时既要如实相告，又不能太复杂；既要鼓励孩子的求知欲，又要把一些具体细节很自然地延迟到孩子的未来生活中去了解。

6. 意外伤害教育 意外伤害是指外来的、突发的、非本意的、非疾病的使身体受到伤害的客观事件。在人们日常生活中经常会遇到的问题，家庭意外伤害教育可选择生活中经常较容易碰到的问题作为教育内容。教育内容为：煤气、沼气或农药中毒的急救措施；防止雷、电击及拯救的方法；烫伤、烧伤后的医疗处理；溺水者急救处理；火灾、水灾等自然灾害的逃生急救技能；脑外伤及骨折等外伤处理措施等。同时还要学会特殊时期（如过年、节日）的意外鞭炮炸伤、手指切伤、乙醇中毒、气管异物、鱼刺卡喉、噎食的急救等方面的急救知识及相关处理方法的教育。

思考题

一、简答题

（1）卫生保健制度的分类有哪些?

（2）卫生保健制度的基本模式有哪些?

（3）自我保健的方法是什么?

（4）家庭保健的方法是什么?

二、案例分析题

黑龙江省哈尔滨市一家三口，父亲黄某今年35岁，身高177cm，体重为80kg，职业为公务员，吸烟（有20年的烟龄）：平均每天吸烟20支；每周1～2天食用脂肪含量较高的食物、腌制类食物、油炸类食物；不主动饮酒，但客饭比较多，所以也经常饮酒；每周4～5次的山地自行车运动；平均每天食用300～500g的水果，喜欢上网、熬夜，基本上每天都是12点甚至凌晨1点以后休息。母亲李某30岁，身高165cm，体重为55kg，职业为教师，不吸烟，但是每月饮酒25次平均每次500ml，饮食习惯同父亲，每周5天以上每次40min中等强度工作或家务劳动，每周3～5天每次25min中等强度体育锻炼。女儿6岁，身高125.5cm，体重为26kg。家庭成员均无既往病史、现无任何身体不适、无任何慢性疾病。

问题：

（1）结合案例你认为一家三口人的生活方式有哪些方面影响健康?

（2）你会建议其如何做好家庭健康保健?

（白　丽）

主要参考文献

鲍勇.2007.社会医学教程.上海：上海科学技术出版社

陈君石，黄建始. 2007.健康管理师. 北京：中国协和医科大学出版社

风笑天.2014.现代社会调查方法.第 5 版.武汉：华中科技大学出版社

高星，陈荃，雷行云，等.2014.我国社区卫生服务绩效管理的现状和问题及对策研究.中国全科医学，17（16）：1826-1828

龚幼龙，严非.2005.社会医学.上海：复旦大学出版社

龚幼龙，严非.2007.社会医学.第 2 版.上海：复旦大学出版社

顾杏元，龚幼龙.1990.社会医学.上海：上海医科大学出版社

顾杏元，龚幼龙.2004.社会医学.上海：复旦大学出版社

郭继志，汪洋. 2004.社会医学汉英双语教材.青岛：中国海洋大学出版社

郭继志、姜润生.2006. 社会医学. 北京：科学出版社

胡继春.2005. 医学社会学. 武汉：华中科技出版社

姜润生，初炜.2014.社会医学.第 2 版.北京：科学出版社

李卉，赵彬，安舜禹，等.2012.美国社区卫生服务体系现状及启示. 中国公共卫生，28（2）：183-184

李鲁.2012.社会医学.第 4 版.北京：人民卫生出版社

李宁秀. 2003. 社会医学. 成都：四川大学出版社

梁浩材.1993.社会医学.沈阳：辽宁大学出版社

刘视湘.2013.社区心理学.北京：开明出版社

刘筱娴.1998.社会医学.北京：科学出版社

卢祖洵.2009.社会医学. 第 2 版.北京：科学出版社

卢祖洵.2013.社会医学.北京：人民卫生出版社

孙金梅.2008.社会医学.上海：第二军医大学出版社

王培玉.2012.健康管理学.北京：北京大学医学出版社

王思斌.2003. 社会学教程.第 2 版.北京：北京大学出版社

姚岚.2013.医疗保障学.第 2 版.北京：人民卫生出版社

张拓红.2002. 社会医学. 北京：北京医科大学出版社

邹宇华.2008.社会医学.北京：科学出版社

邹宇华.2010.不良生活行为与健康.北京：人民卫生出版社

附　录

一、癌症患者生活功能指数量表（FLIC）

（1）请回答以下全部的问题。

（2）回答问题的方法：请在每个问题下面的线段适当位置处画一个“/”做出标记，以反映您的实际情况。

					/		正确

1　2　3　4　5　6　7

大有能力　　　　　　　　　无能力

	√				×		错误

1　2　3　4　5　6　7

不愿意　　　　　　　　　非常愿意

姓名或编号　　　　　　填表日期　　　年　　月　　日

1.大多数人曾感受过沮丧（情绪低落）的时刻，列出您对这种感受的次数。

从来没有　1　2　3　4　5　6　7　连续不断

2.对于应付每天的压力，您应付得怎样？

不好　1　2　3　4　5　6　7　非常好

3.您花多少时间在思考您的病情？

经常　1　2　3　4　5　6　7　完全不想

4.估计您个人的能力去保持日常的娱乐和悠闲的活动。

大有能力　1　2　3　4　5　6　7　无能力

5.想吐的感觉有没有影响您的日常活动？

没有　1　2　3　4　5　6　7　时常有

6.您今天觉得好吗？

很差　1　2　3　4　5　6　7　很好

7.如果有必要的话，您今天有没有体力去准备一餐饭或做轻微的家务（如洗碗）？

有体力　1　2　3　4　5　6　7　无体力

8.在过去两星期内，估计您的病情对您最亲近的人产生困苦的程度有多少？

没有困苦　1　2　3　4　5　6　7　极大困苦

9.估计您对生命感到失望的时刻。

时常 1 2 3 4 5 6 7 从不

10.在过去一个月里，估计您对完成工作或家务满意的程度。

非常不满意 1 2 3 4 5 6 7 非常满意

11.今天您是否感觉不舒服？

没有不舒服 1 2 3 4 5 6 7 非常不舒服

12.您个人认为在过去两个星期内，您的病情对于您最亲近的人，生活上被干扰的程度有多少？

有干扰 1 2 3 4 5 6 7 没有干扰

13.疼痛或不舒服有没有影响您每天的活动？

没有影响 1 2 3 4 5 6 7 极大影响

14.在过去两个星期您认为您的病情对您个人所增加的困苦有多少？

极大困苦 1 2 3 4 5 6 7 没有困苦

15.您能够完成多少工作以外的日常活动？

全部 1 2 3 4 5 6 7 全无

16.在过去两个星期内，您是否愿意与您最亲近的人闲谈或会面？

不愿意 1 2 3 4 5 6 7 非常愿意

17.在过去两个星期内您经常想吐吗？

完全没有 1 2 3 4 5 6 7 经常有

18.估计您对将来产生恐惧的程度。

经常害怕 1 2 3 4 5 6 7 不害怕

19.估计在过去两星期内，您是否愿意与朋友会面或闲谈。

不愿意 1 2 3 4 5 6 7 非常愿意

20.在过去两星期内，您认为有多少疼痛及不舒服的感觉是与您的病情有关。

与病情无关 1 2 3 4 5 6 7 全部关于病情

21.估计您对医者的指示与处理有多少信心。

无信心 1 2 3 4 5 6 7 很有信心

22.您今天觉得自己看来好吗？

极坏 1 2 3 4 5 6 7 非常好

二、36条目简明健康量表（SF-36）

说明：本调查涉及你对自身健康的观点。这些信息将有助于追踪你从事日常活动的能力及自身感觉。请回答所有问题，按指定方法作标记（直接在数字上画圈，如①②③）。如果你对答案不确定，请给出你认为最好的答案。

1. 总的来说，你认为你的健康状况：①棒极了 ②很好 ③好 ④过得去 ⑤糟糕

2. 与一年前相比，你如何评价现在的健康状况？

①比1年前好多了 ②比1年前好一些 ③跟1年前差不多 ④比1年前差一些 ⑤比1年前差多了

3. 下列项目是你平常在一天中可能做的事情。你现在的健康限制你从事这些活动吗？如果是的话，程度如何？

活动	是，很受限	是，稍受限	不，完全不受限
a.高强度活动，如跑步、举重物、参与剧烈运动	1	2	3
b.中等度活动，如移动桌子，推动真空吸尘器（或拖地板）打保龄球、打高尔夫球（或打太极拳）	1	2	3
c.举或搬运杂物	1	2	3
d.爬数层楼梯	1	2	3
e.爬一层楼梯	1	2	3
f.弯腰、屈膝	1	2	3
g.步行1500m以上	1	2	3
h.步行几个路口	1	2	3
i.步行一个路口	1	2	3
j.自己洗澡或穿衣	1	2	3

4. 在过去4周，你是否因为生理健康原因，在工作或从事其他日常活动时有下列问题？

问题	是	否
a.减少了工作或从事其他活动的时间	1	2
b.减少了工作量或活动量	1	2
c.从事工作或其他活动的种类受限	1	2
d.从事工作或其他活动有困难（如费劲）	1	2

5. 在过去4周，你是否因为任何情感问题（如感到抑郁或焦虑），在工作或从事其他日常活动时有下列问题？

问题	是	否
a.减少了工作或从事其他活动的时间	1	2
b.减少了工作量或活动量	1	2
c.不能像平常那么专心地从事工作或其他活动	1	2

6.在过去4周，你的生理健康或情感问题在何种程度上干扰了你与家人、朋友、邻居、或团体的正常社会活动？

①完全没有影响 ②有一点影响 ③中等影响 ④影响很大 ⑤影响非常大

7. 在过去4周，你经受了多少躯体疼痛？

①完全没有 ②很轻微 ③轻微 ④中等 ⑤严重 ⑥很严重

8. 在过去4周，疼痛在多大程度上干扰了你的正常工作（包括户外工作和家务劳动）？

①完全没有 ②很轻微 ③轻微 ④中等 ⑤严重 ⑥很严重

9. 这些问题将问及你在过去4周的感觉和情感体验。对每一问题，请给出与你想法最接近的一个答案。在过去4周，有多少时间：

感觉/情感体验	所有时间	绝大多数时间	很多时间	一些时间	一点时间	没有时间
a.你觉得干劲十足？	1	2	3	4	5	6
b.你是一个非常紧张的人？	1	2	3	4	5	6
c.你感到情绪低落、沮丧，怎么也快乐不起来？	1	2	3	4	5	6
d.你觉得平静、安适？	1	2	3	4	5	6
e.你觉得精力旺盛？	1	2	3	4	5	6
f.你感到闷闷不乐、心情忧郁？	1	2	3	4	5	6
g.你觉得累极了？	1	2	3	4	5	6
h.你是一个快乐的人？	1	2	3	4	5	6
i.你觉得疲劳？	1	2	3	4	5	6

10. 在过去4周，有多少时间你的社会活动（如访问朋友，亲戚等）受你的生理健康或情感问题的影响？

①所有的时间 ②大部分时间 ③一部分时间 ④小部分时间 ⑤没有这种感觉

11. 下列每一种情形与你实际情况符合的程度如何？

情形	全部符合	大部分符合	不知道	大部分不符合	全部不符合
a.和其他人相比，我似乎更容易生病	1	2	3	4	5
b.我和我认识的人一样健康	1	2	3	4	5
c.我预计我的健康状况将变得更差	1	2	3	4	5
d.我的身体棒极了	1	2	3	4	5

三、世界卫生组织生存质量测定量表（WHOQOL-100）

填表说明：

这份问卷是了解您对自己的生存质量、健康情况及日常活动的感觉如何，请您一定回答所有问题。如果某个问题您不能肯定如何回答，就选择最接近您自己真实感觉的那个答案。所有问题都请您按照自己的标准、愿望，或者自己的感觉来回答，并在相应的选项处打√。注意所有问题都只是您最近两星期内的情况。

谢谢您的合作！

F1.2	您对自己的疼痛或不舒服担心吗？	根本不担心①	很少担心②	担心（一般）③	比较担心④	极担心⑤
F1.3	您在对付疼痛或不舒服时有困难吗？	根本没困难①	很少有困难②	有困难（一般）③	比较困难④	极困难⑤
F1.4	您觉得疼痛妨碍您去做自己需要做的事情吗？	根本不妨碍①	很少妨碍②	有妨碍（一般）③	比较妨碍④	极妨碍⑤
F2.2	您容易累吗？	根本不容易累①	很少容易累②	容易累（一般）③	比较容易累④	极容易累⑤
F2.4	疲乏使您烦恼吗？	根本不烦恼①	很少烦恼②	烦恼（一般）③	比较烦恼④	极烦恼⑤
F3.2	您睡眠有困难吗？	根本没困难①	很少有困难②	有困难（一般）③	比较困难④	极困难⑤
F3.4	睡眠问题使您担心吗？	根本不担心①	很少担心②	担心（一般）③	比较担心④	极担心⑤
F4.1	您觉得生活有乐趣吗？	根本没乐趣①	很少有乐趣②	有乐趣（一般）③	比较有乐趣④	极有乐趣⑤
F4.3	您觉得未来会好吗？	根本不会好①	很少会好②	会好（一般）③	会比较好④	会极好⑤
F4.4	在您生活中有好的体验吗？	根本没有①	很少有②	有（一般）③	比较多④	极多⑤

F5.3	您能集中注意力吗?	根本不能①	很少能②	能（一般）③	比较④	极能⑤
F6.1	您怎样评价自己?	根本没价值①	很少有价值②	有价值（一般）③	比较有价值④	极有价值⑤
F6.2	您对自己有信心吗?	根本没信心①	很少有信心②	有信心（一般）③	比较有信心④	极有信心⑤
F7.2	您的外貌使您感到压抑吗?	根本没压抑①	很少有压抑②	有压抑（一般）③	比较压抑④	极压抑⑤
F7.3	您外貌上有无使您感到不自在的部分?	根本没有①	很少有②	有（一般）③	比较多④	极多⑤
F8.2	您感到忧虑吗?	根本没忧虑①	很少有忧虑②	有忧虑（一般）③	比较忧虑④	极忧虑⑤
F8.3	悲伤或忧郁等感觉对您每天的活动有妨碍吗?	根本没妨碍①	很少有妨碍②	有妨碍（一般）③	比较妨碍④	极妨碍⑤
F8.4	忧郁的感觉使您烦恼吗?	根本不烦恼①	很少烦恼②	烦恼（一般）③	比较烦恼④	极烦恼⑤
F10.2	您从事日常活动时有困难吗?	根本没困难①	很少有困难②	有困难（一般）③	比较困难④	极困难⑤
F10.4	日常活动受限制使您烦恼吗?	根本不烦恼①	很少烦恼②	烦恼（一般）③	比较烦恼④	极烦恼⑤
F11.2	您需要依靠药物的帮助进行日常生活吗?	根本不需要①	很少需要②	需要（一般）③	比较需要④	极需要⑤
F11.3	您需要依靠医疗的帮助进行日常生活吗?	根本不需要①	很少需要②	需要（一般）③	比较需要④	极需要⑤
F11.4	您的生存质量依赖于药物或医疗辅助吗?	根本不依赖①	很少依赖②	依赖（一般）③	比较依赖④	极依赖⑤
F13.1	生活中，您觉得孤独吗?	根本不孤独①	很少孤独②	孤独（一般）③	比较孤独④	极孤独⑤
F15.2	您在性方面的需求得到满足吗?	根本不满足①	很少满足②	满足（一般）③	多数满足④	完全满足⑤
F15.4	您有性生活困难的烦恼吗?	根本没烦恼①	很少有烦恼②	烦恼（一般）③	比较烦恼④	极烦恼⑤
F16.1	日常生活中您感觉安全吗?	根本不安全①	很少安全②	安全（一般）③	比较安全④	极安全⑤
F16.2	您觉得自己居住在一个安全和有保障的环境里吗?	根本没安全保障①	很少有安全保障②	有安全保障（一般）③	比较有安全保障④	极有安全保障⑤
F16.3	您担心自己的安全和保障吗?	根本不担心①	很少担心②	担心（一般）③	比较担心④	极担心⑤
F17.1	您住的地方舒适吗?	根本不舒适①	很少舒适②	舒适（一般）③	比较舒适④	极舒适⑤
F17.4	您喜欢自己住的地方吗?	根本不喜欢①	很少喜欢②	喜欢（一般）③	比较喜欢④	极喜欢⑤
F18.2	您有经济困难吗?	根本不困难①	很少困难②	困难（一般）③	比较困难④	极困难⑤
F18.4	您为钱财担心吗?	根本不担心①	很少担心②	担心（一般）③	比较担心④	极担心⑤
F19.1	您容易得到好的医疗服务吗?	根本不容易得到①	很少容易得到②	容易得到（一般）③	比较容易得到④	极容易得到⑤
F21.3	您空闲时间享受到乐趣吗?	根本没乐趣①	很少有乐趣②	有乐趣（一般）③	比较有乐趣④	极有乐趣⑤
F22.1	您的生活环境对健康好吗?	根本不好①	很少好②	好（一般）③	比较好④	极好⑤
F22.2	居住地的噪声问题使您担心吗?	根本不担心①	很少担心②	担心（一般）③	比较担心	极担心⑤
F23.2	您有交通上的困难吗?	根本没困难①	很少有困难②	有困难（一般）③	比较困难④	极困难⑤

F23.4	交通上的困难限制您的生活吗?	根本没限制①	很少有限制②	有限制（一般）③	比较限制④	极限制⑤

下列问题是问过去两星期内您做某些事情的能力是否“完全、十足”，如洗衣服、穿衣服、吃饭等动作。如果您完全能够做到这些事情，则在“完全”所对应的数字“5”处打√，如果您根本不能做到这些事情，就在与“根本不”对应的数字“1”处打√，如果您认为是介于“完全”和“根本不”之间，就在数字“2”、“3”或“4”处打√。问题均涉及前两个星期。

F2.1	您有充沛的精力去应付日常生活吗?	根本没精力①	很少有精力②	有精力（一般）③	多数有精力④	完全有精力⑤
F7.1	您认为自己的外形过得去吗?	根本过不去①	很少过得去②	过得去（一般）③	多数过得去④	完全过得去⑤
F10.1	您能做自己日常生活的事情吗?	根本不能①	很少能②	能（一般）③	多数能④	完全能⑤
F11.1	您依赖药物吗?	根本不依赖①	很少依赖②	依赖（一般）③	多数依赖④	完全依赖⑤
F14.1	您能从他人那里得到您所需要的支持吗?	根本不能①	很少能②	能（一般）③	多数能④	完全能⑤
F14.2	当需要时您的朋友能依靠吗?	根本不能依靠①	很少能依靠②	能依靠（一般）③	多数能依靠④	完全能依靠⑤
F17.2	您住所的质量符合您的需要吗?	根本不符合①	很少符合②	符合（一般）③	多数符合④	完全符合⑤
F18.1	您的钱够用吗?	根本不够用①	很少够用②	够用（一般）③	多数够用④	完全够用⑤
F20.1	在日常生活中您需要的信息都齐备吗?	根本不齐备①	很少齐备②	齐备（一般）③	多数齐备④	完全齐备⑤
F20.2	您有机会得到自己所需要的信息吗?	根本没机会①	很少有机会②	有机会（一般）③	多数有机会④	完全有机会⑤
F21.1	您有机会进行休闲活动吗?	根本没机会①	很少有机会②	有机会（一般）③	多数有机会④	完全有机会⑤
F21.2	您能自我放松和自找乐趣吗?	根本不能①	很少能②	能（一般）③	多数能④	完全能⑤
F23.1	您有充分的交通工具吗?	根本没有①	很少有②	有（一般）③	多数有④	完全有⑤

下列问题要求您对前两个星期生活的各个方面说说感觉是如何的“满意、高兴或好”，如关于您的家庭生活或您的精力。想一想对您生活的各个方面是如何的满意或不满意，在最符合您的感觉的数字上打√。问题均涉及前两个星期。

G2	您对自己的生存质量满意吗?	很不满意①	不满意②	既非满意也非不满意③	满意④	很满意⑤
G3	总的来讲，您对自己的生活满意吗?	很不满意①	不满意②	既非满意也非不满意③	满意④	很满意⑤
G4	您对自己的健康状况满意吗?	很不满意①	不满意②	既非满意也非不满意③	满意④	很满意⑤
F2.3	您对自己的精力满意吗?	很不满意①	不满意②	既非满意也非不满意③	满意④	很满意⑤
F3.3	您对自己的睡眠情况满意吗?	很不满意①	不满意②	既非满意也非不满意③	满意④	很满意⑤
F5.2	您对自己学习新事物的能力满意吗?	很不满意①	不满意②	既非满意也非不满意③	满意④	很满意⑤
F5.4	您对自己作决定的能力满意吗?	很不满意①	不满意②	既非满意也非不满意③	满意④	很满意⑤
F6.3	您对自己满意吗?	很不满意①	不满意②	既非满意也非不满意③	满意④	很满意⑤
F6.4	您对自己的能力满意吗?	很不满意①	不满意②	既非满意也非不满意③	满意④	很满意⑤

F7.4	您对自己的外形满意吗？	很不满意①	不满意②	既非满意也非不满意③	满意④	很满意⑤
F10.3	您对自己做日常生活事情的能力满意吗？	很不满意①	不满意②	既非满意也非不满意③	满意④	很满意⑤
F13.3	您对自己的人际关系满意吗？	很不满意①	不满意②	既非满意也非不满意③	满意④	很满意⑤
F15.3	您对自己的性生活满意吗？	很不满意①	不满意②	既非满意也非不满意③	满意④	很满意⑤
F14.3	您对自己从家庭得到的支持满意吗？	很不满意①	不满意②	既非满意也非不满意③	满意④	很满意⑤
F14.4	您对自己从朋友那里得到的支持满意吗？	很不满意①	不满意②	既非满意也非不满意③	满意④	很满意⑤
F13.4	您对自己供养或支持他人的能力满意吗？	很不满意①	不满意②	既非满意也非不满意③	满意④	很满意⑤
F16.4	您对自己的人身安全和保障满意吗？	很不满意①	不满意②	既非满意也非不满意③	满意④	很满意⑤
F17.3	您对自己居住地的条件满意吗？	很不满意①	不满意②	既非满意也非不满意③	满意④	很满意⑤
F18.3	您对自己的经济状况满意吗？	很不满意①	不满意②	既非满意也非不满意③	满意④	很满意⑤
F19.3	您对得到卫生保健服务的方便程度满意吗？	很不满意①	不满意②	既非满意也非不满意③	满意④	很满意⑤
F19.4	您对社会福利服务满意吗？	很不满意①	不满意②	既非满意也非不满意③	满意④	很满意⑤
F20.3	您对自己学习新技能的机会满意吗？	很不满意①	不满意②	既非满意也非不满意③	满意④	很满意⑤
F20.4	您对自己获得新信息的机会满意吗？	很不满意①	不满意②	既非满意也非不满意③	满意④	很满意⑤
F21.4	您对自己使用空闲时间的方式满意吗？	很不满意①	不满意②	既非满意也非不满意③	满意④	很满意⑤
F22.3	您对周围的自然环境（比如：污染、气候、噪声、景色等）满意吗？	很不满意①	不满意②	既非满意也非不满意③	满意④	很满意⑤
F22.4	您对自己居住地的气候满意吗？	很不满意①	不满意②	既非满意也非不满意③	满意④	很满意⑤
F23.3	您对自己的交通情况满意吗？	很不满意①	不满意②	既非满意也非不满意③	满意④	很满意⑤
F13.2	您与家人的关系愉快吗？	很不愉快①	不愉快②	既非愉快也非不愉快③	愉快④	很愉快⑤
G1	您怎样评价您的生存质量？	很差①	差②	不好也不差③	好④	很好⑤
F15.1	您怎样评价您的性生活？	很差①	差②	不好也不差③	好④	很好⑤
F3.1	您睡眠好吗？	很差①	差②	不好也不差③	好④	很好⑤
F5.1	您怎样评价自己的记忆力？	很差①	差②	不好也不差③	好④	很好⑤
F19.2	您怎样评价自己可以得到的社会服务的质量？	很差①	差②	不好也不差③	好④	很好⑤

下列问题有关您感觉或经历某些事情的“频繁程度”。例如，关于您亲友支持或觉得不安全之类的消极感受。如果您在前两个星期里根本没有这些感受，就在“没有”的数字处打√；如果您经历过这些，想一想频繁的程度，在最接近您的情形的数字处打√。例如：如果您时时刻刻都有疼痛的感觉，就在“总是有”下数字 5 处打√，问题涉及前两个星期。

F1.1	您有疼痛吗？	没有疼痛①	偶尔有疼痛②	时有时无③	经常有疼痛④	总是有疼痛⑤
F4.2	您通常有满足感吗？	没有满足感①	偶尔有满足感②	时有时无③	经常有满足感④	总是有满足感⑤
F8.1	您有消极感受吗？（如情绪低落、绝望、焦虑、忧郁）	没有消极感受①	偶尔有消极感受②	时有时无③	经常有消极感受④	总是有消极感受⑤

以下问题有关您的工作，这里工作是指您所进行的主要活动。包括志愿性工作、全日性学习、家务、照顾孩子、有收入的工作和无收入的工作等。所以，这里所说的工作，是指用去您大部分时间和精力的活动。问题涉及前两个星期。

F12.1	您能工作吗？	根本不能①	很少能②	能（一般）③	多数能④	完全能⑤
F12.2	您觉得您能完成自己的职责吗？	根本不能①	很少能②	能（一般）③	多数能④	完全能⑤
F12.4	您对自己的工作能力满意吗？	很不满意①	不满意②	既非满意也非不满意③	满意④	很满意⑤
F12.3	您如何评价自己的工作能力？	很差①	差②	不好也不差③	好④	很好⑤

以下问题问的是您在前两个星期中“行动的能力”如何。这里指当您想做事情或需要做事情的时候移动身体的能力。

F9.1	您行动的能力如何？	很差①	差②	不好也不差③	好④	很好⑤
F9.3	行动困难使您烦恼的吗？	根本不烦恼①	很少烦恼②	烦恼（一般）③	比较烦恼④	极烦恼⑤
F9.4	行动困难影响您的生活方式吗？	根本不影响①	很少影响②	影响（一般）③	比较影响④	极影响⑤
F9.2	您对自己的行动能力满意吗？	很不满意①	不满意②	既非满意也非不满意③	满意④	很满意⑤

以下问题有关您个人的信仰，以及这些如何影响您的生存质量。这些问题有关宗教、神灵和其他信仰。这些问题也涉及前两个星期。

F24.1	您的个人信仰增添您生活的意义吗？	根本没增添①	很少有增添②	有增添（一般）③	有比较大增添④	有极大增添⑤
F24.2	您觉得自己的生活有意义吗？	根本没意义①	很少有意义②	有意义（一般）③	比较有意义④	极有意义⑤
F24.3	您的个人信仰给您力量去对待困难吗？	根本没力量①	很少有力量②	有力量（一般）③	有比较大力量④	有极大力量⑤
F24.4	您的个人信仰帮助您理解生活中的困难吗？	根本没帮助①	很少有帮助②	有帮助（一般）③	有比较大帮助④	有极大帮助⑤

此外，还有三个问题：

101. 家庭摩擦影响您的生活吗？	根本没影响①	很少影响②	影响（一般）③	有比较大影响④	有极大影响⑤
102. 您的食欲怎么样？	很差①	差②	不好也不差③	好④	很好⑤

103. 如果让您综合以上各方面（生理健康、心理健康、社会关系和周围环境等方面）给自己的生存质量打一个总分，您打多少分（满分为 100 分）？ ____ 分。

四、欧洲生存质量测定量表（EQ-5D）

请在下列各组选项中，指出哪一项叙述最能描述您今天的健康状况，并在空格内打√。

行动

我可以四处走动，没有任何问题。 □

我行动有些不便。 □

我卧病在床。 □

自我照顾

我能照顾自己，没有任何问题。 □

我在盥洗，洗澡或穿衣方面有些问题。 □

我无法自己盥洗，洗澡或穿衣。 □

日常活动（如工作，学习，家务，家庭或休闲活动）

我能从事日常活动，没有任何问题。 □

我在从事日常活动方面有些问题。 □

我无法从事日常活动。 □

疼痛/不舒服

我没有任何疼痛或不舒服。 □

我觉得中度疼痛或不舒服。 □

觉得极度疼痛或不舒服。 □

焦虑/沮丧

我不觉得焦虑或沮丧。 □

我觉得中度焦虑或沮丧。 □

我觉得极度焦虑或沮丧。 □

心目中最好的健康状况

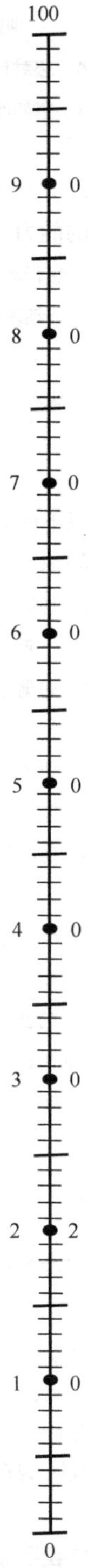

心目中最差的健康状况

为了帮助一般人陈述健康状况的好坏，我们画了一个刻度尺（有点像温度计），在这刻度尺上，100 代表您心目中最好的状况，0 代表您心目中最差的状况。

我们希望就您的看法，在这个刻度尺上标出您今天健康状况的好坏。请从下面方格中画出一条线，连到刻度尺上最能代表您今天健康状况好坏的那一点。

您今天的健康状况

中英文对照

A

Accountable Care Organizations，ACOs　责任医疗组织
achievable age　增长年龄
acquired immunodeficiency syndrome，AIDS　获得性免疫缺陷综合征；艾滋病
action　行动
active life expectancy，ALE　健康期望寿命
additional service　附加服务
adolescence，puberty　青春期
Affordable Care Act，ACA　可支付健康法案
aging　老化
aging of population　人口老龄化
alcoholism　酒精成瘾
altruistic suicide　利他性自杀
American Social Health Association，ASHA　美国社会卫生协会指标
anomie suicide　失范性自杀
appraisal age　评价年龄
attempted suicide　自杀未遂
autonomy　自主性
aversion therapy　厌恶疗法

B

basic activities of daily living，BADL　基本日常生活活动能力
behavior　行为
behavior change intervention　行为改变干预
behavior therapy　行为治疗
behaviorism　行为主义
biomedical model　生物医学模式
bio－psycho－social medical model　生物－心理－社会医学模式
body mass index　体重指数

C

capture-recapture models　捕捉-再捕捉模式
cardiovascular diseases　心血管疾病
care　医疗保健
Center for Medicare and Medicaid Services，CMS　医疗照顾和医疗补助服务中心
cerebrovascular diseases　脑血管病
character　性格
childhood　儿童期
children and adolescents　儿童青少年
children’s health insurance program，CHIP　儿童健康保险
China Health Surveillance System，CHSS　中国健康监测项目
choice of providers　提供者选择
chronic disease self-management　慢性病自我管理
chronic non-communicable diseases，CNCDs　慢性非传染性疾病
classic conditioning　经典条件反射
Clinical Commissioning Groups，CCG　临床委托服务组织
clinical medicine　临床医学
cognition　认知
cognitive behavior therapy　认知行为疗法
cognitive restructuring　认知重建
cognitive therapy　认知疗法
commerce　商务
commercial sexual worker　商业性工作者
committed suicide　自杀死亡
communication　交流
community　社区
community based rehabilitation，CBR　社区康复
community health service　社区卫生服务
community intervention trial　社区干预试验
community medicine　社区医学
community-oriented primary Care　以社区为基础的基层医疗
compulsory insurance　强制性保险
confidentiality　保密
construct validity　结构效度
content validity　内容效度
coping skills　心理应付技能
cost benefit analysis　费用—效益分析
cost effectiveness analysis　费用—效果分析
coverage　覆盖率
covert sensitization　想象致敏法

criterion validity 准则效度
criterion-related validity 标准关联效度
culture 文化
cumulative impairment score, CIS 累积损害得分法

D

commercial medical insurance 商业医疗保险模式
Delphi 德尔菲法
demand 需求
Demographic Yearbook 《人口年鉴》
dependence 依赖
depressants 抑制剂
detoxification 脱毒
deviant behavior 越轨行为
diagnostic related group, DRG 总额预算付费
dignity 尊严
disability 残疾
disability adjusted life year, DALY 调整病残生存年
discriminative scale 鉴别量表
disease 疾病
disease burden 疾病负担
disease management 疾病管理
disease producing pattern 致病性行为模式
disease specific health assessment / disease risk prediction 疾病风险评估
drugs 药物

E

ecological medical model 生态医学模式
essential national health research, ENHR 国家卫生研究纲要
evaluation study 评价研究
evaluative scale 评估量表
expanded program on immunization, EPI 扩大免疫规划
experimental study 实验研究

F

face validity 表面效度
family 家庭
family based rehabilitation, FBR 家庭康复
family care 家庭保健
family medicine 家庭医学
field trial 现场试验研究
focus group discussion 专题小组讨论法
food safety 食品安全
functional living index cancer scale, FLIC 癌症病人生活功能指标量表

G

GDP per capita 人均国内生产总值
general health risk appraisal/assessment 一般健康风险评估
general health, GH 健康总体自评
generic scale 普适性量表
global health budgets, GHB 卫生总预算
GNP per capita 人均国民生产总值
gross domestic product, GDP 国内生产总值
gross national happiness 国民幸福指数
gross national product, GNP 国民生产总值

H

handicap 残障
health behavior 健康行为
health care management 卫生事业管理学
health care system 卫生保健制度
health crisis 健康危机
health for all by the year 2000, HFA 2000 年人人享有卫生保健
health human resource 卫生人力资源
health maintenance organization, HMO 健康维护组织
health management 健康管理
health management 卫生管理学
health policy and management 卫生政策与卫生管理系
health risk factor 健康危险因素
health risk factors appraisal, HRFA 健康危险因素评价
health risk index, HRI 健康风险指数
health services want 卫生服务要求
health services need 卫生服务需要
health services demand 卫生服务需求
health services utilization 卫生服务利用
health system research 卫生系统研究
health technology 卫生技术
health technology assessment, HTA 卫生技术评估
health-related quality of life, HRQOL 健康相关生命质量
healthy life expectance, HALE 健康期望寿命
high risk strategy 高危人群策略
household health survey 家庭健康询问调查
human development index, HDI 人类发展指数
human immunodeficiency virus, HIV 人类免疫缺

陷病毒

I

idea suicide　自杀意念
illness　疾患
impairment　缺损
income per capita　人均收入
in-depth interview　深入访谈法
index of social progress　社会进步指数
infant mortality rate　婴儿死亡率
injury　伤害
instinctive behavior　本能行为
institute based rehabilitation，IBR　专业康复
intentional injury　故意伤害
international agency for research of cancer，IARC　国际癌症研究机构
international classification of impairment，disabilities，and handicaps，ICIDH　缺损、残疾和残障的国际分类法
inter-rate reliability　内部连续性测量信度

L

legitimation　合法化
life expectancy free of disability，LEFD　无残疾期望寿命
lifestyle　生活方式
lifestyle management　生活方式管理
literature research　文献研究
long-term disability　长期失能

M

maintenance　维持
maladaptive behavior　适应不良行为
malady　病灾
managed care　管理保健
maternal mortality rate　孕产妇死亡率
mechanistic medical model　机械论医学模式
medicaid　医疗援助
medical center　医疗中心
medical expense　自费医疗模式
medical mode/medical paradigm　医学模式
medical outcomes study general health survey-short form 36，SF-36　36 条目简明健康量表
medical psychology　医学心理学
medical sociology　医学社会学
medicare　健康保险
mental disorders　精神障碍
mental health，MH　精神健康
meta-analysis　Meta 分析
method of rapid epidemiologic assessment，MREA　快速流行病学评价方法
model　模式
modeling　模仿
mortality-based prevalence models　以死亡率为基础的流行病模式

N

narcotic anonymous　匿名戒毒协会
national health insurance　国家医疗保险模式
National Health Service，NHS　国家卫生服务
national treatment　国民待遇
natural philosophical medical model　自然哲学医学模式
need　需要
needs assessment　需求评估
nominal group discussion　选题小组讨论法
noncommunicable diseases，NCDs　非传染性疾病
non-governmental organization，NGO　非政府组织
non-insulin dependent diabetes mellitus，NIDDM　非胰岛素依赖型
nutrition　营养

O

observation　观察法
occupational stress　职业紧张
office of technology assessment，OTA　美国技术评估办公室
operant conditioning　操作条件反射
opportunities　机会

P

paradigm　模式
parallel-forms reliability　复本信度
patient　病人
patient satisfaction assessment　病人满意度评估
payer　支付方
performance assessment　绩效评估
performance management　绩效管理
personality　人格
physical dependence　精神依赖
physical functioning，PF　躯体活动功能
physical quality of life index，PQLI　生命质量指数
policy network analysis　政策网络分析
policy research　政策研究
political analysis　政治分析
political feasibility　政治可行性

political mapping　政策图解法
political strategies　政治策略
population strategy　全人群策略
positive reinforcement　阳性强化法
post- traumatic stress disorder ，PTSD　创伤后紧张综合征
potential years of life lost，PYLL　减寿人年数
predictive scale　预测量表
predictive validity　预测效度
pre-post design　前后对照设计
preventive medicine　预防医学
primary health care ，PHC　初级卫生保健
primary prevention　一级预防
process　实施过程
promotion and advocacy　促进和倡导
provider　医疗服务提供者
psychoactive substances　精神活性物质
psychological dependence　心理依赖
psychosocial stress　心理应激

Q

qualitative research　定性研究
quality adjusted life years，QALYs　质量调整生存年
quality and outcome frame，QOF　绩效考核
quality of basic amenities　基本的环境质量
quality of life　生命质量
quantitative research　定量研究
quantity of life　生命数量
questionnaires　问卷

R

race validity　表面效度
randomized response technique，RRT　随机应答技术
reflex　反射行为
reliability　信度
requirement management　需求管理
responsiveness　反应性
responsiveness assessment　患者反应性评估
risk behavior　危险行为
risk-taking /risk-seeking behavior　冒险行为
role-physical，RP　角色功能

S

screening　筛查
secondary prevention　二级预防
self-control　自我控制法
self-efficacy　自我效能
self-instructional training，SIT　自我指导训练
setting priorities　工作重点
sexually transmitted diseases，STD　性传播性疾病
sickness impact profile，SIP　疾病影响量表
situation analysis　基本卫生情景分析
social integration　社会整合
social capital theory　社会资本理论
social class　社会阶层
social cohesion　社会凝聚力
social determinants of health　健康社会决定因素
social drinking　社交性饮酒
social factor　社会因素
social functioning，SF　社会功能
social health insurance　社会医疗保险模式
social health status　社会卫生状况
social health strategy　社会卫生策略
social insurance　社会保险
social interaction　社会接触
social medicine　社会医学
social network　社会网络
social participation　社会参与
social rehabilitation　社会康复
social resource　社会资源
social security　社会保障
social support　社会支持
social vulnerable groups　社会弱势群体
socialization　社会化
sociopathy　社会病
solvents　挥发性溶剂
special scale　特异性量表
spiritual medical model　神灵主义医学模式
split-half reliability　折半信度
stakeholder analysis　利益相关集团分析
standard cluster sample survey　标准组群抽样法
standard gamble，SG　标准概率技术
statutory health insurance，SHI　法定医疗保险
stimulants　兴奋剂
strategy　策略
strengths　优势
stress　应激
structured interview　结构式访谈
sub-health state　亚健康状态
substances　成瘾物质
supernatural forces　超自然力量
survey　调查研究
SWOT analysis　SWOT 分析

T

temperament　气质
termination　终止
tertiary prevention　三级预防
test of goodness for fit　一致性检验
test-retest reliability　复测信度
the comprehensive assessment and referral evaluation CARE　综合评价量表
the disabled persons　残疾人
the floating population　流动人口
the global sum　总额预付
the health belief model，HBM　健康信念模型
the national coordinating center for HTA，NCCHTA　英国卫生技术协调中心
the Patient-Centered Medical Home，PCMH　患者为中心医疗之家
the State of the World's Children　《世界儿童状况》
the State of World Population　《世界人口状况》
the trans theoretical model of stages of change，TTM　跨理论阶段变化模型
the World Health Report　《世界卫生报告》
threats　挑战
time trade-off，TTO　时间转换技术
tobacco　烟草
tolerance　耐受性
transition　过渡型
trust　信任
two-way referral　双向转诊
type A behavior　A 型行为
type C behavior　C 型行为

U

underdeveloped country　不发达国家型
unintentional injury　意外伤害
United Nations Children's Emergency Fund，UNICEF　联合国儿童基金会
United Nations Development Programme，UNDP　联合国开发计划署
United Nations Environment Programmer，UNEP　联合国环境规划署
United Nations Fund for Population Activities，UNFPA　联合国人口基金会
utility　效用

V

validity　效度
value expectancy　价值期待
venereal disease　性病
vitality，VT　活力
vocational rehabilitation　职业康复
voluntary insurance　志愿保险

W

weaknesses　劣势
welfare state　福利国家型
withdrawal symptoms　戒断症状
word bank　世界银行
work　stress　工作压力
World Development Report　《世界发展报告》
World Health Organization，WHO　世界卫生组织
World Health Statistics Annual　《世界卫生统计年鉴》
World Health Statistics Quarterly　《世界卫生统计季刊》
world medical association　世界医学会
World Population Data Sheet　《世界人口数据表》
world trade organization，WTO　世界贸易组织

Y

years of life lost，YLL　死亡损失健康生命年

案例分析参考答案要点

第一章

案例 1-1 分析要点

（1）健康不仅仅是没有疾病，而且是身体上、精神上和社会适应性的完好状态。

（2）①环境因素：含自然和社会环境；②生活方式及行为因素：包括自杀；③生物遗传因素；④医疗卫生服务因素：公平性、可及性、服务质量。

（3）医疗信息网络的健全、医生和飞行员高度的责任心、管理者的重视、群众的参与、器官捐献理念的普及等。

案例 1-2 分析要点

（1）较差。

（2）如果多一些对弱势群体的关注和帮助，可以避免。

案例分析题要点

（1）挫折感导致心理失衡，社会及单位关心不足，矛盾化解不利。

（2）抚平人们的悲痛，战胜绝望的情绪，用彼此支撑面向未来，迎接希望。

第二章

案例 2-1 分析要点

（1）生物医学模式忽视了人是生物性与社会性的统一体，忽视了人的社会性和复杂的心理活动及主体意识。

（2）慢性非传染性疾病的致病因素已不是单纯的生物病因，还有许多社会环境因素、个人行为、生活方式因素等。影响因素之间交互作用，构成复杂的病因网络。

（3）现代医学在构建慢性非传染性疾病防制体系上：①要关注医学模式的转变、整合生物医学、行为科学和社会医学等方面的研究成果，用三维或多维的思维方式去观察和解决人类健康问题，为宏观决策提供了最佳的思维方式（即以预防为导向的服务模式）。②树立社会大卫生的观念：动员和依靠全社会的力量，政府领导，多部门协作，全社会参与。③开展全民健康教育与健康促进，改变不良行为生活方式。④开展社区卫生服务工作。

案例 2-2 分析要点

（1）新的医学目的，即预防疾病和损伤、促进和维持健康；解除由疾病引起的疼痛和痛苦；对疾病的照料和治疗，对不治之症的照料；避免早死，追求安详死亡。

（2）卫生服务扩大：预防为主，关注临床预防；主动服务；从供方服务向满足需方需求服务转变；社区服务；从以疾病为中心向以人的全面健康为中心的服务转变。

（3）医学教育：加强医学生人文科学素养、沟通能力培养等。

（4）建立关注 “高危”因素的三级预防策略。

案例 2-3 分析要点

（1）过劳死是由于过度的工作负担，导致高血压等基础疾病恶化，进而引发脑血管病或者心血管病等急性循环器官障碍，从而使患者陷入死亡状态的一种社会医学现象。现代医学模式背景下过劳死产生的原因如下：①生存压力过大。②长期超时工作。③不良的生活方式。④心理因素：心理因素对人的生理状态、行为方式有着重要影响。由于改革开放引发的社会转型使社会进入急剧变动时期，利益的调整、竞争的加剧、价值体系的多元化，使社会成员对前途和命运产生了深刻的无把握感和不安全感。改革所触及的现实个人利益、贫富加剧、社会失范现象的大量涌现，人际冲突的增多，使每一个体在心理上产生了一种担忧和恐惧。在社会心理中较为普遍地存在的这种紧张、担忧、不安的情绪状态，它直接影响着社会成员的身心健康。

（2）四招打败“过劳死”

1）健康体检防患未然：无论中青年还是老年年龄段的人，也不论体力劳动者还是脑力劳动者，最好每年做一次体检，包括心电图（运动负荷试验）及有关心脏的其他检查，以便早期发现高血压、高血脂、糖尿病，特别是隐形冠心病。

2）有张有弛、劳逸结合：人都要学会调节生活，短期旅游，游览名胜，爬山远眺，开阔视野，呼吸新鲜空气，增加精神活力；忙里偷闲听听音乐，跳舞，唱歌，观赏花鸟鱼虫，都是解除疲劳、让紧张的神经得到松弛的有效方法，也是防止疲劳症的精神良药。

3）坚持锻炼，强身健体：经常锻炼身体的人，肌肉的萎缩和力量的减退可推迟 10～20 年，血压可保持稳定的正常水平；运动还能推迟神经细胞的衰老，帮助废物排除，从而起到防癌抗癌的作用；长期坚持健身跑和徒手体操，人体的新陈代谢和工作能力会大大加强。

4）心情舒畅，疾病逃逸：现代心理学研究发现，人的心情愉快时，整个新陈代谢就会改善。俗话说：“人逢喜事精神爽，闷在心头瞌睡多”。烦闷、懊悔、愤恨、焦虑、忧伤，是产生疲劳的内在因素。因此，要防止疲劳，保持充沛的经历，就必须经常保持愉快的心情，做一个“乐天派”。

案例分析题要点

（1）生物-心理-社会医学模式认为影响健康的四大因素是生物遗传因素、环境因素、生活方式及行为因素、医疗卫生服务因素。抑郁症是一种常见的精神疾病，主要表现为情绪低落，兴趣减低，悲观，思维迟缓，缺乏主动性，自责自罪，饮食、睡眠差，担心自己患有各种疾病，感到全身多处不适，严重者可出现自杀念头和行为。引起抑郁症的原因有很多，其中包括以下几种。

1）生物化学因素：现在已知抑郁症患者脑内有多种神经递质出现了紊乱，这种生物化学因素导致的抑郁症必须使用药物治疗加以控制。

2）抑郁性格：自卑、敏感、胆小、看问题消极、对生活事件把握性差、过分担心。这些性格特点会使心理应激事件的刺激加重，并干扰个人对事件的处理。

3）家族遗传性：研究人员发现，如果家庭中有抑郁症的患者，那么其他家庭成员患病的危险性就会增高，这可能是遗传导致了抑郁症易感性升高，其中双相抑郁症的遗传性更高些。

4）社会环境因素：人际交往、工作压力、家庭矛盾等诸如此类的社会心理因素都可能导致抑郁症的发生。

（2）抑郁症是神经症的一种，以情感低落、思维迟缓及言语动作减少等为主要症状，其实出现此种病症只要保持良好的心态，就可以克服，从而最终快乐地走下去。克服抑郁症具体的方法有以下几点。

1）每个人都可以把自己的生活想象得很好，但是你必须确定你的起跑线。走出心灵的迷宫就必须知道自己所处的位置。这就好比你必须跨过当下完成一个小目标，才能进而走下去。但是我们往往完成不了这个小目标，就对以后的路完全视而不见。这个过程中明白自己的才干和天赋也很重要，通过社会实践去进行，也许现实和理想是有差距的，那就要考验我们的耐心和激情，但是很多人无法在社会与个人之间找到平衡点，不要随便压抑内心的欲望，要找到适合它的方式。

2）学会放弃。放弃也是一种智慧，不一定代表你的能力失败，抑郁症者往往有这样一种心态，认为眼前的失败能将我打倒，他们往往忽略了也许另一种选择会成就更美好的天地。也许一条道跑到黑所坚持的还没有另一条道带给你的更美好。

3）需要无限信任自己。要随时想着自己的长处而非短处，想着自己的能力而不是困难。

4）爱自己的同时也要爱别人，这能更大程度地体现一个人的价值。要尽最大努力去帮助一些不幸的人，通过帮助别人你会发现自己的价值，就像上面所提到的家庭目标一样，使自己的亲人幸福也是我们的目标。

第三章

案例 3-1 分析要点

这种现象体现了健康的不公平性。健康公平性包括：①健康状况的公平性；②卫生服务的公平性。

维护“健康公平”，意味着国家或社会对于没有能力获得基本医疗保障的群体给予一定的帮助。提高健康公平性，政府责无旁贷。可现实中，由于经济、社会等多重因素的制约，健康公平这一基本权利受到侵蚀。健康公平需要管制，而健康公平与政府的作用密切相关。

案例 3-2 分析要点

（1）健康权是公民享有的最基本人权的重要组成部分。

（2）保障人民群众的健康权利、不断提高人民的健康水平是政府的根本职责。

（3）我国医药卫生体制改革对于有效、有力地促使医疗卫生服务更好满足广大人民群众不断增长的健康需求起到决定性的推动作用。

案例分析题要点

这种现象体现了健康、公共卫生与社会经济发展相互促进、相互依赖的关系。洪灾给灾区人民生命财产带来了极大的威胁，但由于政府的高度重视、加大了公共卫生的投入，多部门的协调、配合，保护了人民的健康，稳定了社会秩序，促进了经济发展。所以，并未出现“大灾之后必有大疫”的现象。

第四章

案例 4-1 分析要点

（1）① 环境因素；②生活方式行为因素。

（2）①首先通过调查了解同一家族成员患病情况，判断村民“短命”现象是否和遗传有关；②实地考察村民的居住环境状况，如地形、饮用水等；③生活方式及行为调查：了解村民的饮食习惯、行为生活习惯等。④针对病因，提出干预措施。

（3）该调查为回顾调查研究，它是调查过去一定时期内人群的健康状况、健康危险因素、生活事件等，是由果推因的调查研究方法。

案例 4-2 分析要点

（1）①了解本次调查的目的；②建立问题库：可从已有同类调查问卷中筛选出符合本次调查目的的问题条目；同时召集调查有关人员集思广益提出新问题，并围绕研究目的对所有问题条目进行讨论；③设计问卷的初稿；④试用和修改；⑤信度和效度检验。

（2）①避免问题设计和答案设计出现错误；②注意问题排列的顺序。

案例分析题要点

（1）从问卷设计中常见的错误中去寻找答案。①多重含义； ②概念抽象； ③问题含糊；④诱导性提问；⑤问题与答案不匹配。

（2）针对错误进行修改。

第五章

案例 5-1 分析要点

（1）人口老龄化、传染病致死率下降、生活方式转变。

（2）非传染性疾病不仅仅是一个健康问题，更是一个社会问题与发展问题。

案例 5-2 分析要点

（1）经济发展离不开公共卫生和医疗保健，健康能促进经济增长。

（2）要正确处理好经济发展和人民健康之间的关系，任何时候都不能以牺牲人民健康为代价换取经济发展。

案例分析题要点

保持开朗的心境，学会控制和调节情绪；培养对挫折的耐受力；检视修正自己的性格缺点；积极参加集体活动。

第六章

案例 6-1 分析要点

（1）张先生健康状况不好。

（2）他患慢性病的风险高，因为他的生活方式中有多个危害健康行为，长久缺乏正当强身健体方式，定会蓄积使之发病。

案例 6-2 分析要点

此案例中小丽的减肥行为是不正确的，原因在于在首先应对自己身体状况及肥胖指数进行评估，如果存在肥胖情况，需要健康减肥方法，而非如小丽所行。

案例 6-3 分析要点

罗列出小孙的危害健康行为有：不规律饮食、运动量不足，健康意识缺乏等，长期下去，会出现各种老年疾病的早期发生。

案例 6-4 分析要点

妈妈与女儿的行为差异是因为妈妈更注重群体评价，她在自己的认知、判断、信念、行为等方面更倾向于与群体的大多数人保持一致，这是一种比较常见的社会心理和行为现象——从众。而女儿更注重自我的独特性，她在自己的认知、判断、信念、行为方面更多倾向于满足自我。所以造成在生活小事上与妈妈的行为不断产生矛盾。

案例 6-5 分析要点

预防机关干部的疾病发生，首先应该减轻工作紧张，其次形成良好生活饮食习惯，加强体育锻炼等。

案例 6-6 分析要点

该男孩从失败到成功的减肥经历，根据 HBM 理论的观点进行分析，其关键点在于他对肥胖的态度。失败源于他对肥胖的危险性、严重性认识不足，加之在减肥过程中即要控制饮食，还要强化锻炼。这些客观的困难也成为失败的原因。成功立足于经过研究人员的悉心教育使他形成了相应的健康信念，加深对肥胖的危害的认识，以及在减肥过程中可能遭遇的困难也有充分的心理准备，加之团体干预的方式激发了儿童少年观察学习、替代强化等心理因素对健康行为建立的积极作用。

案例分析题要点

（1）没有患肺癌，有疑病症倾向。

（2）退休后原有生活方式打乱，但是尚未建立新的生活模式。

（3）以行为转变的相关理论为依据，帮助她重新建立良好的生活方式是根本的解决途径。

第七章

案例 7-1 分析要点

（1）国民体质报告反映我国国民体质总体水平，也反映国民的健康状况。

（2）通过分析国民体质及健康状况的变化可以发现存在的健康问题，提出改善社会健康状况的策略和措施，促进人群的健康。

案例分析题要点

（1）全球不同地区健康的差别明显。从期望寿命、婴儿死亡率和孕产妇死亡率指标看，欧洲地区、美洲地区和西太平洋地区较好，而非洲地区、东南亚地区和地中海地区较差。影响因素主要是经济状况、社会环境因素、医疗卫生服务等方面展开分析。如非洲地区的经济发展滞后，贫困，教育落后，社会动荡及部分地区战争，对健康状况影响很大。

（2）从不同收入水平看，期望寿命、婴儿死亡率和孕产妇死亡率指标差别明显，收入越高健康状况越好。说明经济状况对健康的影响明显。

第八章

案例 8-1 分析要点

我们不能只追求生命时间的延长，还要关注生命质量。只有是生命质量高的长寿才是有意义的。

案例分析题要点

群体生命质量评价的工作离不开常模，没有常模无法反映人群的确切生命质量状态。

第九章

案例 9-1 分析要点

（1）工作方式不同，前者是借助于现代信息手段为依托；而后者是以传统面对面访问；工作内容不同，前者是以咨询、评估、指导和教育为主，后者是以诊断治疗为主；供方不同，前者是健康管理师，后者是医务人员。

（2）减少了医疗保险支出，帮助员工培养了的健康生活习惯、降低了疾病风险，改善了生活质量，工作效率也大大提升。

案例 9-2 分析要点

（1）当地同性别、同年龄组的人口学信息和健康状况资料；个体危险因素资料；通过查阅当地卫生服务数据和进行问卷调查获得。

（2）能帮助被评估者客观了解自己的健康危险因素水平，起到更有针对性的健康教育效果。

案例分析题要点

（1）王先生出现这样体检结果，主要是与他不健康行为生活方式有着密切关系。包括工作压力大；早餐和作息不规律；过量饮酒；吸烟。

（2）指导其戒烟；告知大量饮酒的危害；平衡膳食，注意吃早餐，多吃蔬菜水果；减轻心理压力；养成健康的生活习惯，早睡早起。

（3）知信行理论；健康信念模式。

第十章

案例 10-1 分析要点

原因：医疗服务准公共产品地位的丧失；公立医疗机构的高度垄断；医患双方严重的信息不对称。

对策：建立健全医疗保险制度；认真落实病人费用“一日清单制”；引入竞争机制， 鼓励外资和民间资本进入医疗行业。

案例分析题

（1）卫生人力数量不少，但是质量偏低：经过多年不懈的努力，我国卫生人力资源状况得到了明显的改善，从以上提供的数据中我们看到，我国每千人口拥有执业医生人数为 2.12 人，与经济发展水平较高的国家和地区（韩国和日本等国）相比不相上下。此外，我国城乡每千人口医师数也已接近发达国家水平。这些都表明我国卫生人力数量是不少的，但问题在于卫生人力资源的素质，即所谓的“缺才不缺人”。目前，我国卫生人员学历结构呈三角形，整体学历偏低，尤其在农村。卫生人力素质偏低将会严重影响卫生服务的质量，因此提高卫生人力素质是亟待解决的问题之一。

（2）卫生人力结构不合理：我国卫生人力资源结构不合理。首先，医护比例结构不合理。WHO推荐的医护比标准是 1∶2，而我国农村较之更低，护理人员严重不足。其次，职称结构不合理。WHO 推荐的卫生服务机构的服务人员高、中、初级职称的比例是 1∶3∶1，呈橄榄型，而我国卫生技术人员的职称结构则呈宝塔形，农村表现的更为严重。高级职称人员仅占 0.9%，初级职称人员则高达 74.3%，还有 10.8%的人员无职称。最后，医疗与防保人员结构不合理。城市社区和农村卫生机构应该以提供医疗、预防、保健等综合性服务为主，但重治轻防的思想普遍存在。从事预防保健工作的卫生技术人员多为医疗部门分流人员，素质不高，严重影响了预防保健工作的质量。

（3）卫生人力分布不合理：我国卫生技术人员主要集中在城市，城市卫生人力资源则主要集中在大中城市、大型医院。农村和老少边穷地区医务人员相对不足。此外，卫生人力资源配置的地区差异较大，因此，合理配置卫生人力资源是当前解决卫生系统中主要矛盾的关键。

（4）卫生人力资源配置不合理影响就诊流向，导致卫生人力资源短缺和过剩同时并存：由于大城市、大医院集中了最先进的设备仪器，也汇集了一流的专家，因此使得患者选择往大城市、大医院跑；基础医院缺乏高端卫生技术人员，难以满足基层群众看病的需要，导致大医院人满为患，小医院门庭冷落。因此，一些大医院医生高强度的劳动仍然满足不了病患者的需要，而另外一些医院，医护人员又人浮于事，使得卫生人力资源一方面短缺，但是另一方面同时有过剩。

第十一章

案例 11-1 分析要点

（1）通过卫生政策，可实现执政者或权力中心开办卫生事业、提高国民健康水平从而保护劳动力、保证社会再生产能力及维持社会稳定、推动社会向前发展的内在使命。

（2）卫生政策的功能：导引功能、控制功能、协调功能、分配功能。

案例 11-2 分析要点

全科医师家庭责任制五个主要利益相关者：

（1）政府：建立并推行实施全科医师家庭责任制。

（2）社区卫生服务和中心：促进全科医师家庭责任制的有效运行，提供全科医师。

（3）患者：全科医师家庭责任制的主要受益人。

（4）二、三级医疗机构：提供更高级别医疗服务，是全科家庭医师责任制的保障。

（5）全科医生：全科医师家庭责任制的直接实施者。

利益联合体的主要矛盾在于社区卫生服务中心与上级医疗机构之间的沟通不畅，导致患者转诊困难，无法保障全科医师家庭责任制的有效实施。因此，应完善医疗联合体内部的双向转诊，搭建“双向转诊绿色通道”，同时健全全科医生人才培养机制，使全科医师家庭责任制发挥其最大效用。

案例 11-3 分析要点

新医改特点：①涉及面广，参与层面多。主要涉及各级医疗卫生机构、教研机构以及政府和患者等层面。②强调了医改的公益性，严防回扣腐败现象。③抓住了医改的关键点和难点，四大体系即医疗保障体系、药品供应保障体系、公共卫生服务体系和医疗服务体系的建设是医改的关键点。④注重切实解决群众所面临的实际问题。

主要任务：①健全完善疾病监测预警体系。②创新体制机制。③增强自主创新能力。④强基层补短板，切实解决群众关注的公共卫生问题。

案例分析题要点

主要特征：①合法性：该政策具有特定的法律程序，由国务院下发。②利益倾向性：上述政策与公民利益密切相关，有利于经济社会发展及执政者政治目标的实现。③系统性。④阶段性。

该政策的主要任务为建立健全医疗卫生机构与养老机构合作机制，大力支持养老机构开展医疗服务，着力推动医疗卫生服务延伸至社区、家庭，鼓励社会力量兴办医养结合机构及社会力量兴办医养结合机构。

行为变化阶段模式社会网络和社会支持理论等。

第十二章

案例 12-1 分析要点

（1）积极主动上门服务为特点，提供贴近居民、防治结合的综合服务。包括①签约服务；②门诊服务：是最主要的社区卫生服务方式，以提供基本卫生服务为主；③主动上门服务；④社区急救服务：依靠社区卫生服务中心为居民提供急诊服务、院前急救，帮助病人高效及时地利用急救网络系统；⑤双向转诊服务；⑥家庭病床服务；⑦临终关怀服务；⑧长期照顾。

（2）社区卫生服务对象包括：①健康人群；②亚健康人群；③高危人群；④重点保健人群；⑤患者。

案例 12-2 分析要点

（1）①合理的区域卫生规划和卫生机构设置规划；②对不同的卫生机构功能进行定位，分级分工，完善卫生服务体系；③完善的标准和程序。

（2）双向转诊的影响因素：①医院希望留住病人以追求更高的经济收入；②医疗保障制度缺少规定；③患者对大医院形成的依赖心理；④社区卫生服务还不够完善和全科医生水平偏低。

案例分析题要点

原因：就医习惯，对社区卫生服务中心不信任，社区卫生服务能力有待提升，社区宣传不够充分，分级诊疗机制不完善。

对策：加强基层首诊、分级诊疗、双向转诊机制的建立，提升社区卫生服务能力，改善社区卫生机构的环境，加强宣传教育，推进签约服务和主动服务等。

第十三章

案例 13-1 分析要点

（1）案例发生地为自然环境恶劣、资源较匮乏的经济欠发达地区，由于农村大量青壮年劳动力进城务工，留守儿童的生存环境与健康问题是工业化、城镇化进程中出现的新的社会问题，作为弱势群体面临各种生存社会压力，受教育水平低下，缺乏安全生产意识，政府监管不到位，缺乏医疗保障措施等，导致非法雇佣童工现象及儿童意外伤害问题发生。

（2）影响儿童健康的社会因素包括社会经济、家庭、生活作息方式、体育锻炼、环境因素等。

（3）提高留守儿童的健康水平，需要政府与全社会参与，并采取有效的社会卫生措施，包括提高经济、文化水平，改善生产生活条件，特别是农村留守妇女儿童应给予特别关注。

1）儿童青少年社会卫生保健通过采取社会卫生保健措施，关爱农村留守儿童，关注患儿成长，预防和避免后遗症等问题的发生，加强对儿童的健康指导和干预，主要采取三级预防：一级预防为设法从根本上消除社会问题的原因；二级预防为早期发现、早期干预，加强对留守儿童的安全教育等；三级预防为治疗疾病，减轻损害，促进康复。

2）加强儿童青少年心理卫生保健营造安定而愉快的家庭和学校环境，有针对性地进行教育和训练，使学校、家庭、村镇密切协作，做好儿童心理保健工作。

3）学校开设健康教育课程。

案例分析题要点

本题以春晚草根群体这一热点为背景材料，设计分析题，考查学生对弱势群体相关知识点的掌握情况：凸显时代特征，试题更加注重时政与教材知识相结合，反映社会热点，引导学生关注社会，关注生活。第1问，只要是与弱势群体相关的主题即可。第2、3问属于对教材知识的考查，难度较小。第4问，属于拓展性问题，难度较大，需围绕“有梦想就有未来”“心有多大，舞台就有多大”等角度组织答案。

（1）关注弱势群体、主动帮助弱势群体等。

（2）在城市，农民工背井离乡，他们面临着社会保障、权益保护、子女就学等诸多问题和困难。

（3）由于我国人口众多，经济、社会发展不平衡，同时受历史、自然等诸多因素的影响，地区之间、城乡之间的发展水平存在较大的差距，一些人在生存和发展方面还有较大的困难。

（4）开放性试题，言之有理即可。例如，围绕“有梦想就有未来”“心有多大，舞台就有多大”等角度组织答案。

第十四章

案例 14-1 分析要点

（1）不同地区，社会文化背景不一，HIV 传播的特征各异，社会防控 HIV 传播的策略与措施不一，所以 HIV 在不同地区呈现出发病特征上的差异。

（2）艾滋病满足社会病的5个特征，因此属于社会病。

案例 14-2 分析要点

（1）学生自杀行为在个体层面上与个人性格、价值观念、人际关系、个人所遭受的社会心理压力、个人的应对方式、获得的社会支持及精神、躯体健康状况等多种因素有密切的联系；从社会宏观层面上看，学生自杀与应试教育导向、生命教育缺乏、社会的浮躁之风等因素有关。

（2）预防学生自杀需要从政府、社会、学校、家庭、个人等诸多层面进行思考，引导学生健康、快乐地成长、成才。

案例 14-3 分析要点

（1）他们都是在缺少家庭的关爱，在社会中结交到有不良行为的同伴，在同伴的影响下，出于好奇、追求刺激、融入团体等动机而开始吸毒。

（2）吸毒后，他们的健康状况从身体、心理、社会适应等方面来讲都是每况愈下，岌岌可危。吸毒后对毒品的沉迷，身体的虚弱状况更是使他们逐渐丧失了谋生的能力，生活压力极大。

案例 14-4 分析要点

（1）该青年患病的根本原因是受性放纵的文化影响。

（2）性传播疾病的预防控制措施包括：①宣传健康性观念和安全性行为；②性传播性疾病的认知和防治知识教育；③加强对性传播性疾病的监测；④重点对性传播性疾病高危人群进行有针对性的预防工作。

案例分析题要点

（1） 吸毒的危害主要表现在以下几个方面：①吸毒严重损害吸毒者的健康；②吸毒已经成为艾滋病的重要传播途径；③吸毒破坏社会稳定；④与吸毒密切相关的种毒、制毒、贩毒行为常常以有组织犯罪的形式存在，不仅对社会稳定，而且对局部经济甚至对全球经济产生不可估量的损害作用。

（2）吸毒的原因不能用单一的模式来解释，生物因素、心理因素和社会文化因素都与吸毒行为有着密切的关系。社会文化因素对吸毒的影响和作用有：①毒品的可获得性；②同伴影响和团伙压力；③成长环境的影响；④社会文化对毒品的容忍程度。

（3）针对已经吸毒的人群，主要采取第三级预防措施，目的在于降低吸毒者对毒品的需求，具体措施包括为吸毒者提供脱毒（戒毒治疗）康复、重返社会、善后照顾等一系列的服务。

第十五章

案例 15-1 分析要点

（1）导致“夫妻癌”的原因主要可归结为：饮食不合理、环境污染、消极悲观的心态三个方面综合作用的恶果，特别应警惕诱发癌症的某些因素具有明显的传播特征。

（2）“夫妻癌”是可以有效预防的。夫妻双方应养成良好的生活习惯概括为：①在饮食方面，要多吃粗粮、杂粮、豆类、新鲜蔬菜水果、鱼类、低脂奶制品；尽量不吃或少吃烟熏、火烤、煎炸类食物；②不暴饮暴食，保持正常体重；③经常锻炼身体；④多喝绿茶，不饮用过多含糖类饮料；⑤要定期参加防癌体格检查，如有癌前期疾病要早治；⑥居室要经常注意通风，保持空气新鲜；⑦不吸烟；⑧尽量不要喝酒，尤其是烈性酒；⑨切忌性滥交，避免不正当性行为；⑩不可长期使用激素，尤其是性激素。

案例分析题要点

（1）长期高脂、高蛋白质饮食加上久坐不动的生活方式，使展先生患上了高脂血症、高血压和动脉粥样硬化，进而发生了心肌梗死。而高血糖使其冠心病雪上加霜，糖尿病就是造成展先生病情恶化的“罪魁祸首”。

（2）该案例给我们的启示

1）有研究表明，高血糖与心血管疾病之间可能存在共同的发病基础，2 型糖尿病患者发生心肌梗死的概率与冠心病患者再发心肌梗死的概率相同。如果冠心病患者同时合并有糖尿病，则其发生心血管疾病的危险更大，死亡率也更高。

2）大规模流行病学研究显示，糖尿病前期（如糖耐量异常）亦会使心血管疾病的危险性显著上升。与没有糖尿病的冠心病患者相比，糖尿病合并冠心病患者的冠状动脉硬化范围更广，狭窄程度更高，更容易导致心肌梗死。而且，很多糖尿病患者发生心肌缺血或梗死时，往往没有胸痛等不适症状，容易被忽视，最终导致大面积心肌梗死。因此，专家提醒，冠心病患者应常规检查糖耐量，以便尽早发现糖耐量异常，尽早干预。

第十六章

案例 16-1 分析要点

（1）实现全民健康覆盖，确保每个公民获得公平、可及、质量可靠的卫生服务和保障，对政治稳定、构建社会安全网和提升社会公平性具有重要积极作用。

（2）实现全民健康覆盖的关键在于如何做到全民的、普遍的及无排他性的覆盖。①全民健康覆盖不是“全民医保”。②全民卫生覆盖不能代表全民健康覆盖。③全民健康覆盖不是卫生体系发展的目标。④卫生服务可及就是提高卫生服务利用率。

案例 16-2 分析要点

（1）如果按照新的城乡居民医保试行办法，在校学生此次发生的符合基本医疗保险报销范围（即不含超目录范围、乙类先自付及超限额标准费用）的医疗费用达 15 万元，其中城乡居民医保报销费用 9.69 万元，城乡大病保险报销费用 1.7 万元，两项合计为 11.39 万元。参保人个人负担为 3.61 万元。

（2）城乡一体化的医疗保险制度消除了城乡差别，使其更加公平，更好地满足人群的基本医疗。同时又增加了大病的保障，保费没有增加这也是更加惠民的利好政策，解决了卫生服务费用个人支付比例过高的问题。

案例 16-3 分析要点

（1）对家长进行正确的价值观、人生观教育及相关法律知识的教育，减少家长犯罪概率。

（2）在家庭教育中，注重家长与孩子心理相容、夫妻间心理相容教育，家长应当依照法律对孩子进行抚养，有责任意识，要对孩子无私的热爱，需要用情感、金钱来培养自己的孩子，不能没有人性。

（3）呼吁社会大家庭承担起对弱势群体的人道关怀。

案例分析题要点

（1）父亲的吸烟、父母亲饮酒、上网、熬夜，家庭饮食中脂肪含量较高的食物、腌制类食物、油炸类食物过多，这些都是影响健康的因素，是不可取的生活方式。唯一可取的是全家都能积极参加体育锻炼活动，且频次较多。

（2）积极开展家庭生活方式、心理健康、疾病防治知识、生殖与性、意外伤害教育，包括人的衣、食、住、行、娱乐等方面。